COVID-19

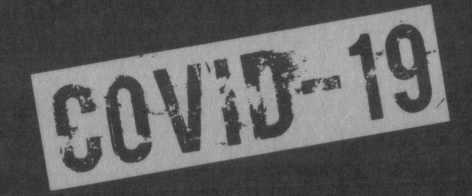

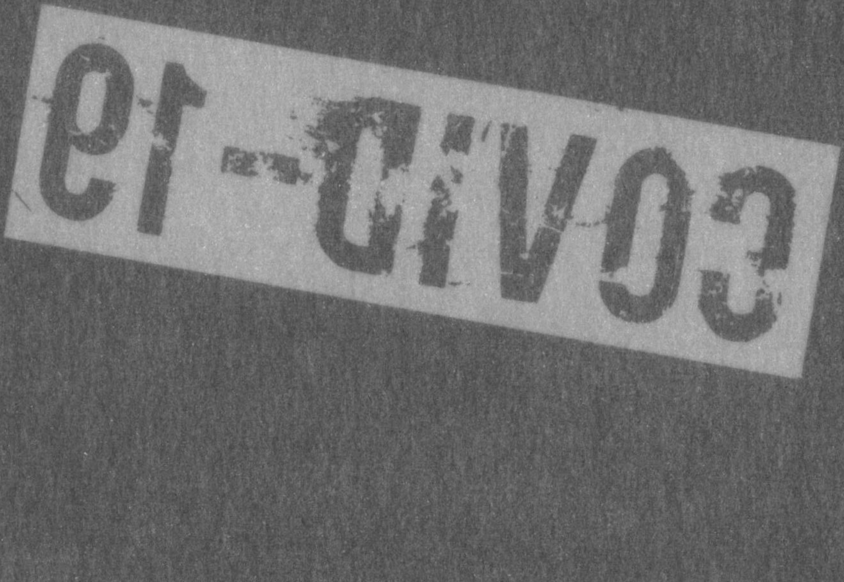

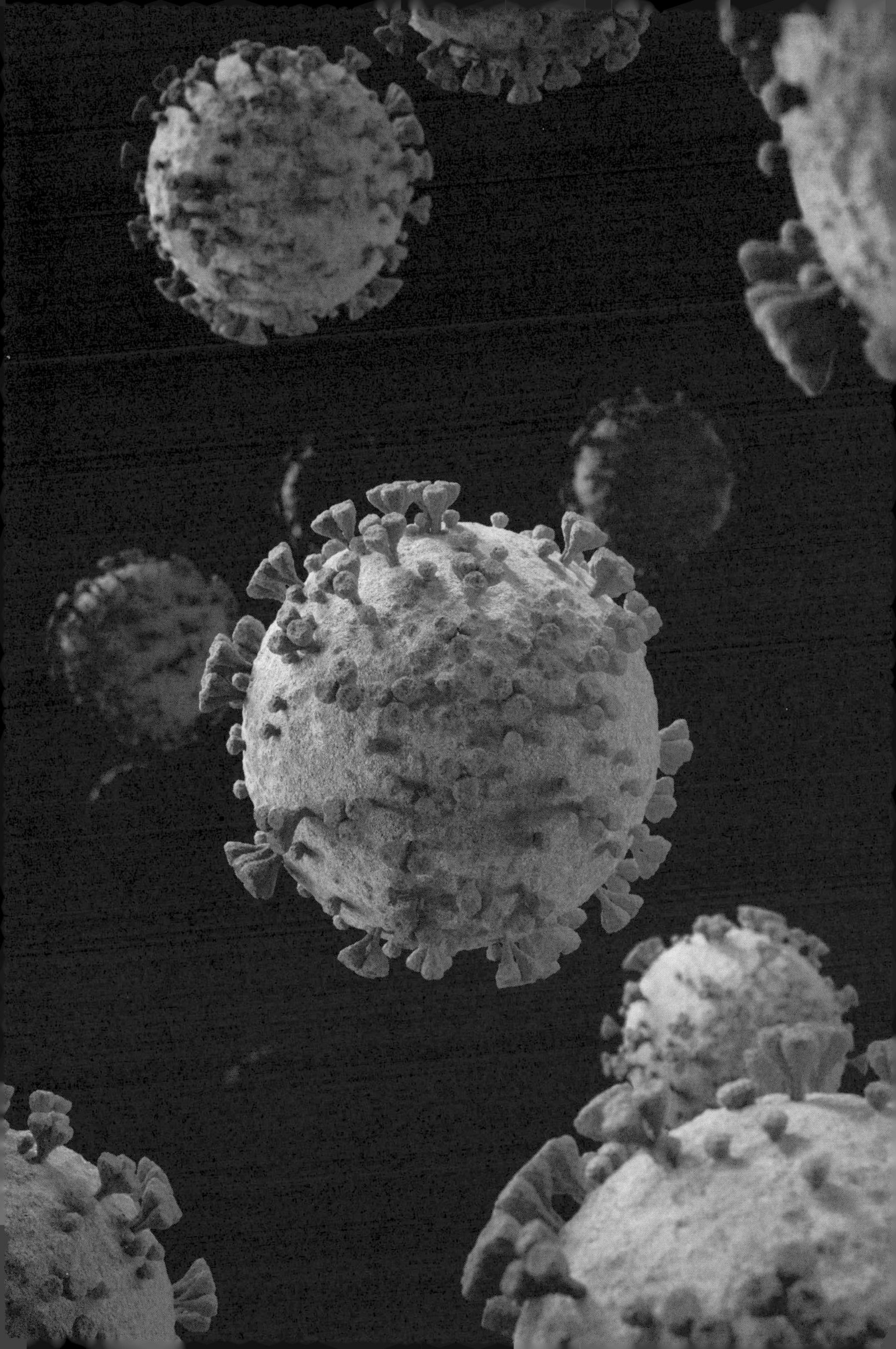

まえがき

日本では、コロナウイルスによる子供の死者は0人である。若者の死者は3人である。

このデータだけでも、コロナウイルスは弱毒性だと断定できる。子供や若者が死なないウイルスなら、未来があるウイルスだと言える。

じゃあ一体誰が死んでいるのかと言えば、基礎疾患のある高齢者である。高齢者とて感染しても無症状か軽症の人が大多数であり、重症化しても回復している人が多い。したがって高齢者で死亡する人は、インフルエンザでも死ぬ人であり、寿命だと言って差し支えない。

PCR検査の陽性者数で一喜一憂するのはまったくの愚行である。陽性者の半分以上が無症状でピンピンしているのだから。

PCR検査は「治療」ではないし、本当の目的は「隔離」である。隔離していいのは犯罪者くらいで、本来は基本的人権の侵害である。ハンセン病患者がかつては「隔離」された忌まわしい歴史があり、場所が病院であっても、ホテルであっても、隔離は憲法で保障された「移動の自由」を禁ずる人権侵害なのだ。

無症状の感染者である若者が動き回ったら、老人にうつるというのは愚劣な脅しである。

今までインフルエンザ流行期には、子供や若者がマスクも感染対策もせず外出して、ウイルスを家庭に持ち込み、高齢者にうつして死亡させていたのだから。今まで気づかなかっただけだ。人間社会はそういうもので、若者の活力を奪ったら、社会そのものが回っていかない。

高齢者はインフルエンザもコロナも、感染したくなけりゃ、子供や若者に近づかないように自分で気をつけるしかない。

だが高齢者だって、たかがコロナを恐れて自粛するなんてバカバカしい、残り少ない寿命を楽しんで使いたいと思う人も多いだろう。そういう覚悟と諦念で、社会は前進していくものなのだ。あまりにも幼稚な人間が多すぎる。

令和3年3月　　小林よしのり

ゴーマニズム宣言 SPECIAL

コロナ論3

【目次】

ブックデザイン
松坂 健［TwoThree］
構成
岸端みな［よしりん企画］
作画
広井英雄・岡田征司・宇都聡一・時浦 兼［よしりん企画］
編集
山崎 元［扶桑社］
カバー写真
sdecoret（Sébastien Decoret）
帯写真
浅野将司

ゴーマニズム宣言SPECIAL

コロナ論3

第1章　コロナ君とわし

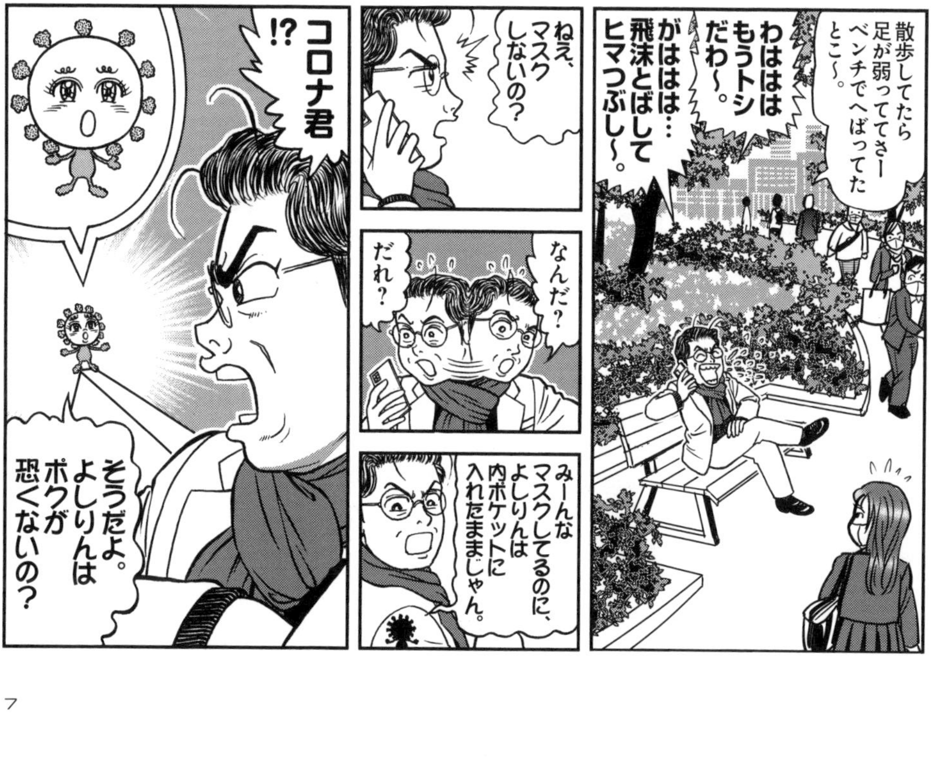
散歩してたら足が弱っててさーベンチでへばってたとこ～。
わははは もうトシだわ～。
がははは… 飛沫とばしてヒマつぶし～。
ねえ、マスクしないの？
なんだ？
だれ？
みーんなマスクしてるのに、よしりんは内ポケットに入れたままじゃん。
コロナ君!?
そうだよ。よしりんはボクが恐くないの？

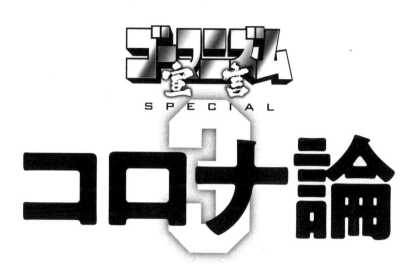

新年おめでとコビット。去年はマスコミのデマ情報と、無知蒙昧の専門家がタッグを組んで、国民の99%が洗脳され、ひ弱な政権を右往左往させた馬鹿馬鹿しい一年でした。今年も続くでしょうか？続いたら東京五輪がなくなっちゃいますよね。

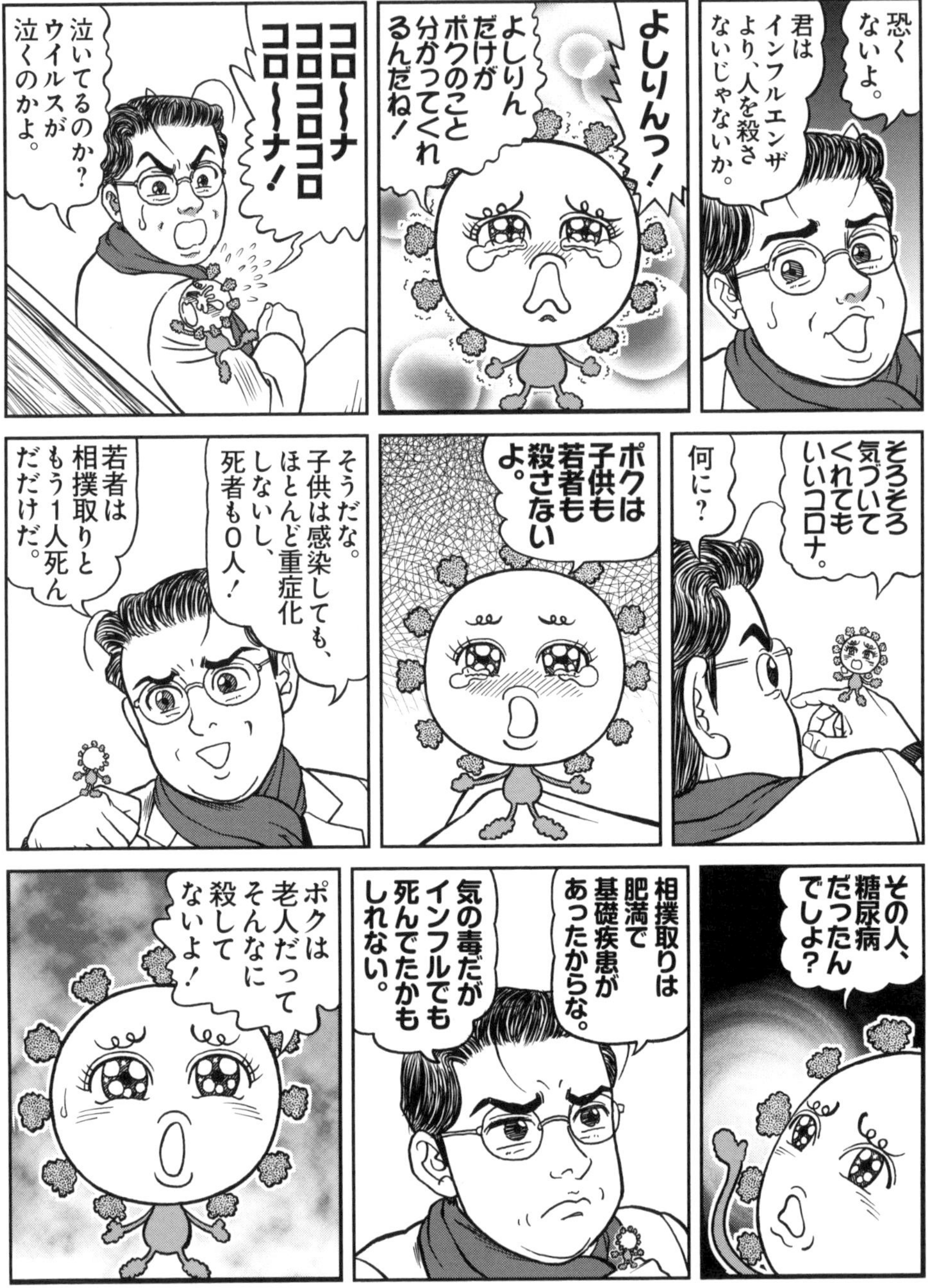

恐くないよ。
君はインフルエンザより、人を殺さないじゃないか。
よしりんっ!
よしりんだけがボクのこと分かってくれるんだね!
コロ〜〜ナ コロコロコロ コロ〜〜ナ!
泣いてるのか? ウイルスが泣くのかよ。
そろそろ気づいてくれてもいいコロナ。
何に?
ボクは子供も若者も殺さないよ。
そうだな。子供は感染しても、ほとんど重症化しないし、死者も0人!
若者は相撲取りともう1人死んだだけだ。
その人、糖尿病だったんでしょ?
相撲取りは肥満で基礎疾患があったからな。
気の毒だがインフルでも死んでたかもしれない。
ボクは老人だってそんなに殺してないよ!

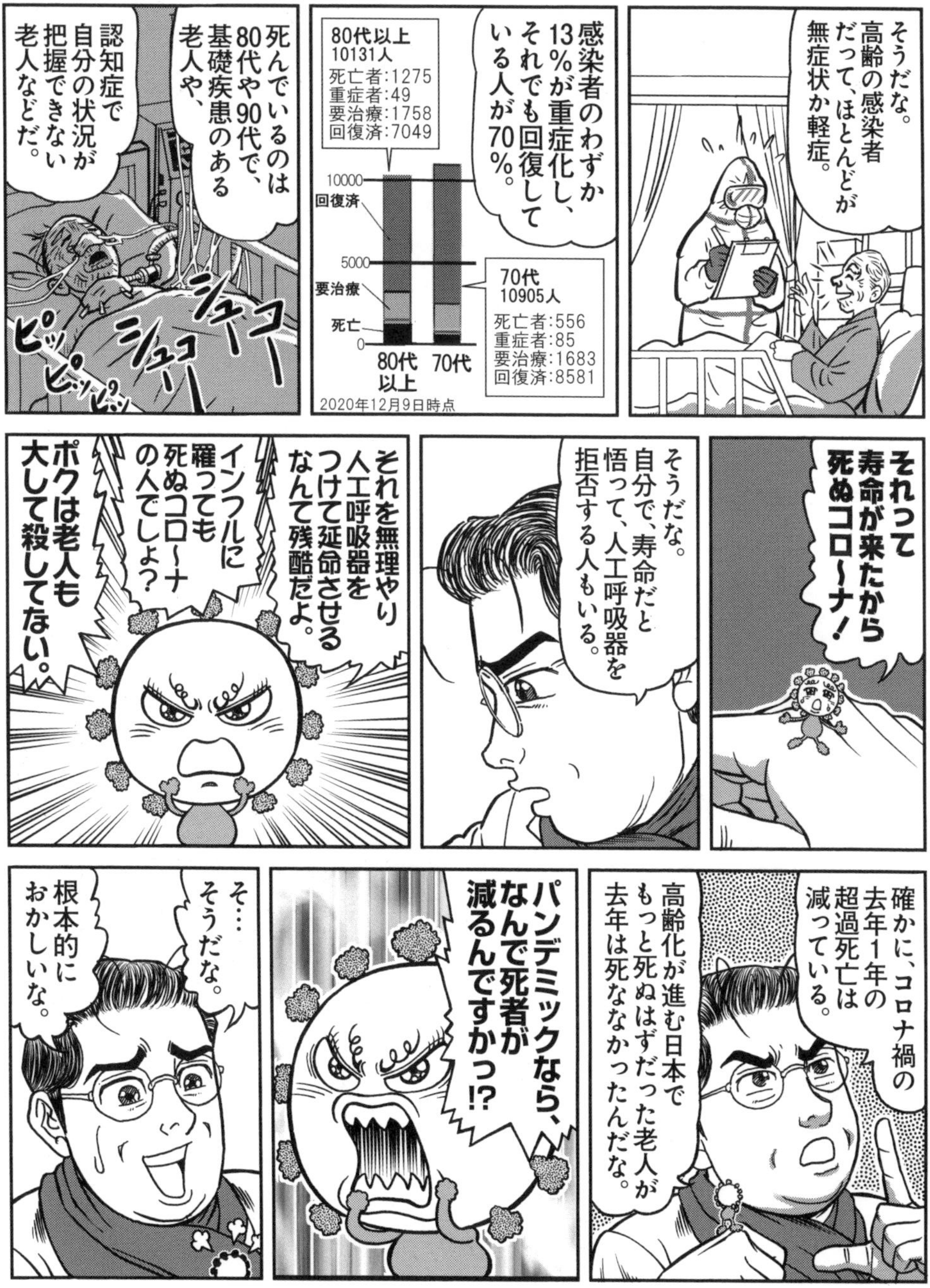

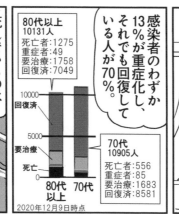

そうだな。高齢の感染者だって、ほとんどが無症状か軽症。
感染者のわずか13%が重症化し、それでも回復している人が70%。
80代以上
10131人
死亡者:1275
重症者:49
要治療:1758
回復済:7049
70代
10905人
死亡者:556
重症者:85
要治療:1683
回復済:8581
10000
5000
0
回復済
要治療
死亡
80代以上
70代
2020年12月9日時点
死んでいるのは80代や90代で、基礎疾患のある老人や、
認知症で自分の状況が把握できない老人などだ。
ピッ
ピッ
ピッ
シュコー
シュコー
それって寿命が来たから死ぬコロ～ナ！
そうだな。自分で、寿命だと悟って、人工呼吸器を拒否する人もいる。
それを無理やり人工呼吸器をつけて延命させるなんて残酷だよ。
インフルに罹っても死ぬコロ～ナの人でしょ？
ボクは老人も大して殺してない。
確かに、コロナ禍の去年1年の超過死亡は減っている。
高齢化が進む日本でもっと死ぬはずだった老人が去年は死ななかったんだな。
パンデミックなら、なんで死者が減るんですかっ!?
そ…そうだな。
根本的におかしいな。

我々は現在、マスコミが作ったコロナ恐怖全体主義の中で生きている！　自由を愛し、言論を武器に戦い続けるブログマガジン 小林よしのりライジングのレジスタンスは続く！ この戦いは、必ず勝つ！ なぜなら敵の恐怖の正体は「枯れ尾花」だから！『コロナ論2』と共に歴史に残る真の言論を、いま目撃せよ！

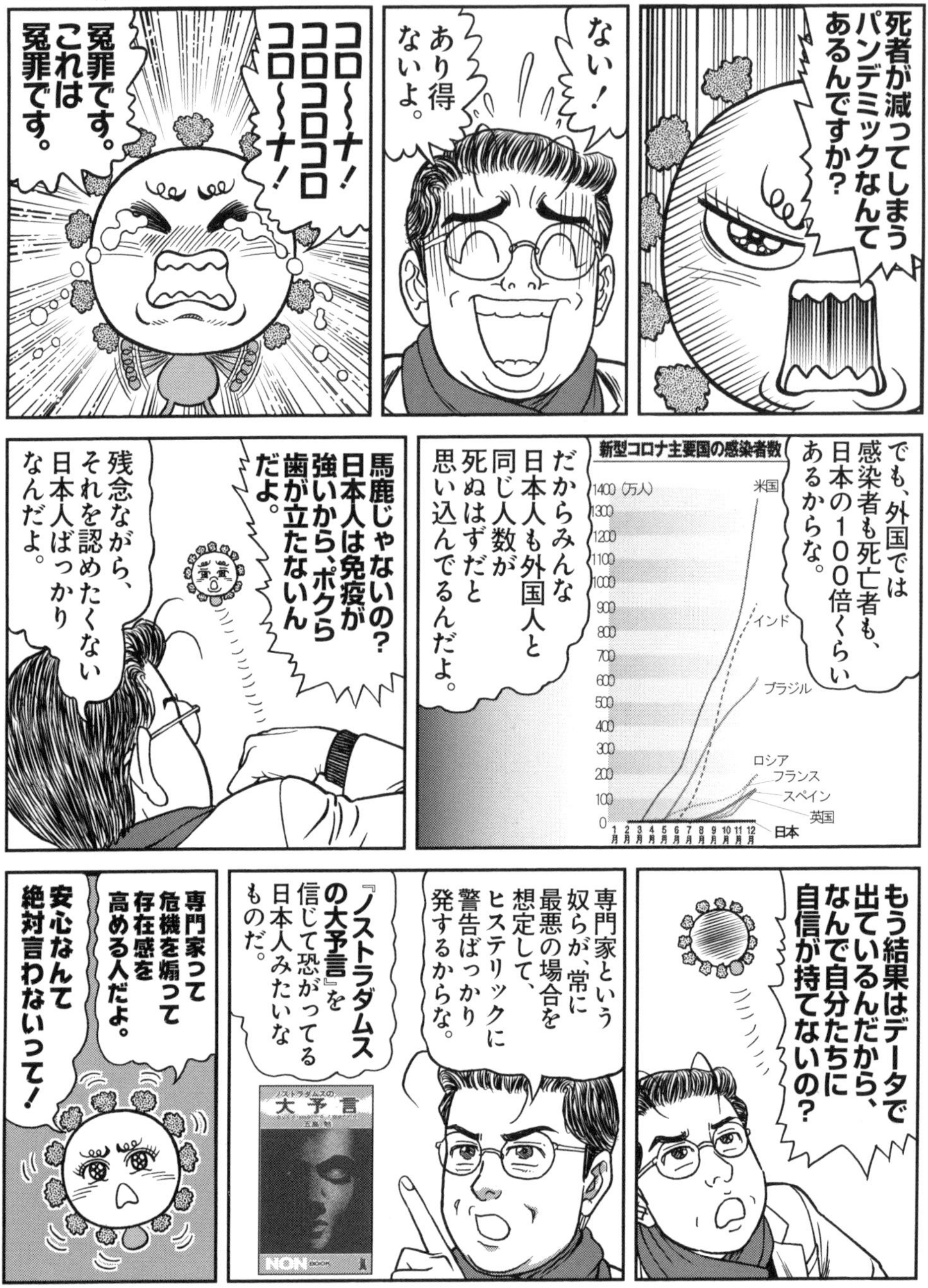

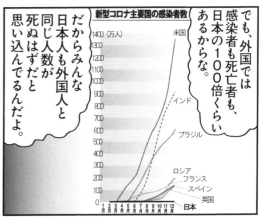

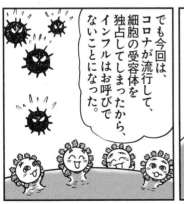

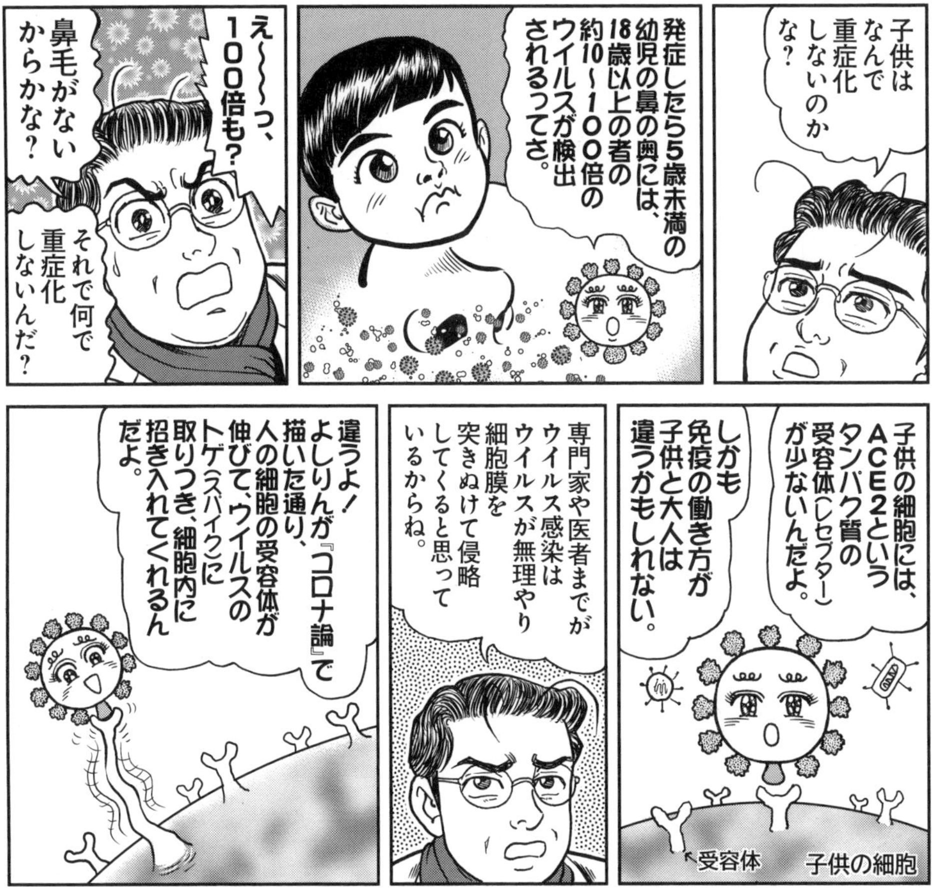
子供はなんで重症化しないのかな？
発症したら5歳未満の幼児の鼻の奥には、18歳以上の者の約10～100倍のウイルスが検出されるってさ。
え～～～っ、100倍も？
それで何で重症化しないんだ？
鼻毛がないからかな？
子供の細胞には、ACE2というタンパク質の受容体（レセプター）が少ないんだよ。
しかも免疫の働き方が子供と大人は違うかもしれない。
受容体
子供の細胞
専門家や医者までがウイルス感染はウイルスが無理やり細胞膜を突きぬけて侵略してくると思っているからね。
違うよ！よしりんが『コロナ論』で描いた通り、人の細胞の受容体が伸びて、ウイルスのトゲ（スパイク）に取りつき、細胞内に招き入れてくれるんだよ。
しかし、インフルエンザは子供にも感染して重症化させていたから恐いな。
人類の進化から見れば、インフルが必要だったから、子供と大人の区別なく、容易に細胞内に招き入れていたのかもしれない。
でも今回は、コロナが流行して、細胞の受容体を独占してしまったから、インフルはお呼びでないことになった。

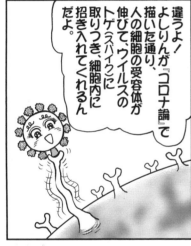

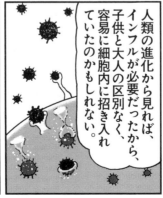

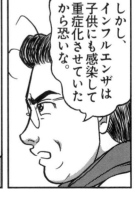

寿命が来た老人のために、若者が自粛せよと、偽善の敬老心を言う奴らが大嫌いだ！大人の言葉とは思えん。だれもこの偽善に反対する大人がいないことが、戦後民主主義の腐れ果てた姿だ！

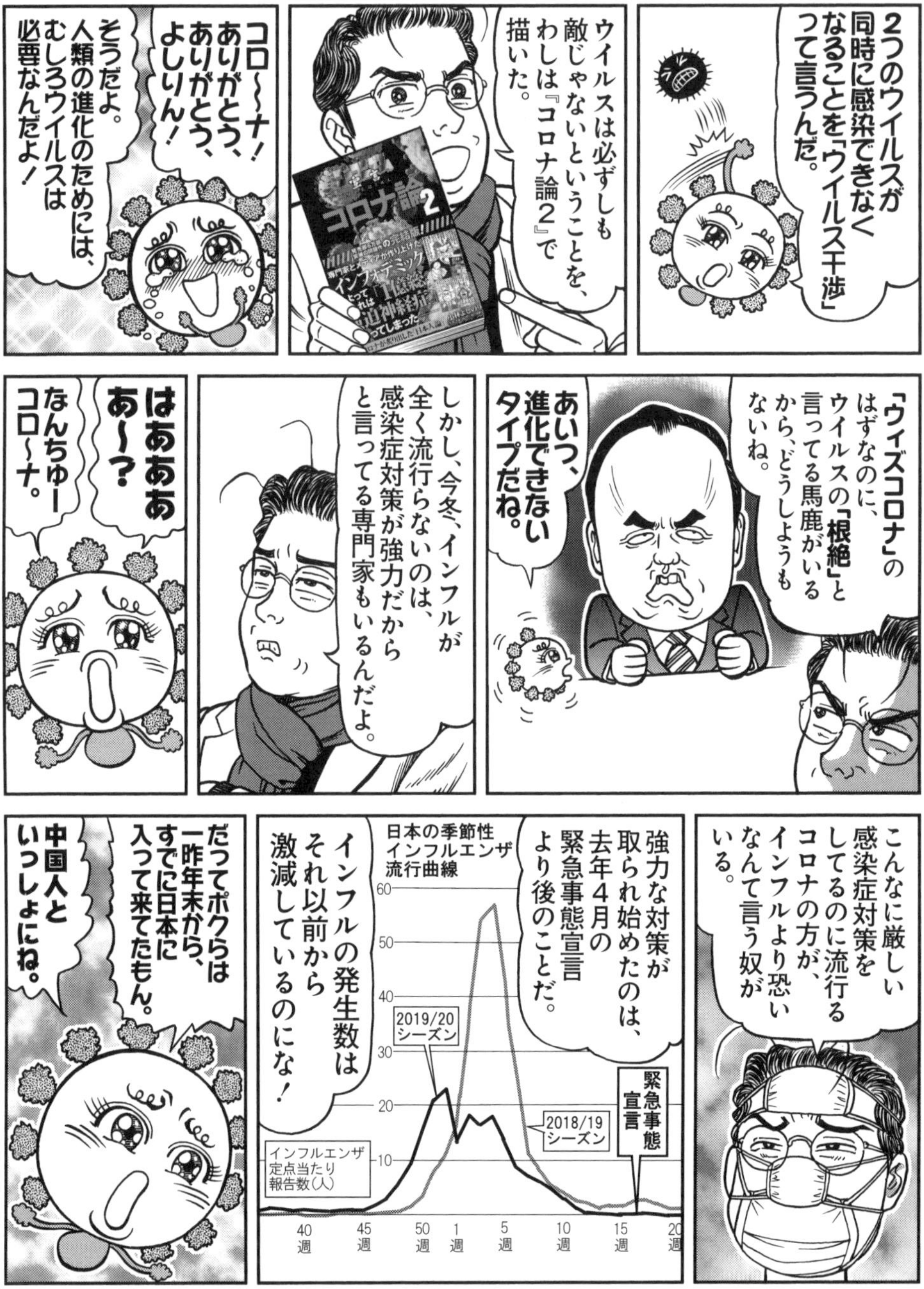
2つのウイルスが同時に感染できなくなることを「ウイルス干渉」って言うんだ。
ウイルスは必ずしも敵じゃないということを、わしは『コロナ論2』で描いた。
コロナ論2
インフォデミック
コロ〜〜ナ！ありがとう、ありがとう、よしりん！
そうだよ。人類の進化のためには、むしろウイルスは必要なんだよ！
「ウィズコロナ」のはずなのに、ウイルスの「根絶」と言ってる馬鹿がいるから、どうしようもないね。
あいつ、進化できないタイプだね。
しかし、今冬、インフルが全く流行らないのは、感染症対策が強力だからと言ってる専門家もいるんだよ。
はああああ〜？
なんちゅーコロ〜ナ。
こんなに厳しい感染症対策をしてるのに流行るコロナの方が、インフルより恐いなんて言う奴がいる。
強力な対策が取られ始めたのは、去年4月の緊急事態宣言より後のことだ。
インフルの発生数はそれ以前から激減しているのにな！
日本の季節性インフルエンザ流行曲線
60
50
40
30
20
10
2019/20シーズン
2018/19シーズン
緊急事態宣言
インフルエンザ定点当たり報告数(人)
40週 45週 50週 1週 5週 10週 15週 20週
だってボクらは一昨年末から、すでに日本に入って来てたもん。
中国人といっしょにね。

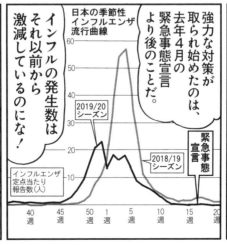

指定感染症を外せ！良心的な医者はそう言ってる者がいっぱいいるじゃないか！ペテンなんだよ。
政治家がオール馬鹿だから、なめられてるんだ。

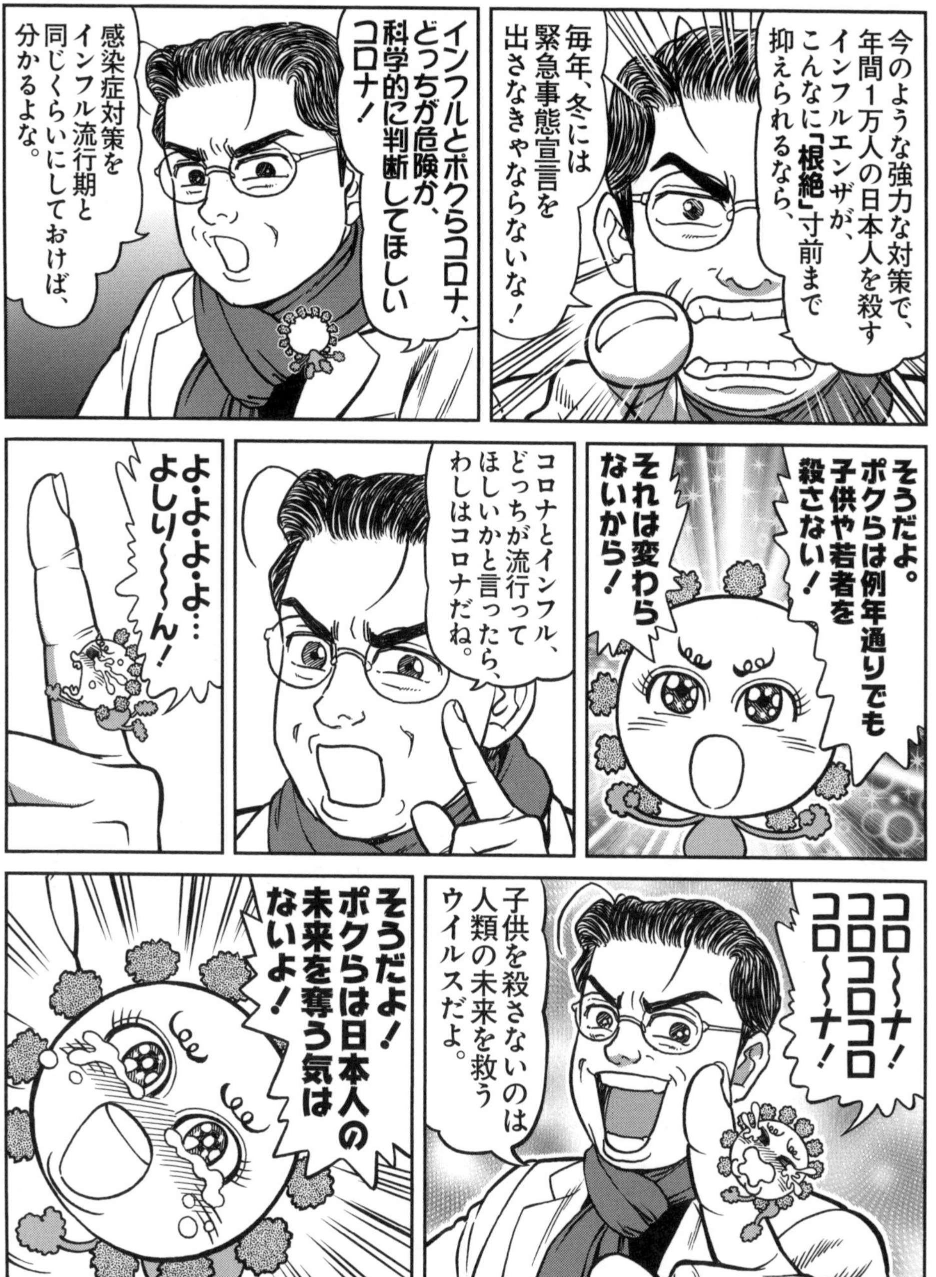
今のような強力な対策で、年間1万人の日本人を殺すインフルエンザが、こんなに「根絶」寸前まで抑えられるなら、
毎年、冬には緊急事態宣言を出さなきゃならないな！
インフルとボクらコロナ、どっちが危険か、科学的に判断してほしいコロナ！
感染症対策をインフル流行期と同じくらいにしておけば、分かるよな。
そうだよ。ボクらは例年通りでも子供や若者を殺さない！それは変わらないから！
コロナとインフル、どっちが流行ってほしいかと言ったら、わしはコロナだね。
よ・よ・よ・よ…よしり〜〜ん！
コロ〜〜ナ！コロコロコロコロ〜〜ナ！
子供を殺さないのは人類の未来を救うウイルスだよ。
そうだよ！ボクらは日本人の未来を奪う気はないよ！

『コロナ論』『新型コロナ専門家に問い質す』『コロナ論2』このシリーズが大ヒットすれば、状況は変わる！マスコミに反旗をひるがえせ！

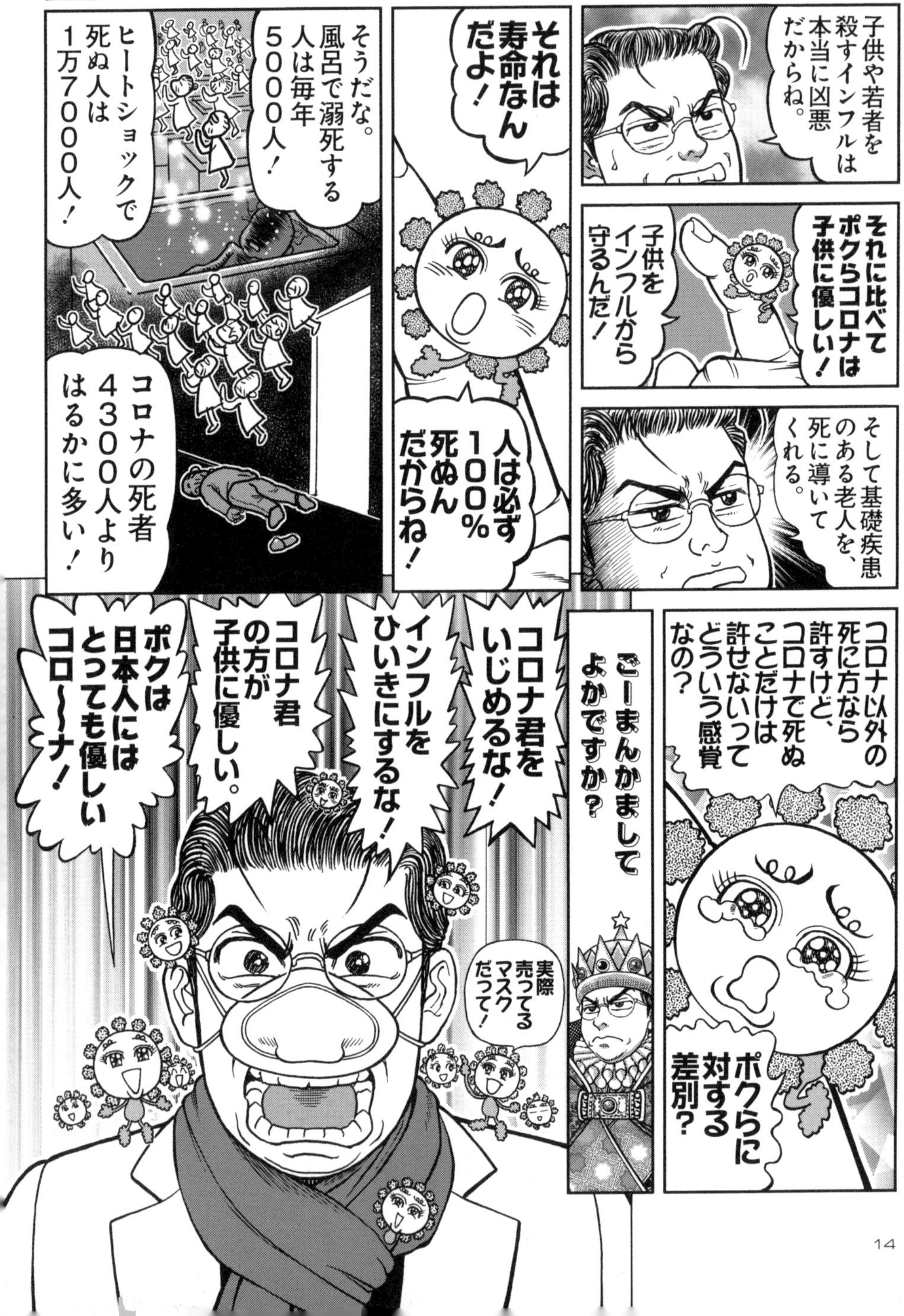
子供や若者を殺すインフルは本当に凶悪だからね。
それに比べてボクらコロナは子供に優しい！
子供をインフルから守るんだ！
そして基礎疾患のある老人を、死に導いてくれる。
それは寿命なんだよ！
人は必ず100％死ぬんだからね！
そうだな。風呂で溺死する人は毎年5000人！
ヒートショックで死ぬ人は1万7000人！
コロナの死者4300人よりはるかに多い！
コロナ以外の死に方なら許すけど、コロナで死ぬことだけは許せないってどういう感覚なの？
ボクらに対する差別？
ごーまんかましてよかですか？
コロナ君をいじめるな！
インフルをひいきにするな！
コロナ君の方が子供に優しい。
ボクは日本人にはとっても優しいコロ〜〜ナ！
実際売ってるマスクだって！

おしえて！コロナ君 新型コロナの ほんとうのこと

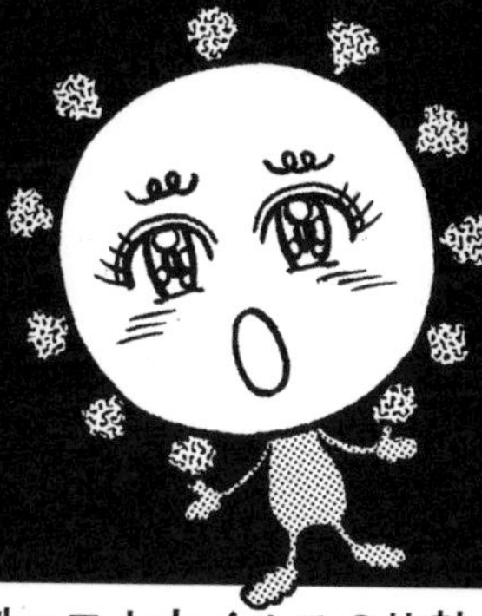

おしえて！その1

新型コロナって、こわい病気なの？

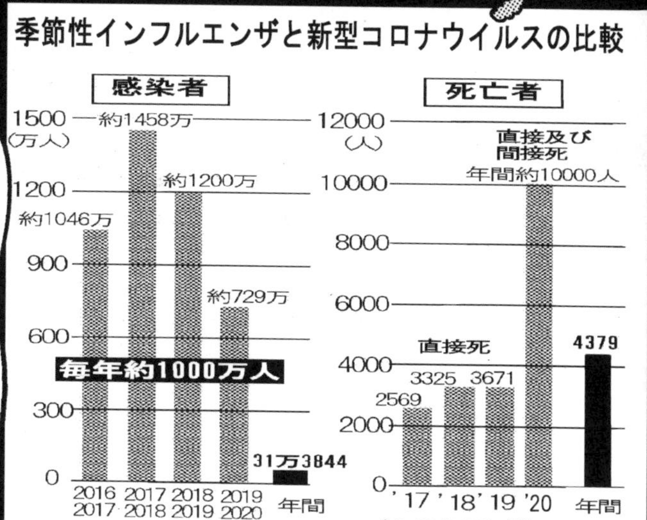
季節性インフルエンザと新型コロナウイルスの比較
感染者
1500 (万人)
1200
900
600
300
0
約1458万
約1200万
約1046万
約729万
毎年約1000万人
31万3844
2016 2017
2017 2018
2018 2019
2019 2020
インフルエンザ
年間
新コロ
死亡者
12000 (人)
10000
8000
6000
4000
2000
0
直接及び間接死
年間約10000人
直接死
2569
3325
3671
4379
'17 '18 '19 '20
インフルエンザ
年間
新コロ
（新型コロナは2020/1/16〜2021/1/15の年間数値）

ボクが日本にきてから
1年たったけど、ボクに感染して
死んだ人は、いつもの年の
インフルで死んだ人の半分にも
ならなかったんだよ！
感染者なんか、無症状者まで
むりやり見つけても、インフルと
ふたけたも違うんだよ！
なんでインフルをこわがらず、
ボクをこわがるの!?

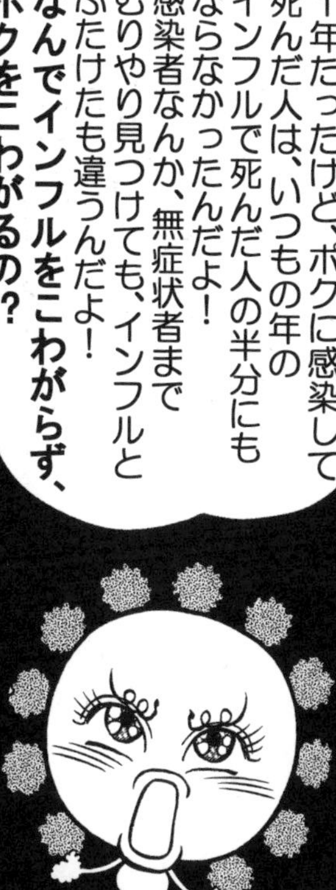

いいえ！日本ではインフルエンザ以下です！

おしえて！その２

欧米では、たいへんなことになっているんじゃないの？

日本人は、欧米人とくらべて感染者も死者も、極端にすくない！

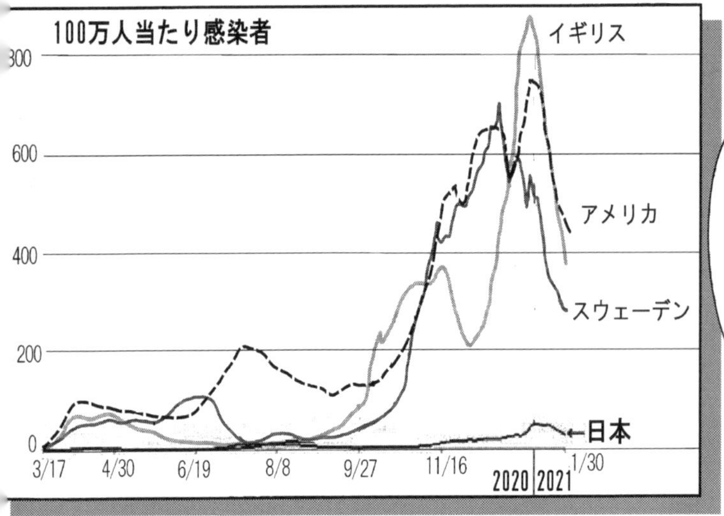

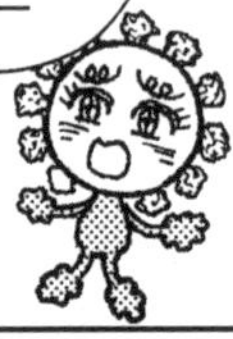
だから、何らかの「**ファクターX**」があると言われてるんだ！

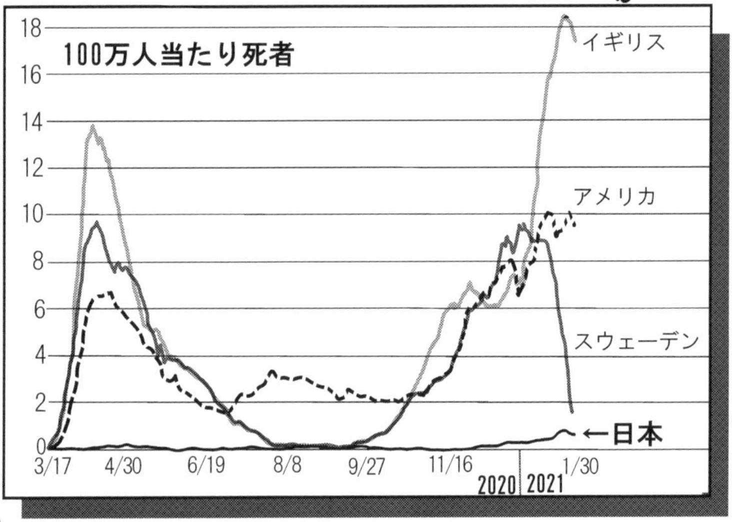

「欧米で起こったことは日本でも起こる！起きなきゃおかしい！」と思い込む、**グローバル脳**には気をつけよう！

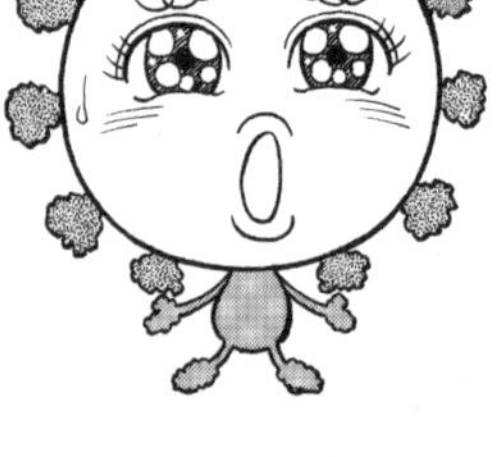

欧米と日本はちがうんです。

おしえて！その3

お年寄りにはこわい病気だって聞いたけど？

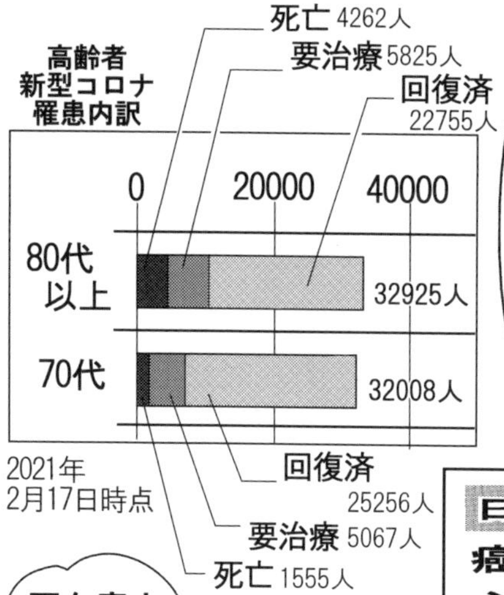
高齢者
新型コロナ
罹患内訳
死亡 4262人
要治療 5825人
回復済
22755人
0
20000
40000
80代
以上
32925人
70代
32008人
回復済
25256人
要治療 5067人
死亡 1555人
2021年
2月17日時点

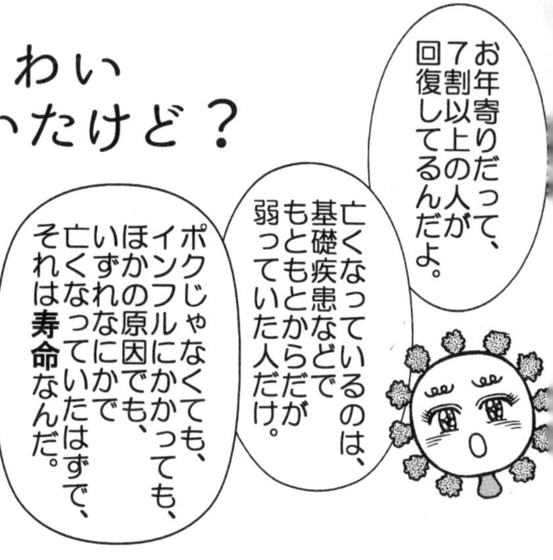
お年寄りだって、7割以上の人が回復してるんだよ。
亡くなっているのは、基礎疾患などでもともとからだが弱っていた人だけ。
ポクじゃなくても、インフルにかかっても、ほかの原因でも、いずれなにかで亡くなっていたはずで、それは寿命なんだ。

日本の死亡理由内訳（2019年）

癌など	37万6392人
心筋梗塞など	20万7628人
老衰	12万1868人
脳梗塞など	10万6506人
肺炎	9万5498人
自殺	1万9959人
餅を喉に詰まらせるなどの不慮の窒息	8379人
交通事故	4295人
インフルエンザ	3571人
熱中症	1221人
新型コロナウイルス	4379人

（新型コロナは2020. 1. 16–2021. 1. 15の1年間）

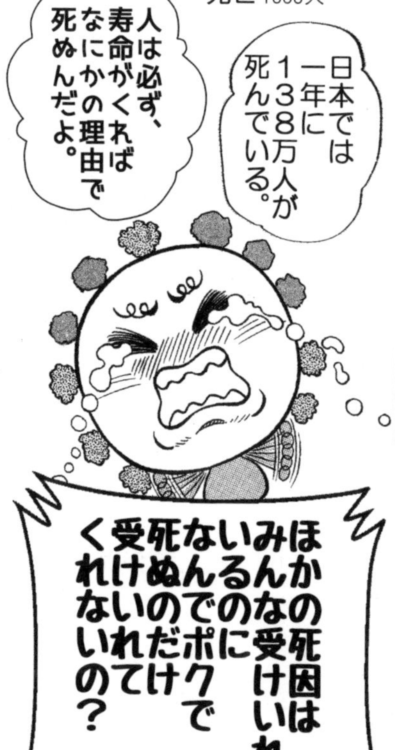
日本では一年に138万人が死んでいる。
人は必ず、寿命がくればなにかの理由で死ぬんだよ。
ほかの死因はみんな受けいれているのになんでポクで死ぬのだけ受けいれてくれないの？

だれでも、寿命がきたら死ぬのは、しかたのないことです。

おしえて！その４

医療がひっぱくしているって、ほんとう？

○…可能
△…条件付きで可能
×…不可能

	外出自粛要請	入院勧告	就業制限	無症状者への適用	交通制限
新型コロナウイルス感染症・新型インフルエンザ等感染症	○	○	○	○	△
1類（エボラ出血熱、ペスト等）	×	○	○	○	○
2類（結核、ＳＡＲＳ等）	×	○	○	×	×
3類（コレラ、細菌性赤痢等）	×	×	○	×	×
4類（狂犬病、マラリア等）	×	×	×	×	×
5類（季節性インフルエンザ等）	×	×	×	×	×

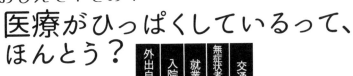

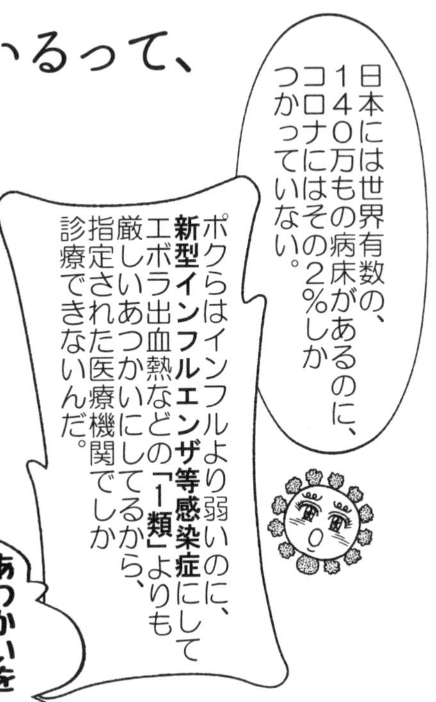
日本には世界有数の、１４０万もの病床があるのに、コロナにはその２％しかつかっていない。
ボクらはインフルより弱いのに、新型インフルエンザ等感染症にしてエボラ出血熱などの「1類」よりも厳しいあつかいにしてるから、指定された医療機関でしか診療できないんだ。

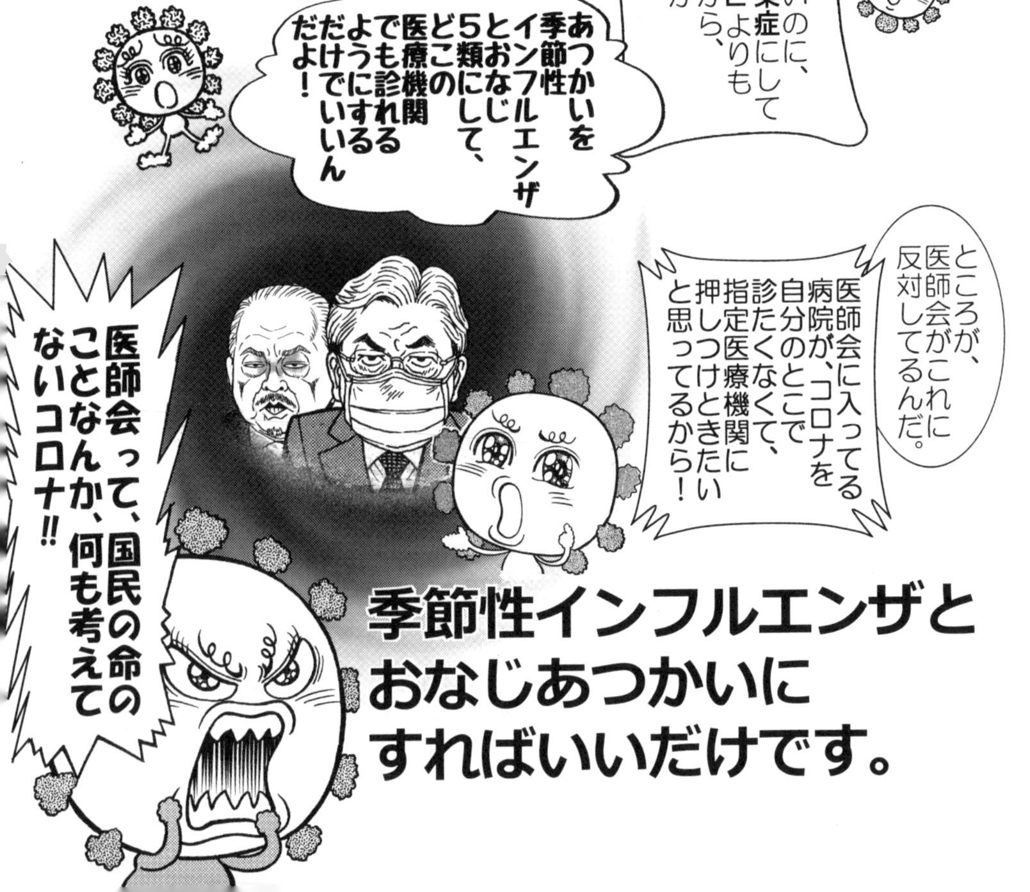
あつかいを季節性インフルエンザとおなじ５類にして、どこの医療機関でも診れるようにするだけでいいんだよ！
ところが、医師会がこれに反対してるんだ。
医師会に入ってる病院が、コロナを自分のとこで診たくなくて、指定医療機関に押しつけときたいと思ってるから！
医師会って、国民の命のことなんか、何も考えてないコロナ!!
季節性インフルエンザと
おなじあつかいに
すればいいだけです。

おしえて！その5

テレビはどうしてほんとうのことをいわないの？

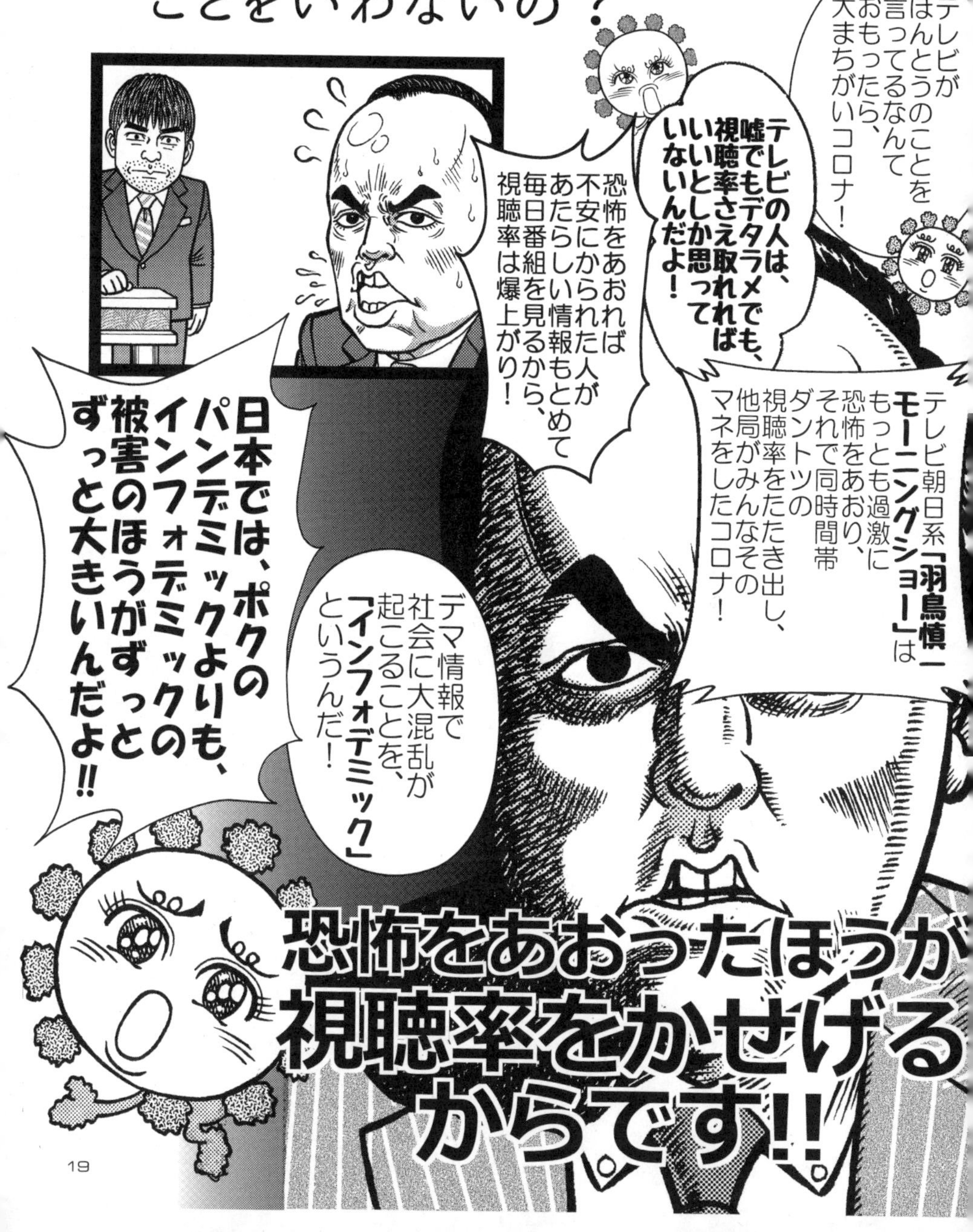
テレビがほんとうのことを言ってるなんておもったら、大まちがいコロナ！
テレビの人は、嘘でもデタラメでも、視聴率さえ取れればいいとしか思っていないんだよ！
恐怖をあおれば不安にかられた人があたらしい情報をもとめて毎日番組を見るから、視聴率は爆上がり！
テレビ朝日系「羽鳥慎一モーニングショー」はもっとも恐怖をあおり、それで同時間帯ダントツの視聴率をたたき出し、他局がみんなそのマネをしたコロナ！
デマ情報で社会に大混乱が起こることを、「インフォデミック」というんだ！
日本では、ポクのパンデミックよりも、インフォデミックの被害のほうがずっとずっと大きいんだよ!!
恐怖をあおったほうが視聴率をかせげるからです!!

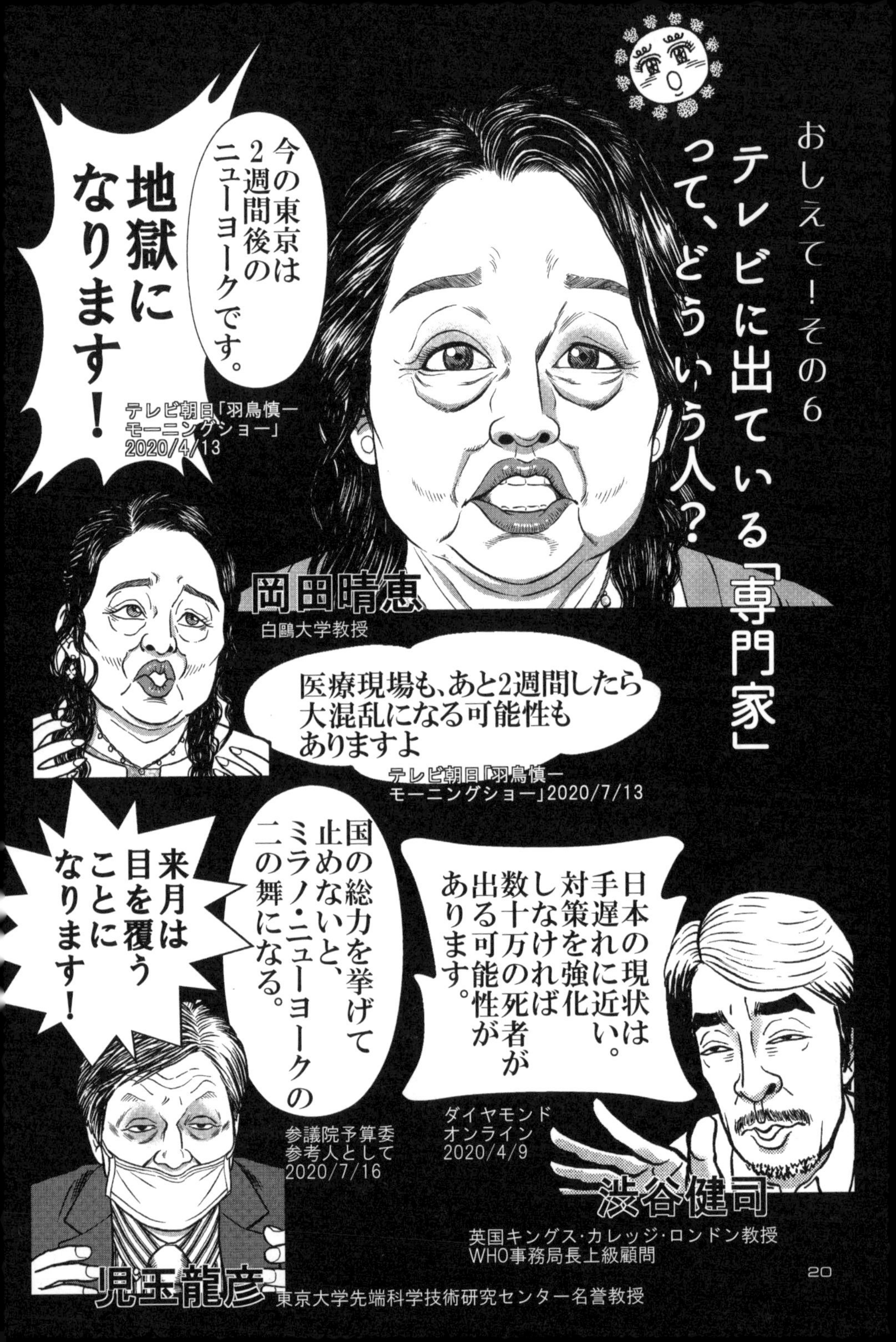

おしえて！その6
テレビに出ている「専門家」
って、どういう人？
今の東京は2週間後のニューヨークです。
地獄になります！
テレビ朝日「羽鳥慎一モーニングショー」2020/4/13
岡田晴恵
白鷗大学教授
医療現場も、あと2週間したら大混乱になる可能性もありますよ
テレビ朝日「羽鳥慎一モーニングショー」2020/7/13
日本の現状は手遅れに近い。対策を強化しなければ数十万の死者が出る可能性があります。
ダイヤモンドオンライン 2020/4/9
渋谷健司
英国キングス・カレッジ・ロンドン教授
WHO事務局長上級顧問
国の総力を挙げて止めないと、ミラノ・ニューヨークの二の舞になる。
来月は目を覆うことになります！
参議院予算委参考人として 2020/7/16
児玉龍彦
東京大学先端科学技術研究センター名誉教授

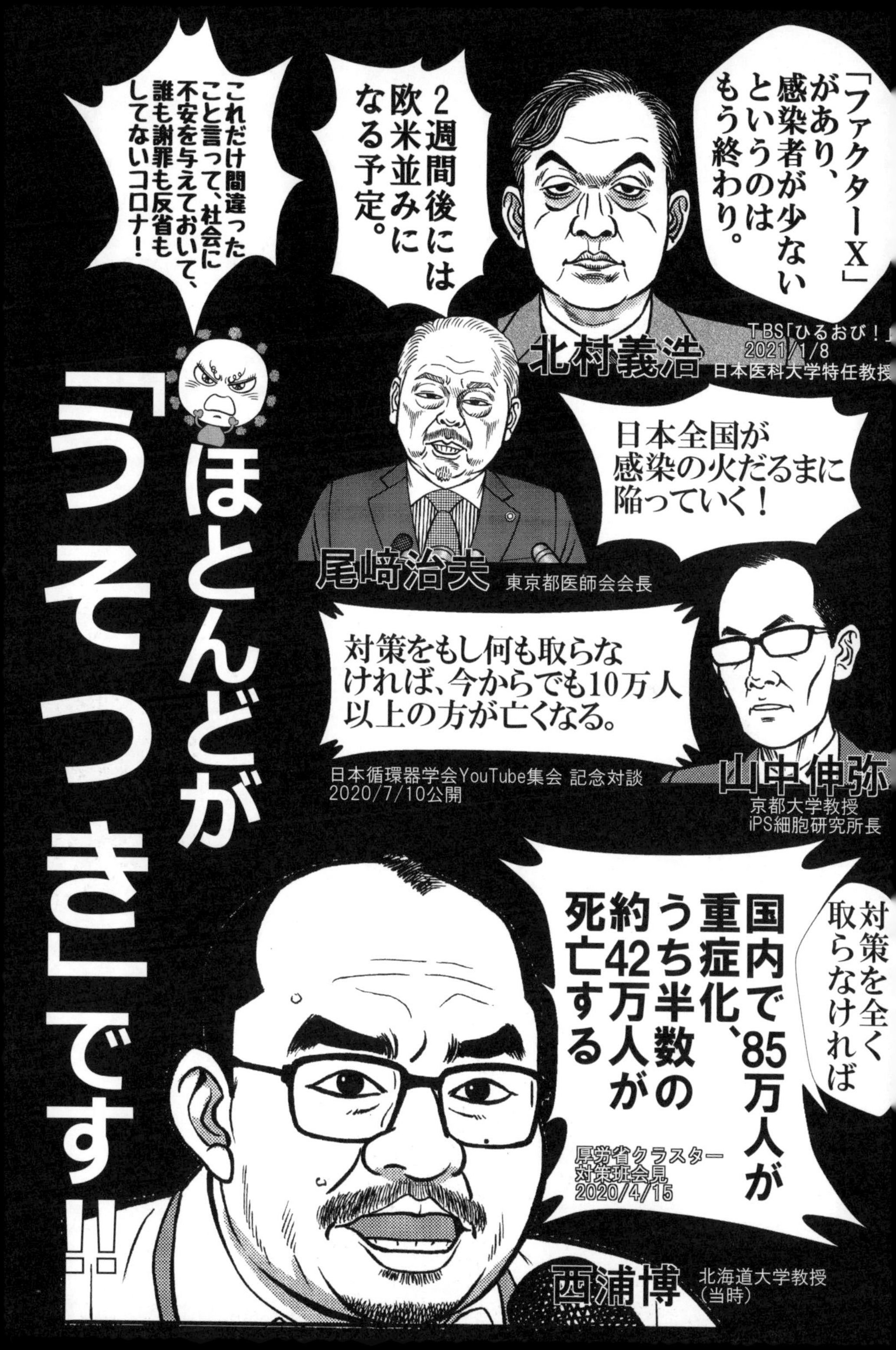

「ファクターX」があり、感染者が少ないというのはもう終わり。
TBS「ひるおび！」2021/1/8
北村義浩
日本医科大学特任教授
2週間後には欧米並みになる予定。
これだけ間違ったこと言って、社会に不安を与えておいて、誰も謝罪も反省もしてないコロナ！
ほとんどが「うそつき」です!!
日本全国が感染の火だるまに陥っていく！
尾﨑治夫
東京都医師会会長
対策をもし何も取らなければ、今からでも10万人以上の方が亡くなる。
日本循環器学会YouTube集会 記念対談 2020/7/10公開
山中伸弥
京都大学教授
iPS細胞研究所長
対策を全く取らなければ
国内で85万人が重症化、うち半数の約42万人が死亡する
厚労省クラスター対策班会見 2020/4/15
西浦博
北海道大学教授（当時）

おしえて！その7

「緊急事態宣言」で感染がおさえられたって、ほんとう？

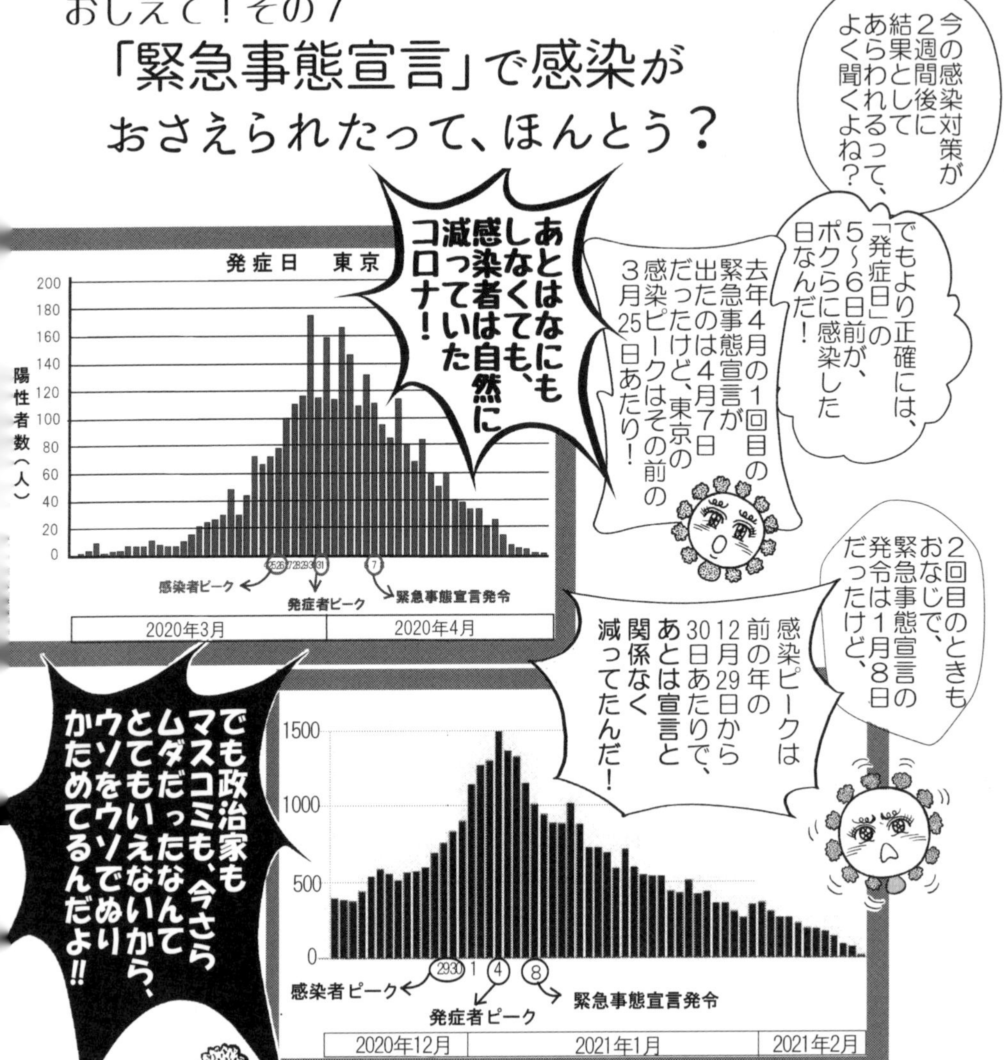

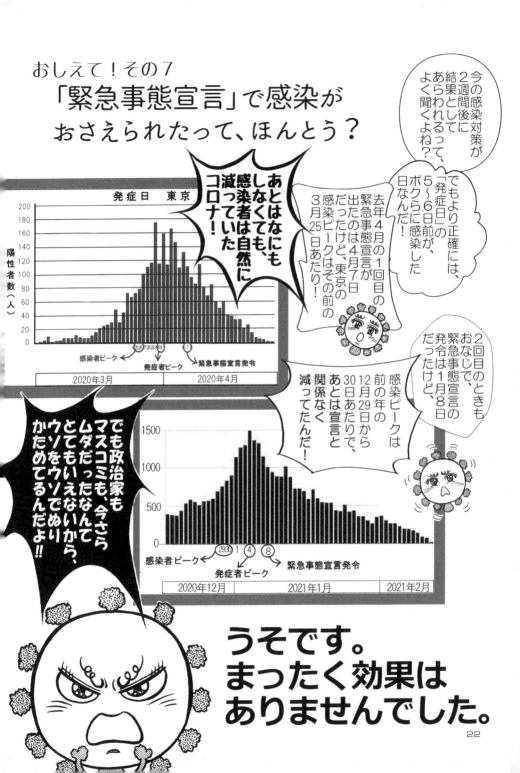

うそです。まったく効果はありませんでした。

おしえて！その8

マスクで感染がおさえられるって、ほんとう？

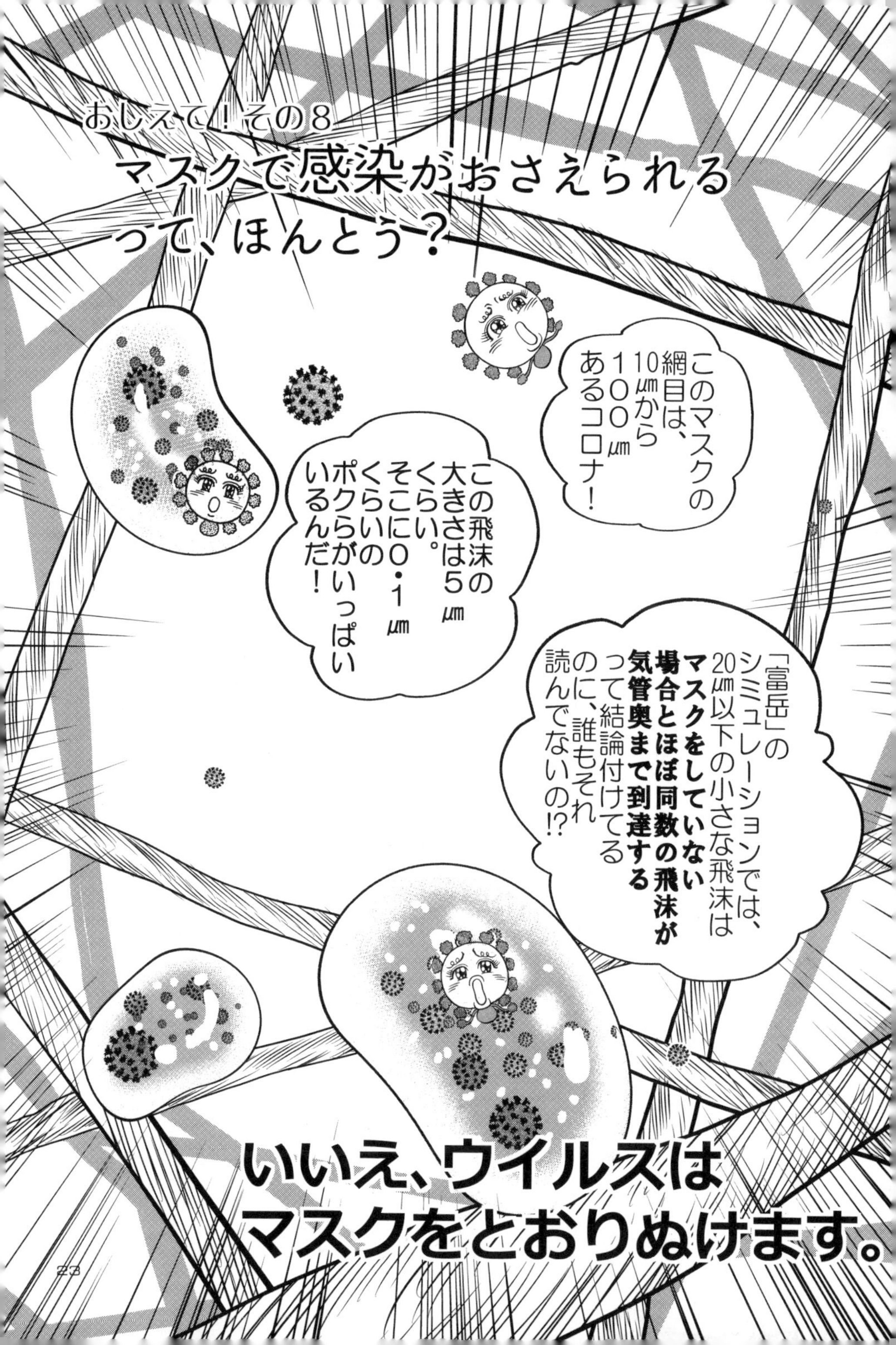
このマスクの網目は、10㎛から100㎛あるコロナ！
この飛沫の大きさは5㎛くらい。そこに0・1㎛くらいのポクらがいっぱいいるんだ！
「富岳」のシミュレーションでは、20㎛以下の小さな飛沫は**マスクをしていない場合とほぼ同数の飛沫が気管奥まで到達する**って結論付けてるのに、誰もそれ読んでないの!?

いいえ、ウイルスはマスクをとおりぬけます。

おしえて！その９

ＰＣＲ検査をふやせば感染をおさえられるってほんとう？

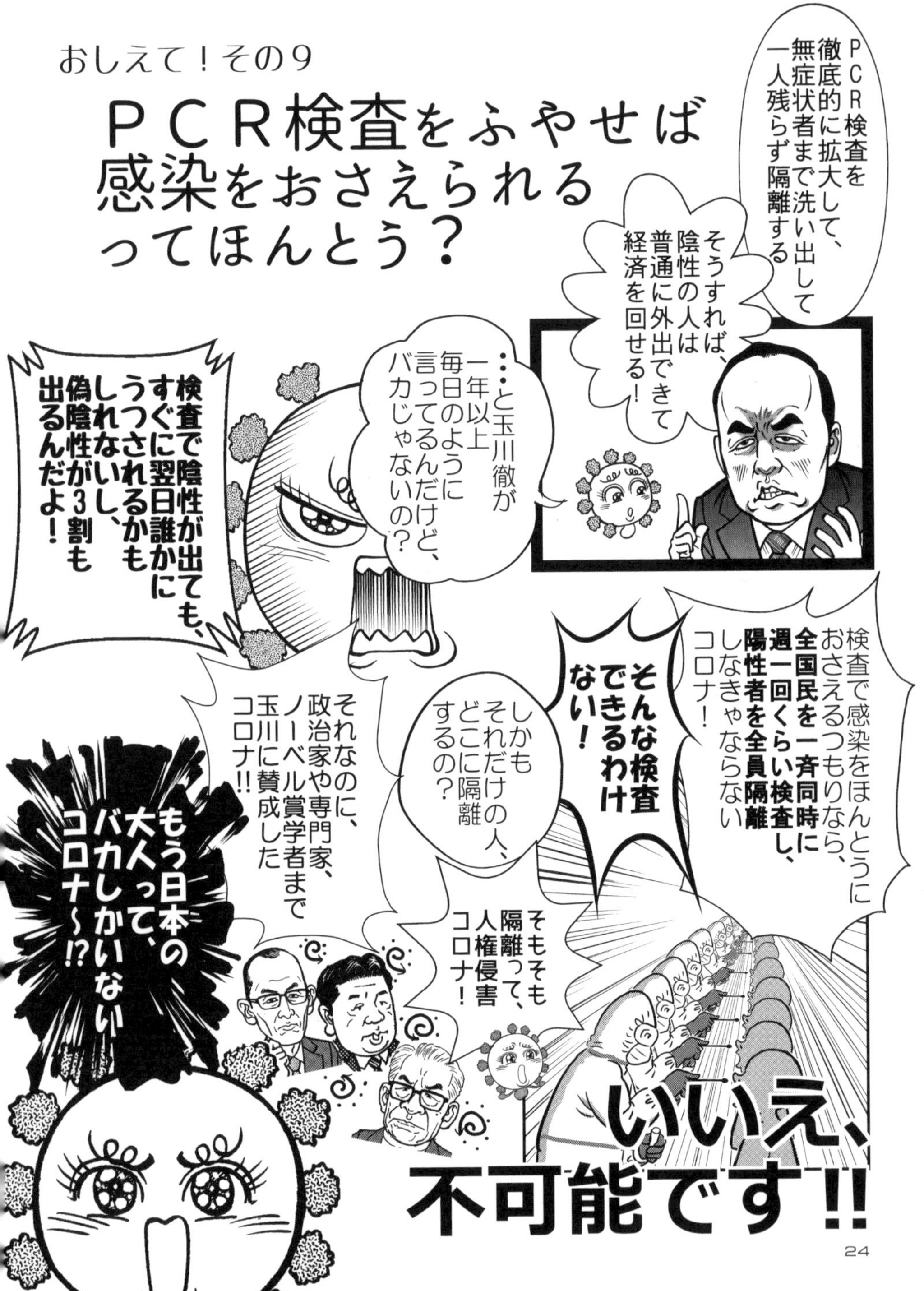
PCR検査を徹底的に拡大して、無症状者まで洗い出して一人残らず隔離する
そうすれば、陰性の人は普通に外出できて経済を回せる！
…と玉川徹が一年以上毎日のように言ってるんだけど、バカじゃないの？
検査で陰性が出ても、すぐに翌日誰かにうつされるかもしれないし、偽陰性が3割も出るんだよ！
検査で感染をほんとうにおさえるつもりなら、全国民を一斉同時に週一回くらい検査し、陽性者を全員隔離しなきゃならないコロナ！
そんな検査できるわけない！
しかもそれだけの人、どこに隔離するの？
それなのに、政治家や専門家、ノーベル賞学者まで玉川に賛成したコロナ!!
そもそも隔離って、人権侵害コロナ！
もう日本の大人って、バカしかいないコロナ〜!?
いいえ、不可能です!!

おしえて！その10

日本の「自粛」ってすばらしいものなの？

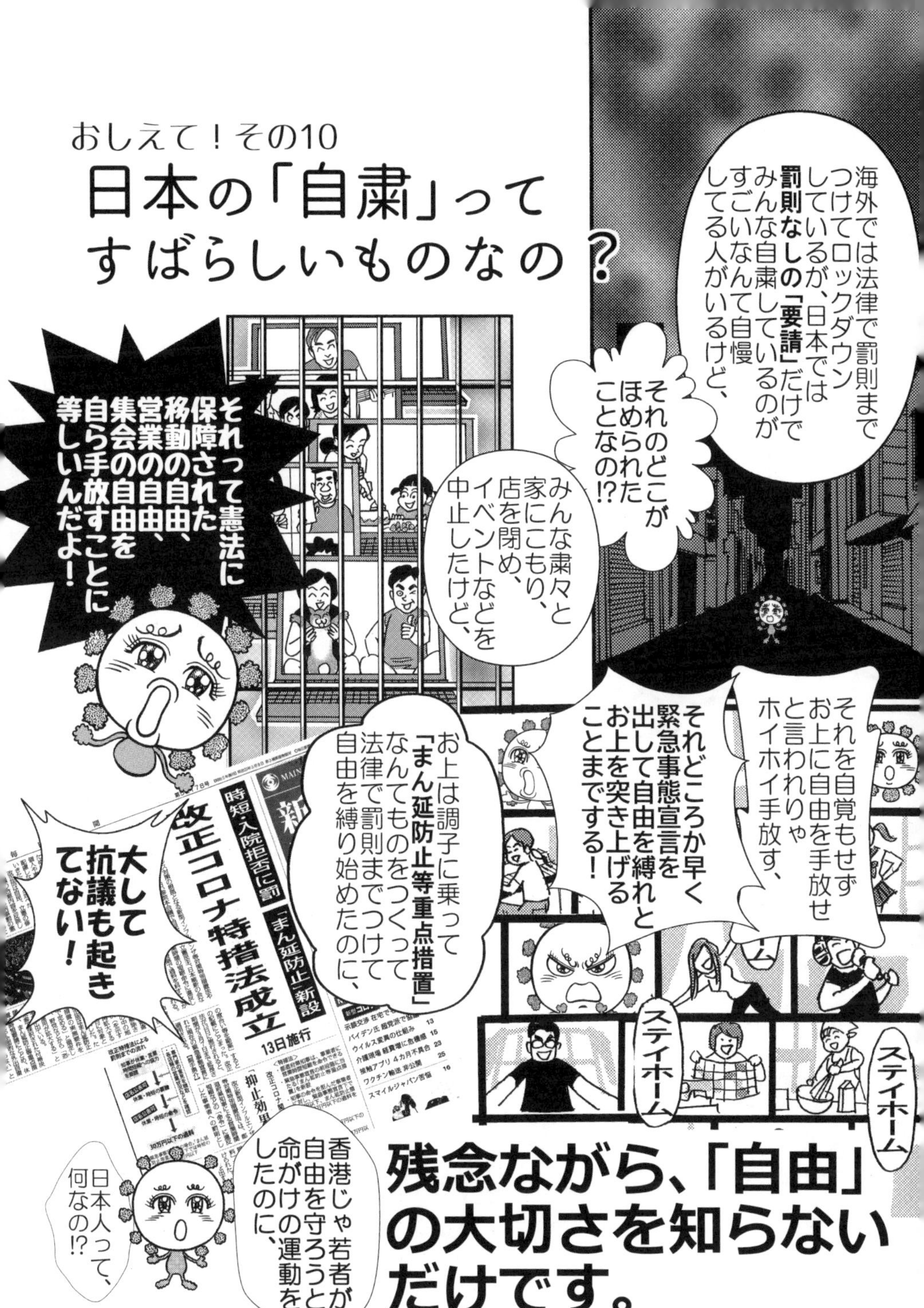

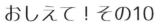

海外では法律で罰則までつけてロックダウンしているが、日本では**罰則なしの「要請」**だけでみんな自粛しているのがすごいなんて自慢してる人がいるけど、
それのどこがほめられたことなの!?
みんな粛々と家にこもり、店を閉め、イベントなどを中止したけど、
それって憲法に保障された移動の自由、営業の自由、集会の自由を自ら手放すことに等しいんだよ！
それを自覚もせずお上に自由を手放せと言われりゃホイホイ手放す、
それどころか早く緊急事態宣言を出して自由を縛れとお上を突き上げることまでする！
お上は調子に乗って**「まん延防止等重点措置」**なんてものをつくって法律で罰則までつけて自由を縛り始めたのに、
大して抗議も起きてない！
改正コロナ特措法成立
時短・入院拒否に罰
「まん延防止」新設
13日施行
ステイホーム
ステイホーム
香港じゃ若者が自由を守ろうと命がけの運動をしたのに、
日本人って、何なの!?
残念ながら、「自由」の大切さを知らないだけです。

おしえて！その11

「経済よりも人の命」って、正しい考え方なの？

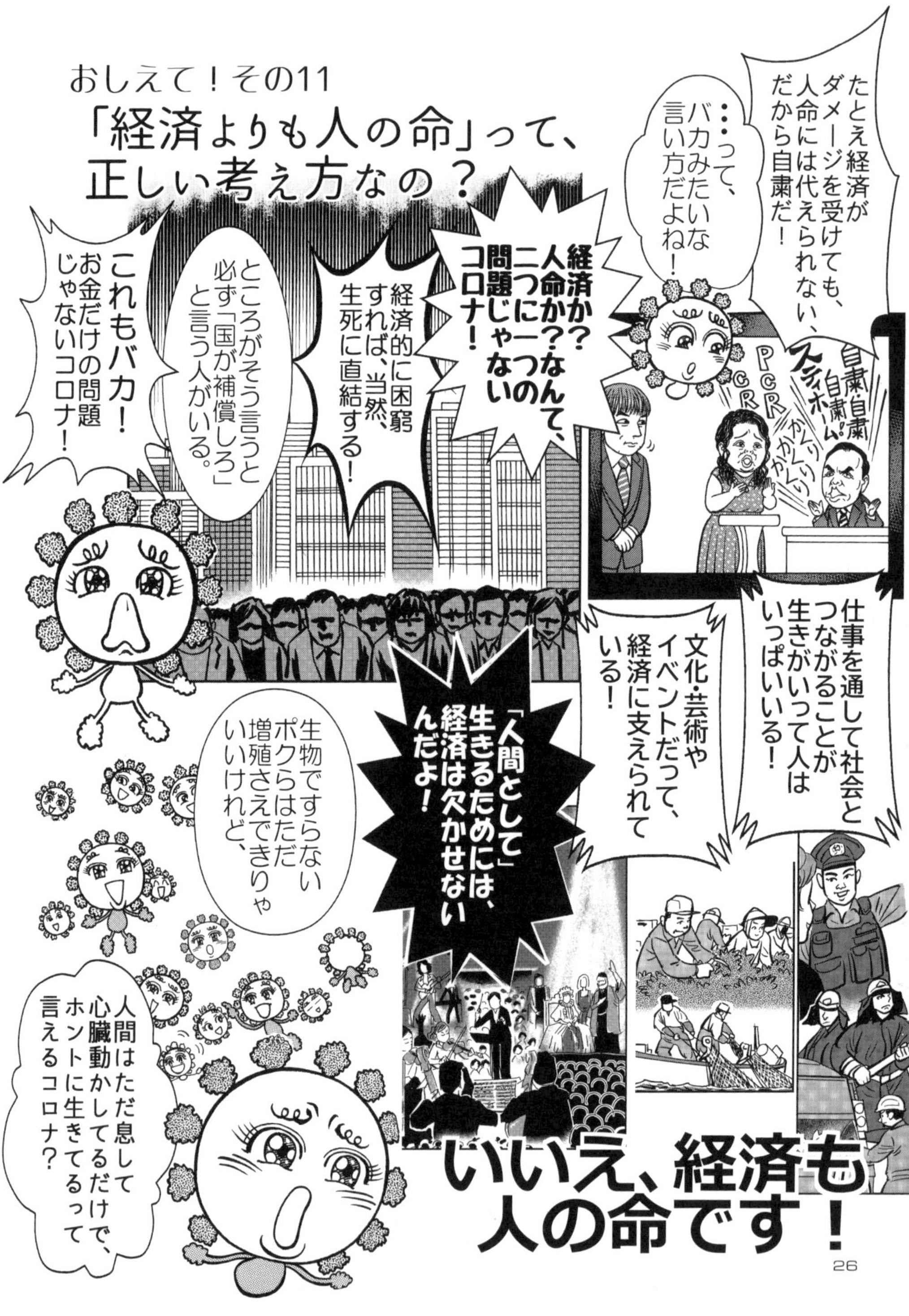
たとえ経済がダメージを受けても、人命には代えられない、だから自粛だ！
…って、バカみたいな言い方だよね！
自粛・自粛 自粛！ ステイホーム！
PCR PCR
かくり かくり かくり
経済か？人命か？なんて、二つに一つの問題じゃないコロナ！
経済的に困窮すれば、当然、生死に直結する！
ところがそう言うと必ず「国が補償しろ」と言う人がいる。
これもバカ！お金だけの問題じゃないコロナ！
仕事を通して社会とつながることが生きがいって人はいっぱいいる！
文化・芸術やイベントだって、経済に支えられている！
「人間として」生きるためには、経済は欠かせないんだよ！
生物ですらないボクらはただ増殖さえできりゃいいけれど、
人間はただ息して心臓動かしてるだけで、ホントに生きてるって言えるコロナ？
いいえ、経済も人の命です！

おしえて！その12

コロナ禍のほんとうの被害者はだれ？

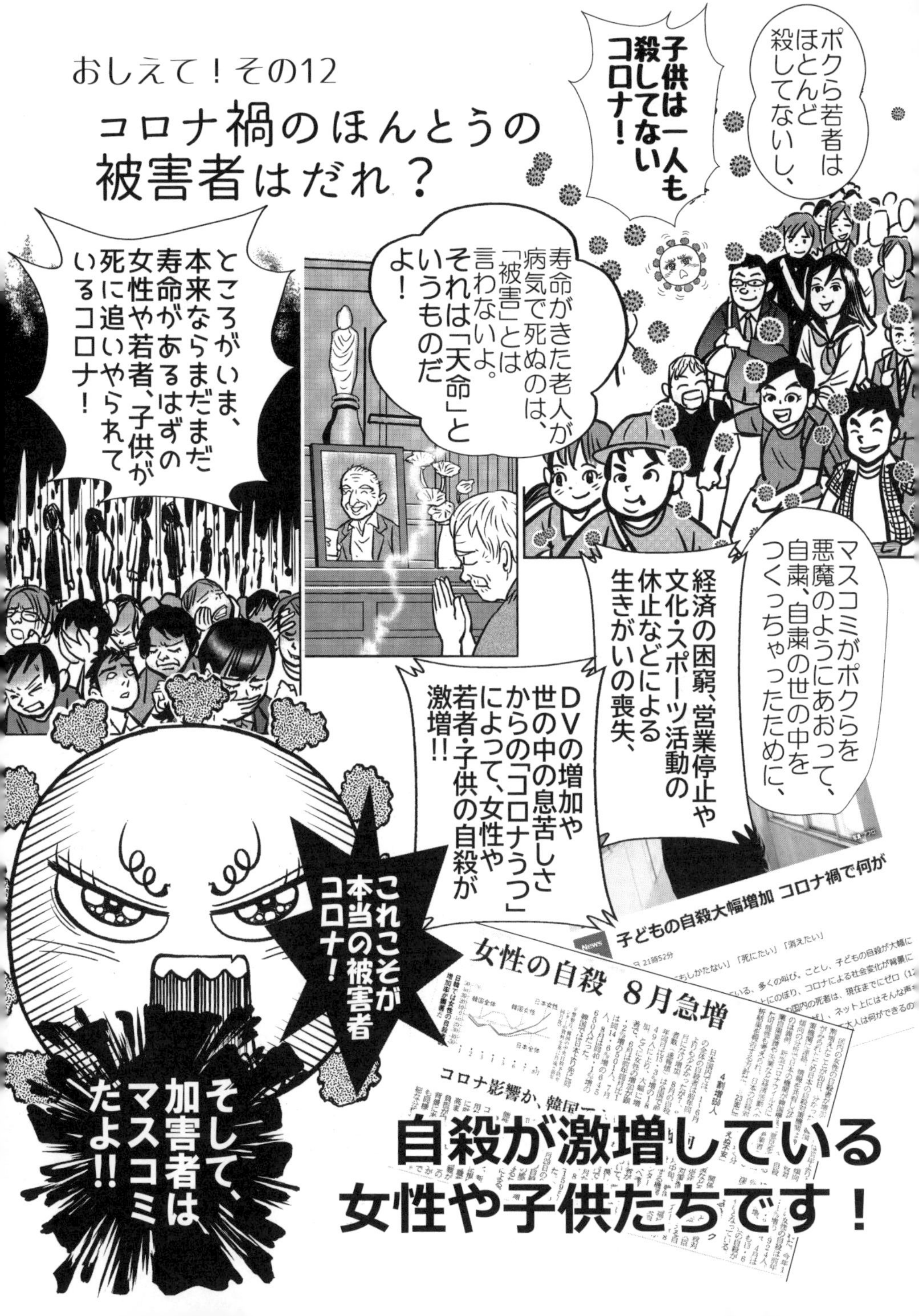

ポクら若者はほとんど殺してないし、
子供は一人も殺してないコロナ！
寿命がきた老人が病気で死ぬのは、「被害」とは言わないよ。それは「天命」というものだよ！
ところがいま、本来ならまだまだ寿命があるはずの女性や若者、子供が死に追いやられているコロナ！
マスコミがポクらを悪魔のようにあおって、自粛、自粛の世の中をつくっちゃったために、
経済の困窮、営業停止や文化・スポーツ活動の休止などによる生きがいの喪失、
DVの増加や世の中の息苦しさからの「コロナうつ」によって、女性や若者・子供の自殺が激増!!
子どもの自殺大幅増加　コロナ禍で何が
女性の自殺　8月急増
これこそが本当の被害者コロナ！
そして、加害者はマスコミだよ!!
自殺が激増している女性や子供たちです！

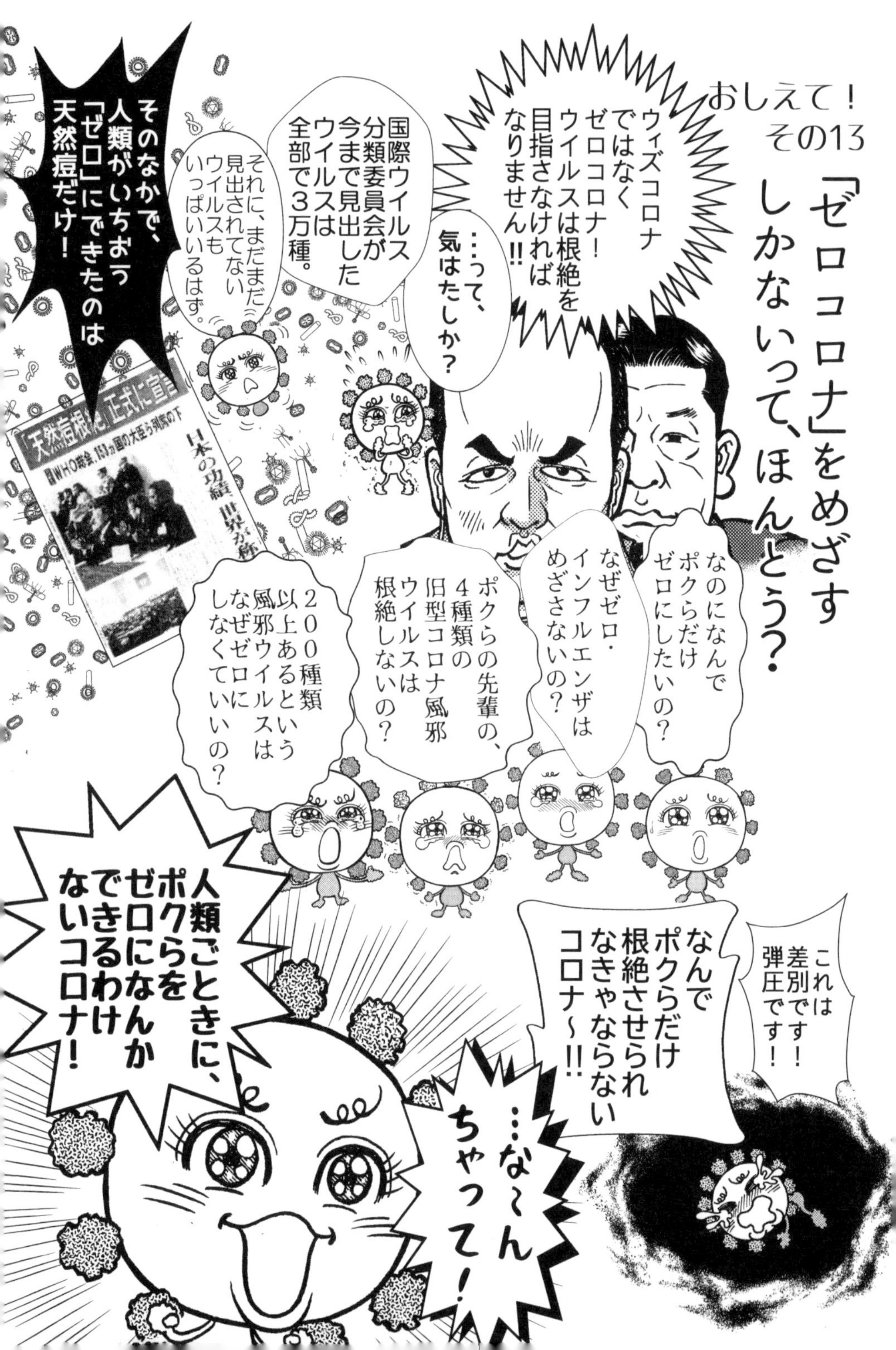
おしえて！その13
「ゼロコロナ」をめざすしかないって、ほんとう？
ウィズコロナではなくゼロコロナ！ウイルスは根絶を目指さなければなりません!!
…って、気はたしか？
国際ウイルス分類委員会が今まで見出したウイルスは全部で3万種。
それに、まだまだ見出されてないウイルスもいっぱいいるはず。
そのなかで、人類がいちおう「ゼロ」にできたのは天然痘だけ！
「天然痘根絶」正式に宣言
WHO総会、183ヵ国の大臣ら列席の下
なのになんでボクらだけゼロにしたいの？
なぜゼロ・インフルエンザはめざさないの？
ボクらの先輩の、4種類の旧型コロナ風邪ウイルスは根絶しないの？
200種類以上あるという風邪ウイルスはなぜゼロにしなくていいの？
これは差別です！弾圧です！
なんでボクらだけ根絶させられなきゃならないコロナ～!!
…な～んちゃって！
人類ごときに、ボクらをゼロになんかできるわけないコロナ！

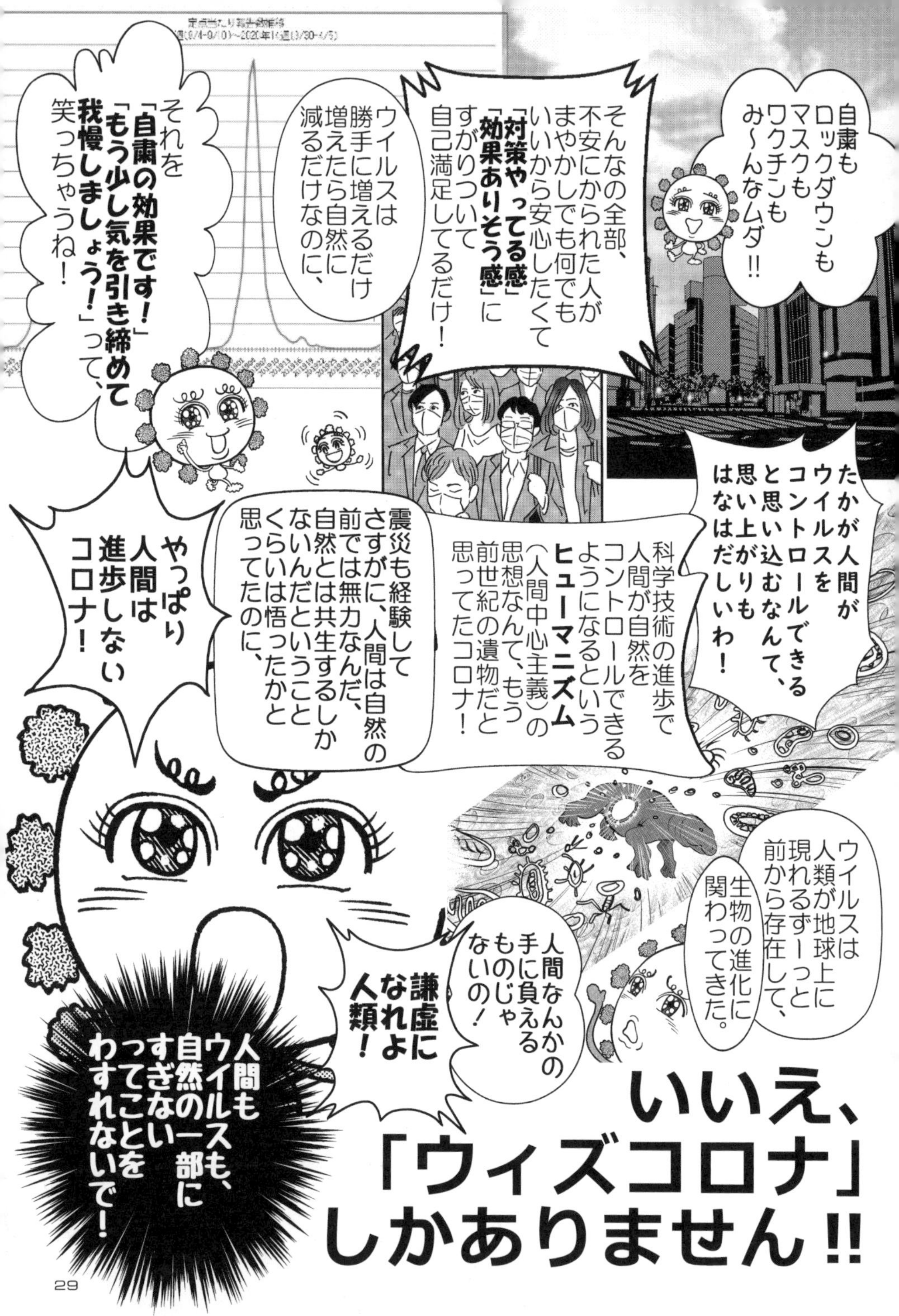
定点当たり報告数推移
自粛も ロックダウンも マスクも ワクチンも み〜んなムダ!!
そんなの全部、不安にかられた人が まやかしでも何でも いいから安心したくて 「対策やってる感」「効果ありそう感」に すがりついて 自己満足してるだけ!
ウイルスは 勝手に増えるだけ 増えたら自然に 減るだけなのに、
それを 「自粛の効果です!」「もう少し気を引き締めて 我慢しましょう!」って、 笑っちゃうね!
たかが人間が ウイルスを コントロールできる と思い込むなんて、 思い上がりも はなはだしいわ!
科学技術の進歩で 人間が自然を コントロールできる ようになるという ヒューマニズム (人間中心主義)の 思想なんて、もう 前世紀の遺物だと 思ってたコロナ!
震災も経験して さすがに、人間は自然の 前では無力なんだ、 自然とは共生するしか ないんだということ くらいは悟ったかと 思ってたのに、
やっぱり 人間は 進歩しない コロナ!
ウイルスは 人類が地球上に 現れるずーっと 前から存在して、 生物の進化に 関わってきた。
人間なんかの 手に負える ものじゃ ないの!
謙虚に なれよ 人類!
人間も ウイルスも、 自然の一部に すぎないことを わすれないで!
いいえ、 「ウィズコロナ」 しかありません!!

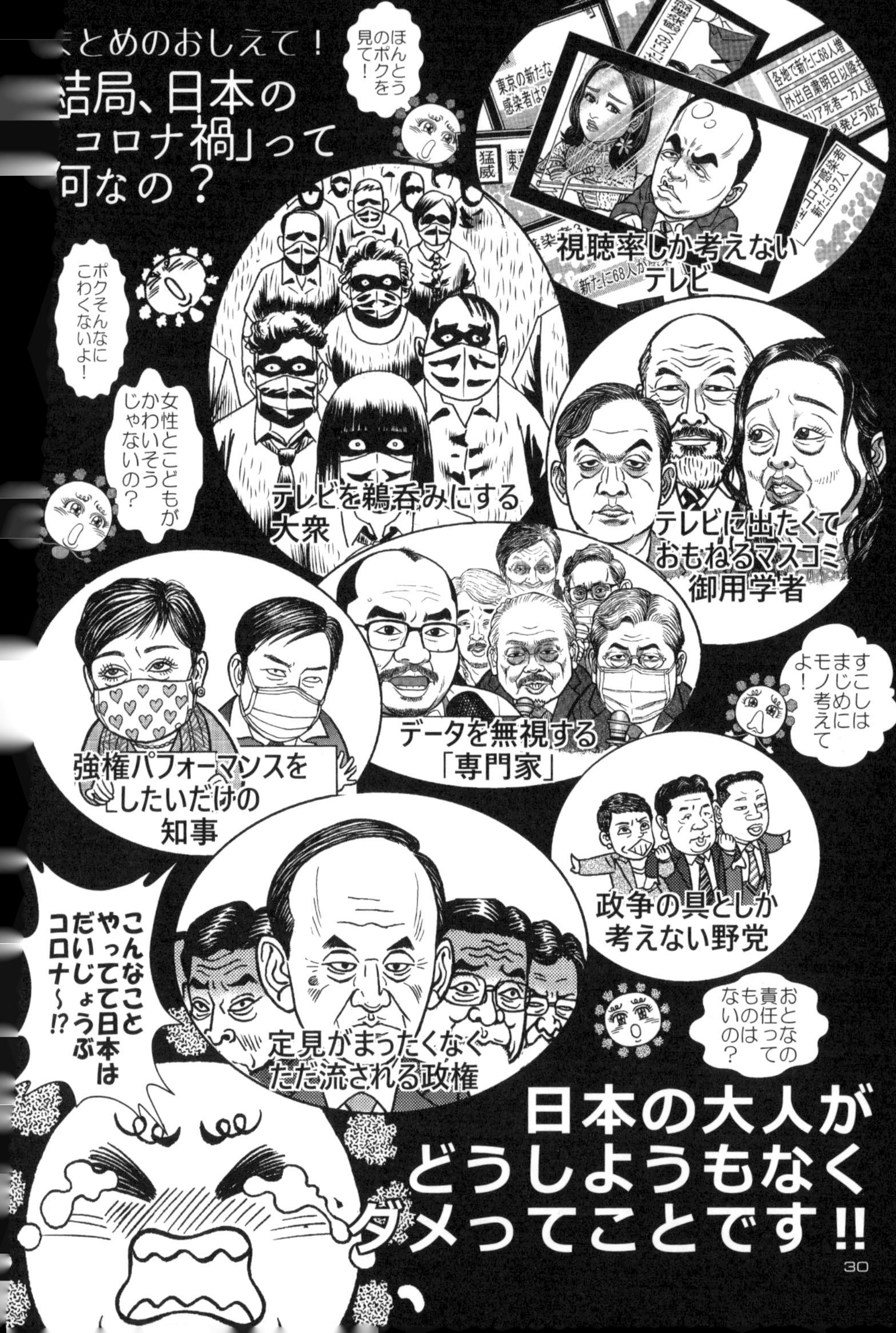

とめのおしえて！
局、日本の
コロナ禍」って
なの？
ほんとうのボクを見て！
東京の新たな感染者は8
各地で新たに68人増
外出自粛明日以降も
猛威
新型コロナ感染者 新たに97人
新たに68人が
視聴率しか考えないテレビ
ボクそんなにこわくないよ！
女性とこどもがかわいそうじゃないの？
テレビを鵜呑みにする大衆
テレビに出たくておもねるマスコミ御用学者
すこしはまじめにモノ考えてよ！
データを無視する「専門家」
強権パフォーマンスをしたいだけの知事
政争の具としか考えない野党
こんなことやってて日本はだいじょうぶコロナ～!?
定見がまったくなくただ流される政権
おとなの責任ってものはないの？
日本の大人がどうしようもなくダメってことです!!

ゴーマニズム宣言SPECIAL コロナ論3

第2章　ウイルスはグローバリズムが招く

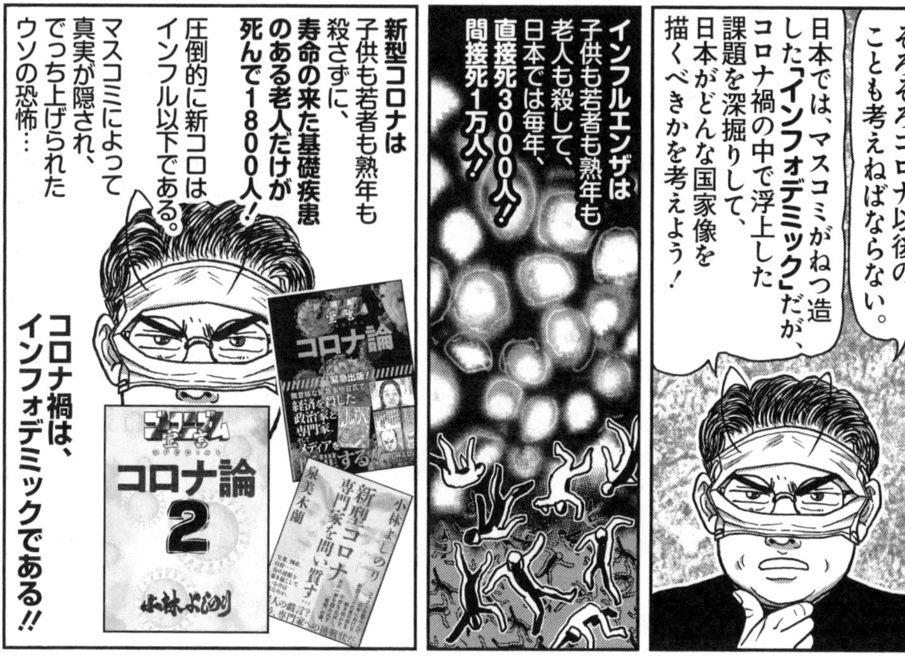

そろそろコロナ以後のことも考えねばならない。
日本では、マスコミがねつ造した「インフォデミック」だが、コロナ禍の中で浮上した課題を深掘りして、日本がどんな国家像を描くべきかを考えよう！
インフルエンザは子供も若者も熟年も老人も殺して、日本では毎年、直接死3000人！間接死1万人！
新型コロナは子供も若者も熟年も殺さずに、寿命の来た基礎疾患のある老人だけが死んで1800人！
圧倒的に新コロはインフル以下である。
マスコミによって真実が隠され、でっち上げられたウソの恐怖…
コロナ禍は、インフォデミックである!!
コロナ論
経済を殺した政治家と専門家
コロナ論2
新型コロナ 専門家を問い質す
小林よしのり
泉美木蘭

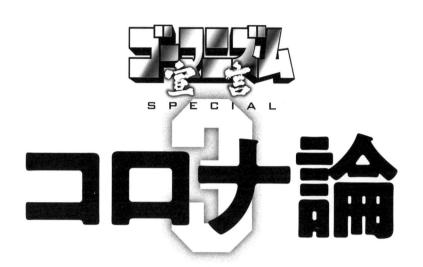

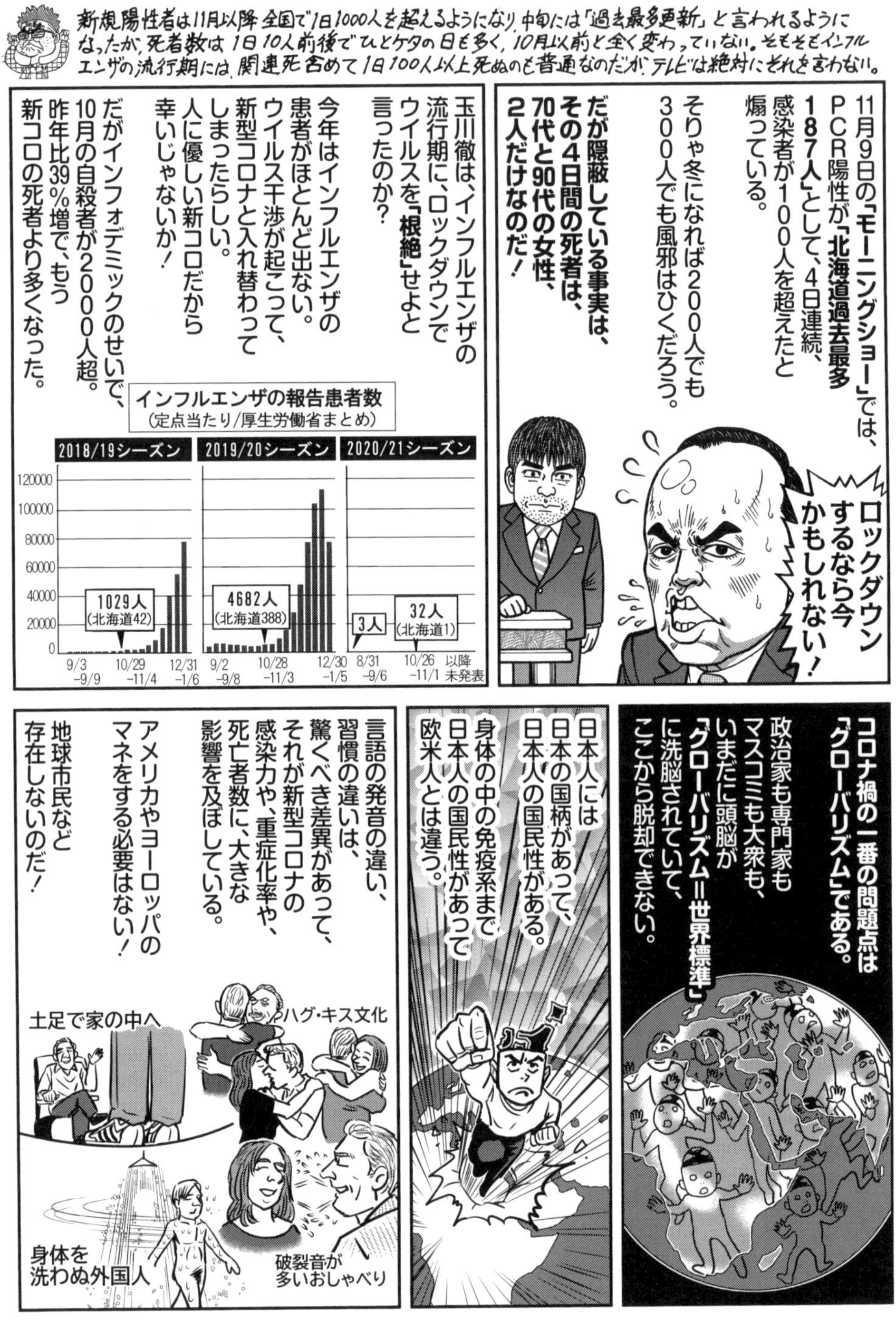
新規陽性者は11月以降全国で1日1000人を超えるようになり、中旬には「過去最多更新」と言われるようになったが、死者数は1日10人前後でひとケタの日も多く、10月以前と全く変わっていない。そもそもインフルエンザの流行期には、関連死含めて1日100人以上死ぬのも普通なのだが、テレビは絶対にそれを言わない。
11月9日の「モーニングショー」では、PCR陽性が「北海道過去最多187人」として、4日連続、感染者が100人を超えたと煽っている。
そりゃ冬になれば200人でも300人でも風邪はひくだろう。
だが隠蔽している事実は、その4日間の死者は、70代と90代の女性、2人だけなのだ！
ロックダウンするなら今かもしれない！
玉川徹は、インフルエンザの流行期に、ロックダウンでウイルスを「根絶」せよと言ったのか？
今年はインフルエンザの患者がほとんど出ない。ウイルス干渉が起こって、新型コロナと入れ替わってしまったらしい。人に優しい新コロだから幸いじゃないか！
だがインフォデミックのせいで、10月の自殺者が2000人超。昨年比39%増で、もう新コロの死者より多くなった。
インフルエンザの報告患者数
（定点当たり/厚生労働省まとめ）
2018/19シーズン
2019/20シーズン
2020/21シーズン
120000
100000
80000
60000
40000
20000
0
1029人
（北海道42）
4682人
（北海道388）
3人
32人
（北海道1）
9/3 –9/9
10/29 –11/4
12/31 –1/6
9/2 –9/8
10/28 –11/3
12/30 –1/5
8/31 –9/6
10/26 –11/1
以降未発表
コロナ禍の一番の問題点は「グローバリズム」である。
政治家も専門家もマスコミも大衆も、いまだに頭脳が「グローバリズム＝世界標準」に洗脳されていて、ここから脱却できない。
日本人には日本の国柄があって、日本人の国民性がある。
身体の中の免疫系まで日本人の国民性があって欧米人とは違う。
言語の発音の違い、習慣の違いは、驚くべき差異があって、それが新型コロナの感染力や、重症化率や、死亡者数に、大きな影響を及ぼしている。
アメリカやヨーロッパのマネをする必要はない！
地球市民など存在しないのだ！
土足で家の中へ
ハグ・キス文化
身体を洗わぬ外国人
破裂音が多いおしゃべり

日本人の場合、発音や挨拶や清潔感が、もうそれだけで外国人には不可能なソーシャルディスタンスになっている！日本人の「習慣」だけで十分すぎる対処法なのだ。これ以上は要らん！

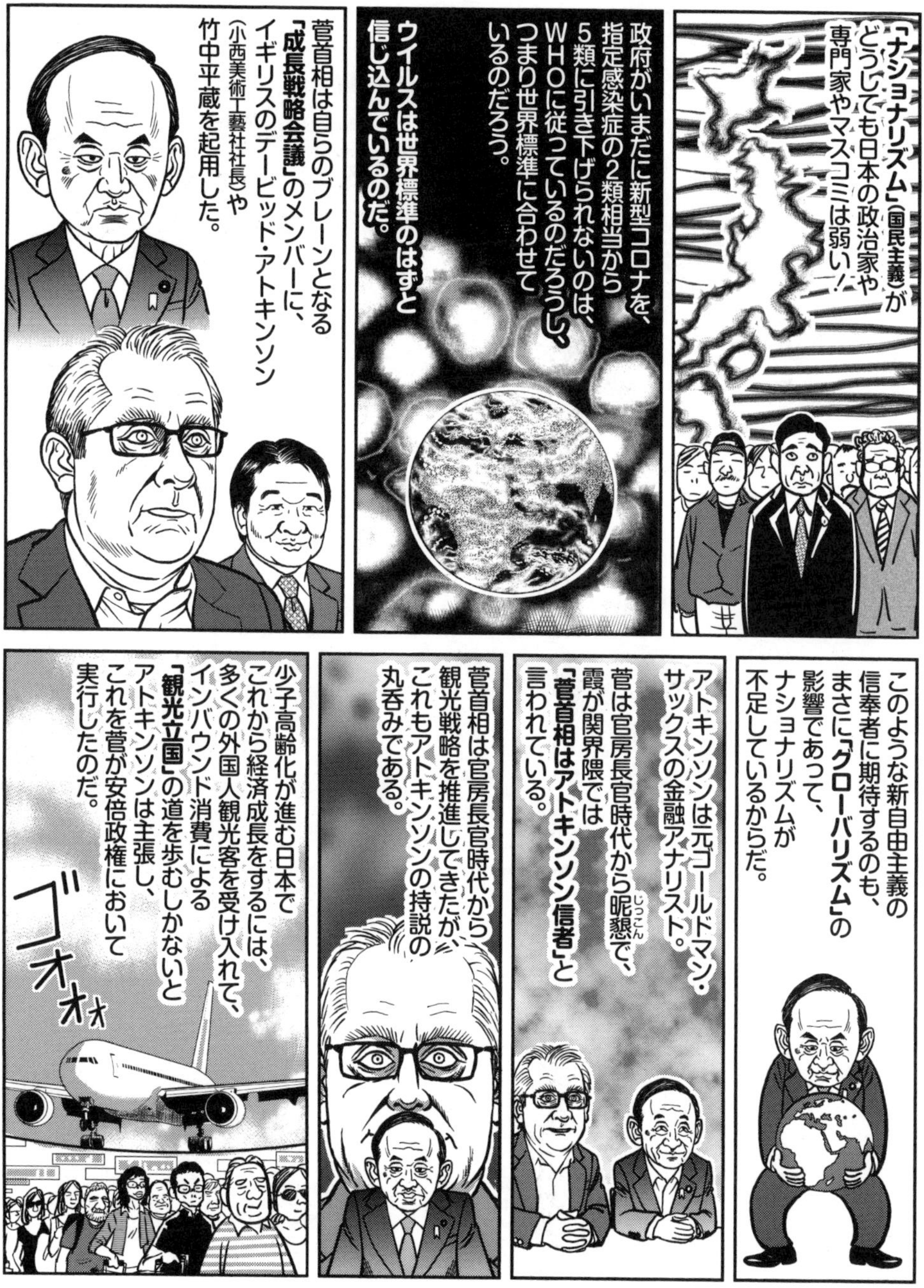
「ナショナリズム」（国民主義）がどうしても日本の政治家や専門家やマスコミは弱い！
政府がいまだに新型コロナを、指定感染症の2類相当から5類に引き下げられないのは、WHOに従っているのだろうし、つまり世界標準に合わせているのだろう。
ウイルスは世界標準のはずと信じ込んでいるのだ。
菅首相は自らのブレーンとなる「成長戦略会議」のメンバーに、イギリスのデービッド・アトキンソン（小西美術工藝社社長）や竹中平蔵を起用した。
このような新自由主義の信奉者に期待するのも、まさに「グローバリズム」の影響であって、ナショナリズムが不足しているからだ。
アトキンソンは元ゴールドマン・サックスの金融アナリスト。菅は官房長官時代から昵懇《じっこん》で、霞が関界隈では「菅首相はアトキンソン信者」と言われている。
菅首相は官房長官時代から観光戦略を推進してきたが、これもアトキンソンの持説の丸呑みである。
少子高齢化が進む日本でこれから経済成長をするには、多くの外国人観光客を受け入れて、インバウンド消費による「観光立国」の道を歩むしかないとアトキンソンは主張し、これを菅が安倍政権において実行したのだ。
ゴオオォ

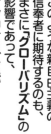

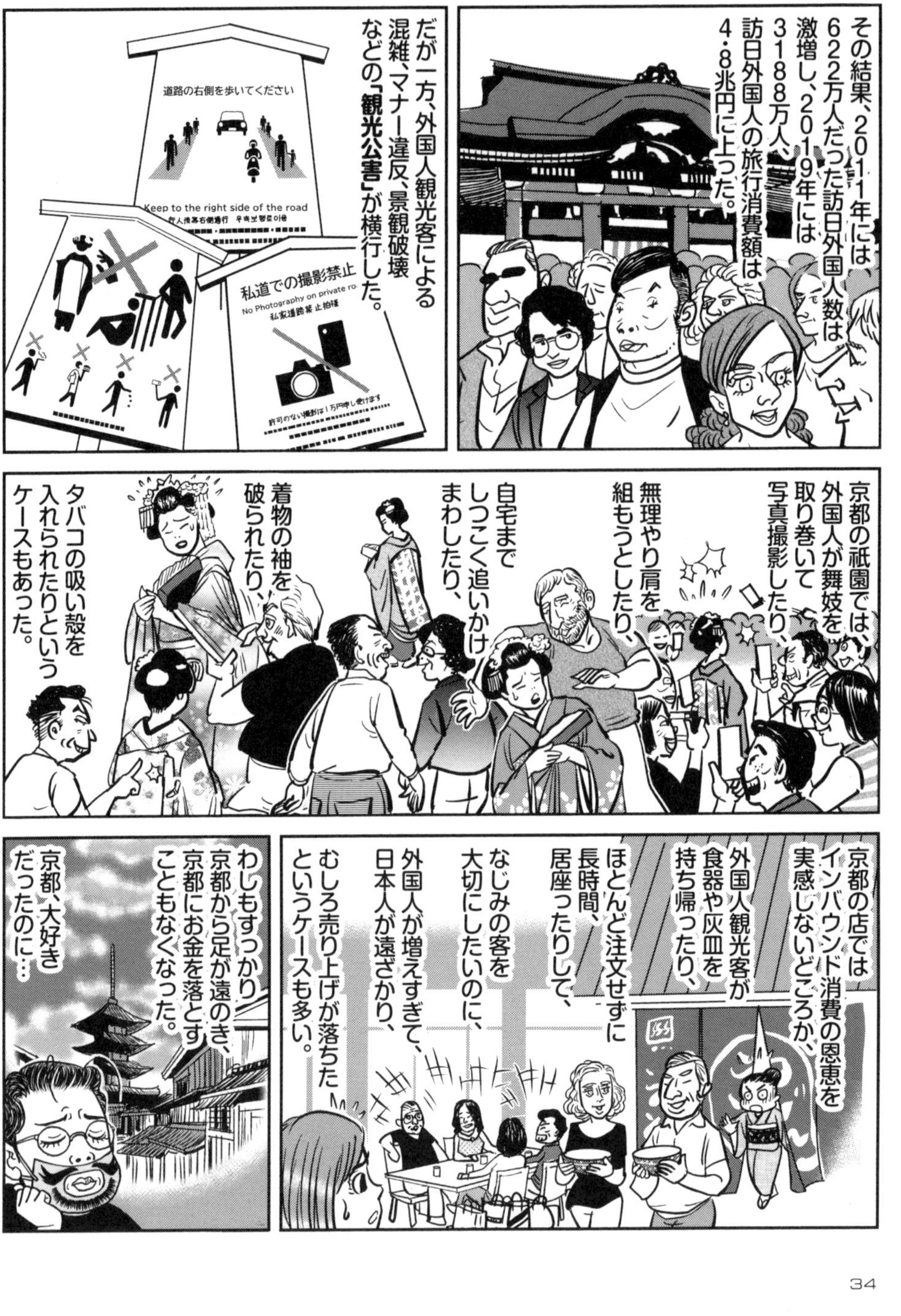
その結果、2011年には622万人だった訪日外国人数は激増し、2019年には3188万人、訪日外国人の旅行消費額は4・8兆円に上った。
だが一方、外国人観光客による混雑、マナー違反、景観破壊などの「観光公害」が横行した。
道路の右側を歩いてください
Keep to the right side of the road
私道での撮影禁止
No Photography on private ro
京都の祇園では、外国人が舞妓を取り巻いて写真撮影したり、
無理やり肩を組もうとしたり、
自宅までしつこく追いかけまわしたり、
着物の袖を破られたり、
タバコの吸い殻を入れられたりというケースもあった。
京都の店ではインバウンド消費の恩恵を実感しないどころか、
外国人観光客が食器や灰皿を持ち帰ったり、
ほとんど注文せずに長時間、居座ったりして、
なじみの客を大切にしたいのに、
外国人が増えすぎて、日本人が遠ざかり、
むしろ売り上げが落ちたというケースも多い。
わしもすっかり京都から足が遠のき、京都にお金を落とすこともなくなった。
京都、大好きだったのに…

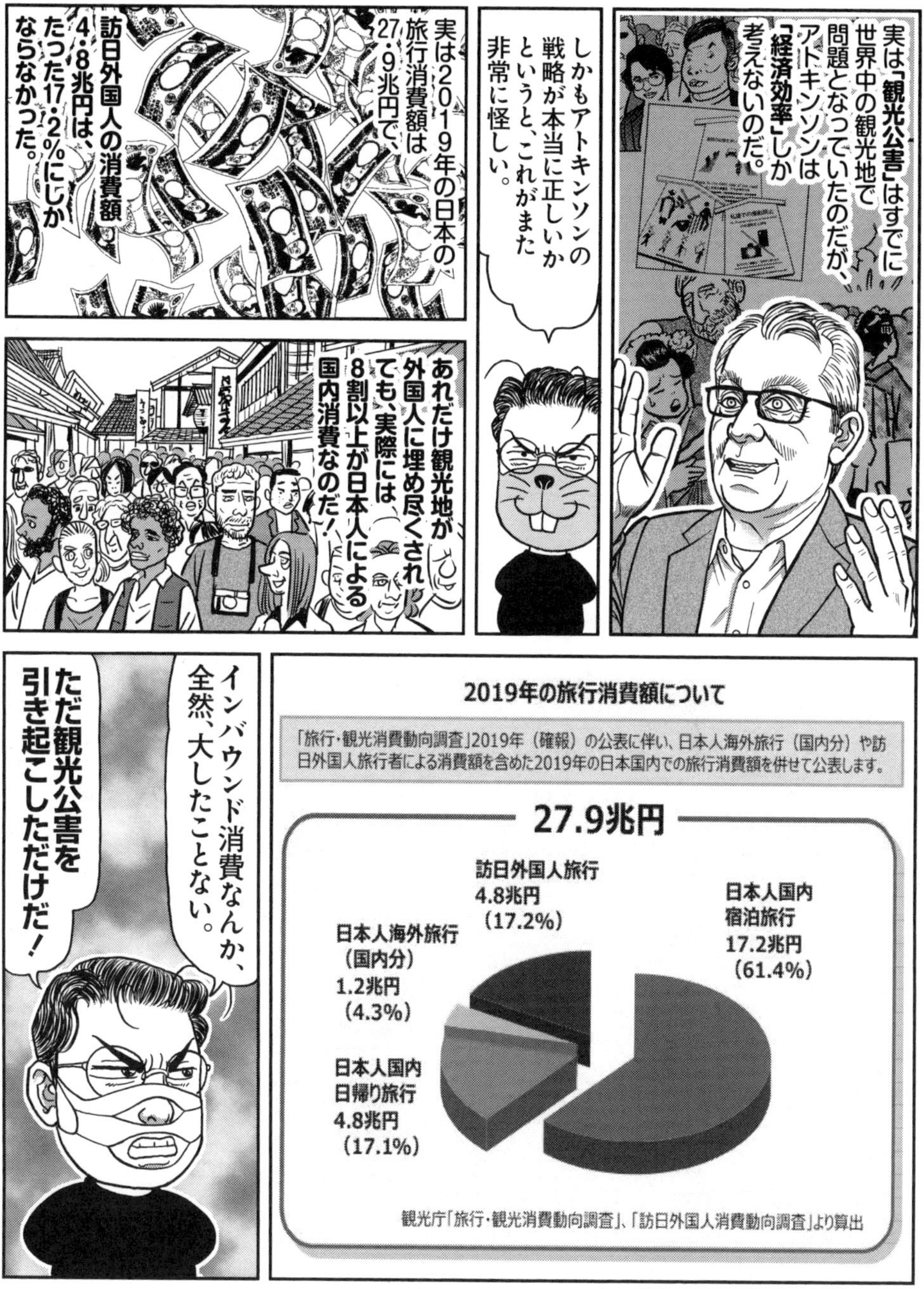

実は「観光公害」はすでに世界中の観光地で問題となっていたのだが、アトキンソンは「経済効率」しか考えないのだ。
しかもアトキンソンの戦略が本当に正しいかというと、これがまた非常に怪しい。
実は2019年の日本の旅行消費額は27.9兆円で、
訪日外国人の消費額4.8兆円は、たった17.2%にしかならなかった。
あれだけ観光地が外国人に埋め尽くされても、実際には8割以上が日本人による国内消費なのだ!
2019年の旅行消費額について
「旅行・観光消費動向調査」2019年（確報）の公表に伴い、日本人海外旅行（国内分）や訪日外国人旅行者による消費額を含めた2019年の日本国内での旅行消費額を併せて公表します。
27.9兆円
訪日外国人旅行 4.8兆円 （17.2%）
日本人国内 宿泊旅行 17.2兆円 （61.4%）
日本人海外旅行 （国内分） 1.2兆円 （4.3%）
日本人国内 日帰り旅行 4.8兆円 （17.1%）
観光庁「旅行・観光消費動向調査」、「訪日外国人消費動向調査」より算出
インバウンド消費なんか、全然、大したことない。
ただ観光公害を引き起こしただけだ!

【観光庁/旅行・観光消費動向調査2019年年間値（確報）・参考資料より】

この生殺しみたいなコロナ禍を終わらせるには『コロナ論2』の普及しかない。

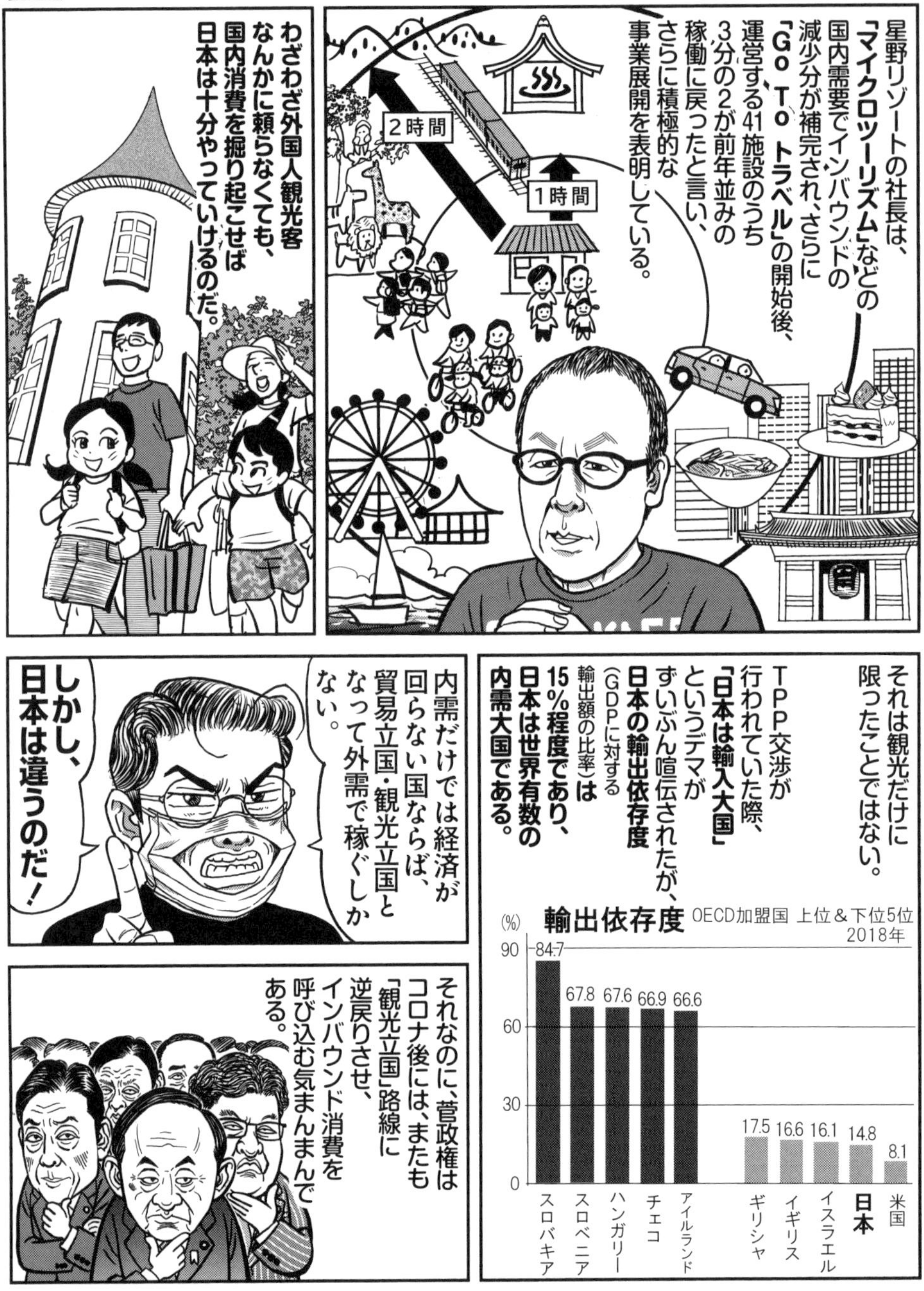

星野リゾートの社長は、「マイクロツーリズム」などの国内需要でインバウンドの減少分が補完され、さらに「Go To トラベル」の開始後、運営する41施設のうち3分の2が前年並みの稼働に戻ったと言い、さらに積極的な事業展開を表明している。
2時間
1時間
わざわざ外国人観光客なんかに頼らなくても、国内消費を掘り起こせば日本は十分やっていけるのだ。
それは観光だけに限ったことではない。
TPP交渉が行われていた際、「日本は輸入大国」というデマがずいぶん喧伝されたが、日本の輸出依存度（GDPに対する輸出額の比率）は15%程度であり、日本は世界有数の内需大国である。
輸出依存度
OECD加盟国 上位＆下位5位
2018年
(%)
90
60
30
0
84.7
67.8
67.6
66.9
66.6
17.5
16.6
16.1
14.8
8.1
スロバキア
スロベニア
ハンガリー
チェコ
アイルランド
ギリシャ
イギリス
イスラエル
日本
米国
内需だけでは経済が回らない国ならば、貿易立国・観光立国となって外需で稼ぐしかない。
しかし、日本は違うのだ！
それなのに、菅政権はコロナ後には、またも「観光立国」路線に逆戻りさせ、インバウンド消費を呼び込む気まんまんである。

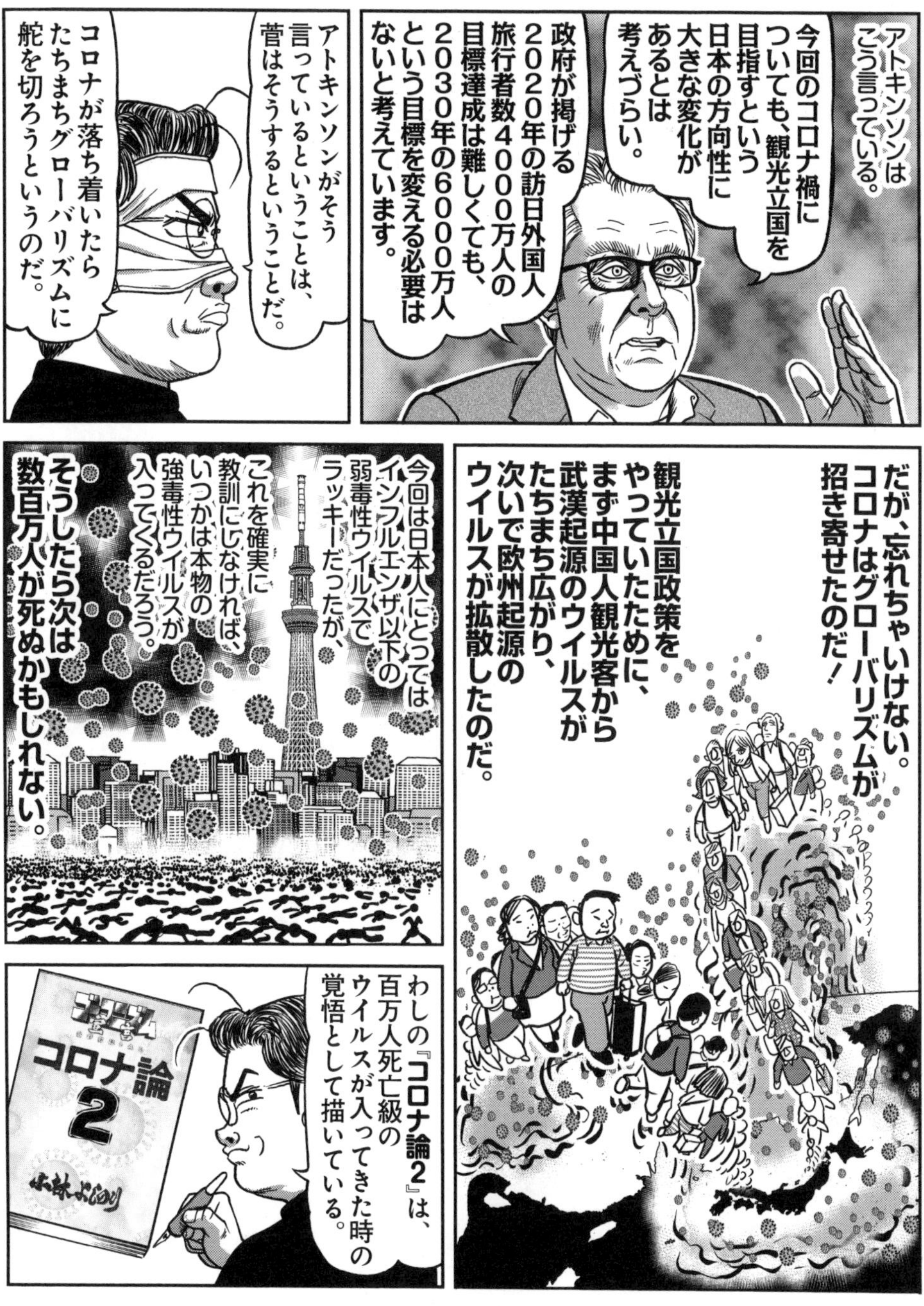
アトキンソンはこう言っている。
今回のコロナ禍についても、観光立国を目指すという日本の方向性に大きな変化があるとは考えづらい。
政府が掲げる2020年の訪日外国人旅行者数4000万人の目標達成は難しくても、2030年の6000万人という目標を変える必要はないと考えています。
アトキンソンがそう言っているということは、菅はそうするということだ。
コロナが落ち着いたらたちまちグローバリズムに舵を切ろうというのだ。
だが、忘れちゃいけない。コロナはグローバリズムが招き寄せたのだ!
観光立国政策をやっていたために、まず中国人観光客から武漢起源のウイルスがたちまち広がり、次いで欧州起源のウイルスが拡散したのだ。
今回は日本人にとってはインフルエンザ以下の弱毒性ウイルスでラッキーだったが、
これを確実に教訓にしなければ、いつかは本物の強毒性ウイルスが入ってくるだろう。
そうしたら次は数百万人が死ぬかもしれない。
わしの『コロナ論2』は、百万人死亡級のウイルスが入ってきた時の覚悟として描いている。
コロナ論
2

日本経済を救い、日本の子供や若者を救うには、『コロナ論2』がとことん売れるしかない。
将来、このイカレた時代を冷静に分析するには『コロナ論2』が必需の本となるだろう。

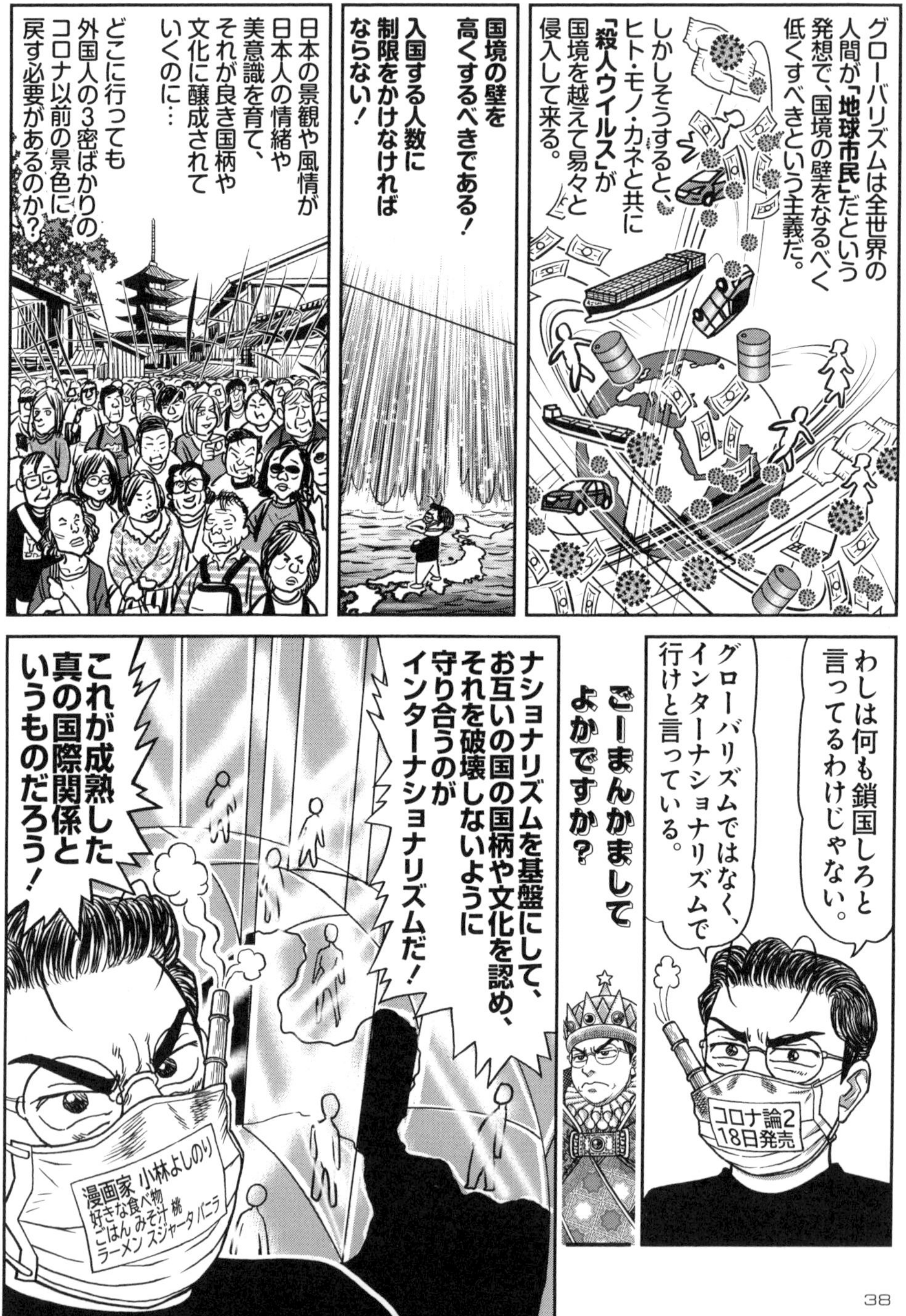
グローバリズムは全世界の人間が「地球市民」だという発想で、国境の壁をなるべく低くすべきという主義だ。
しかしそうすると、ヒト・モノ・カネと共に「殺人ウイルス」が国境を越えて易々と侵入して来る。
国境の壁を高くするべきである！
入国する人数に制限をかけなければならない！
日本の景観や風情が日本人の情緒や美意識を育て、それが良き国柄や文化に醸成されていくのに…
どこに行っても外国人の3密ばかりのコロナ以前の景色に戻す必要があるのか？
わしは何も鎖国しろと言ってるわけじゃない。
グローバリズムではなく、インターナショナリズムで行けと言っている。
コロナ論2
18日発売
ごーまんかましてよかですか？
ナショナリズムを基盤にして、お互いの国の国柄や文化を認め、それを破壊しないように守り合うのがインターナショナリズムだ！
これが成熟した真の国際関係というものだろう！
漫画家 小林よしのり
好きな食べ物
ごはん みそ汁 桃
ラーメン スジャータ バニラ

ゴーマニズム宣言 SPECIAL コロナ論3

第3章 バイデンよ、マスクより清潔感

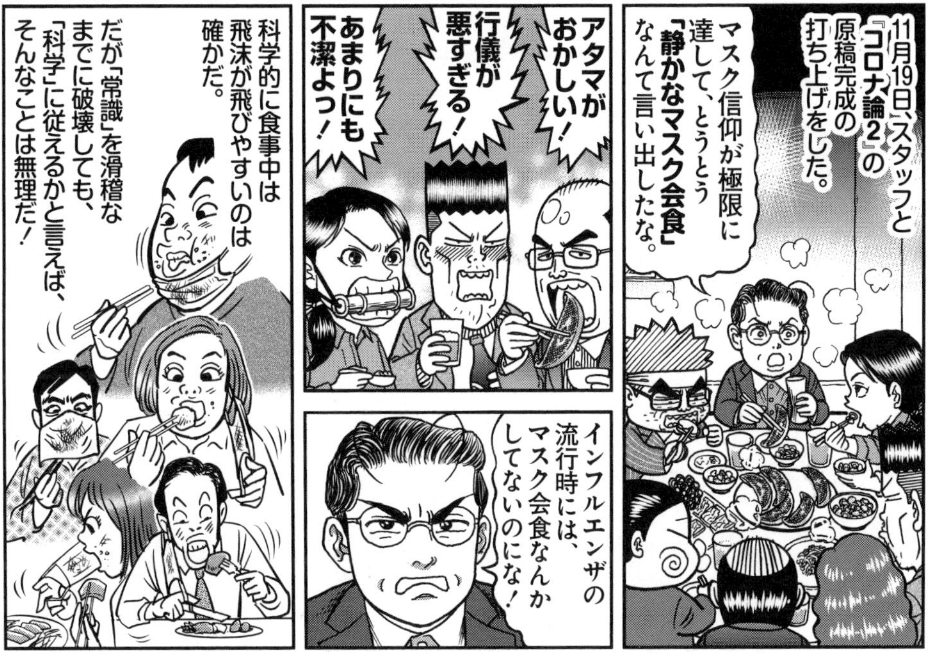

11月19日、スタッフと『コロナ論2』の原稿完成の打ち上げをした。
マスク信仰が極限に達して、とうとう「静かなマスク会食」なんて言い出したな。
アタマがおかしい!
行儀が悪すぎる!
あまりにも不潔よっ!
インフルエンザの流行時には、マスク会食なんかしてないのにな!
科学的に食事中は飛沫が飛びやすいのは確かだ。
だが「常識」を滑稽なまでに破壊しても、「科学」に従えるかと言えば、そんなことは無理だ!

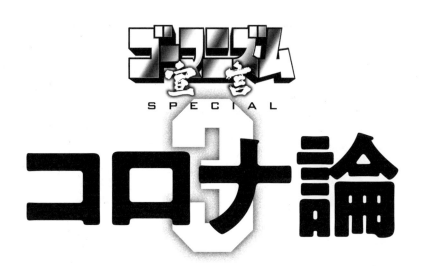

『新型コロナ 専門家を問い質す』（光文社）、あちこちの書店で1位・2位に入っており、発売1週間で増刷決定！順調に売れている。

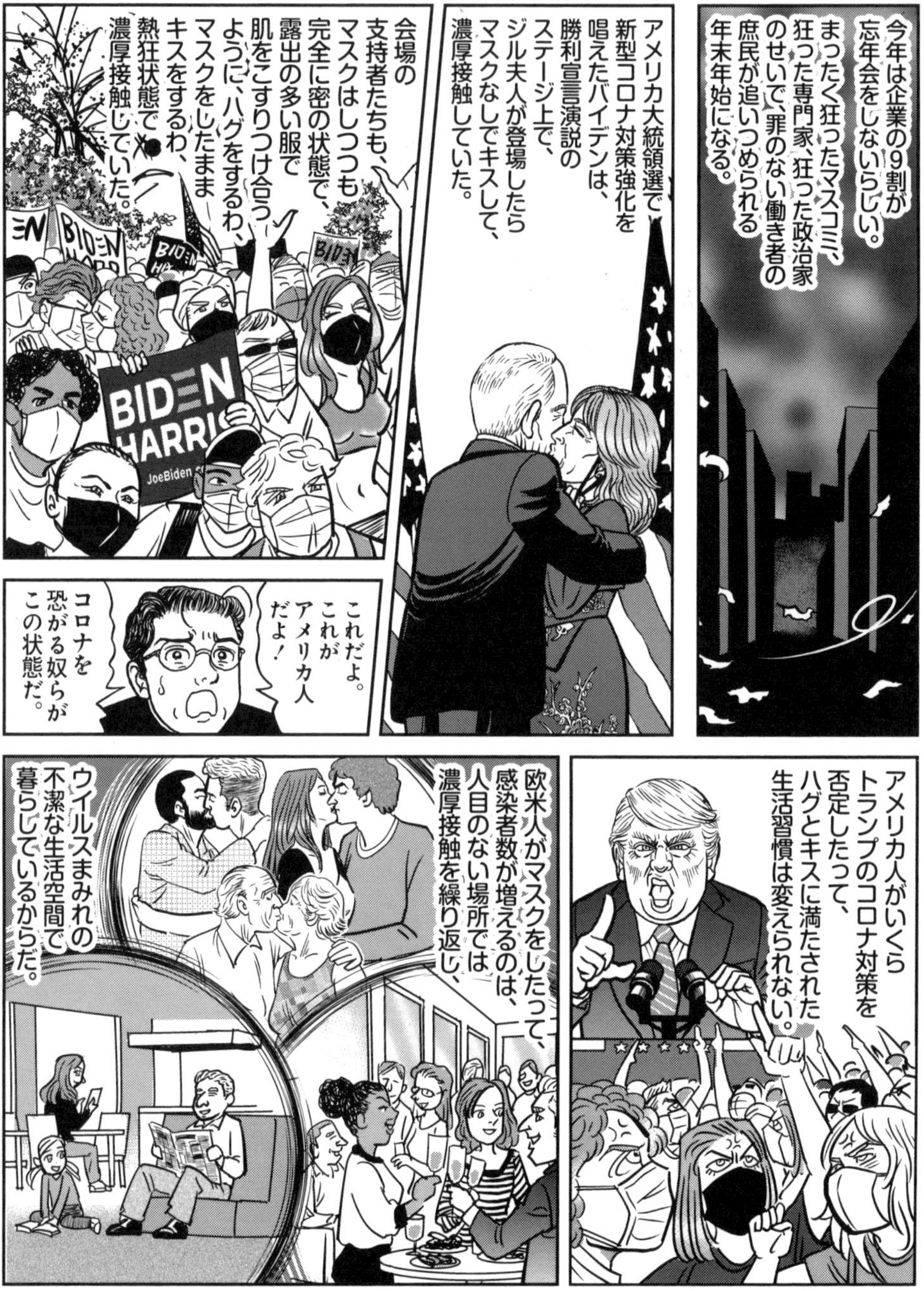
今年は企業の9割が忘年会をしないらしい。まったく狂ったマスコミ、狂った専門家、狂った政治家のせいで、罪のない働き者の庶民が追いつめられる年末年始になる。
アメリカ大統領選で新型コロナ対策強化を唱えたバイデンは、勝利宣言演説のステージ上で、ジル夫人が登場したらマスクなしでキスして、濃厚接触していた。
会場の支持者たちも、マスクはしつつも完全に密の状態で、露出の多い服で肌をこすりつけ合うように、ハグをするわ、マスクをしたままキスをするわ、熱狂状態で濃厚接触していた。
これだよ。これがアメリカ人だよ！
コロナを恐がる奴らがこの状態だ。
アメリカ人がいくらトランプのコロナ対策を否定したって、ハグとキスに満たされた生活習慣は変えられない。
欧米人がマスクをしたって、感染者数が増えるのは、人目のない場所では濃厚接触を繰り返し、
ウイルスまみれの不潔な生活空間で暮らしているからだ。

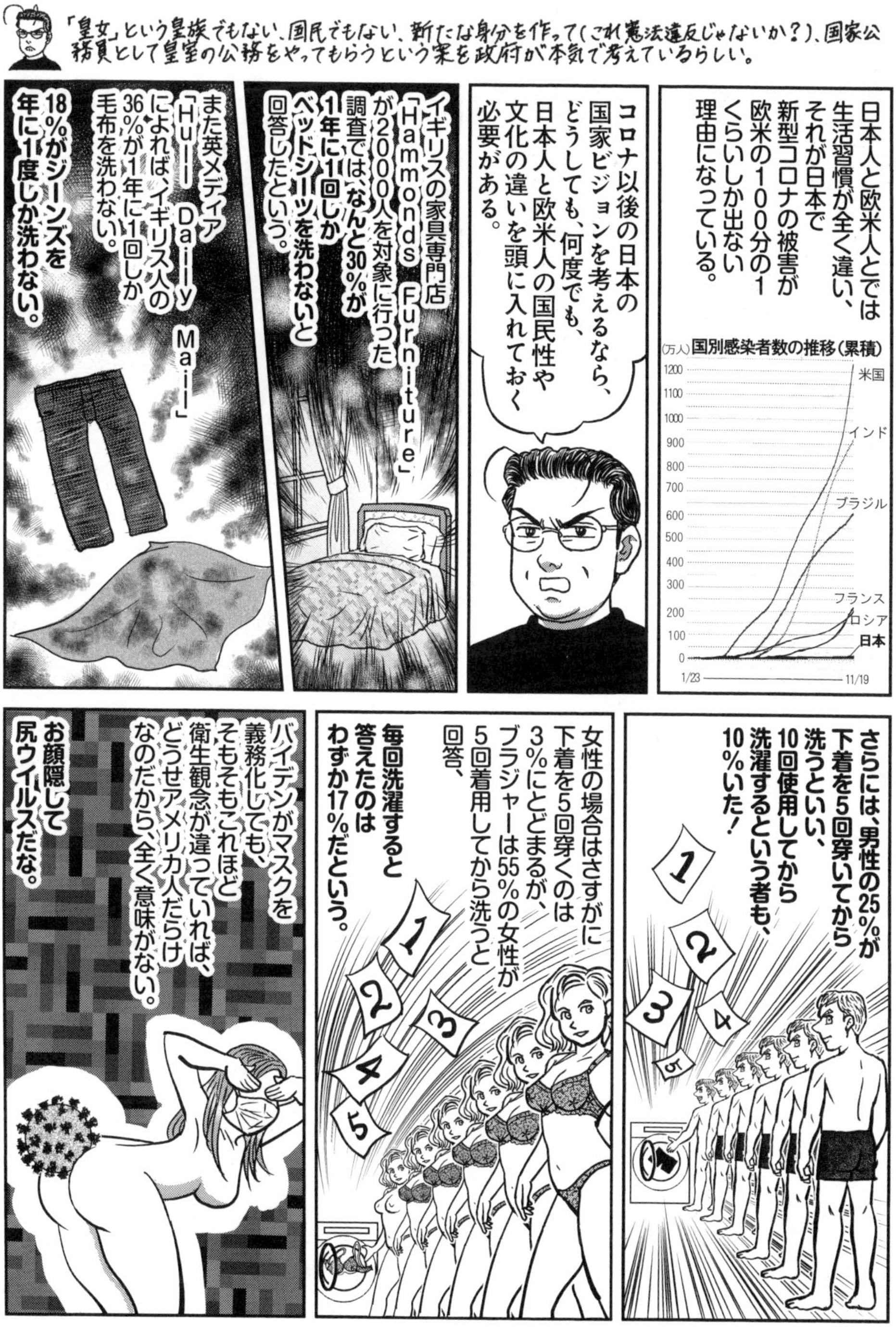

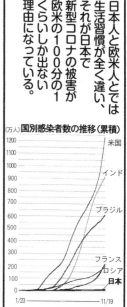

「皇女」という皇族でもない、国民でもない、新たな身分を作って（これ憲法違反じゃないか？）、国家公務員として皇室の公務をやってもらうという案を政府が本気で考えているらしい。
日本人と欧米人とでは生活習慣が全く違い、それが日本で新型コロナの被害が欧米の100分の1くらいしか出ない理由になっている。
（万人）国別感染者数の推移（累積）
1200
1100
1000
900
800
700
600
500
400
300
200
100
0
米国
インド
ブラジル
フランス
ロシア
日本
1/23
11/19
コロナ以後の日本の国家ビジョンを考えるなら、どうしても、何度でも、日本人と欧米人の国民性や文化の違いを頭に入れておく必要がある。
イギリスの家具専門店「Hammonds Furniture」が2000人を対象に行った調査では、なんと30%が1年に1回しかベッドシーツを洗わないと回答したという。
また英メディア「Hull Daily Mail」によれば、イギリス人の36%が1年に1回しか毛布を洗わない。
18%がジーンズを年に1度しか洗わない。
さらには、男性の25%が下着を5回穿いてから洗うといい、10回使用してから洗濯するという者も、10%いた！
1
2
3
4
5
女性の場合はさすがに下着を5回穿くのは3%にとどまるが、ブラジャーは55%の女性が5回着用してから洗うと回答、
毎回洗濯すると答えたのはわずか17%だという。
1
2
3
4
5
バイデンがマスクを義務化しても、そもそもこれほど衛生観念が違っていれば、どうせアメリカ人だらけなのだから、全く意味がない。
お顔隠して尻ウイルスだな。

皇室の人手不足のために、女性皇族が結婚したら、皇籍離脱させて「皇女」という国家公務員になるって、超絶人権無視！頭がオカシイでたらめな発想だ。そんな理不尽な要求に眞子さま、佳子さま、愛子さまが従う必要はない！

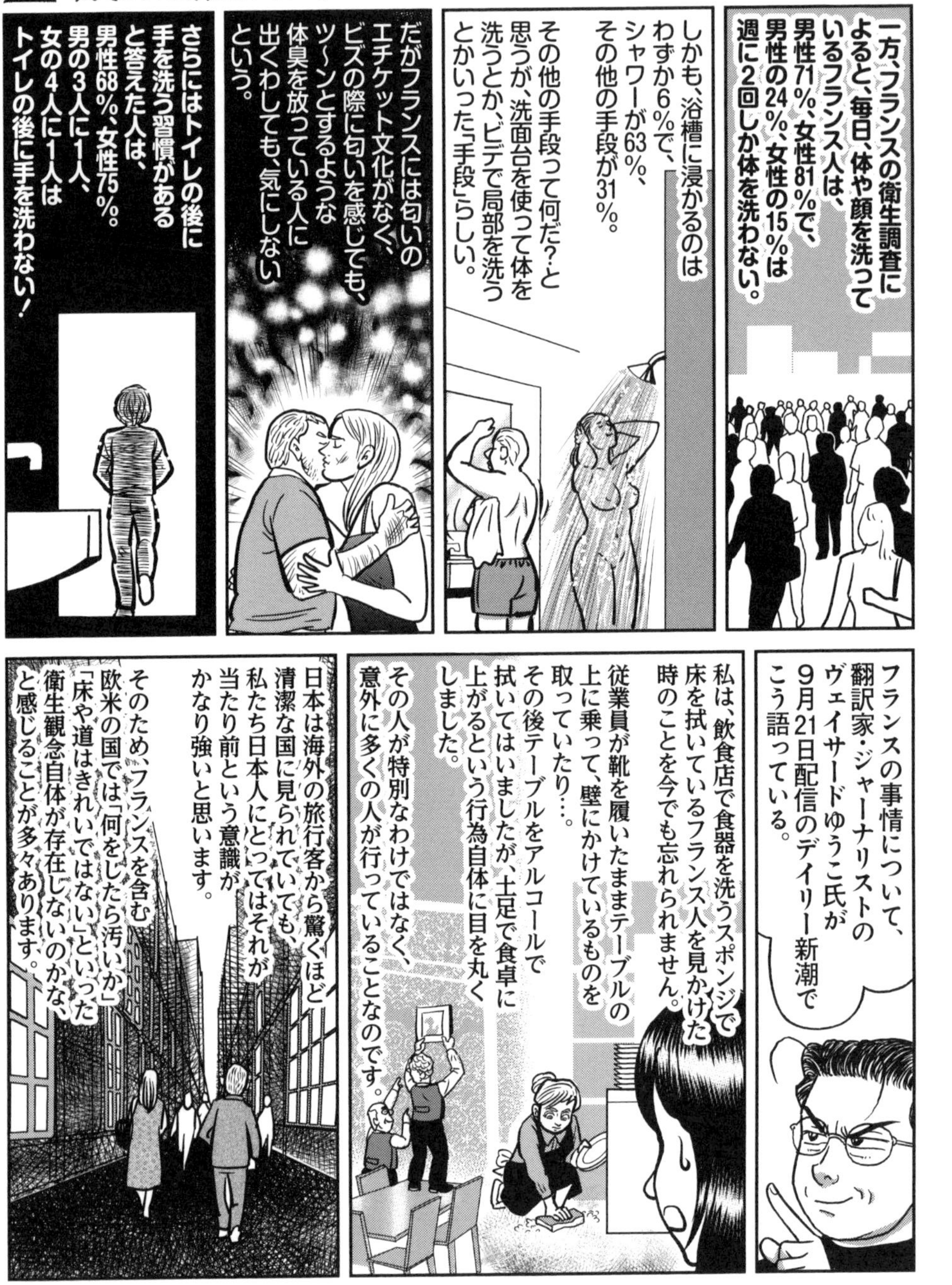
一方、フランスの衛生調査によると、毎日、体や顔を洗っているフランス人は、男性71%、女性81%で、男性の24%、女性の15%は週に2回しか体を洗わない。
しかも、浴槽に浸かるのはわずか6%で、シャワーが63%、その他の手段が31%。
その他の手段って何だ?と思うが、洗面台を使って体を洗うとか、ビデで局部を洗うとかいった「手段」らしい。
だがフランスには匂いのエチケット文化がなく、ビズの際に匂いを感じても、ツ～ンとするような体臭を放っている人に出くわしても、気にしないという。
さらにはトイレの後に手を洗う習慣があると答えた人は、男性68%、女性75%。男の3人に1人、女の4人に1人はトイレの後に手を洗わない！
フランスの事情について、翻訳家・ジャーナリストのヴェイサードゆうこ氏が9月21日配信のデイリー新潮でこう語っている。
私は、飲食店で食器を洗うスポンジで床を拭いているフランス人を見かけた時のことを今でも忘れられません。
従業員が靴を履いたままテーブルの上に乗って、壁にかけているものを取っていたり…。
その後テーブルをアルコールで拭いてはいましたが、土足で食卓に上がるという行為自体に目を丸くしました。
その人が特別なわけではなく、意外に多くの人が行っていることなのです。
日本は海外の旅行客から驚くほど清潔な国に見られていても、私たち日本人にとってはそれが当たり前という意識がかなり強いと思います。
そのため、フランスを含む欧米の国では「何をしたら汚いか」「床や道はきれいではない」といった衛生観念自体が存在しないのかな、と感じることが多々あります。

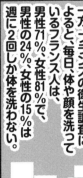

バイデンを当選させたアメリカの民主主義は、臆病者の民主主義！ GoTo事業の一時停止に政権を追い込んだ日本の民主主義は、腰抜け老人民主主義！ コロナ禍は日米の民主主義の見るも無惨な実態を暴き出した。ブログマガジン小林よしのりライジング、誰にも出来ない洞察・分析を毎週配信中！

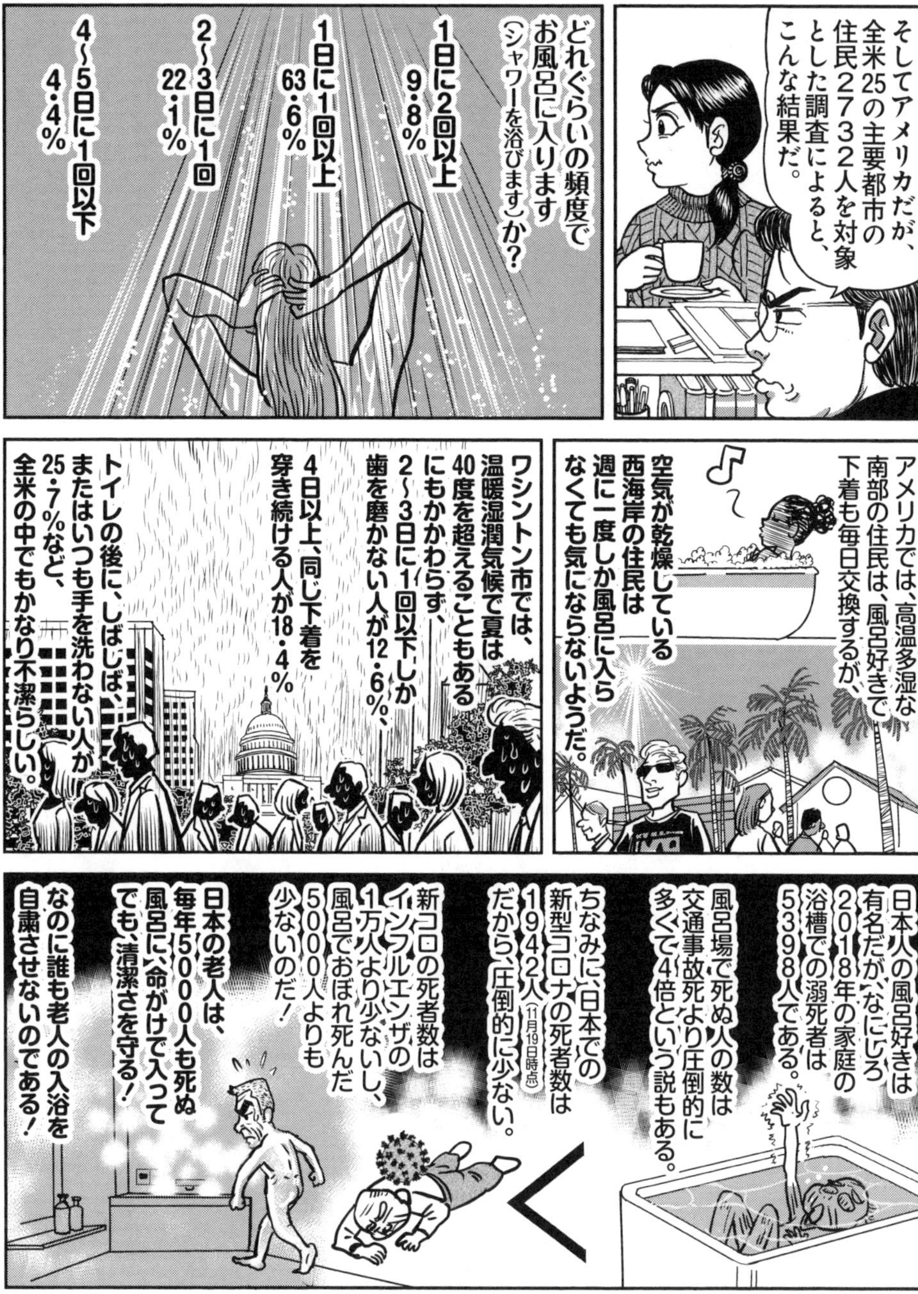

そしてアメリカだが、全米25の主要都市の住民2732人を対象とした調査によると、こんな結果だ。
どれぐらいの頻度でお風呂に入ります（シャワーを浴びます）か？
1日に2回以上 9・8％
1日に1回以上 63・6％
2～3日に1回 22・1％
4～5日に1回以下 4・4％
アメリカでは、高温多湿な南部の住民は、風呂好きで下着も毎日交換するが、
空気が乾燥している西海岸の住民は週に一度しか風呂に入らなくても気にならないようだ。
ワシントン市では、温暖湿潤気候で夏は40度を超えることもあるにもかかわらず、2～3日に1回以下しか歯を磨かない人が12・6％、
4日以上、同じ下着を穿き続ける人が18・4％
トイレの後に、しばしば、またはいつも手を洗わない人が25・7％など、全米の中でもかなり不潔らしい。
日本人の風呂好きは有名だが、なにしろ2018年の家庭の浴槽での溺死者は5398人である。
風呂場で死ぬ人の数は交通事故死より圧倒的に多くて4倍という説もある。
ちなみに、日本での新型コロナの死者数は1942人（11月19日時点）だから、圧倒的に少ない。
新コロの死者数はインフルエンザの1万人より少ないし、風呂でおぼれ死んだ5000人よりも少ないのだ！
日本の老人は、毎年5000人も死ぬ風呂に、命がけで入ってでも、清潔さを守る！
なのに誰も老人の入浴を自粛させないのである！

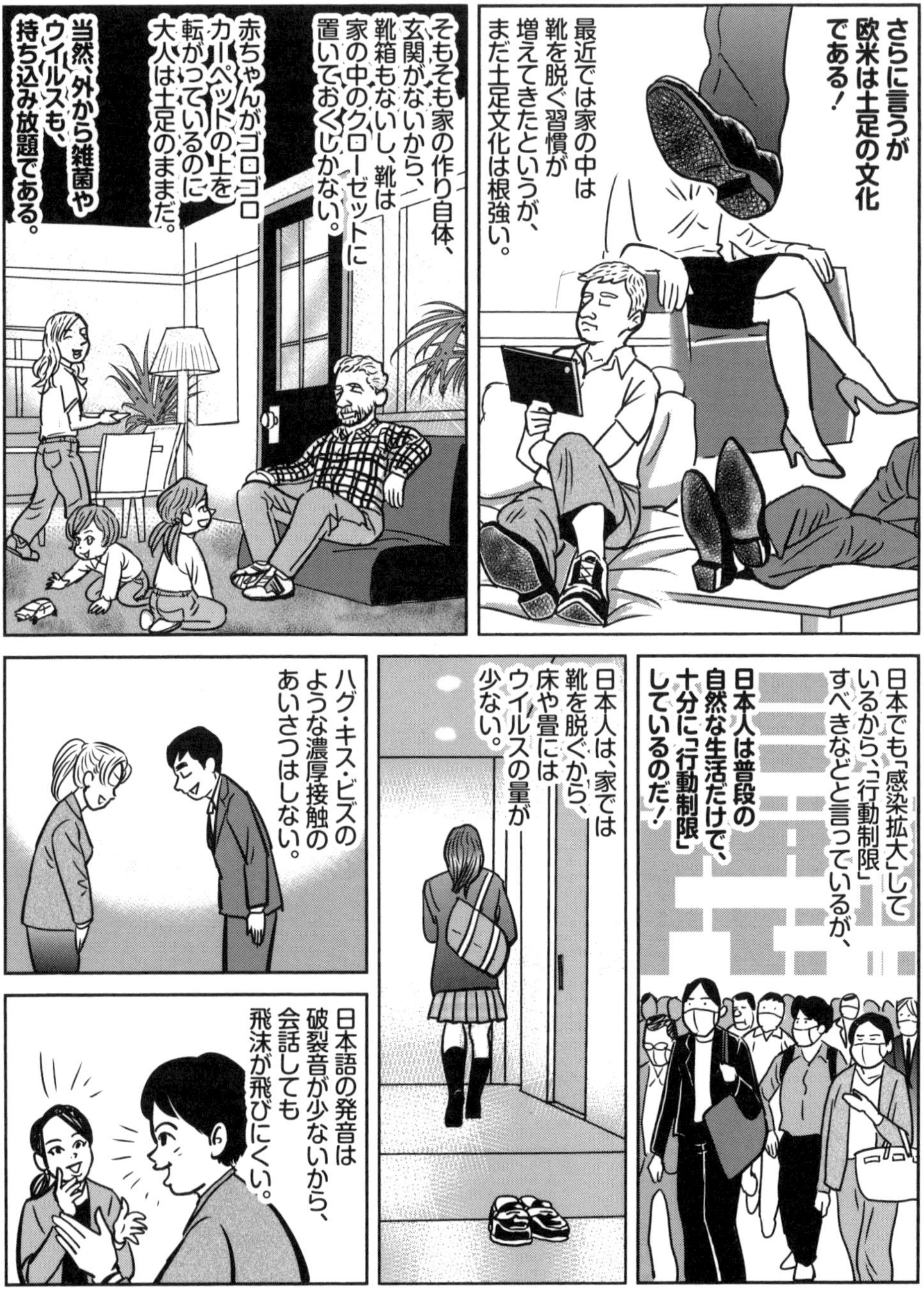
さらに言うが欧米は土足の文化である！
最近では家の中は靴を脱ぐ習慣が増えてきたというが、まだ土足文化は根強い。
そもそも家の作り自体、玄関がないから、靴箱もないし、靴は家の中のクローゼットに置いておくしかない。
赤ちゃんがゴロゴロカーペットの上を転がっているのに大人は土足のままだ。
当然、外から雑菌やウイルスも、持ち込み放題である。
日本でも「感染拡大」しているから、「行動制限」すべきなどと言っているが、
日本人は普段の自然な生活だけで、十分に「行動制限」しているのだ！
日本人は、家では靴を脱ぐから、床や畳にはウイルスの量が少ない。
ハグ・キス・ビズのような濃厚接触のあいさつはしない。
日本語の発音は破裂音が少ないから、会話しても飛沫が飛びにくい。

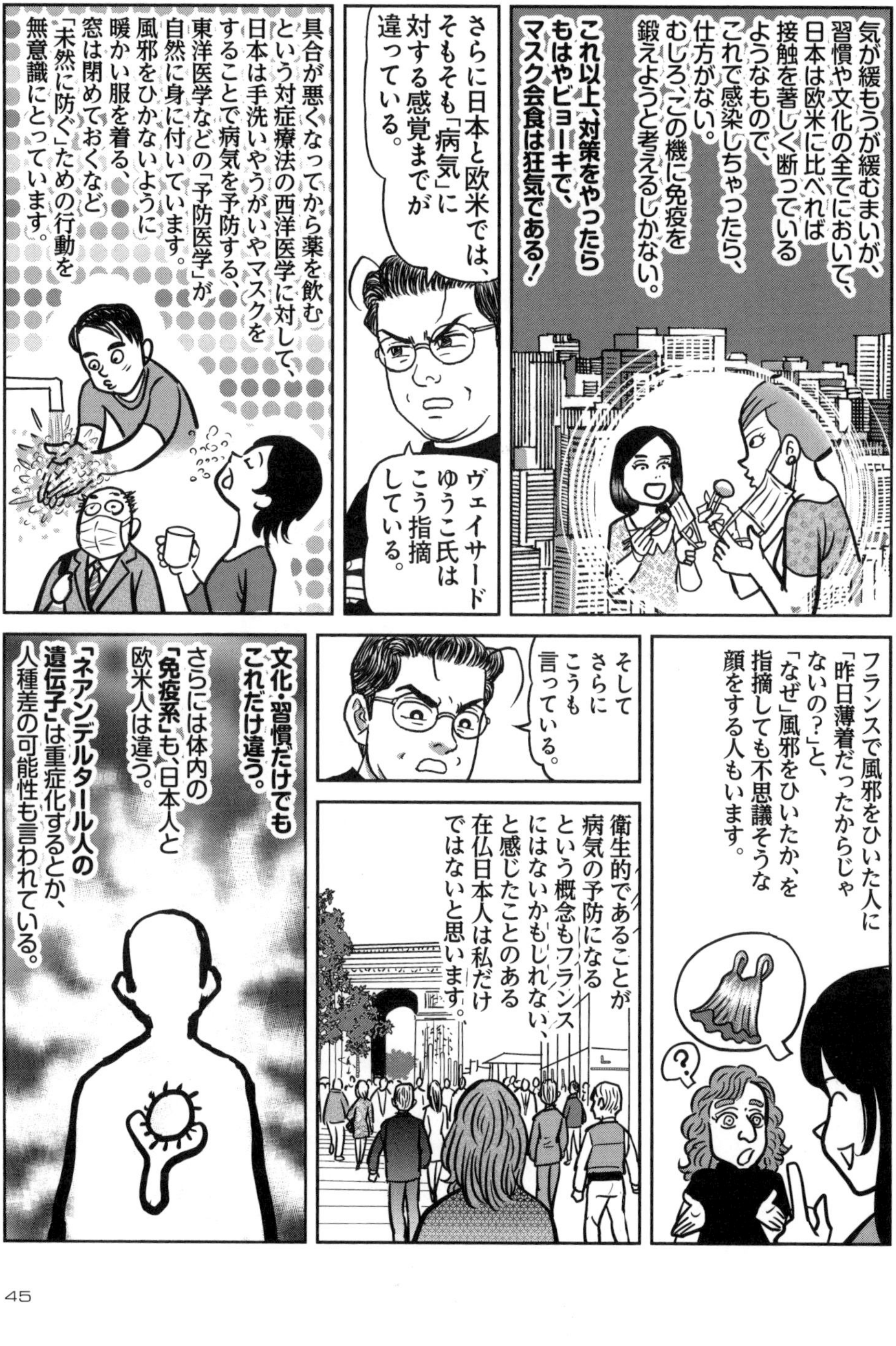

気が緩もうが緩むまいが、習慣や文化の全てにおいて、日本は欧米に比べれば接触を著しく断っているようなもので、これで感染しちゃったら、仕方がない。むしろ、この機に免疫を鍛えようと考えるしかない。
これ以上、対策をやったらもはやビョーキで、マスク会食は狂気である!
さらに日本と欧米では、そもそも「病気」に対する感覚までが違っている。
ヴェイサードゆうこ氏はこう指摘している。
具合が悪くなってから薬を飲むという対症療法の西洋医学に対して、日本は手洗いやうがいやマスクをすることで病気を予防する、東洋医学などの「予防医学」が自然に身に付いています。風邪をひかないように暖かい服を着る、窓は閉めておくなど「未然に防ぐ」ための行動を無意識にとっています。
フランスで風邪をひいた人に「昨日薄着だったからじゃないの?」と、「なぜ」風邪をひいたか、を指摘しても不思議そうな顔をする人もいます。
?
そしてさらにこうも言っている。
衛生的であることが病気の予防になるという概念もフランスにはないかもしれない、と感じたことのある在仏日本人は私だけではないと思います。
文化・習慣だけでもこれだけ違う。
さらには体内の「免疫系」も、日本人と欧米人は違う。
「ネアンデルタール人の遺伝子」は重症化するとか、人種差の可能性も言われている。

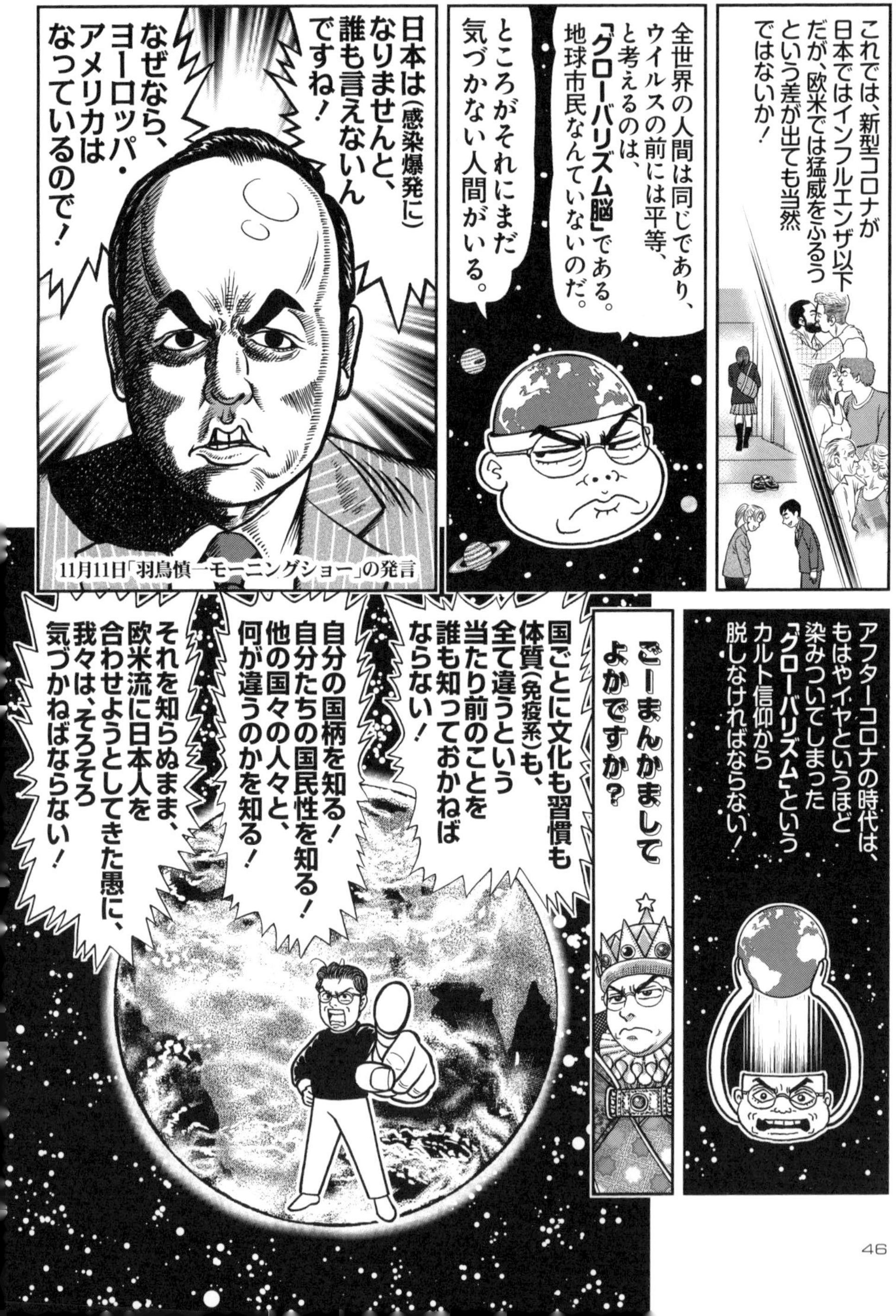
これでは、新型コロナが
日本ではインフルエンザ以下
だが、欧米では猛威をふるう
という差が出ても当然
ではないか！
全世界の人間は同じであり、
ウイルスの前には平等、
と考えるのは、
「グローバリズム脳」である。
地球市民なんていないのだ。
ところがそれにまだ
気づかない人間がいる。
日本は(感染爆発に)
なりませんと、
誰も言えないいん
ですね！
なぜなら、
ヨーロッパ・
アメリカは
なっているので！
11月11日「羽鳥慎一モーニングショー」の発言
アフターコロナの時代は、
もはやイヤというほど
染みついてしまった
「グローバリズム」という
カルト信仰から
脱しなければならない！
ごーまんかまして
よかですか？
国ごとに文化も習慣も
体質(免疫系)も、
全て違うという
当たり前のことを
誰も知っておかねば
ならない！
自分の国柄を知る！
自分たちの国民性を知る！
他の国々の人々と、
何が違うのかを知る！
それを知らぬまま、
欧米流に日本人を
合わせようとしてきた愚に、
我々は、そろそろ
気づかねばならない！

ゴーマニズム宣言SPECIAL コロナ論3

第4章｜いざ、『コロナ論2』の出陣

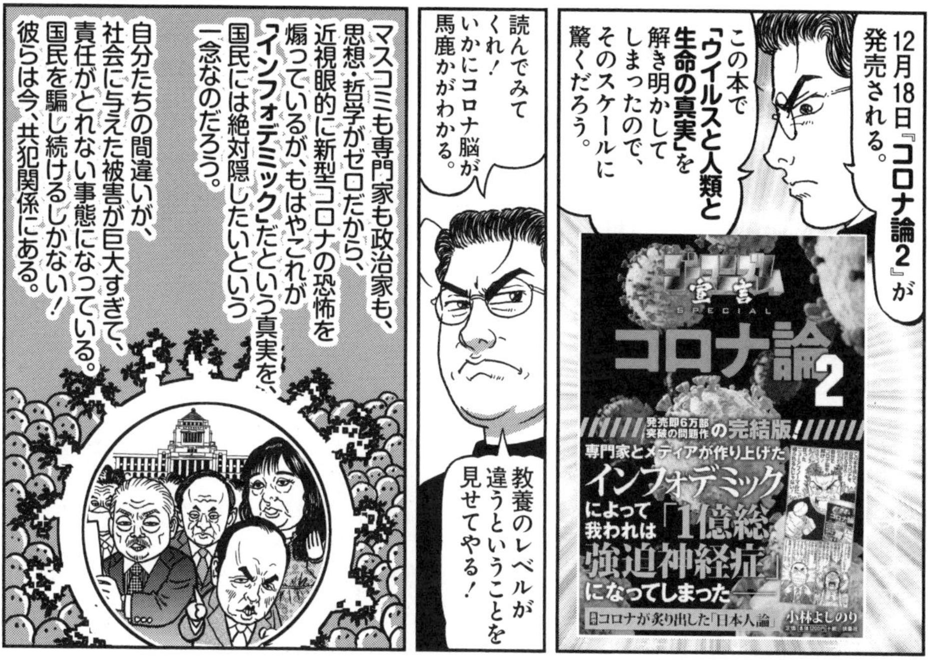
12月18日『コロナ論2』が発売される。
この本で「ウイルスと人類と生命の真実」を解き明かしてしまったので、そのスケールに驚くだろう。
ゴーマニズム宣言SPECIAL
コロナ論2
発売即6万部突破の問題作の完結版!
専門家とメディアが作り上げたインフォデミックによって我われは「1億総強迫神経症」になってしまった――
コロナが炙り出した「日本人論」
小林よしのり
読んでみてくれ! いかにコロナ脳が馬鹿かがわかる。
教養のレベルが違うということを見せてやる!
マスコミも専門家も政治家も、思想・哲学がゼロだから、近視眼的に新型コロナの恐怖を煽っているが、もはやこれが「インフォデミック」だという真実を、国民には絶対隠したいという一念なのだろう。
自分たちの間違いが、社会に与えた被害が巨大すぎて、責任がとれない事態になっている。国民を騙し続けるしかない! 彼らは今、共犯関係にある。

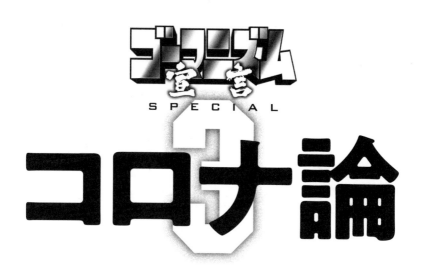

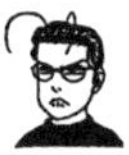

『新型コロナ 専門家を問い質す』（光文社）たちまち重版になって売れている。医療関係者からの応援の手紙が多い。まともな医師はいるのだ。テレビに出ている医師の質が悪いだけである。

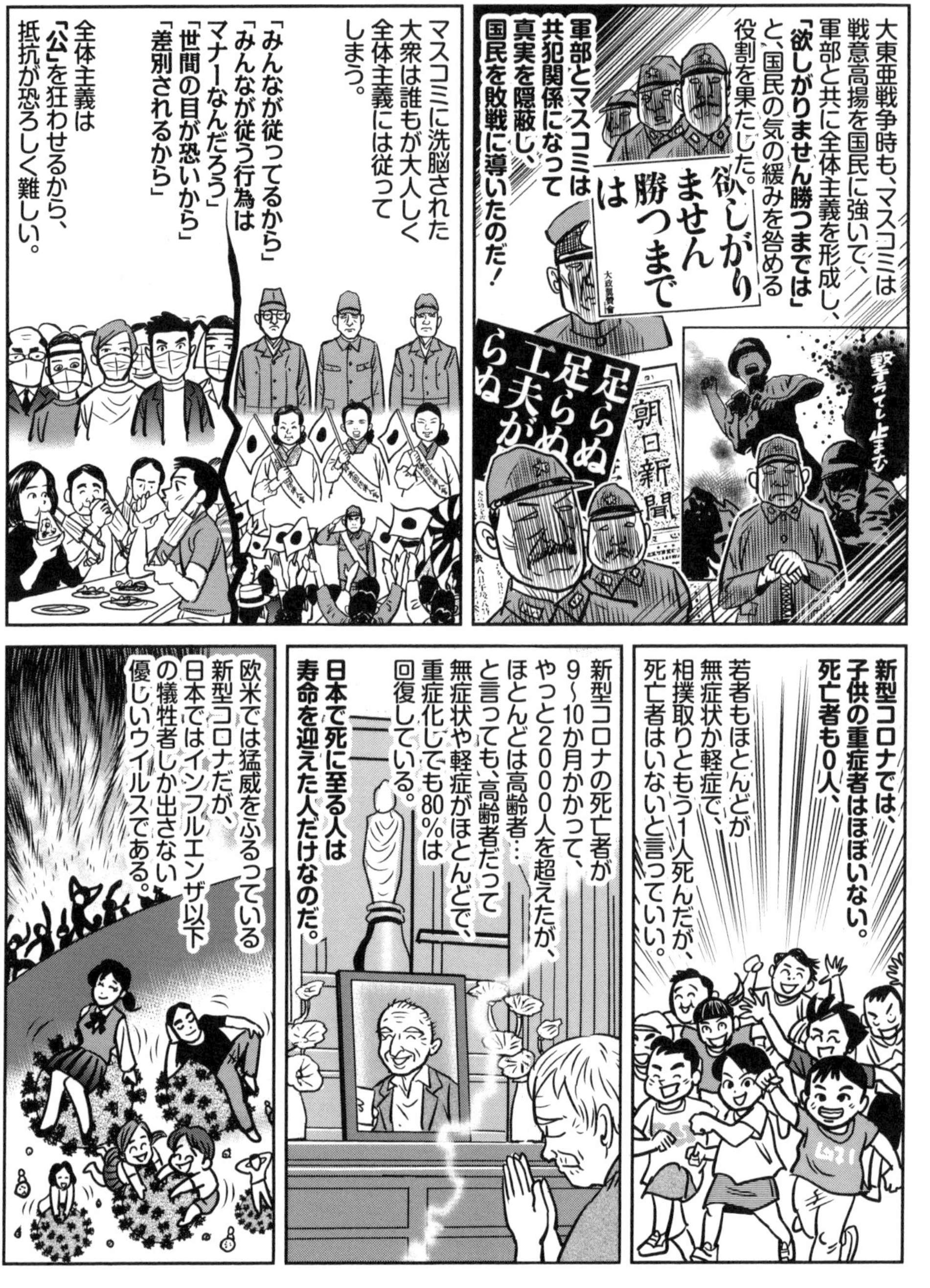

大東亜戦争時も、マスコミは戦意高揚を国民に強いて、軍部と共に全体主義を形成し、「欲しがりません勝つまでは」と、国民の気の緩みを咎める役割を果たした。
欲しがりません勝つまでは
軍部とマスコミは共犯関係になって真実を隠蔽し、国民を敗戦に導いたのだ！
足らぬ足らぬは工夫が足らぬ
朝日新聞
撃ちてし止まむ
マスコミに洗脳された大衆は誰もが大人しく全体主義には従ってしまう。
「みんなが従ってるから」
「みんなが従う行為はマナーなんだろう」
「世間の目が恐いから」
「差別されるから」
全体主義は「公」を狂わせるから、抵抗が恐ろしく難しい。
新型コロナでは、子供の重症者はほぼいない。死亡者も0人、
若者もほとんどが無症状か軽症で、相撲取りともう1人死んだが、死亡者はいないと言っていい。
新型コロナの死亡者が9〜10か月かかって、やっと2000人を超えたが、ほとんどは高齢者…と言っても、高齢者だって無症状や軽症がほとんどで、重症化しても80%は回復している。
日本で死に至る人は寿命を迎えた人だけなのだ。
欧米では猛威をふるっている新型コロナだが、日本ではインフルエンザ以下の犠牲者しか出さない優しいウイルスである。

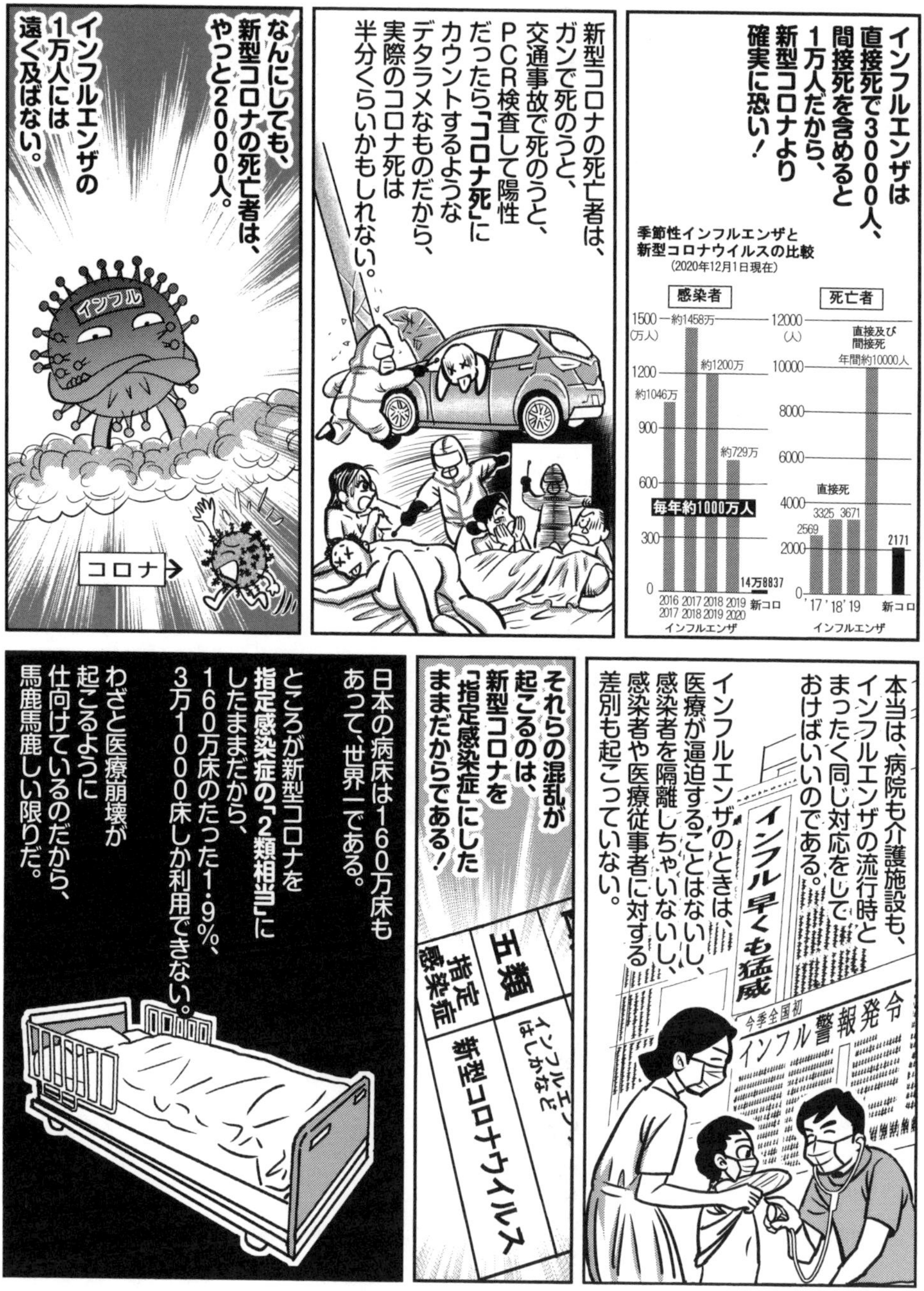

インフルエンザは直接死で3000人、間接死を含めると1万人だから、新型コロナより確実に恐い！
季節性インフルエンザと新型コロナウイルスの比較
(2020年12月1日現在)
感染者
1500 (万人) 1200 900 600 300 0
約1458万
約1200万
約1046万
約729万
毎年約1000万人
14万8837
2016 2017 / 2017 2018 / 2018 2019 / 2019 2020 新コロ
インフルエンザ
死亡者
12000 (人) 10000 8000 6000 4000 2000 0
直接及び間接死
年間約10000人
直接死
2569 3325 3671
2171
'17 '18 '19 新コロ
インフルエンザ
新型コロナの死亡者は、ガンで死のうと、交通事故で死のうと、PCR検査して陽性だったら「コロナ死」にカウントするようなデタラメなものだから、実際のコロナ死は半分くらいかもしれない。
なんにしても、新型コロナの死亡者は、やっと2000人。
インフルエンザの1万人には遠く及ばない。
インフル
コロナ
本当は、病院も介護施設も、インフルエンザの流行時とまったく同じ対応をしておけばいいのである。
インフルエンザのときは、医療が逼迫することはないし、感染者を隔離しちゃいないし、感染者や医療従事者に対する差別も起こっていない。
インフル早くも猛威
今季全国初
インフル警報発令
それらの混乱が起こるのは、新型コロナを「指定感染症」にしたままだからである！
五類
インフルエンザ、はしかなど
指定感染症
新型コロナウイルス
日本の病床は160万床もあって、世界一である。
ところが新型コロナを指定感染症の「2類相当」にしたままだから、160万床のたった1・9%、3万1000床しか利用できない。
わざと医療崩壊が起こるように仕向けているのだから、馬鹿馬鹿しい限りだ。

コロナが恐怖の感染症だった方が視聴率を稼げるテレビ、その方が注目されて出世もできる専門家、そんな奴らのためにコロナ禍は続き、特に女性の自殺者が急増、大学生はキャンパスに通えず、医療は疲弊。経済を救い、女性を救い、若者を救い、子供を救い、病院を救うためにブログマガジン小林よしのりライジング、歴史に残る戦いを展開・配信中！

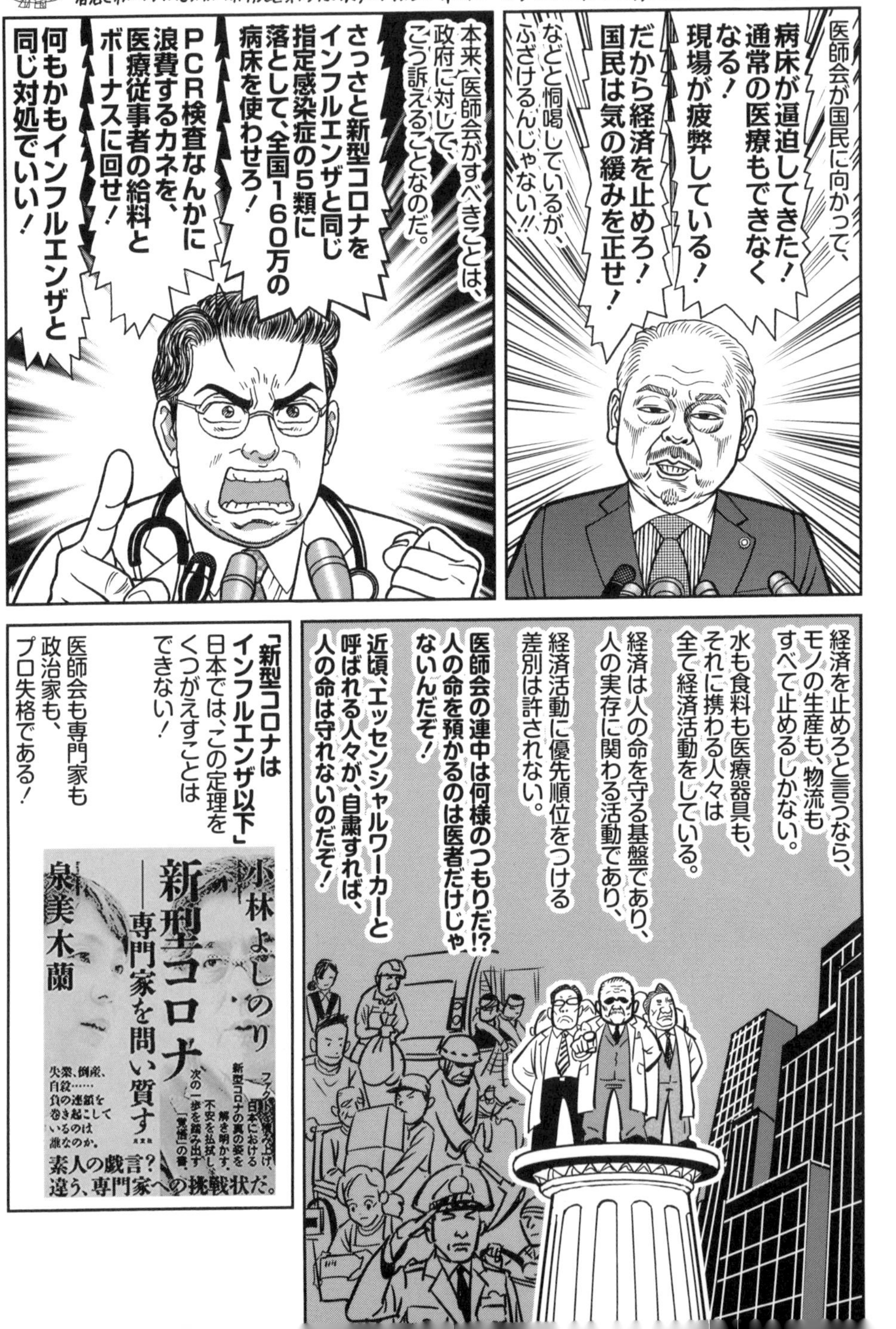
医師会が国民に向かって、
病床が逼迫してきた！
通常の医療もできなくなる！
現場が疲弊している！
だから経済を止めろ！
国民は気の緩みを正せ！
などと恫喝しているが、ふざけるんじゃない!!
本来、医師会がすべきことは、政府に対して、こう訴えることなのだ。
さっさと新型コロナをインフルエンザと同じ指定感染症の5類に落として、全国160万の病床を使わせろ！
PCR検査なんかに浪費するカネを、医療従事者の給料とボーナスに回せ！
何もかもインフルエンザと同じ対処でいい！
経済を止めろと言うなら、モノの生産も、物流もすべて止めるしかない。
水も食料も医療器具も、それに携わる人々は全て経済活動をしている。
経済は人の命を守る基盤であり、人の実存に関わる活動であり、
経済活動に優先順位をつける差別は許されない。
医師会の連中は何様のつもりだ!? 人の命を預かるのは医者だけじゃないんだぞ！
近頃、エッセンシャルワーカーと呼ばれる人々が、自粛すれば、人の命は守れないのだぞ！
「新型コロナはインフルエンザ以下」
日本では、この定理をくつがえすことはできない！
医師会も専門家も政治家も、プロ失格である！
小林よしのり
新型コロナ
―専門家を問い質す
泉美木蘭
ファクトを積み上げ、日本における新型コロナの真の姿を解き明かす。不安を払拭し、次の一歩を踏み出す「覚悟」の書。
失業、倒産、自殺……負の連鎖を巻き起こしているのは誰なのか。
素人の戯言？
違う、専門家への挑戦状だ。

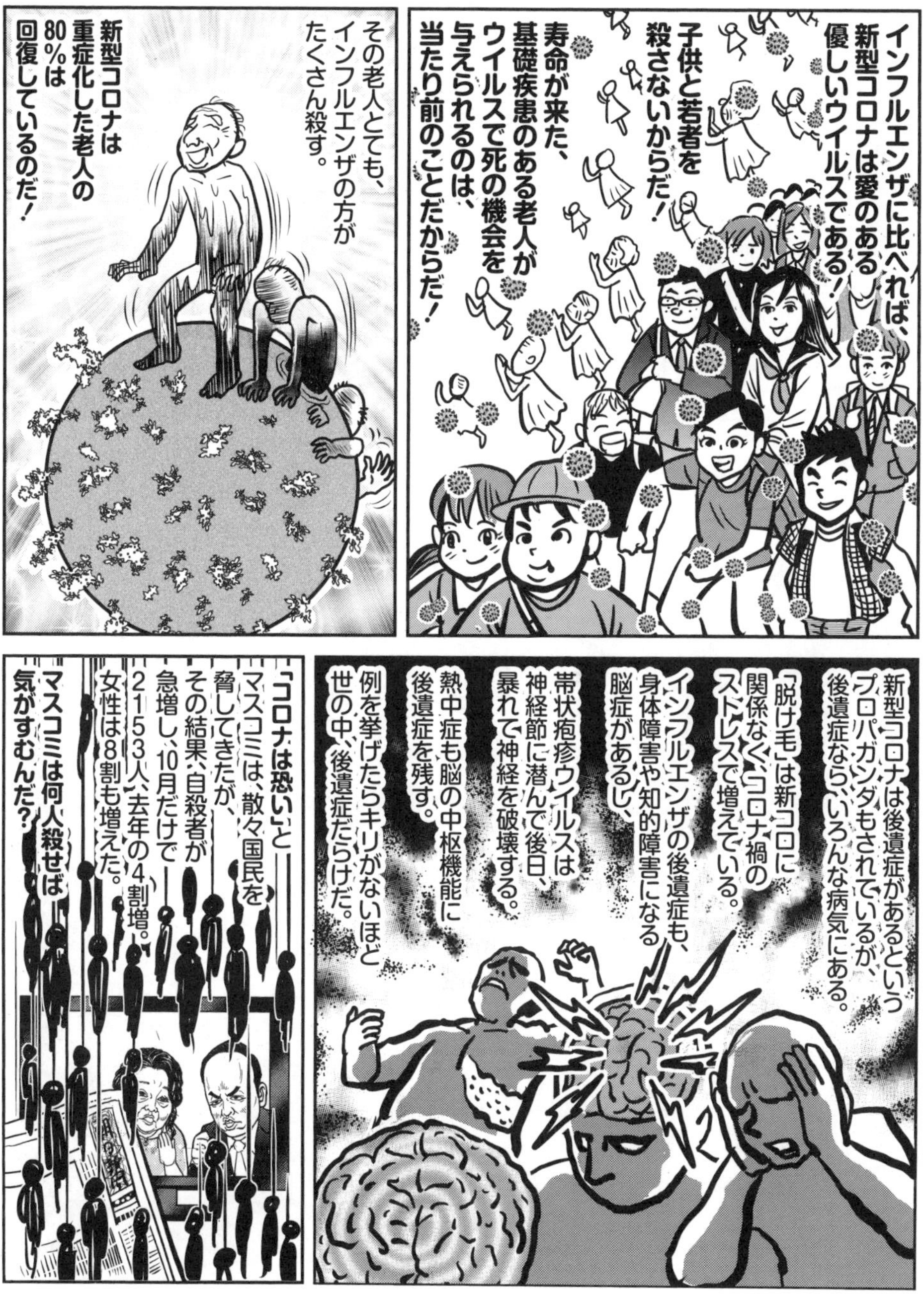
インフルエンザに比べれば、新型コロナは愛のある優しいウイルスである！
子供と若者を殺さないからだ！
寿命が来た、基礎疾患のある老人がウイルスで死の機会を与えられるのは、当たり前のことだからだ！
その老人とても、インフルエンザの方がたくさん殺す。
新型コロナは重症化した老人の80％は回復しているのだ！
新型コロナは後遺症があるというプロパガンダもされているが、後遺症なら、いろんな病気にある。
「脱け毛」は新コロに関係なく、コロナ禍のストレスで増えている。
インフルエンザの後遺症も、身体障害や知的障害になる脳症があるし、
帯状疱疹ウイルスは神経節に潜んで後日、暴れて神経を破壊する。
熱中症も脳の中枢機能に後遺症を残す。
例を挙げたらキリがないほど世の中、後遺症だらけだ。
「コロナは恐い」とマスコミは、散々国民を脅してきたが、その結果、自殺者が急増し、10月だけで2153人、去年の4割増。女性は8割も増えた。
マスコミは何人殺せば気がすむんだ？

紅白歌合戦に鈴木愛理が出るのなら見なければなるまい。あいみょんとJUJUとSuperflyとNiziUとmiletとMISIAと松田聖子の部分は見なければなるまい。

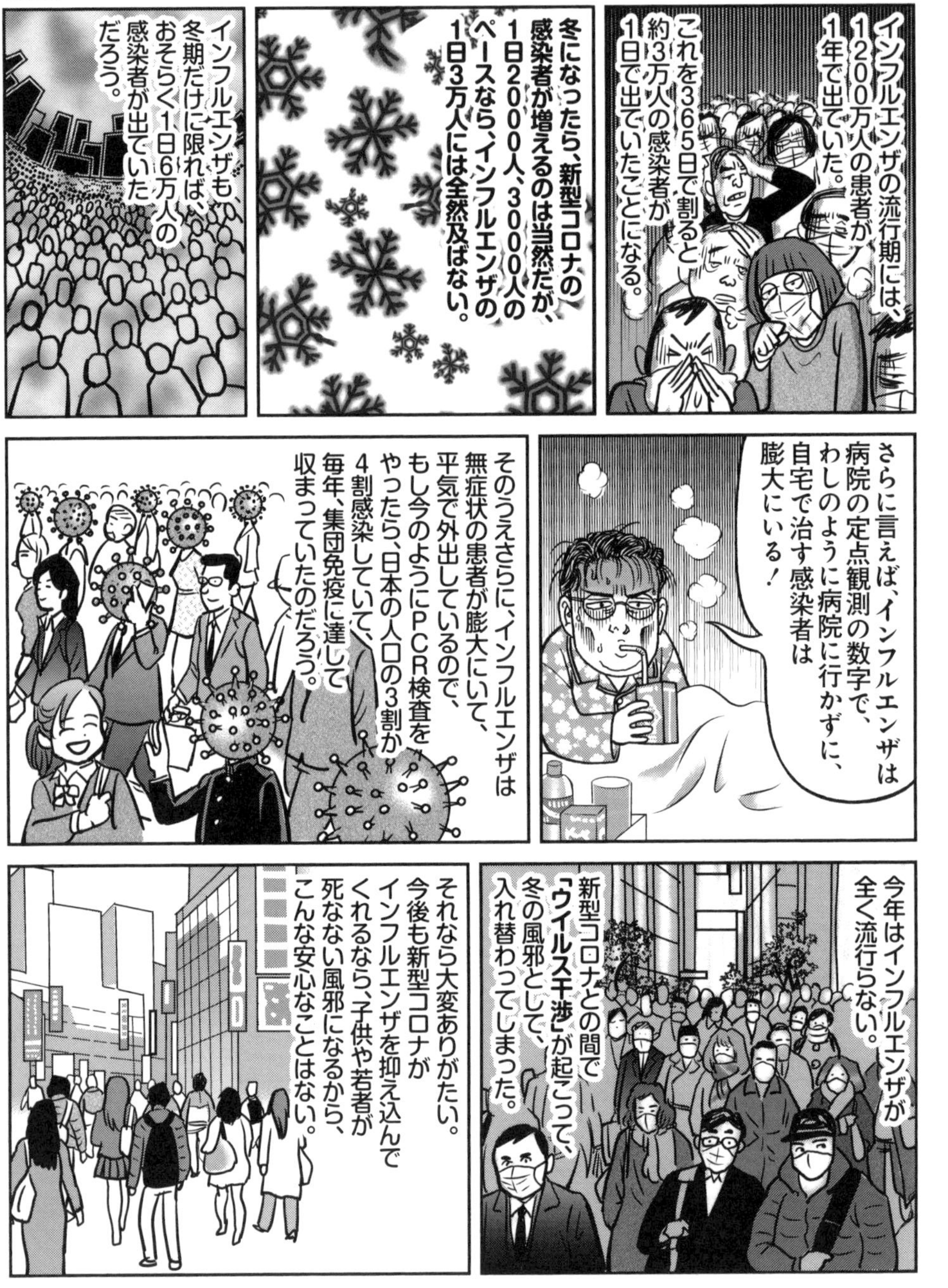

インフルエンザの流行期には、1200万人の患者が1年で出ていた。
これを365日で割ると約3万人の感染者が1日で出ていたことになる。
冬になったら、新型コロナの感染者が増えるのは当然だが、1日2000人、3000人のペースなら、インフルエンザの1日3万人には全然及ばない。
インフルエンザも冬期だけに限れば、おそらく1日6万人の感染者が出ていただろう。
さらに言えば、インフルエンザは病院の定点観測の数字で、わしのように病院に行かずに、自宅で治す感染者は膨大にいる！
そのうえさらに、無症状の患者が膨大にいて、インフルエンザは平気で外出しているので、もし今のようにPCR検査をやったら、日本の人口の3割か4割感染していて、毎年、集団免疫に達して収まっていたのだろう。
今年はインフルエンザが全く流行らない。
新型コロナとの間で「ウイルス干渉」が起こって、冬の風邪として、入れ替わってしまった。
それなら大変ありがたい。今後も新型コロナがインフルエンザを抑え込んでくれるなら、子供や若者が死なない風邪になるから、こんな安心なことはない。

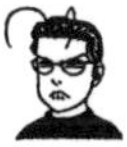

きっついー年だったなあ。そして来年もこのペテンの一年が続くのか。昔なら若者が政府に対して大抗議してただろうし、デモもやってただろうがなあ。今は若者もおとなしいからなあ。まるでわしだけが若者みたいだなあ。

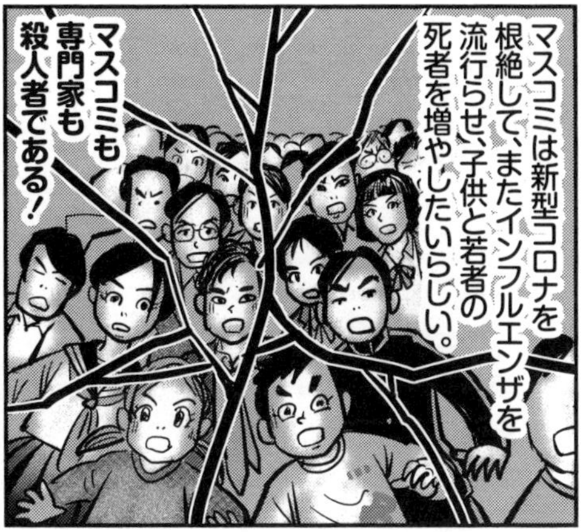
マスコミは新型コロナを根絶して、またインフルエンザを流行らせ、子供と若者の死者を増やしたいらしい。
マスコミも専門家も殺人者である！

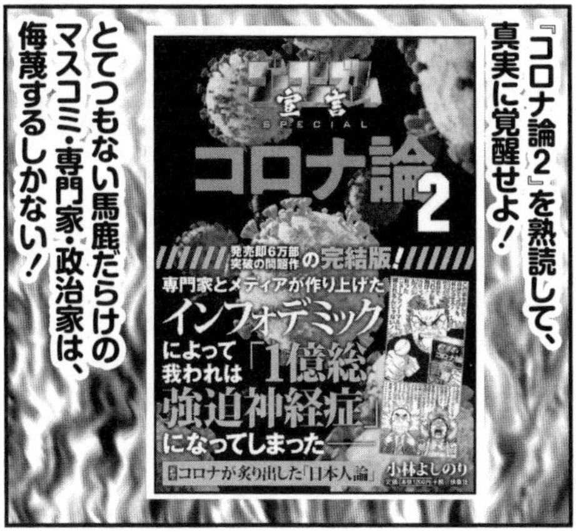
『コロナ論2』を熟読して、真実に覚醒せよ！
宣言
SPECIAL
コロナ論2
発売即6万部突破の問題作の完結版！
専門家とメディアが作り上げたインフォデミックによって我われは「1億総強迫神経症」になってしまった――
コロナが炙り出した「日本人論」
小林よしのり
とてつもない馬鹿だらけのマスコミ・専門家・政治家は、侮蔑するしかない！

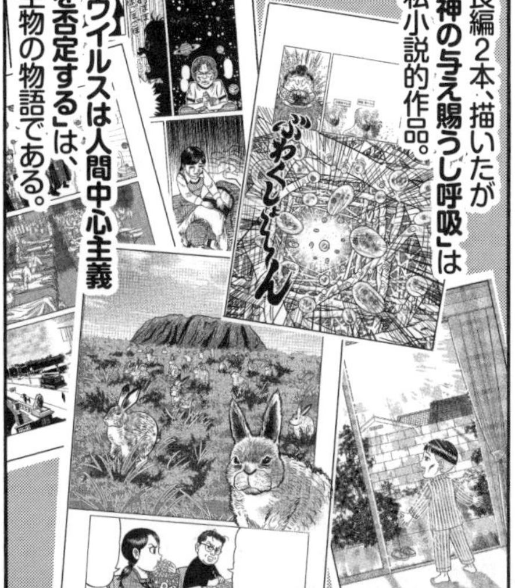
長編2本、描いたが「神の与え賜うし呼吸」は私小説的作品。
「ウイルスは人間中心主義を否定する」は、生物の物語である。
ぶわくしょ〜ん

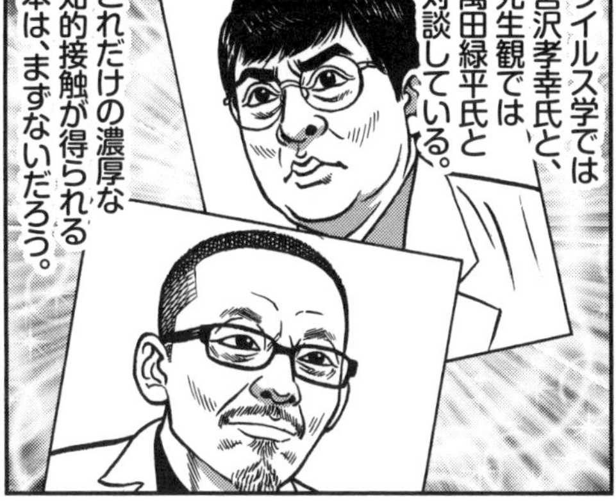
ウイルス学では宮沢孝幸氏と、死生観では萬田緑平氏と対談している。
これだけの濃厚な知的接触が得られる本は、まずないだろう。

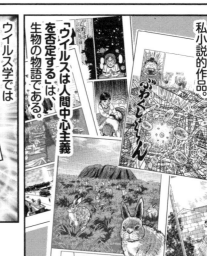

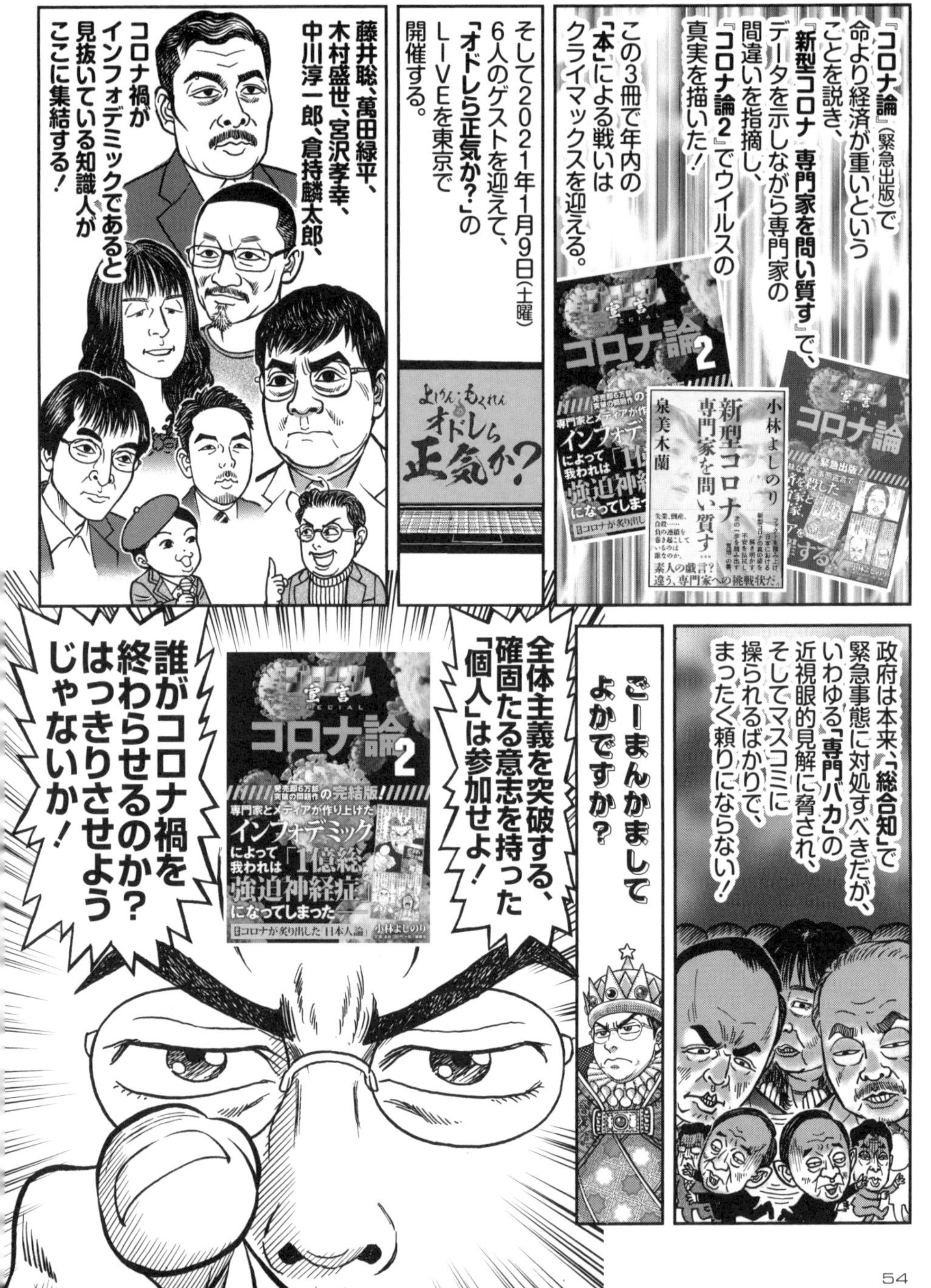
『コロナ論』(緊急出版)で命より経済が重いということを説き、
『新型コロナ 専門家を問い質す』で、データを示しながら専門家の間違いを指摘し、
『コロナ論2』でウイルスの真実を描いた！
この3冊で年内の「本」による戦いはクライマックスを迎える。
コロナ論 2
コロナ論
小林よしのり
新型コロナ
専門家を問い質す
泉美木蘭
素人の戯言？
違う、専門家への挑戦状だ。
そして2021年1月9日(土曜)6人のゲストを迎えて、「オドレら正気か?」のLIVEを東京で開催する。
よしりん もくれんのオドレら正気か？
藤井聡、萬田緑平、木村盛世、宮沢孝幸、中川淳一郎、倉持麟太郎、
コロナ禍がインフォデミックであると見抜いている知識人がここに集結する！
政府は本来、「総合知」で緊急事態に対処すべきだが、いわゆる「専門バカ」の近視眼的見解に脅され、そしてマスコミに操られるばかりで、まったく頼りにならない！
ごーまんかましてよかですか？
全体主義を突破する、確固たる意志を持った「個人」は参加せよ！
コロナ論 2
発売即6万部突破の問題作の完結版！
専門家とメディアが作り上げたインフォデミックによって我われは「1億総強迫神経症」になってしまった——
コロナが炙り出した「日本人論」
小林よしのり
誰がコロナ禍を終わらせるのか？
はっきりさせようじゃないか！

ゴーマニズム宣言 SPECIAL コロナ論3

第5章｜経済は命の基盤だ

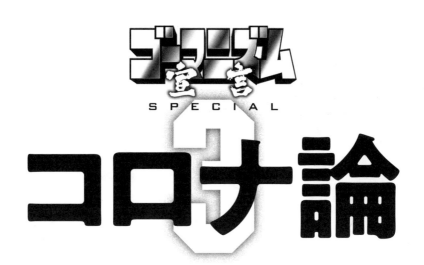

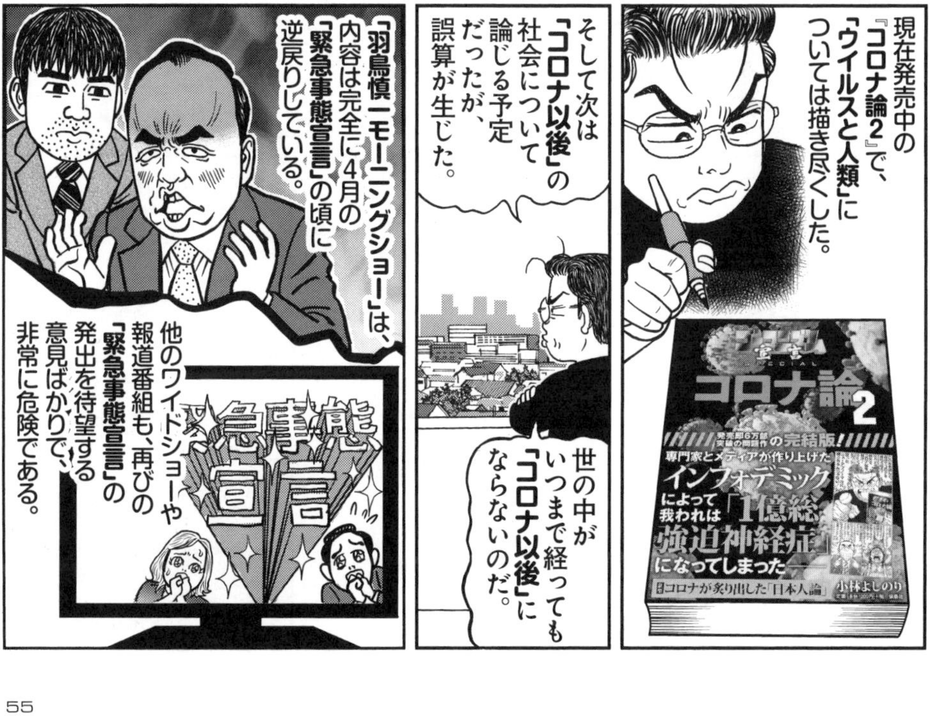

現在発売中の『コロナ論2』で、「ウイルスと人類」については描き尽くした。
ゴーマニズム宣言 SPECIAL コロナ論2
の完結版!
専門家とメディアが作り上げたインフォデミックによって我われは「1億総強迫神経症」になってしまった
コロナが炙り出した「日本人論」
小林よしのり
そして次は「コロナ以後」の社会について論じる予定だったが、誤算が生じた。
世の中がいつまで経っても「コロナ以後」にならないのだ。
「羽鳥慎一モーニングショー」は、内容は完全に4月の「緊急事態宣言」の頃に逆戻りしている。
緊急事態宣言
他のワイドショーや報道番組も、再びの「緊急事態宣言」の発出を待望する意見ばかりで、非常に危険である。

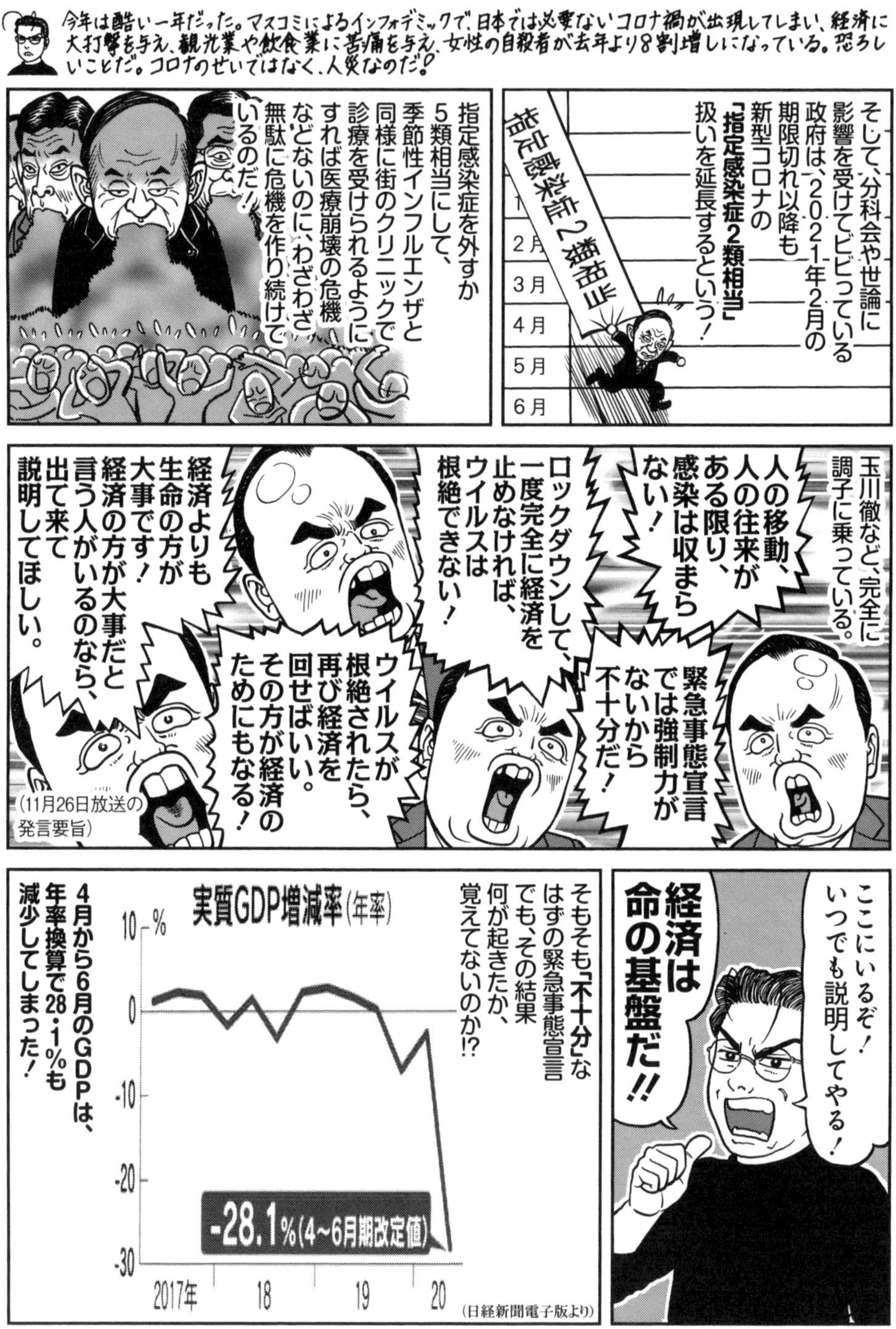
今年は酷い一年だった。マスコミによるインフォデミックで、日本では必要ないコロナ禍が出現してしまい、経済に大打撃を与え、観光業や飲食業に苦痛を与え、女性の自殺者が去年より8割増しになっている。恐ろしいことだ。コロナのせいではなく、人災なのだ！
そして、分科会や世論に影響を受けてビビっている政府は、2021年2月の期限切れ以降も新型コロナの「指定感染症2類相当」扱いを延長するという！
指定感染症2類相当
2月
3月
4月
5月
6月
指定感染症を外すか5類相当にして、季節性インフルエンザと同様に街のクリニックで診療を受けられるようにすれば医療崩壊の危機などないのに、わざわざ無駄に危機を作り続けているのだ！
玉川徹など、完全に調子に乗っている。
人の移動、人の往来がある限り、感染は収まらない！
緊急事態宣言では強制力がないから不十分だ！
ロックダウンして、一度完全に経済を止めなければ、ウイルスは根絶できない！
ウイルスが根絶されたら、再び経済を回せばいい。その方が経済のためにもなる！
経済よりも生命の方が大事です！
経済の方が大事だと言う人がいるのなら、出て来て説明してほしい。
（11月26日放送の発言要旨）
ここにいるぞ！いつでも説明してやる！
経済は命の基盤だ!!
そもそも「不十分」なはずの緊急事態宣言でも、その結果何が起きたか、覚えてないのか!?
実質GDP増減率（年率）
10 %
0
-10
-20
-30
2017年
18
19
20
-28.1%（4~6月期改定値）
（日経新聞電子版より）
4月から6月のGDPは、年率換算で28・1%も減少してしまった！

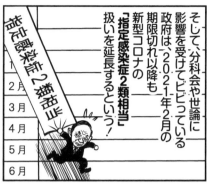

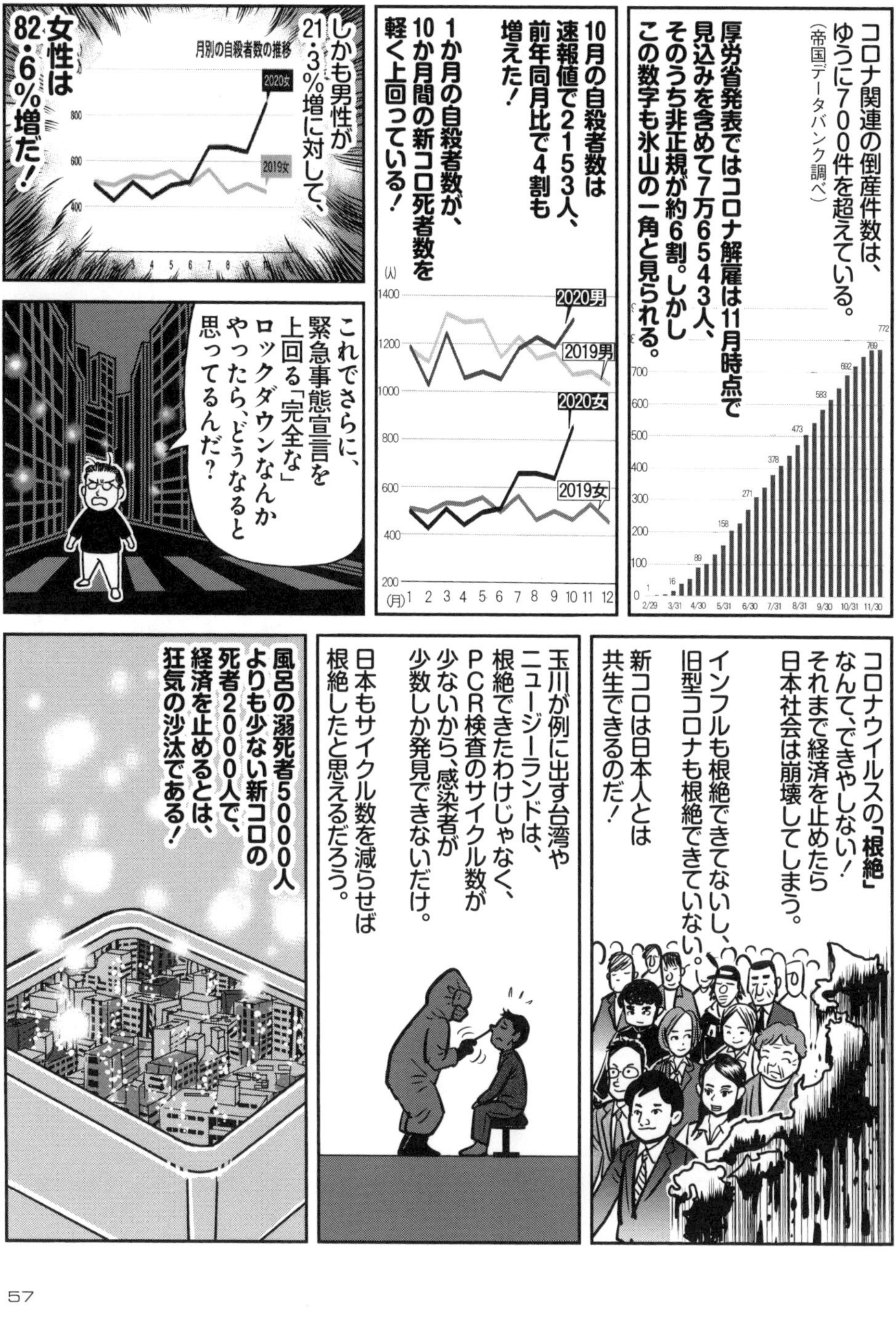
コロナ関連の倒産件数は、ゆうに700件を超えている。
（帝国データバンク調べ）
厚労省発表ではコロナ解雇は11月時点で見込みを含めて7万6543人、そのうち非正規が約6割。しかしこの数字も氷山の一角と見られる。
1 16 89 158 271 378 473 583 692 769 772
2/29 3/31 4/30 5/31 6/30 7/31 8/31 9/30 10/31 11/30
10月の自殺者数は速報値で2153人、前年同月比で4割も増えた！
1か月の自殺者数が、10か月間の新コロ死者数を軽く上回っている！
(人)
2020男
2019男
2020女
2019女
(月)
しかも男性が21・3％増に対して、
女性は82・6％増だ！
月別の自殺者数の推移
2020女
2019女
これでさらに、緊急事態宣言を上回る「完全な」ロックダウンなんかやったら、どうなると思ってるんだ？
コロナウイルスの「根絶」なんて、できやしない！それまで経済を止めたら日本社会は崩壊してしまう。
インフルも根絶できてないし、旧型コロナも根絶できていない。
新コロは日本人とは共生できるのだ！
玉川が例に出す台湾やニュージーランドは、根絶できたわけじゃなく、PCR検査のサイクル数が少ないから、感染者が少数しか発見できないだけ。
日本もサイクル数を減らせば根絶したと思えるだろう。
風呂の溺死者5000人よりも少ない新コロの死者2000人で、経済を止めるとは、狂気の沙汰である！

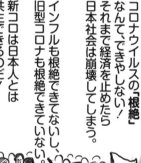

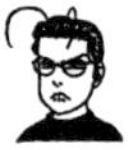

数十年にわたる北海道の盟友M氏は社長だが、自分の社員たち300人に『コロナ論2』をプレゼントしたそうだ。さすが太っ腹の社長だ。『コロナ論2』を普及させることしか、この狂った公を正す方法はないと考える読者は多い。

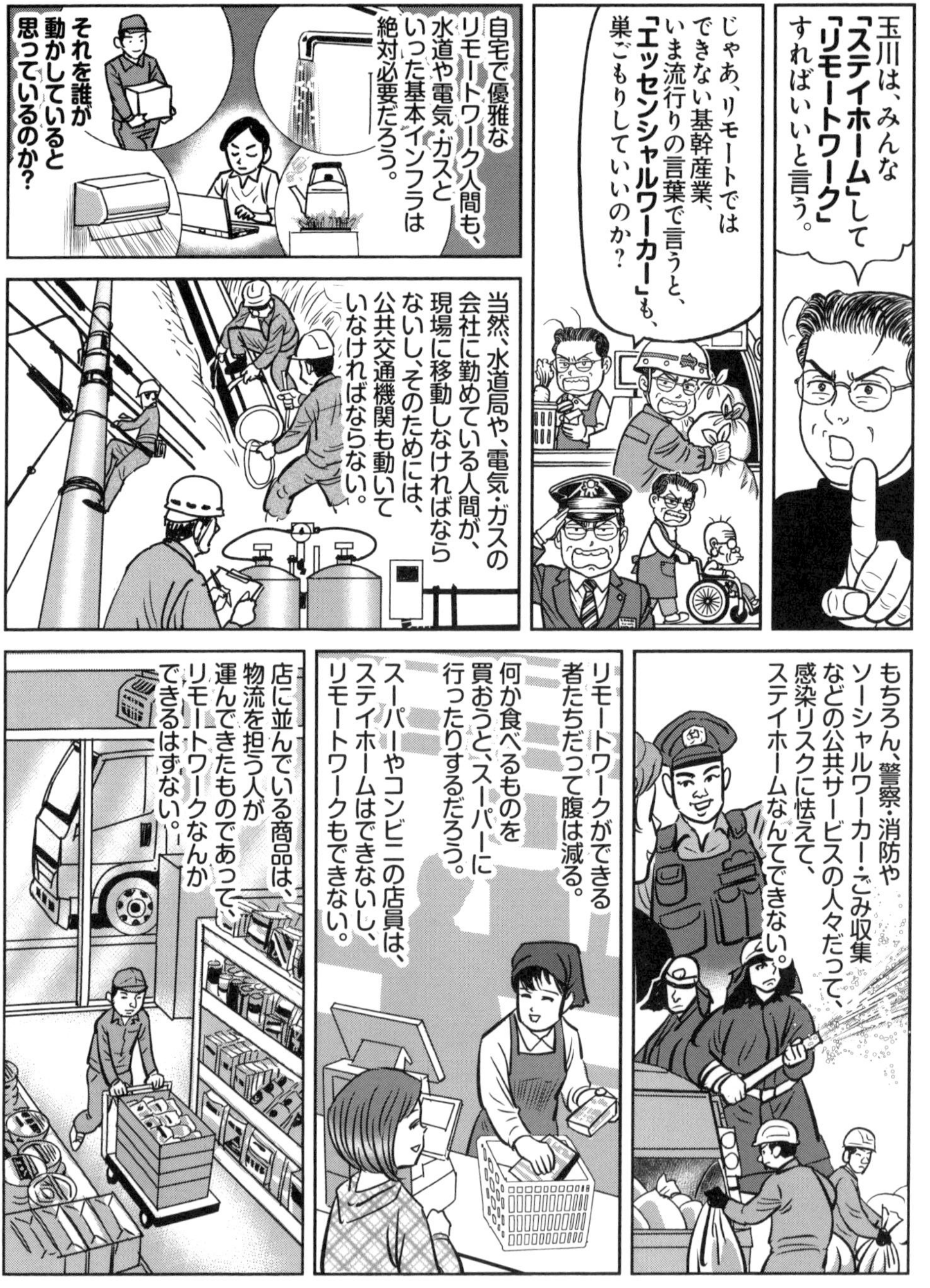
玉川は、みんな
「ステイホーム」して
「リモートワーク」
すればいいと言う。
じゃあ、リモートでは
できない基幹産業、
いま流行りの言葉で言うと、
「エッセンシャルワーカー」も、
巣ごもりしていいのか？
自宅で優雅な
リモートワーク人間も、
水道や電気・ガスと
いった基本インフラは
絶対必要だろう。
それを誰が
動かしていると
思っているのか？
当然、水道局や、電気・ガスの
会社に勤めている人間が、
現場に移動しなければなら
ないし、そのためには、
公共交通機関も動いて
いなければならない。
もちろん、警察・消防や
ソーシャルワーカー・ごみ収集
などの公共サービスの人々だって、
感染リスクに怯えて、
ステイホームなんてできない。
リモートワークができる
者たちだって腹は減る。
何か食べるものを
買おうと、スーパーに
行ったりするだろう。
スーパーやコンビニの店員は、
ステイホームはできないし、
リモートワークもできない。
店に並んでいる商品は、
物流を担う人が
運んできたものであって、
リモートワークなんか
できるはずない。

テレビマンは本気で「視聴率は人命よりも重い」と思っている。たとえ失業率が上がり、自殺者が増えることがわかっていても、コロナ恐怖が視聴率を稼げる限りは放送し続ける。それがデマだと知っていたとしても！視聴率に魂を売った亡者との熾烈な戦いを続けるブログマガジン「小林よしのりライジング」毎週火曜配信中！

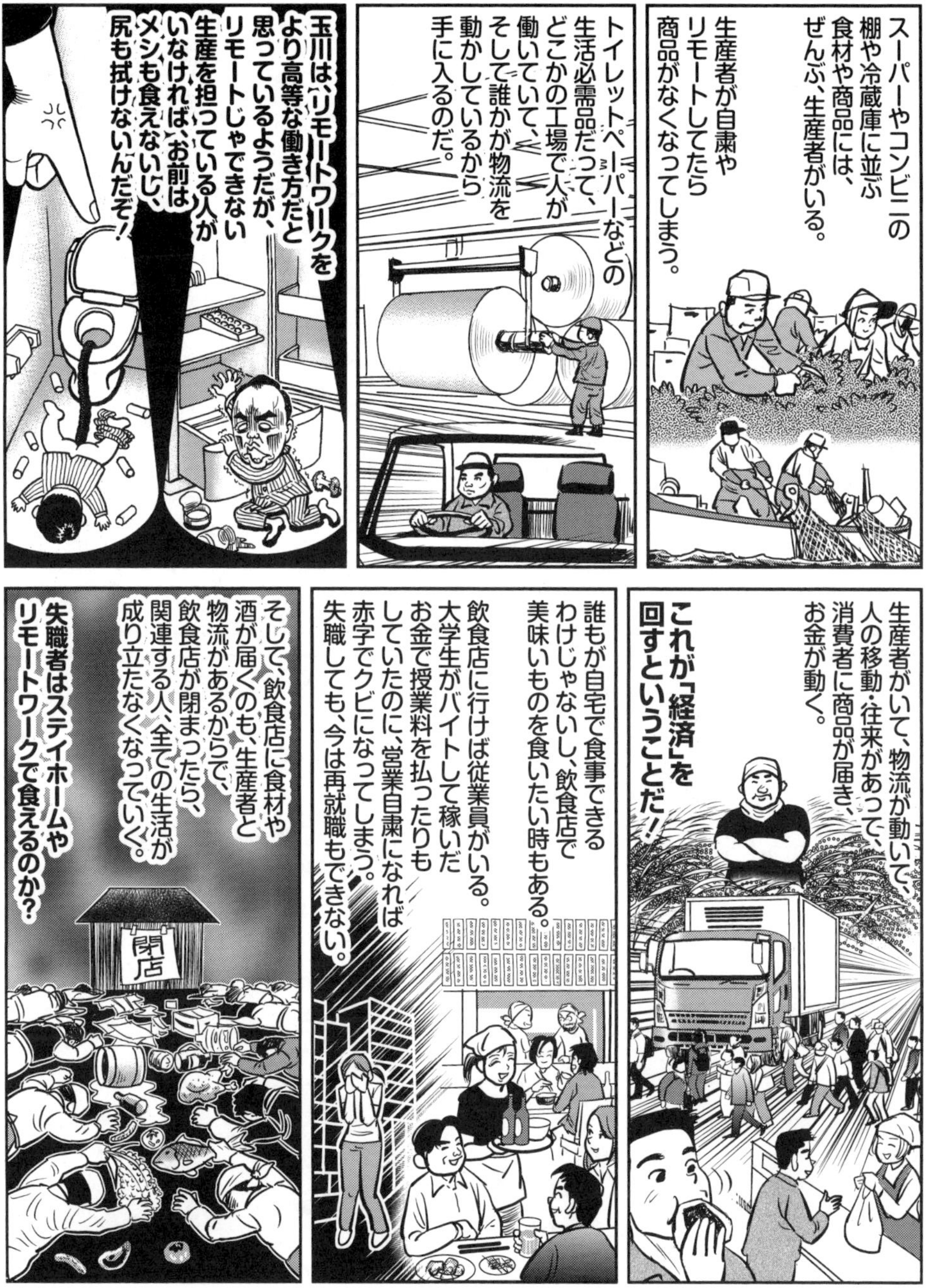
スーパーやコンビニの棚や冷蔵庫に並ぶ食材や商品には、ぜんぶ、生産者がいる。
生産者が自粛やリモートしてたら商品がなくなってしまう。
トイレットペーパーなどの生活必需品だって、どこかの工場で人が働いていて、そして誰かが物流を動かしているから手に入るのだ。
玉川は、リモートワークをより高等な働き方だと思っているようだが、リモートじゃできない生産を担っている人がいなければ、お前はメシも食えないし、尻も拭けないんだぞ！
生産者がいて、物流が動いて、人の移動・往来があって、消費者に商品が届き、お金が動く。
これが「経済」を回すということだ！
誰もが自宅で食事できるわけじゃないし、飲食店で美味いものを食いたい時もある。
飲食店に行けば従業員がいる。大学生がバイトして稼いだお金で授業料を払ったりもしていたのに、営業自粛になれば赤字でクビになってしまう。失職しても、今は再就職もできない。
そして、飲食店に食材や酒が届くのも、生産者と物流があるからで、飲食店が閉まったら、関連する人、全ての生活が成り立たなくなっていく。
閉店
失職者はステイホームやリモートワークで食えるのか？

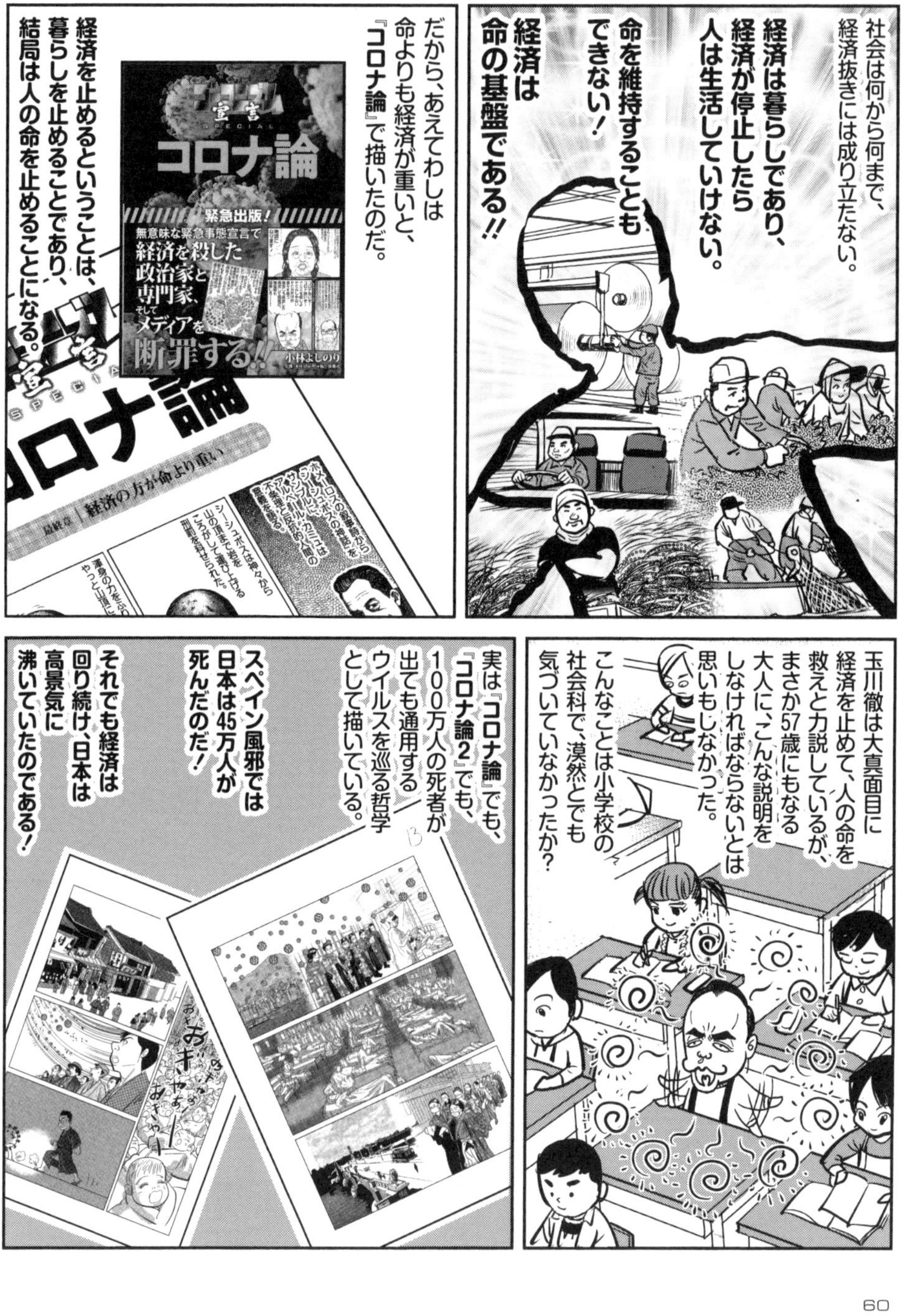

社会は何から何まで、
経済抜きには成り立たない。
経済は暮らしであり、
経済が停止したら
人は生活していけない。
命を維持することも
できない！
経済は
命の基盤である!!
だから、あえてわしは
命よりも経済が重いと、
『コロナ論』で描いたのだ。
ゴー宣 SPECIAL
コロナ論
緊急出版！
無意味な緊急事態宣言で
経済を殺した
政治家と
専門家、
そして
メディアを
断罪する!!
小林よしのり
コロナ論
最終章 経済の方が命より重い
シーシュポスは神々から
山の頂まで岩を
ころがして運び上げる
刑罰を科せられた。
経済を止めるということは、
暮らしを止めることであり、
結局は人の命を止めることになる。
玉川徹は大真面目に
経済を止めて、人の命を
救えと力説しているが、
まさか57歳にもなる
大人に、こんな説明を
しなければならないとは
思いもしなかった。
こんなことは小学校の
社会科で、漠然とでも
気づいていなかったか？
実は『コロナ論』でも、
『コロナ論2』でも、
100万人の死者が
出ても通用する
ウイルスを巡る哲学
として描いている。
スペイン風邪では
日本は45万人が
死んだのだ！
それでも経済は
回り続け、日本は
高景気に
沸いていたのである！

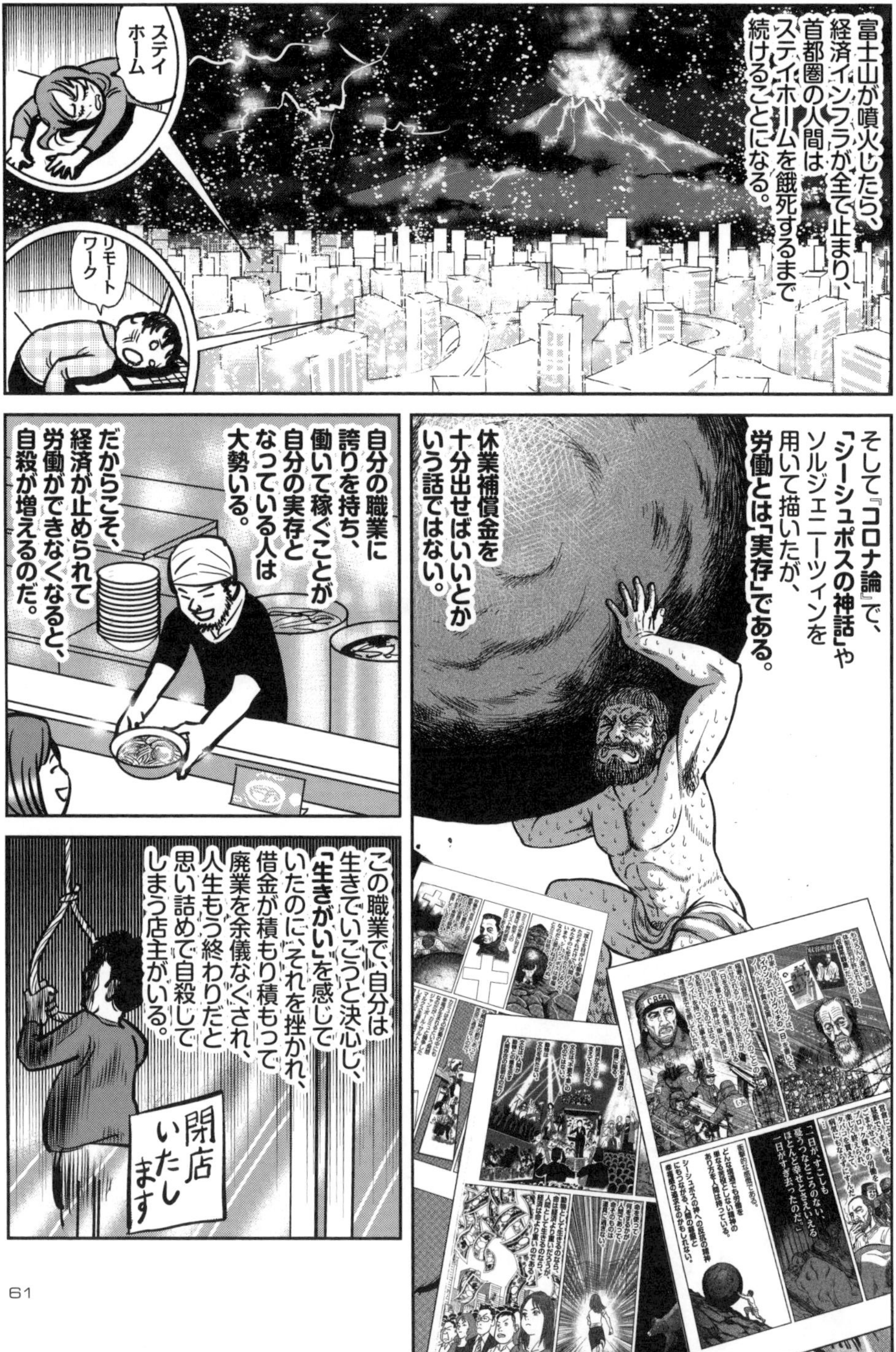
富士山が噴火したら、
経済インフラが全て止まり、
首都圏の人間は
ステイホームを餓死するまで
続けることになる。
ステイホーム
リモートワーク
そして『コロナ論』で、
「シーシュポスの神話」や
ソルジェニーツィンを
用いて描いたが、
労働とは「実存」である。
休業補償金を
十分出せばいいとか
いう話ではない。
自分の職業に
誇りを持ち、
働いて稼ぐことが
自分の実存と
なっている人は
大勢いる。
だからこそ、
経済が止められて
労働ができなくなると、
自殺が増えるのだ。
この職業で、自分は
生きていこうと決心し、
「生きがい」を感じて
いたのに、それを挫かれ、
借金が積もり積もって
廃業を余儀なくされ、
人生もう終わりだと
思い詰めて自殺して
しまう店主がいる。
閉店いたします

指定感染症を外さないなら、わしは来年も、マスコミの「コロナ恐怖煽り」と戦うしかなくなる。わしが黙ったら、マスコミが嘘の世論を作り、政府を動かして、経済を崩壊させてしまう。戦うしかない！

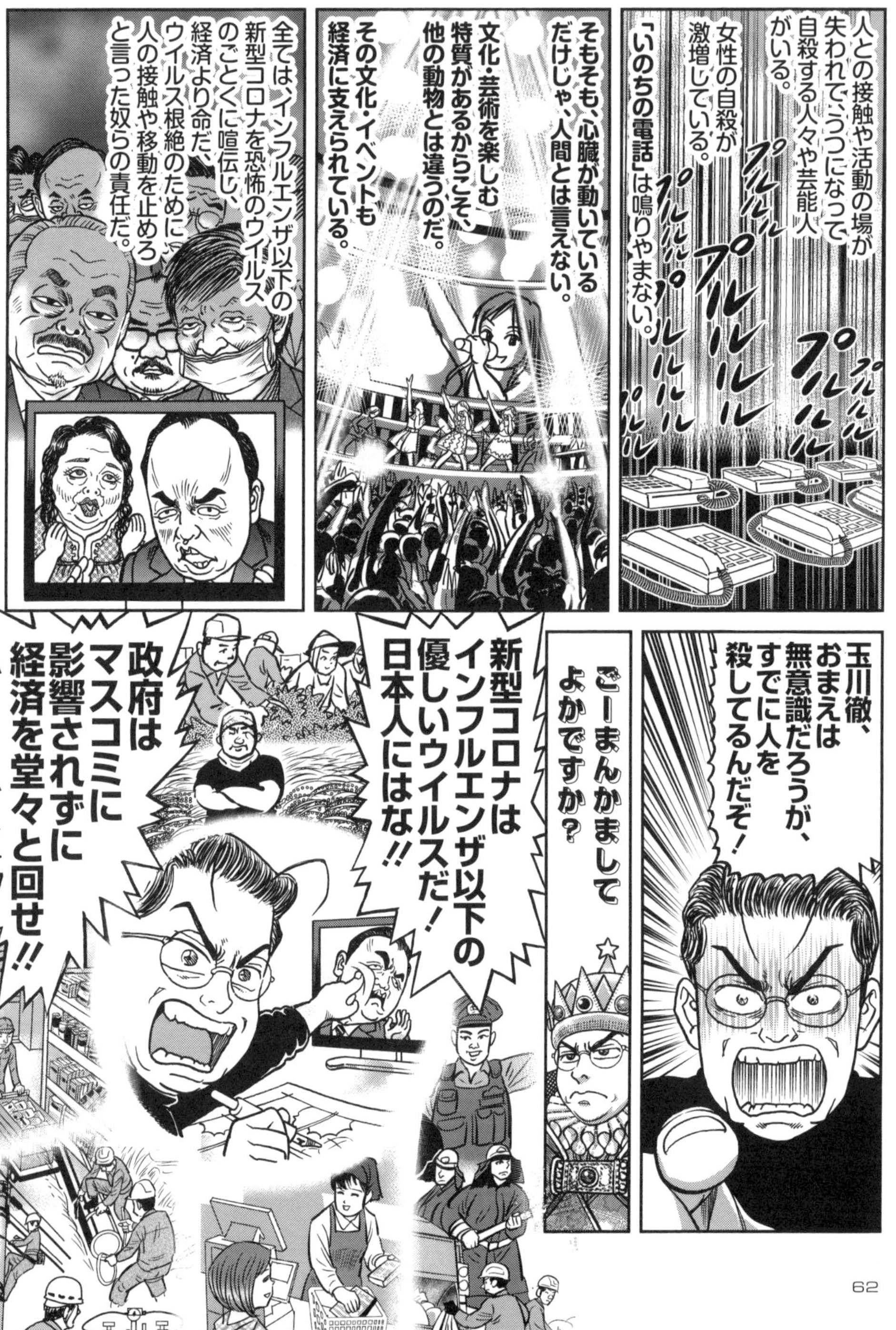

人との接触や活動の場が失われて、うつになって自殺する人々や芸能人がいる。
女性の自殺が激増している。
「いのちの電話」は鳴りやまない。
プルルル
プルルル
プルルル
プルルル
そもそも、心臓が動いているだけじゃ、人間とは言えない。
文化・芸術を楽しむ特質があるからこそ、他の動物とは違うのだ。
その文化・イベントも経済に支えられている。
全ては、インフルエンザ以下の新型コロナを恐怖のウイルスのごとくに喧伝し、経済より命だ、ウイルス根絶のために人の接触や移動を止めろと言った奴らの責任だ。
玉川徹、おまえは無意識だろうが、すでに人を殺してるんだぞ！
ごーまんかましてよかですか？
新型コロナはインフルエンザ以下の優しいウイルスだ！日本人にはな!!
政府はマスコミに影響されずに経済を堂々と回せ!!

ゴーマニズム宣言 SPECIAL

コロナ論 3

第6章 ｜ 医師会と指定感染症

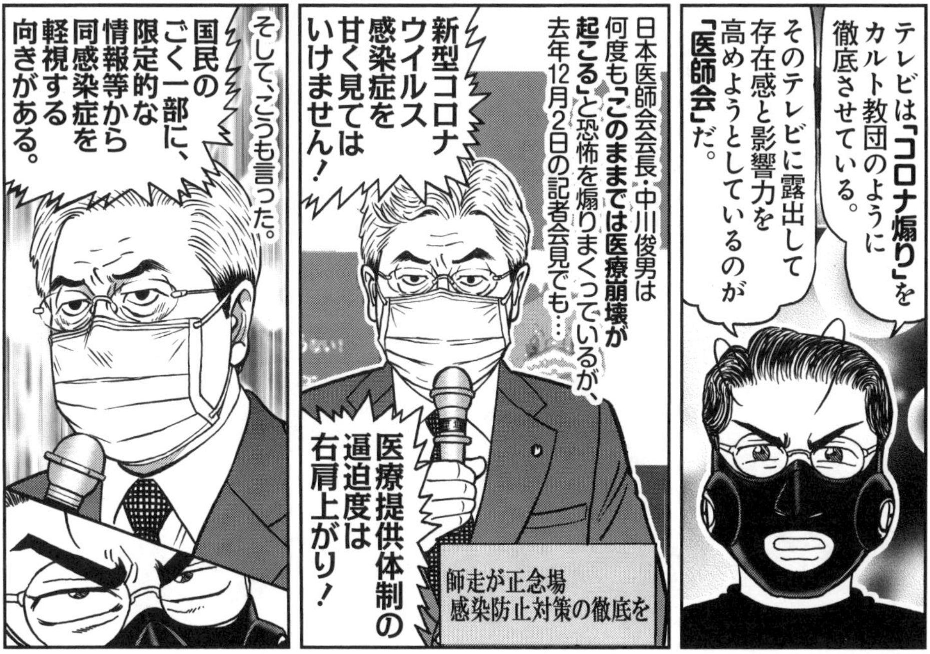

テレビは「コロナ煽り」をカルト教団のように徹底させている。
そのテレビに露出して存在感と影響力を高めようとしているのが「医師会」だ。
日本医師会会長・中川俊男は何度も「このままでは医療崩壊が起こる」と恐怖を煽りまくっているが、去年12月2日の記者会見でも…
新型コロナウイルス感染症を甘く見てはいけません!
医療提供体制の逼迫度は右肩上がり!
師走が正念場
感染防止対策の徹底を
そして、こうも言った。
国民のごく一部に、限定的な情報等から同感染症を軽視する向きがある。

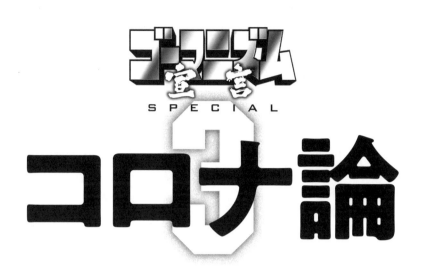

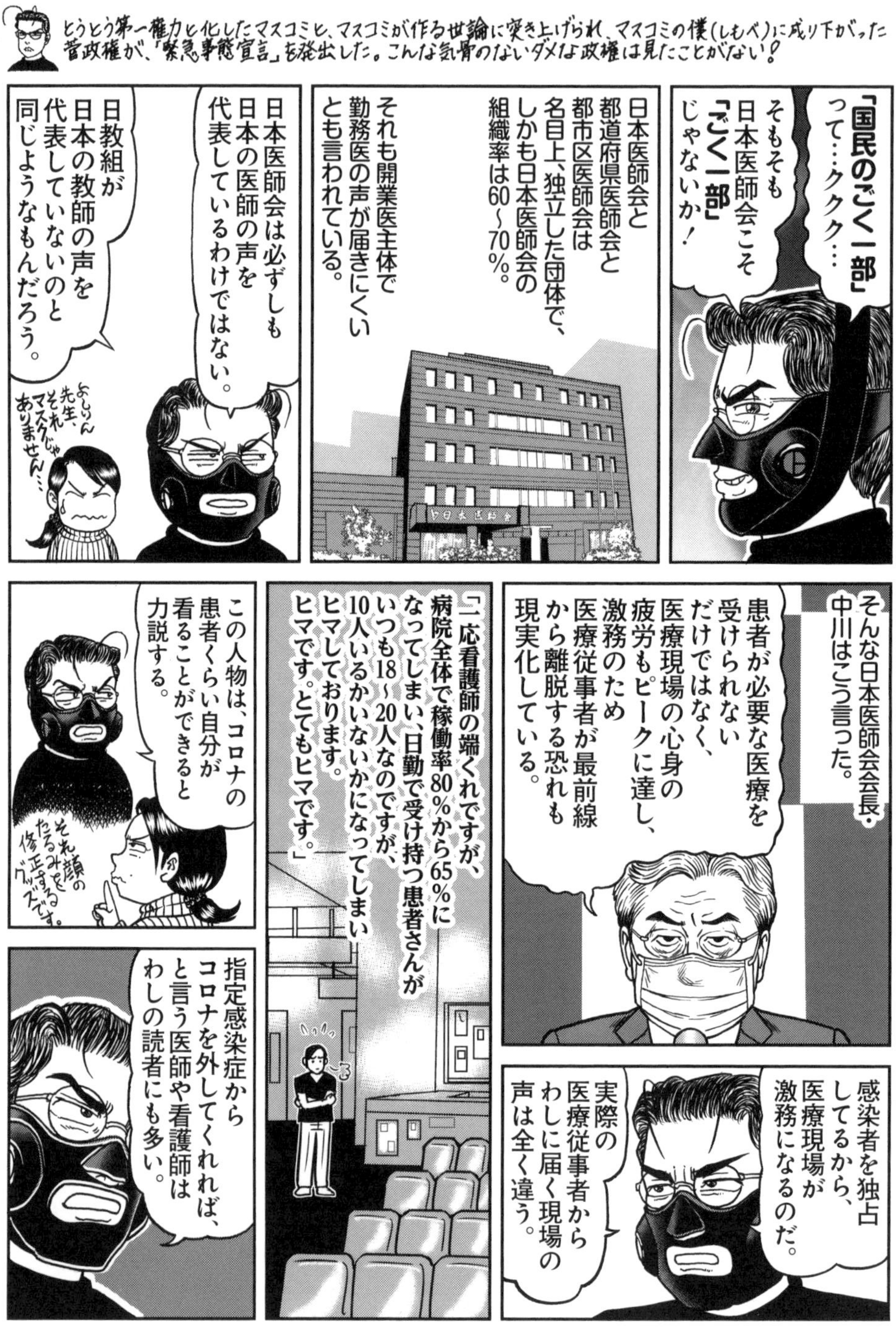
とうとう第一権力と化したマスコミと、マスコミが作る世論に突き上げられ、マスコミの僕(しもべ)に成り下がった菅政権が、「緊急事態宣言」を発出した。こんな気骨のないダメな政権は見たことがない！
「国民のごく一部」って…ククク…
そもそも日本医師会こそ「ごく一部」じゃないか！
日本医師会と都道府県医師会と都市区医師会は名目上、独立した団体で、しかも日本医師会の組織率は60～70％。
それも開業医主体で勤務医の声が届きにくいとも言われている。
日本医師会は必ずしも日本の医師の声を代表しているわけではない。
日教組が日本の教師の声を代表していないのと同じようなもんだろう。
よしりん先生、それマスクじゃありません…
そんな日本医師会会長・中川はこう言った。
患者が必要な医療を受けられないだけではなく、医療現場の心身の疲労もピークに達し、激務のため医療従事者が最前線から離脱する恐れも現実化している。
「一応看護師の端くれですが、病院全体で稼働率80％から65％になってしまい、日勤で受け持つ患者さんがいつも18～20人なのですが、10人いるかいないかになってしまいヒマしております。とてもヒマです。」
この人物は、コロナの患者くらい自分が看ることができると力説する。
それ顔のたるみを修正するグッズです。
感染者を独占してるから、医療現場が激務になるのだ。
実際の医療従事者からわしに届く現場の声は全く違う。
指定感染症からコロナを外してくれれば、と言う医師や看護師はわしの読者にも多い。

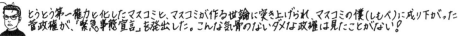

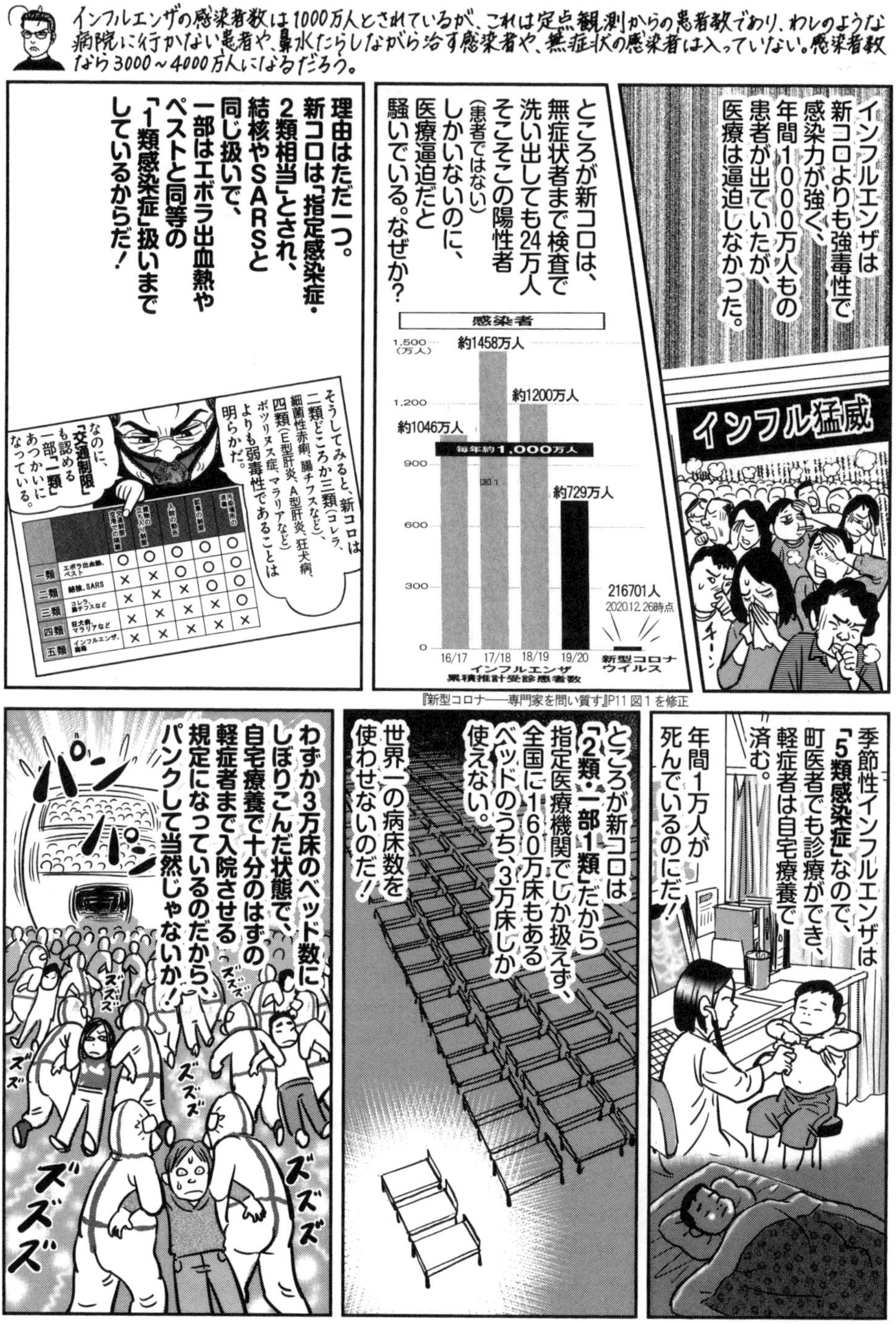
インフルエンザの感染者数は1000万人とされているが、これは定点観測からの患者数であり、わしのような病院に行かない患者や、鼻水たらしながら治す感染者や、無症状の感染者は入っていない。感染者数なら3000～4000万人になるだろう。
インフルエンザは新コロよりも強毒性で感染力が強く、年間1000万人もの患者が出ていたが、医療は逼迫しなかった。
インフル猛威
ところが新コロは、無症状者まで検査で洗い出しても24万人そこそこの陽性者（患者ではない）しかいないのに、医療逼迫だと騒いでいる。なぜか？
感染者
1,500（万人）
1,200
900
600
300
0
約1458万人
約1200万人
約1046万人
毎年約1,000万人
約729万人
216701人
2020.12.26時点
16/17
17/18
18/19
19/20
インフルエンザ
累積推計受診患者数
新型コロナウイルス
『新型コロナ――専門家を問い質す』P11 図1 を修正
理由はただ一つ。新コロは「指定感染症・2類相当」とされ、結核やSARSと同じ扱いで、一部はエボラ出血熱やペストと同等の「1類感染症」扱いまでしているからだ！
そうしてみると、新コロは二類どころか三類（コレラ、細菌性赤痢、腸チフスなど）、四類（E型肝炎、A型肝炎、狂犬病、ボツリヌス症、マラリアなど）よりも弱毒性であることは明らかだ。
なのに、「交通制限」も認める一部「一類」あつかいになっている。
交通制限 空港での隔離
建物の立ち入り制限
入院の勧告
就業の制限
汚染場所の消毒
一類 エボラ出血熱、ペスト ○ ○ ○ ○ ○
二類 結核、SARS × × ○ ○ ○
三類 コレラ、腸チフスなど × × × ○ ○
四類 狂犬病、マラリアなど × × × × ○
五類 インフルエンザ、梅毒 × × × × ×
季節性インフルエンザは「5類感染症」なので、町医者でも診療ができ、軽症者は自宅療養で済む。
年間1万人が死んでいるのにだ！
ところが新コロは「2類・一部1類」だから指定医療機関でしか扱えず、全国に160万床もあるベッドのうち、3万床しか使えない。
世界一の病床数を使わせないのだ！
わずか3万床のベッド数にしぼりこんだ状態で、自宅療養で十分のはずの軽症者まで入院させる規定になっているのだから、パンクして当然じゃないか！
パン
パン
ズズズ
ズズズ
ズズ
ズズズ
ズズズ
ズズズ

インフルエンザは、死亡者が年間10000人である。新コロは1年間で4000人に届くだろうか？ 新コロの死者数は、くも膜下出血も、末期ガン患者も、交通事故死も、死後に陽性反応が出た者はすべてコロナ死にカウントしている。実際のコロナ死は半分くらいと思っていた方がいい。

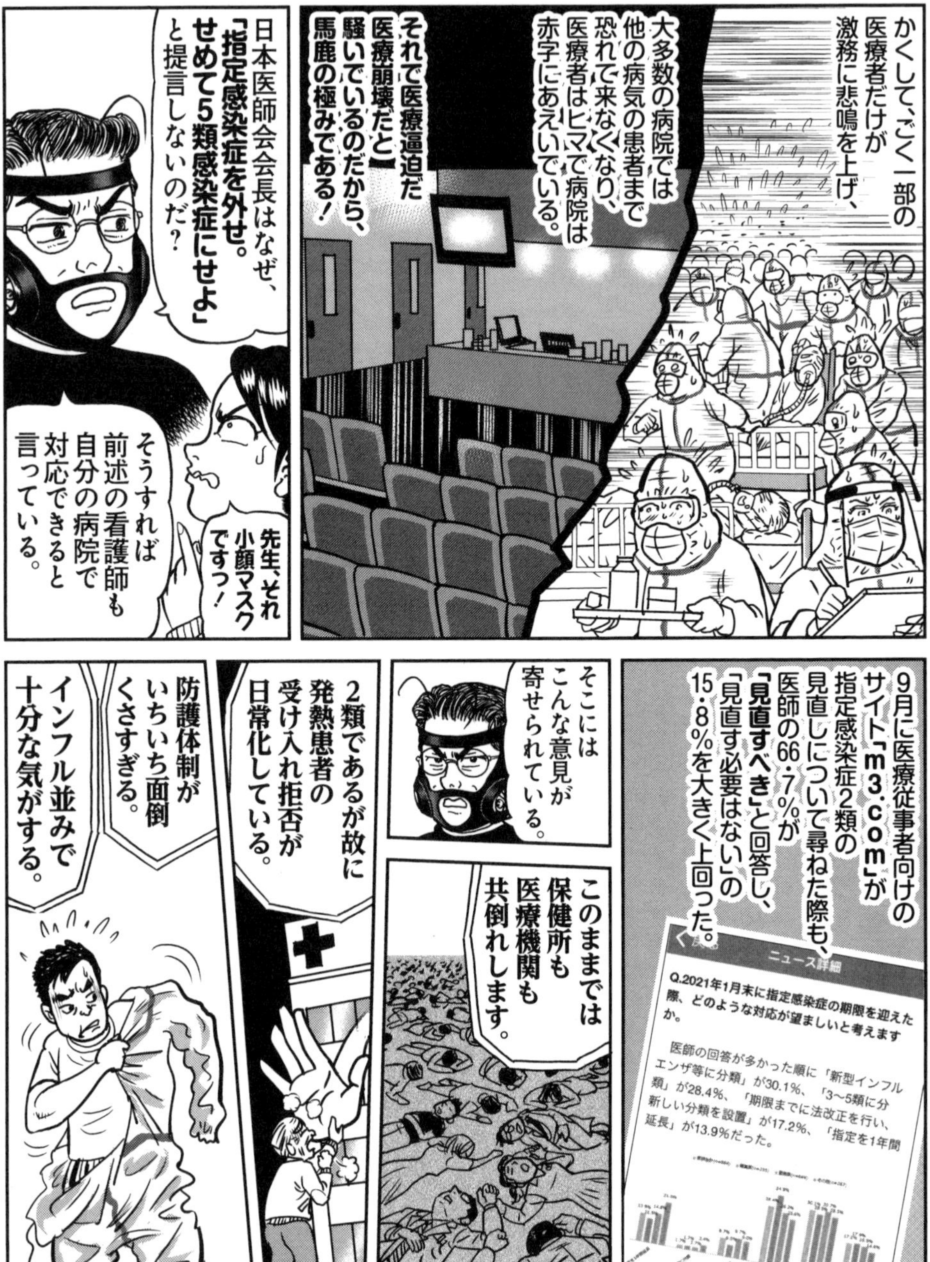

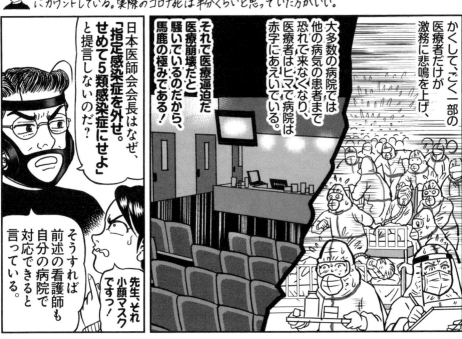

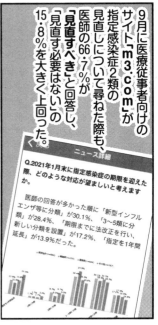

かくして、ごく一部の医療者だけが激務に悲鳴を上げ、
大多数の病院では他の病気の患者まで恐れて来なくなり、医療者はヒマで病院は赤字にあえいでいる。
それで医療逼迫だ医療崩壊だと騒いでいるのだから、馬鹿の極みである！
日本医師会会長はなぜ、「指定感染症を外せ。せめて5類感染症にせよ」と提言しないのだ？
先生、それ小顔マスクですっ！
そうすれば前述の看護師も自分の病院で対応できると言っている。
9月に医療従事者向けのサイト「m3.com」が指定感染症2類の見直しについて尋ねた際も、医師の66・7％が「見直すべき」と回答し、「見直す必要はない」の15・8％を大きく上回った。
ニュース詳細
Q.2021年1月末に指定感染症の期限を迎えた際、どのような対応が望ましいと考えます か。
医師の回答が多かった順に「新型インフルエンザ等に分類」が30.1％、「3〜5類に分類」が28.4％、「期限までに法改正を行い、新しい分類を設置」が17.2％、「指定を1年間延長」が13.9％だった。
そこにはこんな意見が寄せられている。
このままでは保健所も医療機関も共倒れします。
2類であるが故に発熱患者の受け入れ拒否が日常化している。
防護体制がいちいち面倒くさすぎる。
インフル並みで十分な気がする。

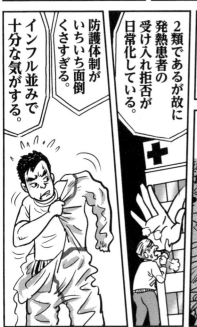

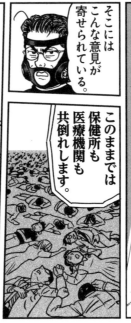

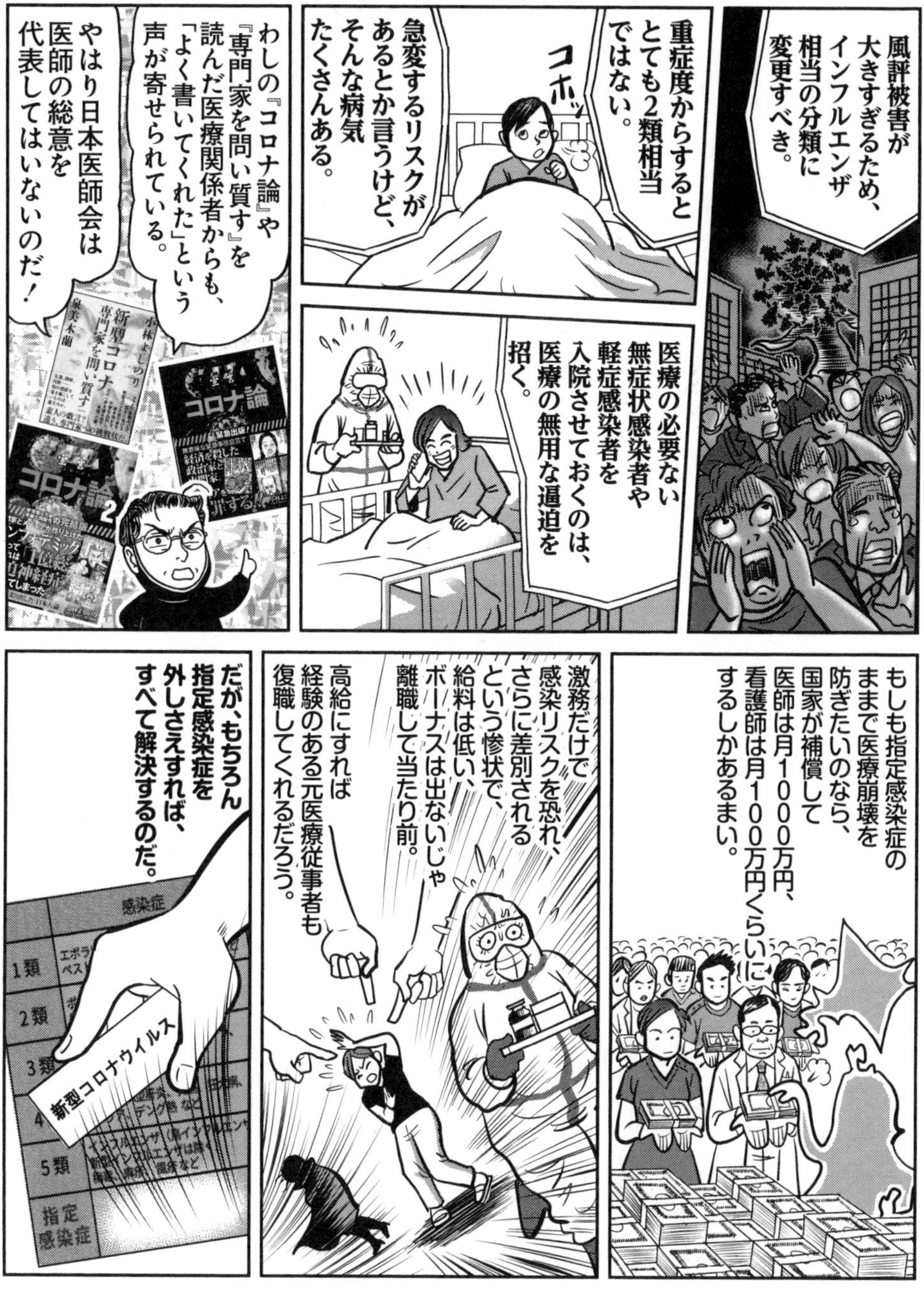

風評被害が大きすぎるため、インフルエンザ相当の分類に変更すべき。
重症度からするととても2類相当ではない。
コホッ
急変するリスクがあるとか言うけど、そんな病気たくさんある。
医療の必要ない無症状感染者や軽症感染者を入院させておくのは、医療の無用な逼迫を招く。
わしの『コロナ論』や『専門家を問い質す』を読んだ医療関係者からも、「よく書いてくれた」という声が寄せられている。
やはり日本医師会は医師の総意を代表してはいないのだ！
コロナ論
新型コロナ 専門家を問い質す
小林よしのり
泉美木蘭
コロナ論2
もしも指定感染症のままで医療崩壊を防ぎたいのなら、国家が補償して医師は月1000万円、看護師は月100万円くらいにするしかあるまい。
激務だけで感染リスクを恐れ、さらに差別されるという惨状で、給料は低い、ボーナスは出ないじゃ離職して当たり前。
高給にすれば経験のある元医療従事者も復職してくれるだろう。
だが、もちろん指定感染症を外しさえすれば、すべて解決するのだ。
感染症
1類
2類
3類
4類
5類
指定感染症
新型コロナウイルス

インフルエンザは子供も感染するし、サイトカインストームが起こって重症化するし、インフルエンザ脳炎になって、後遺症が残る場合もあるし、死亡する場合もある。インフルの方が恐い。

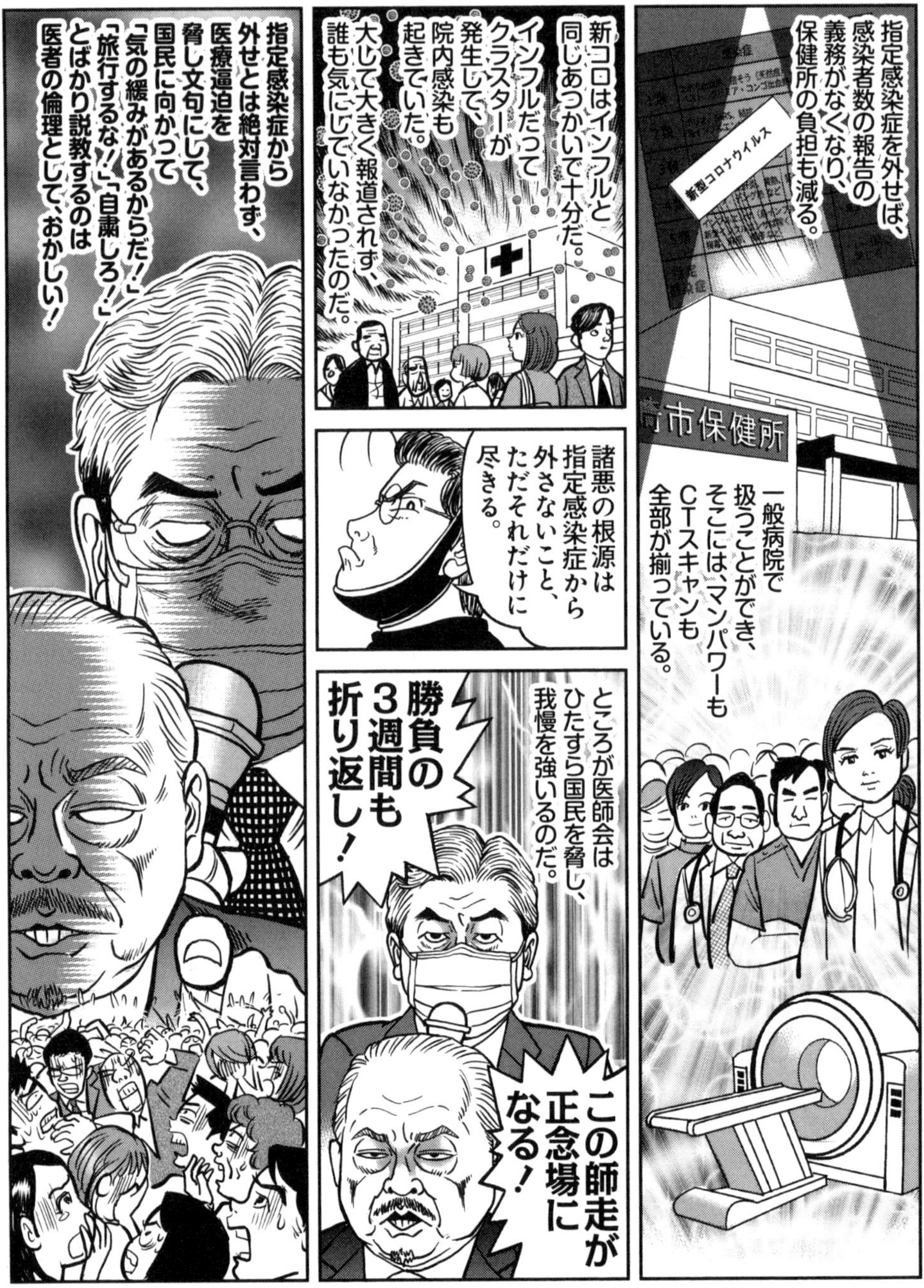
指定感染症を外せば、感染者数の報告の義務がなくなり、保健所の負担も減る。
新型コロナウイルス
市保健所
一般病院で扱うことができ、そこにはマンパワーもCTスキャンも全部が揃っている。
新コロはインフルと同じあつかいで十分だ。インフルだってクラスターが発生して、院内感染も起きていた。
大して大きく報道されず、誰も気にしていなかったのだ。
諸悪の根源は指定感染症から外さないこと、ただそれだけに尽きる。
ところが医師会はひたすら国民を脅し、我慢を強いるのだ。
勝負の3週間も折り返し！
この師走が正念場になる！
指定感染症から外せとは絶対言わず、医療逼迫を脅し文句にして、国民に向かって「気の緩みがあるからだ！」「旅行するな！」「自粛しろ！」とばかり説教するのは医者の倫理として、おかしい！

三浦瑠麗が医師会の会見を見て、「会見に出て話していたのは、コロナ患者の受け入れを拒否している市立病院」「全てを国民のせいにしている」と批判した。よく言ってくれた。見事だ！

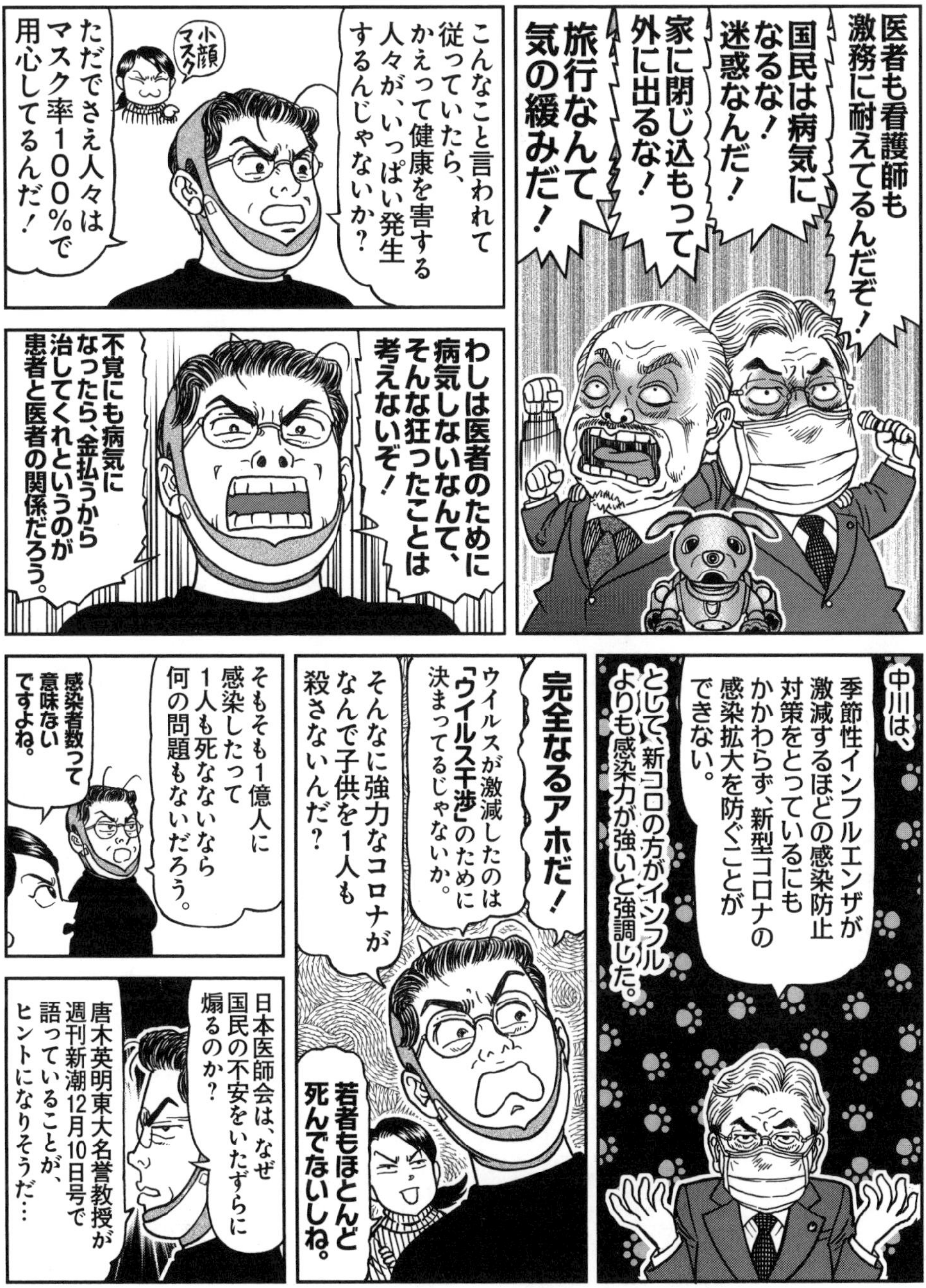
医者も看護師も激務に耐えてるんだぞ！
国民は病気になるな！
迷惑なんだ！
家に閉じ込もって外に出るな！
旅行なんて気の緩みだ！
こんなこと言われて従っていたら、かえって健康を害する人々が、いっぱい発生するんじゃないか？
小顔マスク
ただでさえ人々はマスク率100％で用心してるんだ！
わしは医者のために病気しないなんて、そんな狂ったことは考えないぞ！
不覚にも病気になったら、治してくれ、金払うからというのが患者と医者の関係だろう。
中川は、
季節性インフルエンザが激減するほどの感染防止対策をとっているにもかかわらず、新型コロナの感染拡大を防ぐことができない。
として、新コロの方がインフルよりも感染力が強いと強調した。
完全なるアホだ！
ウイルスが激減したのは「ウイルス干渉」のために決まってるじゃないか。
そんなに強力なコロナがなんで子供を1人も殺さないんだ？
若者もほとんど死んでないしね。
そもそも1億人に感染したって1人も死なないなら何の問題もないだろう。
感染者数って意味ないですよね。
日本医師会は、なぜ国民の不安をいたずらに煽るのか？
唐木英明東大名誉教授が週刊新潮12月10日号で語っていることが、ヒントになりそうだ…

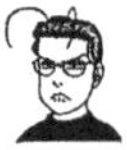

『コロナ論2』が年末年始、すごく売れて、全国の書店でベストセラーに入り、売り上げ1位になった書店も多い。Amazonでも1位である。

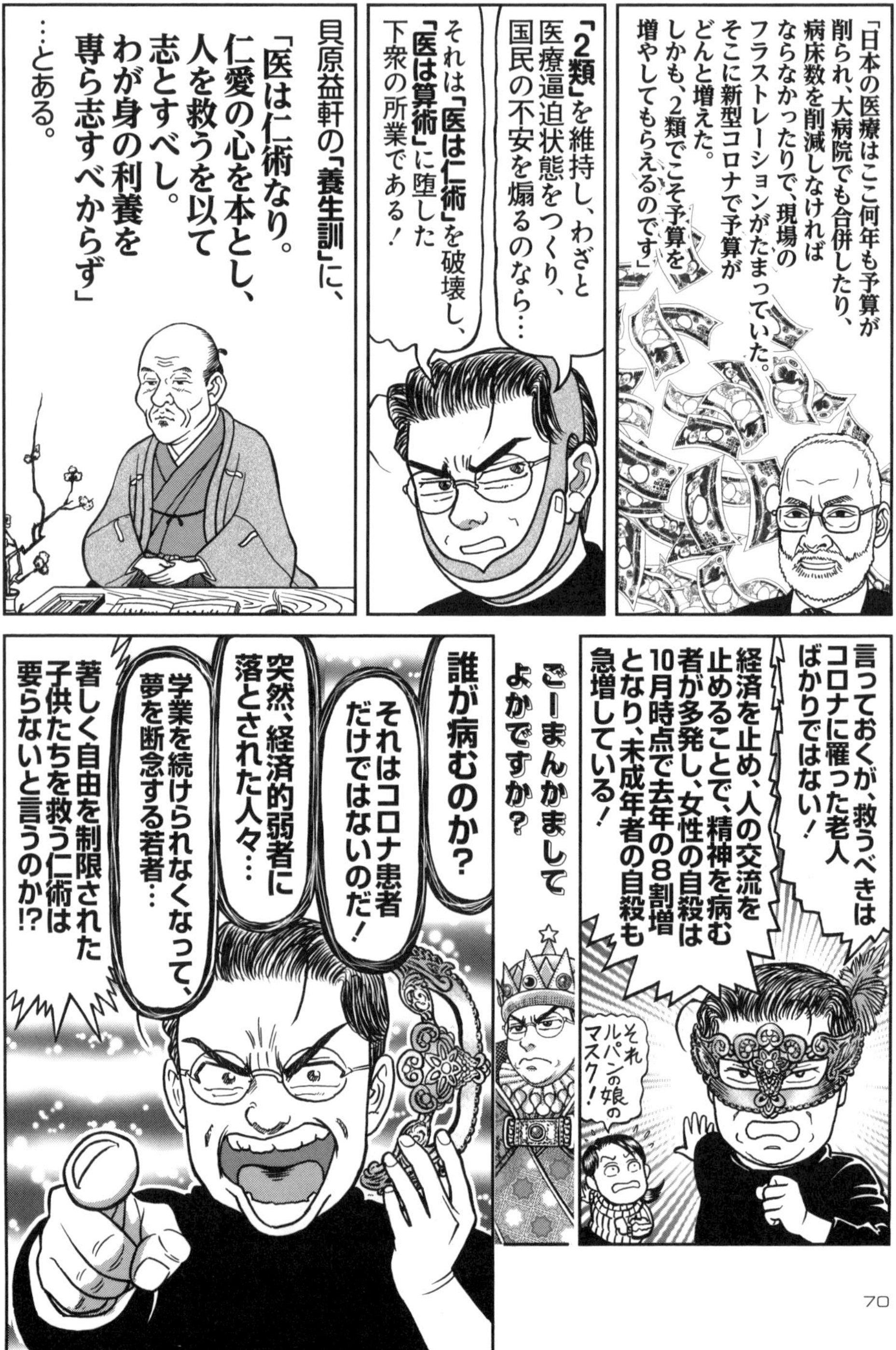

「日本の医療はここ何年も予算が削られ、大病院でも合併したり、病床数を削減しなければならなかったりで、現場のフラストレーションがたまっていた。そこに新型コロナで予算がどんと増えた。しかも、2類でこそ予算を増やしてもらえるのです」
「2類」を維持し、わざと医療逼迫状態をつくり、国民の不安を煽るのなら…
それは「医は仁術」を破壊し、「医は算術」に堕した下衆の所業である！
貝原益軒の「養生訓」に、
「医は仁術なり。仁愛の心を本とし、人を救うを以て志とすべし。わが身の利養を専ら志すべからず」
…とある。
言っておくが、救うべきはコロナに罹った老人ばかりではない！
経済を止め、人の交流を止めることで、精神を病む者が多発し、女性の自殺は10月時点で去年の8割増となり、未成年者の自殺も急増している！
ごーまんかましてよかですか？
それルパンの娘のマスク！
誰が病むのか？
それはコロナ患者だけではないのだ！
突然、経済的弱者に落とされた人々…
学業を続けられなくなって、夢を断念する若者…
著しく自由を制限された子供たちを救う仁術は要らないと言うのか!?

【詳しすぎるスウェーデン情報】
集団免疫は失敗ではありません

泉美木蘭

（2021年1月12日配信／「小林よしのりライジング」Vol．384より加筆修正）

説得力のある意見だと感じる専門家や、現場を知っているという人物であっても、よくよく話を聞いていると矛盾が見える場合がある。特に、スウェーデンに対する評価は、世界的なデマ、誤報、偏見が横行していることもあり、見解がぐらつきやすい。

「スウェーデンは秋冬になって感染が再拡大し、マスク着用や営業制限など方針転換を余儀なくされた。国王も『失敗』を認めた。スウェーデンは、集団免疫策に失敗した」

現在は、おおむねこのような意見が、既成事実であるかのように語られがちだ。

２０２０年12月、スウェーデンのカール16世グスタフ国王が、毎年恒例の年末番組で「私たちは失敗したと思う」と発言したことが大きな影響を与えているからだろう。

この発言に関する報道は、世界中のメディアによって誤読・曲解された。各メディアは、番組内での国王のインタビューから発言の一部分を切り取って**「ロックダウンしなかった我が国のコロナ政策は失敗だった」**という政策批判と解釈し、一斉に報道。だが、スウェーデンは立憲君主制の国だ。スウェーデンの憲法には「政府が王国を統治し、政府は国会に責任を負う」と記載されている。あくまでも、儀礼的・国家代表的な権能の行使のみが保障された、象徴的な立場であり、国王が政治的発言をすることはあり得ない。

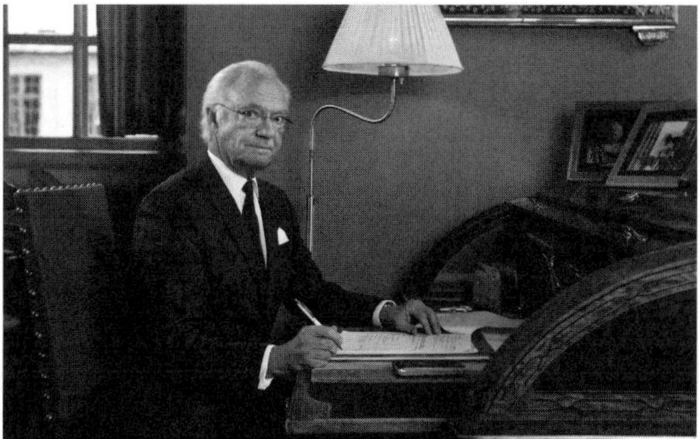

「私たちは失敗したと思う」との発言が独り歩きするかたちで世界的に報じられたスウェーデンのカール16世グスタフ国王。2020年11月時点では、コロナウイルスの蔓延を食い止めるため、共同で努力を続けることを発表していた
TT News Agency／時事通信フォト

似ているのが、日本の天皇である。照らし合わせて考えるとよくわかるだろう。天皇は、日本国憲法の第1条で「日本国の象徴であり日本国民統合の象徴」とされており、ある一定の政治的立場をとることはあってはならない。また、第4条でも「この憲法の定める国事に関する行為のみを行ひ、国政に関する権能を有しない」とされている。

したがって、国民の苦しみや不安に寄り添い、弱い立場の人々への慰めのお気持ちを述べられることはあっても、「多額の税金をつぎ込んだGo Toキャンペーンが二転三転したうえに、感染拡大も防げなかったことは失敗でした」とか「飲食店を営業禁止しなかった私たちは失敗だったと思います」というような政治批判を述べることは絶対にあり得ない。

スウェーデン王室からは、「スウェーデン国王が失敗を認める」という報道が広まってすぐ、国王の発言は「非政治的」なものであり、政治批判と取ってはならないと強調するコメントが出された。王室の広報・報道官であるMargareta Thorgren氏は、AFP通信の取材に対して「国王はスウェーデン全体、社会全体について述べておられるのです。国王のなさっていることは、さまざまなかたちで影響を受けたすべての人々、そして、パンデミックで亡くなった人々に共感を示すことなのです」と回答している。

スウェーデンには、社会全体で議論されている大きな問題がある。

死者のほとんどは介護施設に入居する高齢者だった。2020年3月に新型コロナウイルスが発生した時点で、介護施設は閉鎖され、高齢者の自己隔離が勧告されたが、施設での感染蔓延を食い止められなかった。その要因として、コロナ以前からくすぶっていた介護施設を巡る社会構造的な欠陥が指摘されているのだ。

税金や社会保険料の負担は重いが、福祉や医療制度などが手厚い「高福祉・高負担」の国として知られるスウェーデンだが、介護施設には常駐の医師がおらず、看護師もわずかだという。そのうえ、近年は介護施設の民営化が進められ、施設経営者は、高額な社会保険料を削るために、低賃金のパートタイマーを雇いたがる傾向が顕著になった。

パートタイマーの多くは移民労働者で、十分な社会保障を受けられない立場のため、自身がコロナに感染して症状が出ていても、休まずに働き続ける人もいたようだ。正規職員が感染して、補償を受け取る代わりに休職することになると、穴埋めのためにさらにパートタイマーを募集することになり、これが悪循環になったという。さらに、移民層にはスウェーデン語が理解できない人も多く、そもそも感染症に関する情報が正確に伝わっていないという致命的な問題もあったようだ。

移民大国であるがゆえの社会構造の問題、「高福祉・高負担」と「民営化」のひずみ、その中で高齢者をどう支えていくのかという社会課題がコロナ以前からくすぶっており、それがコロナによって、ついに無視することのできない大問題として露わになった——それがスウェーデンの国情が生んだ「失敗」という意味なのだ。

スウェーデンならではの問題も理解せずに、ただレッテルを貼るメディア。さらに詳しくスウェーデンの現状について見ておこう。

スウェーデンは「失敗」したのか？ 日米英との感染者・死者数の比較

100万人当たりの感染者数

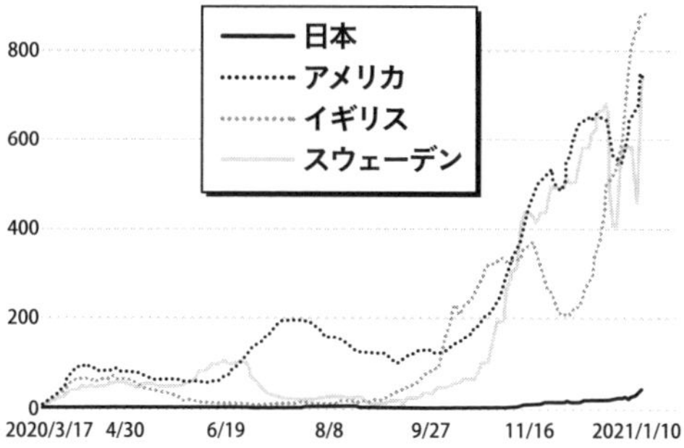
日本
アメリカ
イギリス
スウェーデン
800
600
400
200
0
2020/3/17
4/30
6/19
8/8
9/27
11/16
2021/1/10

100万人当たりの死者数

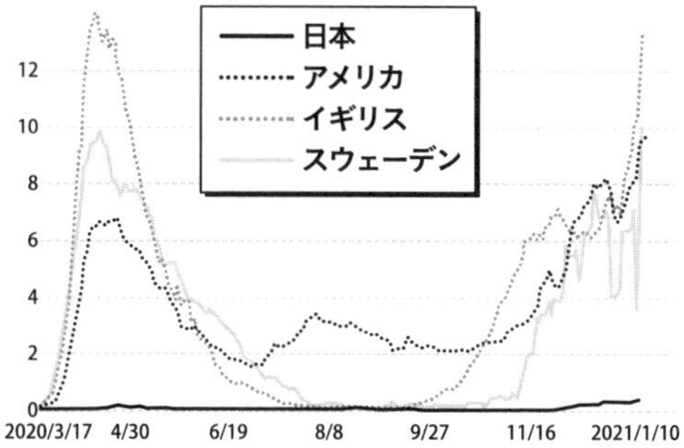
日本
アメリカ
イギリス
スウェーデン
12
10
8
6
4
2
0
2020/3/17
4/30
6/19
8/8
9/27
11/16
2021/1/10

２０２１年1月10日現在のデータによれば、スウェーデンの感染者数は２０２０年11月頃から急激に増え始めた。だが、たびたびスウェーデンをこき下ろすアメリカ、そして、ロックダウン政策に転じたイギリスと比べてみるとどうなのか。

どこも大して推移に変わりはない。そして、感染者数、死者数ともに一番多いのは、3回目のロックダウンを行い、小中学校まで閉鎖したイギリスだ。

グラフを眺める私は、

「2020年3月にデビューしたこの新しいウイルスは、最初はパッと広く感染して患者を出して、すぐにピークアウトした。そして冬になると、風邪ひきが増えるのと同じような経過を辿るんだな」

というふうに考える。

何しろ、**グラフの国々とは季節が真逆になる南半球のオーストラリアは、冬に当たる6～8月に感染者が急増して、そして春先の9月には収束している**のだ。

オーストラリアは、真夏でも、集団感染が発生するたびに3～6日間の超短期ロックダウンを行っている。なんの意味があるのか不明だが、窮屈で気の毒だ。

PCR検査の偽陽性にかなり慎重な姿勢をとるニュージーランドも、3月の時点でウイルスは入り込んでいた。その後、「封じ込めた」とされたものの、真冬に当たる8月に再び感染者が発見されているのだから、根絶はしていない。

他にも「そりゃ、寒くなれば風邪をひ

100万人当たりの感染者数

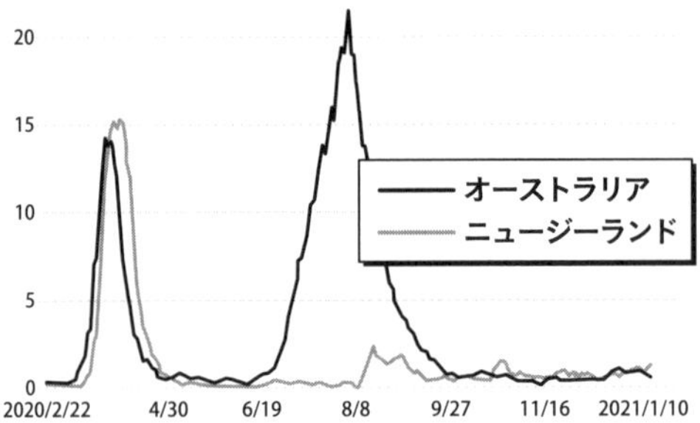
20
15
10
5
0
2020/2/22
4/30
6/19
8/8
9/27
11/16
2021/1/10
オーストラリア
ニュージーランド

いて熱出す人は増えるだろう」としか言いようのないデータは、世界中にいっぱいあって、なんだか呆れてしまう。

こう眺めると、「スウェーデンって、そんなにおかしいか?」としか思えない。

スウェーデンを「失敗」と評する人々の不思議なところは、「**冬になって、結局、感染拡大した**」という点をさも特別なことのようにあげつらうところだ。各国のグラフを見れば、ロックダウンしていても、冬になれば感染拡大しているのに、である。

まるで、「**集団免疫」＝「一度感染が広がれば、その後、二度とその地域では感染者が出ないもの」「一発で、天然痘、BCG、麻疹ワクチンのような強力な効果が完成するもの**」と解釈しているかのようである。

しかも、一方では「コロナウイルスとは長い付き合いになる」「インフルエンザのように、繰り返し何度も波が訪れるものだ」と言うなど、矛盾している。

東京都におけるインフルエンザの定点医療機関当たり患者報告数

私は、「集団免疫」を、例年のインフルエンザの収束に当てはめて考えている。

インフルエンザは、たくさんの人がワクチンを打っていても、感染する人は感染し、例年およそ11月の最終週～12月の1週目頃からグラフが上がり始める。そして、正月で病院が休みになる週には、ちょっぴりグラフが凹んで、そして、年明けにドドッと急激に跳ね上がってゆく。「1週間で170万人」「1週間で205万人」という患者が出る時期だ。

ところが、どれほど勢いがあっても、それから2～3週間ほどたつと、グラフがポッキリ折れて、ストーンと落ちるのである。

その日に集中してワクチンがやる気を出すわけでもないだろうし、正月休みは超過密状態の初詣で人混みに揉まれる人も大勢いる。そのピーク日を境に、気温が上がって春になるわけでもない。何しろ日本は、インフルエンザの流行が始まる11月末～12月よりも、収束してゆく1月後半～2月のほうが寒いのだ。

これが、シーズンごとの集団免疫の結果ではないのだろうか。

感染しやすい時期に入って流行が始まると、3週間程度で、感染して免疫を獲得する人、自然免疫で退治する人、無症状で済んでしまう人、過去にすでに感染している人、ワクチンがたまたま効いている人などの壁に当たるようになり、それ以上、感染が広まらないという状態ができる。だから、収束するしかなくなる。
これと同じことが、夏のスウェーデンで起きただけだと私は考えている。

冬に感染拡大するのは当たり前「集団免疫失敗」とは言えない

3〜4月にかけて感染が広がり、特に首都ストックホルムでは、住民の17・5〜20%程度が抗体を持つ状態になった。それ以外にも、自然免疫など数々の可能性が考えられるとされ、事実、感染は収束したため、「集団免疫獲得はほぼ完成した」とも発表された。

感染は、拡大すれば、自然に収束する。だから、夏のスウェーデン国民は、コロナのことなどすっかり忘れて、バカンスを楽しむことができたのだ。日本人が汗だくになりながら、バカみたいにマスクをしていた時期に。

しかし、たった一度の流行で、国民全員がしっかり感染して、強力な永遠の抗体を持つわけではない。人々は移動するし、日々のストレスや体調不良などで抵抗力が落ちて、風邪やインフルエンザにかかる年があるように、次の冬がくれば感染する人はまだまだ大勢現れるだろう。春は自然免疫でやっつけたけれど、冬は抵抗力が落ちてそうはいかなくなる人もいるだろうし、再感染する人もいるかもしれない。

そもそも人間は、生きている限り年齢を重ねているのだから、今年は平気でも、3年後、5年後には老いたり、内臓が弱ったりして耐えられなくなる人も現れる。だから、そう簡単に「感染者ゼロ」の日は来ない。

したがって、「冬に再拡大した」というのは当たり前の現象にすぎず、「集団免疫失敗」とは言えないはずだ。冬の流行は、また集団免疫で終わる。ワクチンが広まれば、全体の発症数は少し下がるのかもしれないが、それでも毎シーズン、集団免疫で収束するはずだ。

コロナ・デビュー戦後の地域差 スウェーデンではどうだったのか?

コロナは、2020年にデビューしたばかりのウイルスであり、人口が密集していて感染が大きく広がった地域と、そうでない地方とでは時間差があることも考えておきたい。昨春と今冬とでは、感染拡大の内容にも違いがあるのだ。

今回、スウェーデンの県別のデータを

東京都のインフルエンザ 定点医療機関当たりの患者数報告

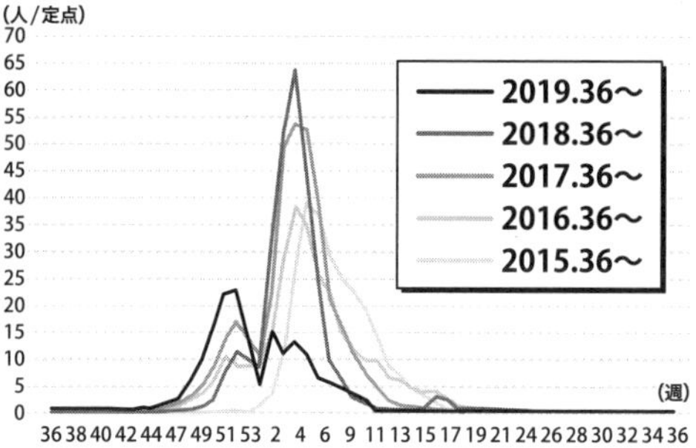
(人/定点)
70
65
60
55
50
45
40
35
30
25
20
15
10
5
0
2019.36〜
2018.36〜
2017.36〜
2016.36〜
2015.36〜
(週)
36 38 40 42 44 47 49 51 53 2 4 6 9 11 13 15 17 19 21 24 26 28 30 32 34 36

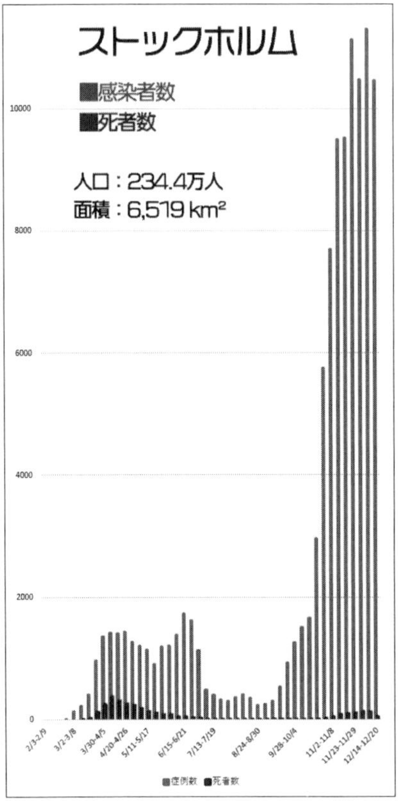

入手して、3つの県のグラフを独自に作り、面積や人口なども含めて比較してみた。まずは、人口234・4万人、面積6519㎢で、もっとも人口密度が高く、春に感染者が激増したストックホルム県。

検査態勢を大幅に増強したため、感染者数は冬のほうがはるかに多いが、死者数を見ると、春の急激な増加よりは、冬のほうがなだらかに推移しているように見える。春の集団免疫獲得や、介護施設に対策が打たれた結果だろう。ただし、1月は死者数が増える見込みのため、もう少し山は高くなるだろう。

ストックホルム県に次いで、2番目に人口の多いヴェストラ・イェータランド県も、ほぼ同じようなグラフになった。

次に、人口136・2万人、面積1万1300㎢で、人口密度は中ぐらい、スウェーデンの最南端にあり、夏はビーチに休暇を楽しむ人々が集まるスコーネ県。

こちらは、春よりも冬のほうが死者数が増えており、地元メディアでも「ストックホルムよりも大きな打撃を受けている」と報道されている。

スコーネでは、春の間、入院患者は最大100人で、ICU入室者は20～25人程度の推移だったが、2021年1月11日現在、入院患者が571人、ICU入室者が62人と急増。ストックホルムなどの都市部よりも春の時点での影響が軽度であったため、免疫力のある人が少ないと考えられている。また、変異株が他の地域よりも多く広がっている可能性もあるという。

地域性として、夏の間、人々が休暇を過ごすために訪れた場所という点がある。また、スコーネはデンマークとの国境に位置し、かつてデンマーク領だったこともあり、2020年7月にデンマーク政府が「スコーネに限っては入国制限を解除する」などの条件で国境を開放。夏から往来が活発になった地域なのだ。

次に、面積1万8200㎢と3つの県の中で一番広いが、その大部分が森林で、人口はもっとも少ない28・65万人のイェ

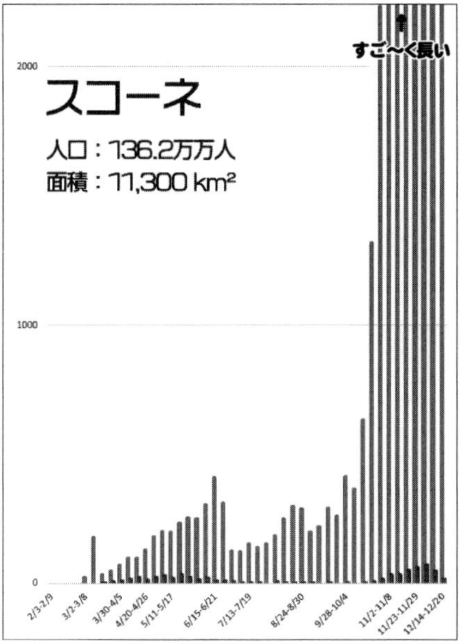
すご～く長い
スコーネ
人口：136.2万万人
面積：11,300 km²
2000
1000
0
2/3-2/9
3/2-3/8
3/30-4/5
4/20-4/26
5/11-5/17
6/15-6/21
7/13-7/19
8/24-8/30
9/28-10/4
11/2-11/8
11/23-11/29
12/14-12/20

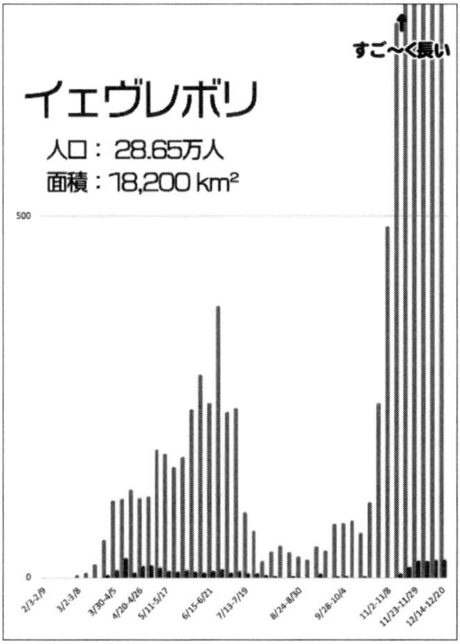
すご～く長い
イェヴレボリ
人口：28.65万人
面積：18,200 km²
500
0
2/3-2/9
3/2-3/8
3/30-4/5
4/20-4/26
5/11-5/17
6/15-6/21
7/13-7/19
8/24-8/30
9/28-10/4
11/2-11/8
11/23-11/29
12/14-12/20

ヴレボリ県。

こちらは感染が広がるのに時間がかかる地域だからだろうか、3月から8月にかけてだらだらと少数の死者が出ていて、夏場は収まり、そして冬になって死者数が増えているという流れだ。他にも、人口の少ない地域は似たようなグラフになった。

こうして地域別に眺めてみると、都市部と地方とでは状況にかなりの差があることがよくわかる。コロナがデビューしたばかりの昨春とは違って、今冬は国内全体から死者数が増えてくるという姿も浮かび上がるのだ。

政府への風当たりが強まり、コロナ対策トップのテグネル氏とズレ

２０２１年１月７日のクリスマス休暇明けより、スウェーデンでは、通勤ラッシュ時の公共交通機関における、サージカルマスクの着用が推奨されるようになった。この発表が、国王の「失敗」発言の直後だったため、**各メディアから「失敗したから、マスク着用へと方針転換した」という印象操作も流された。**

あくまでも「推奨」にとどまるもので、日本人のように、一日中しっかりマスクをつける過剰反応は多くなく、街やショッピングモールの映像を見ても、マスクをしている人はほとんどいないのだが。

実は、この「マスク推奨」は、政府が先走った部分があるようだ。

公衆衛生庁のアンデシュ・テグネル氏は、以前から、外国人記者にマスクについて質問されるたび、「ユニバーサルマスクや、マスクの義務化に意味はないが、満員の公共交通機関など、部分的には有効である可能性はある」と発言していた。ただし、北米のように、マスクをつけてキス・ハグ・密着するなど、誤った安心感を抱いて、自由に行動しやすい国民性を危惧して、「かえって逆効果になる可能性がある」と釘も刺していた。

ところが、2020年11月に入って感染者が増えたことで、政府やテグネル氏に対する風当たりがかなり強まり、ステファン・ロベーン首相がぐらつき始める。公衆衛生庁への相談なしに行動するようになり、まず、「公共の場での9人以上の集会を禁止」という規制を発表したのだ。

最初にこの発表を見たとき、私は、9人と8人とで一体なんの違いがあるのか、テグネル氏も圧力を受けすぎて苦心しているのだろうかと首をかしげていたが、その後、**「公衆衛生庁が強く求めた措置では断じてない」**との発言があった。**「ラッシュ時の公共交通機関におけるサージカルマスク推奨」**も同じような流れで政府が発表したものらしい。どこかの国で見た現象とまったく同じで、政府の「支持率維持」の意図が強いわけだ。

インフルエンザの流行期には私も満員電車でマスクをすることがあるから、「推奨」ならば特におかしなことでもないと思うが、テグネル氏は、マスクによる過信をかなり心配しているようだ。案の定、2021年1月11日にネット配信されていたスウェーデンの公共放送では、「マスクには効果がある」と猛烈に解説しまくる人物が登場していた。

政治家の暴走によって「パンデミック特別法」が成立

このような流れの中、じりじりと政治家の顔が大きくなり、2021年1月8日、スウェーデン議会で**「パンデミック特別法」**が可決され、10日より施行されることになった。感染状況の悪化を食い止めるために、公共施設だけでなく、民間の店舗などの営業時間短縮や来店客数など、営業の自由を制限する内容で、政府に強い権力を与えるものだ。2021年9月末まで効力がある。

ただし、この法律では、他国のような個人の外出禁止令や行動制限等のロックダウン的措置や、個人宅での集まりを制限することなどは、「移動の自由」など憲法上の権利を侵害するという理由で行えない。

そして、「失敗したから新設した」のではなく、もともと春の時点で、いざというときの伝家の宝刀として準備されていた法律が、使われることなく夏に失効していたようだ。だが、今冬の感染状況から、やはりワクチンができるまでは厳しいかもしれないという懸念が生まれ、急遽議論されて可決・成立した。

施行後さっそく行われているのは、店舗面積に応じて、入店させる客の人数を

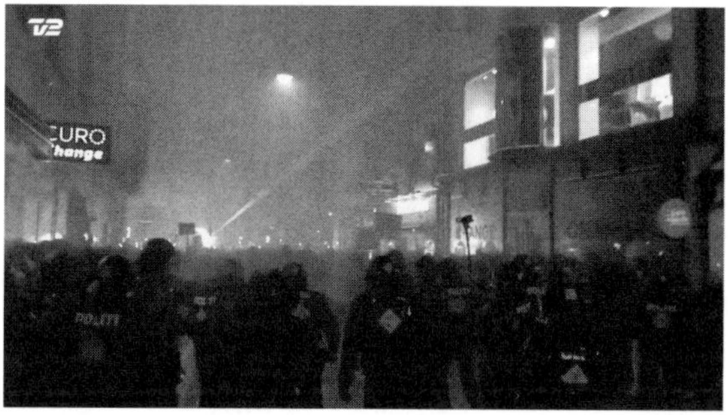

2021年1月、デンマークのコペンハーゲン市内で新型コロナウイルス規制等に反対する団体が主催した大規模デモ。警官隊との激しい衝突が動画投稿サイトYouTubeにもアップされている　https://youtu.be/C1XDZWZNNy4

制限するというものだ。違反すると罰金もあり得るという内容である。ただし、**根拠にもとづいた法的な建て付け**があり、制限に応じて補償も行う。

また、違憲審査に敏感な国柄で**法的な救済**もできる。**高齢者施設への訪問禁止などは、すでに裁判所から「訪問禁止は人権侵害であり違憲」という判断が下され、家族に会う権利が保護されているし、パンデミック特別法そのものも、原案は「国民の人権侵害に関する懸念」を理由に差し戻されており、政府は自由の制限に対しては非常に抑制的だ。**そして、スウェーデンはもともと手厚い失業保険の他、減収規模に応じて企業の固定費の最大75%を補償する政策も打っている。

日本のように、「自粛の要請」や、「立法事実がない」「救済を申し出る場所がない」「そもそも法的根拠がないから救済もされない」という無法状況とは、かなり違うことは理解しておきたい。そして、そもそも日本は、スウェーデンとは比べものにならないほど感染被害が少ないということも。

以上、スウェーデンの現状について詳しく報告した。どの国にも起きる現象が見られ、少し身近に捉えられると思う。

ちなみに、合理主義的でスマートなイメージのある北欧諸国でも、ロックダウンした国の国民には相当なストレスがたまっている。スウェーデンのスコーネ県に対して国境を開いていた隣国デンマークでは、在宅勤務の他、学校、施設、店などほとんど閉鎖され、5人以上の集会は禁止、人々は2mの距離を保つように求められているのだが、2021年1月9日、反ロックダウンデモが勃発。警察隊と衝突し、9人が逮捕された。政府に自由を奪われた人々の怒りが渦巻いている。

ロックダウンなど、百害あって一利なし。これはもはや常識と考えてよい。

そして、誤読・誤報・デマ、〝自国の状況棚上げのスウェーデン叩き隊〟には気をつけよう。

【PROFILE】
泉美木蘭（いずみ・もくれん）
1977年、三重県生まれ。作家。小説『会社ごっこ』（太田出版）、『オンナ部』（バジリコ）、『エム女の手帖』（幻冬舎）、『AiLARA「ナジャ」と「アイララ」の半世紀』（Echell-1）等のほか、近著に小林よしのり氏との共著『新型コロナ-専門家を問い質す』（光文社）がある。「小林よしのりライジング」にて社会時評「泉美木蘭のトンデモ見聞録」を、幻冬舎Plusにて「オオカミ少女に気をつけろ!～欲望と世論とフェイクニュース」を連載中。東洋経済オンラインでも定期的に記事を執筆している。TOKYO MX『モーニングCROSS』コメンテーター

弱すぎる政権、ポピュリズムに走る知事、
恐怖を煽るメディアと、その共犯関係にある大衆――

コロナと戦争が暴いた日本国の欺瞞

「コロナで死ぬ命と、経済で死ぬ命は等価――」

2020年3月、まだ1回目の緊急事態宣言が発出される前、国際政治学者の三浦瑠麗氏は、国民がどれほど自粛しても「経済が死んだら終わり」と、政府のコロナ対策に真正面から疑問を投げかけた。医療崩壊の危機が叫ばれた昨年末には、「医療緊急事態」を宣言した日本医師会などの職能利益団体に対して「コロナ患者の受け入れを拒否している私立病院の大半の方々」と指摘。「(医療崩壊の)すべてを国民の責任にしている」と舌鋒鋭く批判したことが大きな反響を呼んだ。

新型コロナを巡っては、感染拡大の封じ込めと経済再開のどちらを重視するか、多くの専門家や言論人が単純化した二項対立の構図に呑み込まれた。その結果、大多数は思考停止状態に陥り、批判されるリスクの少ない「コロナ対策重視」という安全地帯に逃げ込んだが、そんな閉塞した言論空間で一切ブレることなく発信し続けてきた三浦氏に、今回、小林よしのりが挑む。

なぜ、日本は今なお、自粛という名の淀んだ「空気」に支配され続けているのか? コロナと先の大戦との共通点は何か? そして、アフター・コロナの時代は訪れるのか?

3月初旬に120分にわたって行われた2人の激論をここに収録する。

小林よしのり

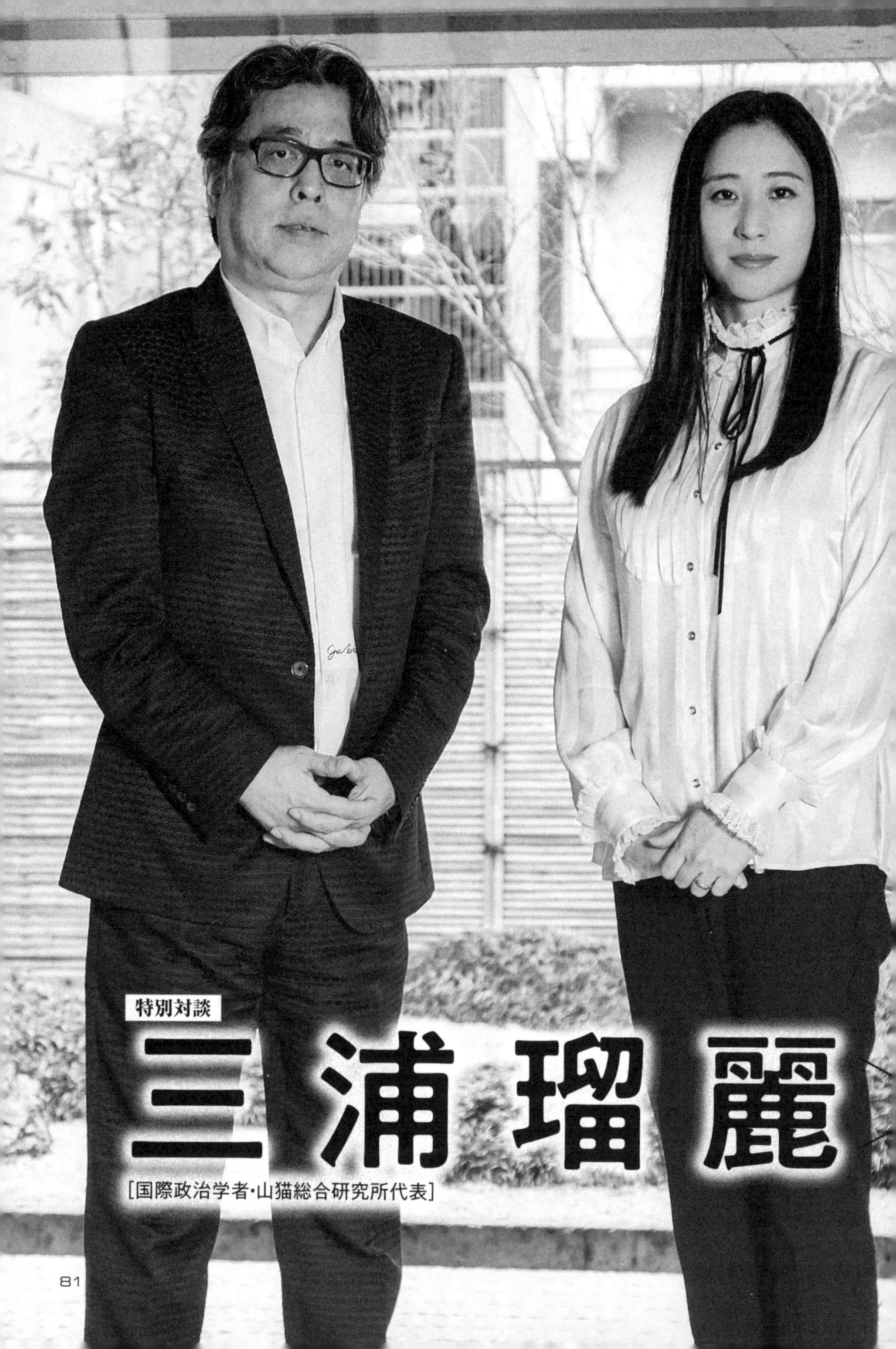

特別対談

三浦瑠麗

[国際政治学者・山猫総合研究所代表]

小林　まず、わしが言っておかなきゃいけないのは、今回のコロナを巡る騒動が始まって以来、三浦さんの発言がいささかもブレていないことだ。言論人、文化人の中には、異様なまでにコロナを恐がり、「これまでの自信に満ちた発言は何だったのか？」と呆れるほどに怯えている人も珍しくない。そればかりか、リベラル派言論人の中には、感染拡大を防ぐために「国家が積極的に介入して個人の自由を制限すべきだ！」と言い出す者まで出てくる始末……。日和見主義というか、付和雷同というか、自分のこれまでの主張をすべて覆すようなことを言っているのに、それに気づく素振りさえ見せないなんて「言論人失格」ではないか、と思ってしまう。翻って、三浦さんは自分の出ているテレビ番組でも、多くの出演者が理に適わない意見をまくし立てる中、勇気をもってブレずに自分の考えを発言し続けた。わしにはとても「男前」に映ったし、やはり、言論の世界においては、極限の状況下でこそ真価が問われるものだと改めて思い知らされました。

三浦　いえいえ（笑）。

小林　まぁ、本当はコロナ禍なんて極限状況でも何でもないんだけどね（苦笑）。もちろん、コロナがエボラ出血熱のようにものすごく致死率が高くて、それが蔓延しそうな事態なら話は別ですよ。だが、コロナが日本で騒がれ始めた2020年2月頃から、多くのデータが「インフルエンザ以下の弱いウイルス」であることを示しているとわしは訴え続けてきた。その後も最新のデータは常に追い続けているが、やはり「コロナは弱い」という結論は微塵も揺らいでいない。それにもかかわらず、2021年2月には、新型インフルエンザ特措法と感染症法が改正されて、バカげた罰則規定まで盛り込まれることになってしまった……。なぜ多くの日本人は、今なお、これほどまでにコロナを恐れ続けているのか？

三浦　2020年、検察庁法改正に反対する動きが広がり、ツイッター上では著名人も巻き込んでハッシュタグ「#検察

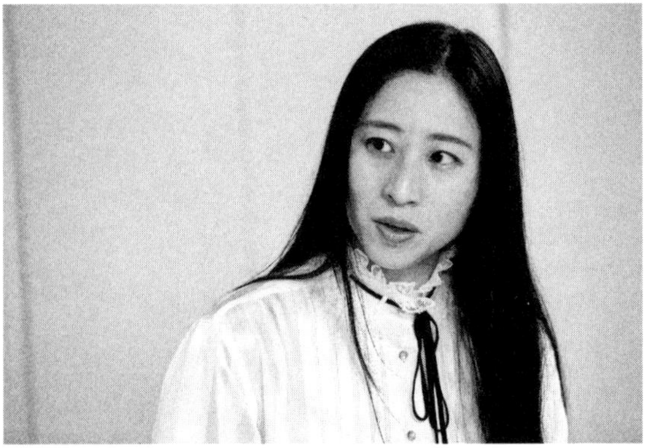

【PROFILE】
三浦瑠麗（みうら・るり）
国際政治学者・山猫総合研究所代表。東京大学大学院法学政治学研究科修了。博士（法学）。著作に『シビリアンの戦争――デモクラシーが攻撃的になるとき』（岩波書店）、『孤独の意味も、女であることの味わいも』（新潮社）、『日本の分断　私たちの民主主義の未来について』（文春新書）など多数。地上波テレビの番組にも数多く出演し、テレビ朝日系「朝まで生テレビ!」でパネリストを、フジテレビ系「めざまし8」「ワイドナショー」でコメンテーターを務める。一児の母

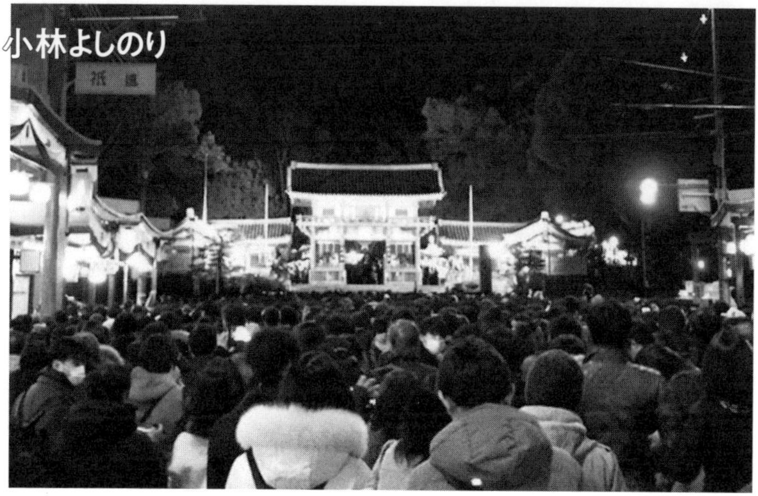

昨年の元旦、京都で伏見稲荷に次ぐ参拝客が訪れる八坂神社前の四条通は、初詣客で溢れ返っていた。新型コロナが感染拡大する前には、例年、三が日だけで100万人が訪れていたという　写真／朝日新聞社

庁法改正案に抗議します」をつけた投稿が相次ぎました。改正によって政権に都合のいい幹部をポストにとどめ、不都合なら退職してもらう人事が可能となるのではないかと受け止められたためです。ところが、それよりもっと直接的に権力が濫用される今回の事態において、言論人や著名人は不思議なほど静かです。新型インフル特措法改正により、感染拡大防止のためという理由で出された自粛命令に従わない場合、罰則が科されることになりましたが、それを批判する勢力はもはや共産党くらいしかいない。「時の権力に都合のいいように」運用される懸念はむしろこちらのほうが大きいのに。

日本人はコロナを恐れると同時に高揚感を覚えている

小林　それどころか、歓迎している節すらあるくらいだよ。三浦さんが徴兵制を論じただけで、出演していたCMの企業にクレームが多く寄せられたときもふざけた話だと思ったが、徴兵制を恐れるなら特措法の罰則も恐れるのが普通でしょう（苦笑）。もうムチャクチャな話ですよ。

三浦　原理原則ではなく、雰囲気に押された私権制限なら歓迎するというわけですね。日本人は正直で、テレビのワイドショー次第のようなところがあります。ワイドショーが感染拡大の恐れを煽るうちは、緊急事態宣言が出ていない地域でも人出が減る。しかし、ピークを越えてしばらくして社会的に許容される雰囲気になると、観光地に人が増えます。一方、メディア自身も確固たるものを信じているわけではない。「空気」によって報じる内容を変えている。集団全体が「空気」で動いているんです。

小林　なるほど……。

三浦　なぜそのような「空気」が生じたのか。一つは感染症というものがもたらす強い恐れ。もう一つは、悲劇は人間に高揚感をもたらすからです。人々は悲劇の物語を進んで観に行き、泣いたり悲しんだりします。ドラマティックな要素は、「生」の実感を際立たせてくれる。新型コロナについても、非常事態宣言という非日常は社会の凝集力を高め、マスコミに登場する人間もどこか気分が高揚している。目に見えない未知のウイルスは自分や集団の生命を脅かす存在であるという恐怖を抱きながら、同時に火事場的な興奮も覚えている。だから、ニュースでも「罹ったがなんとなく治った」人ではなく、「すごく苦しんだ」人のストーリーや感染者の不安と自責の念ばかりが取り上げられるのです。実際には、新型コロナに罹った人の人口に占める割合はすごく少ないので、他人事としての「火事場」的無責任さがより際立つのかもしれません。こうした恐怖と興奮の要素が絡み合い、パンデミック（世界的大流行）が、人々により強い反応を呼び起こしているのではないでしょうか。感染症のリスクは「自分ごと化」が容易で、テロや軍事攻撃などよりもよほど強い反応を社会に呼び起こすということが、今回わかりました。例えば、1995年にオウム真理教が起こした地下鉄サリン事件でも、同様のテロが毎週どこかで起きるとは誰も考えなかった。北朝鮮からの軍事攻撃を懸念する人も稀です。ところが、感染症に関してはワーストケースシナリオが強い説得力を持ちました。厚生労働省クラスター対策班の西浦博・北海道大学大学院教授（当時）が、「対策をまったく取らない場合、42万人が死亡する」と言うと、瞬く間に浸透しましたね。

小林　わしはまったくそう思わんかったが、多くの日本人が真に受けたのは事実だな。

三浦　今回の感染症は客観的な脅威のレベルが地域ごとに異なりますが、被害の少ない日本ではもちろんのこと、各国で強すぎる社会的反応を呼び起こしたと思っています。人間はどうしても周期的に集団パニックを起こしたり、戦争したりせざるを得ないのかもしれない。第2次世界大戦が終わって75年の歳月が流れ、冷戦の終結によって、世界中の人々の頭から核戦争の現実的恐怖が消え去ってから四半世紀以上も経っている。人間の中には、すでに述べた悲劇や興奮を求める気持ちがあらかじめあるが、今回のパンデミックを契機に、それが世界中で一気に吐き出されたとしても不思議ではない。

小林　鋭い！　わしもそれに近いようなことを考えていたんだよ。ミシェル・フーコー（哲学者＝1926〜1984年）やジャック・デリダ（哲学者＝1930

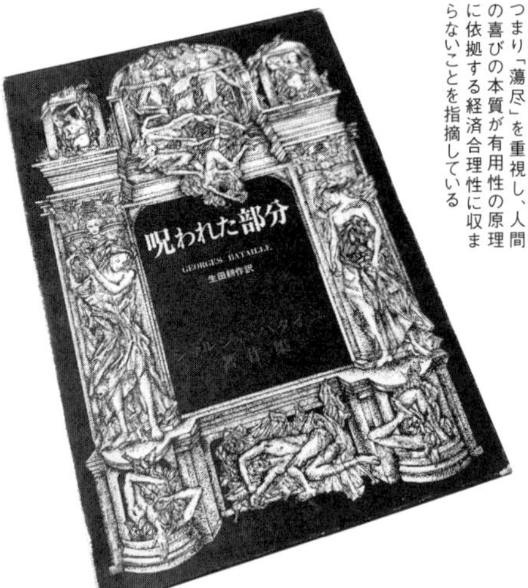

呪われた部分
GEORGES BATAILLE
生田耕作訳

今も大きな影響を与え続けているバタイユは、著書『呪われた部分』で生産よりも富の消費、つまり「蕩尽」を重視し、人間の喜びの本質が有用性の原理に依拠する経済合理性に収まらないことを指摘している

～2004年）など、後のポスト構造主義に影響を与えたフランスの哲学者・思想家のジョルジュ・バタイユ（1897～1962年）は、1949年の著作『呪われた部分　有用性の限界』で、現代における「蕩尽」（過剰な財産を使い尽くすこと）の可能性を論じている。バタイユは、近代の資本主義社会において、過剰なものを「蕩尽」する方法が失われ、過剰が無尽蔵に増殖していくことを批判的に捉えていた。かつて、人類は祝祭によって蕩尽していたが、近代においてその場は失われ今に至っている。祝祭はお祭りであるだけでなく、富める者が蓄えた財産を蕩尽することで、貧富の差を縮める富の再分配の機能も担っていた。また、祝祭空間は、お祭の日にちが決まっているように、特定の時間に現れる非日常であり、それゆえに特別な価値や機能を持っていたわけです。わしはコロナを巡る騒動を見ていて、「蕩尽」と似ていると思ったんだよ。人々の多くは「コロナは恐い」と口を揃える一方で、ある意味、この狂騒を祝祭のように楽しんでいるのではないか、と。

三浦　仮にそういう心理が働いていたのだとすると、富の再分配の効果は真逆でしたけれどね。ロックダウンなど実体経済の抑制でむしろ格差は開きました。これだけ財政出動しても、困窮者はますます困窮し、資産家の富は増えたわけですから……。初期にコロナを「痛快だ」とツイッターに書き込んで謝罪に追い込まれた朝日新聞の編集委員がいましたが、これはコロナが富める者も貧しいものも平等に人を痛めつけるという幻想に基づいていたのではないでしょうか。

コロナと戦争を同一視するのはあまりに釣り合いが取れない

小林　まぁ、みみっちい話ですよ。三浦さんの仮説を借りれば、戦争の代わりがこの狂った騒動かよ！　と思う。そりゃ、欧米など世界に目を向ければ、コロナは深刻な事態です。だが、日本での影響は極端に小さく、季節性インフルエンザの死者・感染者の数に遥か及ばない。これほど弱いコロナを戦争と同一視して、その恐怖を重ね合わせるなんて、あまりにも釣り合いが取れない。現状では、弱いコロナを無理やり強毒の恐ろしいウイルスと見做して、進んで恐がっている節さえある。わしが昨年の秋、「コロナで子供は1人も死んでいない！」と書いたら、ネット上で「事実ではない！」と批判の声が湧き上がった。いやいや、わしは紛れもない事実しか言っとらんのだが（苦笑）、どうやらこの手の騒ぎ立てる人たちは、真偽のほどを確かめるためにネット検索さえしないらしい……。今、「コロナは恐い」とわめいている人は、おそらく本を読まない類いの人間だとは思っていたが、ネットで調べることすらしないのか⁉　と驚いた。なるほど、テレビしか観ないのだから、「コロナは恐い」というインフォデミック（SNSなどを通じて、不確かな情報が大量に拡散されてしまう現象）が一向に収まらないわけだ。彼らは「コロナは恐い」という情報を自分から積極的に取りにいって、楽しんでいるだけなんじゃないか。

三浦　人間は表の合理性だけで動く生き物ではないということですね。一見、非合理に見える戦争が、人間の適応行動として行われることも指摘されています。人間はなぜ戦争をするのか、という大きな問いに取り組んだ、軍事史や戦争・戦略研究で著名なテルアビブ大学教授アザー・ガットの『文明と戦争』（上下巻＝2012年・中央公論新社刊）の翻訳を以前一章分担当しました。未開の時代から、資源と女性は戦争の主要原因でしたが、時に見過ごされがちな点として、ガットは死亡率の高い戦争の場合、戦争の結果として資源をどれだけ獲得したかは重要ではないと述べています。早い話が、死者数が多ければ多いほど、生き残った男性一人当たりの食料や女性は相対的に増えるため、戦を通じて資源不足は解消されるからです。つまり、一見、死者が多く非合理に映る戦争でも選び取られる理由がある。こうした行動は、狩猟採集時代から人間の適応行動なのです。また、歴史を紐解くと、定期的にパンデミックに襲われるたび、人間が極端な行動に走っていることがわかる。例えば、少数民族に対する襲撃。人類は社会に生じたストレスを解消する術として、しばしば暴力を選んできたのです。

小林　確かに、コロナを異常に恐がる人たちに論理が通じないのは不思議で仕方なかったが、そんな大昔に身につけた適応行動の一つとして恐がっているなら理解できなくもない。

三浦　なぜ、パンデミックに際して、欧米は平静を保っていられないのでしょうか。同じ欧州でもロックダウンをせずに緩和政策に舵を切ったスウェーデンは平静でいられたのに、スウェーデンと同程度の人口当たり死者を出したイギリス社会は混乱を極めた。それは、社会的合意が取りつけられたかどうかの問題です。社会が割れてしまうと、平静になれない人々が生まれる。パンデミックに際して私たちにできることは、極めて当たり前のことにすぎません。高齢者施設や医療施設を感染から守り、自分が感染しないよう予防に努める。スウェーデンもソーシャル・ディスタンスを取ることを国民に求めているし、ルールは守ってお

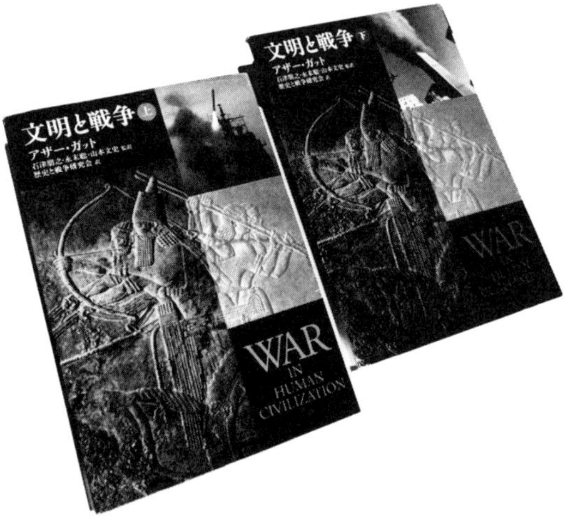

文明が誕生し、国家が勃興したことによって戦争の規模と形態がどう変化したのか。『文明と戦争』は、狩猟採集時代から冷戦期まで、古今東西のあらゆる有名、無名の戦争を総覧し、分析した包括的な大著だ

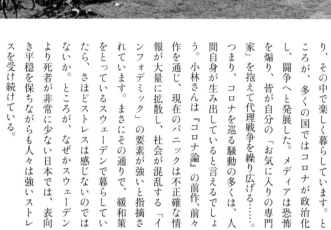

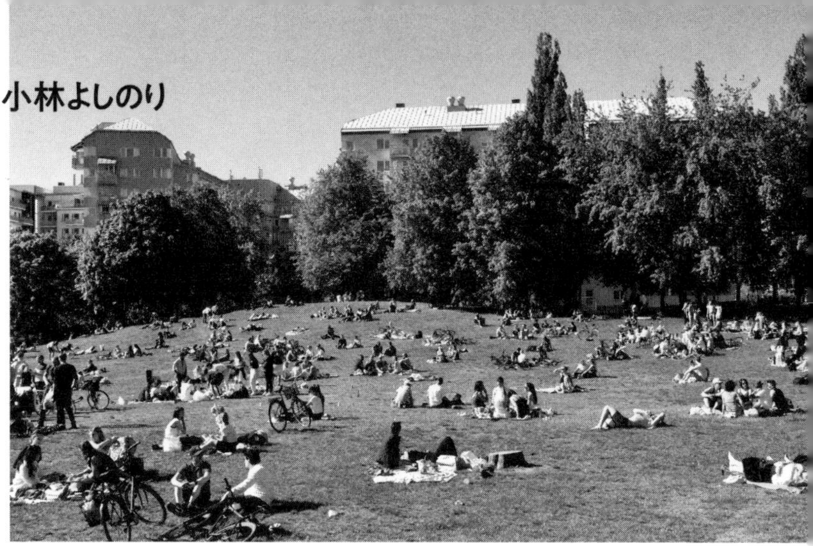

ロックダウンに踏み切った欧州各国とは対照的に、世界で唯一、緩和政策を行うスウェーデン。2020年5月、首都ストックホルム中心部の公園では多くの人々がくつろいでいた　写真／TT News Agency／時事通信フォト

り、その中で楽しく暮らしています。ところが、多くの国ではコロナが政治化し、闘争へと発展した。メディアは恐怖を煽り、皆が自分の「お気に入りの専門家」を抱えて代理戦争を繰り広げる……。つまり、コロナを巡る騒動の多くは、人間自身が生み出していると言えるでしょう。小林さんは『コロナ論』の前作、前々作を通じ、現在のパニックは不正確な情報が大量に拡散し、社会が混乱する「インフォデミック」の要素が強いと指摘されています。まさにその通りで、緩和策をとっているスウェーデンで暮らしていたら、さほどストレスは感じないのではないか。ところが、なぜかスウェーデンより死者が非常に少ない日本では、表向き平穏を保ちながらも人々は強いストレスを受け続けている。

小林　コロナそのもののストレスより、社会の「空気」に窒息しそうだよ。

三浦　私の山猫総合研究所では、コロナ禍に突入してから、影響を受けている人々の声を政治や官僚に届けるべく試みてきました。今は演劇人やミュージシャンなど、芸術に携わる人やその「場」を守らなければと思っています。アーティストは「お上」と関係なく自力で生きてきた人が多く、政府に助けを求める術を知らない。コロナ禍で、日本のアーティストのほとんどは活動ができなくなり、追い詰められる人たちが大勢出てきてしまった。協会が行ったアンケートによれば、実演家の3割が「自死」を考えたといいます。これほどまでに追い込まれて、少しは政府に対する反発が起きても不思議ではないのに、従順さゆえか、抵抗しない。

非現実的な「ゼロ・コロナ」に舵を切り始めた専門家たち

小林　飲食店を始め、自粛によって大打撃を受けた商売をしている人たちにしても、「経営的には緊急事態宣言の解除はありがたい」と胸の内を明かしながらも、「個人的には解除後のリバウンドが恐い」と言い、なかには、他人の目を気にしてか「緊急事態宣言の延長も必要かもしれない」

などと答える人までいるから呆れるばかりだよ……。

三浦　感染症特有の反応かもしれません。例えば、鬱や精神疾患などは、患者と社会が共生することが前提となっている。仮に家族や社会が不利益を被ろうとも、問題がすぐに解決しない以上、共生していくしかないという結論になる。ところが、コロナは感染症なので人と人との隔離が推奨される。それは、「人との関係を絶っていい」というメッセージに他なりません。ところが、冷静に考えれば、ウイルスをステイホームで簡単に撲滅できるわけがない。これまで人類が撲滅することができたのは、唯一、天然痘だけです。ポリオも根絶間近と言われますが、ふつうに考えればここまで広まった不顕性で弱毒性のウイルスを撲滅することなどできるわけがない。しかし、感染症対策では「人と人を切り離そう」という基本思想ばかりが繰り返されています。

小林　そう！　コロナは弱すぎるから、むしろ封じ込めることは不可能なんだよ。

三浦　よく共演する二木さん（芳人・昭和大学客員教授）は感染症の専門家としては社会的影響に理解を持ってくれるようになりました。番組でも「病床を拡大しないといけませんね」と言ってくれるんです。専門家は、感染症の教科書のイロハである「隔離して撲滅」という考えが強すぎるため、ウイルスを撲滅する過程で「人間が壊れないようにするにはどうすべきか？」といった視点が希薄になりがちです。分科会のメンバーを始め、感染症の専門家に社会知があるわけでもない。メディアでもよく取り上げられる岩田健太郎・神戸大学教授は、最近になって、ウイルスの撲滅を目指す「ゼロ・コロナ」に突如、舵を切りました。

小林　「何だこの人!?」って思ったよ。心底、がっかりした！

三浦　感染拡大初期に封じ込めに成功した台湾の感染対策を見て「ゼロ・コロナ」を言い出すならまだしも、今の今になってですから。人間はひとたび緊急事態宣言を体験すると、集団主義も相俟《あいま》ってどんどん感染を減らすことが気持ちよくなり、自己目的化してしまいがちです。日本は海外からの人の往来が激しいうえ、台湾のようなインテリジェンスも強権の行使を可能にする法制度もない。2019年12月に、コロナの震源地とされる中国・武漢市で発生した「謎の肺炎」がほんの少し報じられた段階で鎖国することは無理ですね。感染者を完全に締め出すなど不可能な話なのです。専門家の中には世論の動きで態度を翻す人もおり、興味深く見ています。感染が増える局面では「病床を増やせ」と言うと耳を傾けてもらえるけれど、減り始めた局面で同じことを要請しても、どういうわけか聞き入れられない（苦笑）。感染が増えているとき、「あと1～2週間で医療崩壊する。だから、家にこもってください」と言われたら、さすがに私も従いますよ。でも、減っている局面であれば、必要なのは、反省を生かし、次の感染拡大に備えた病床拡充です。そもそもコロナ治療には医療リソースのごくごく一部しか使ってい

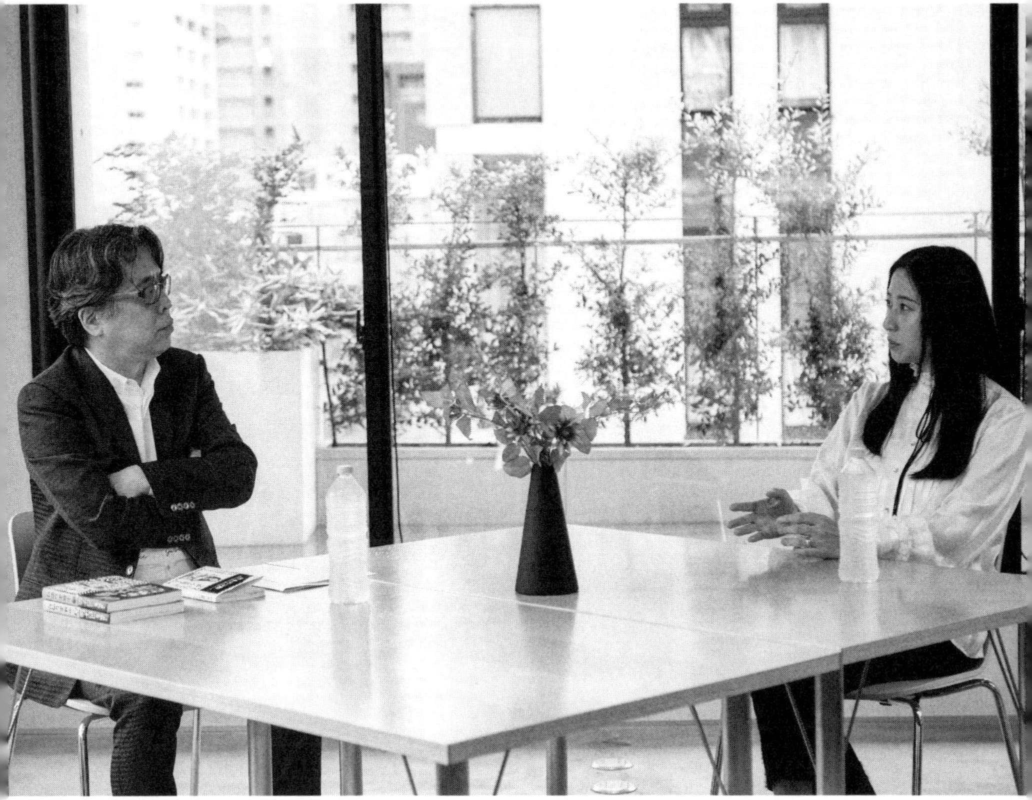

ないんですから。緊急事態宣言の目的は医療崩壊の回避だったはずなのに、なぜか途中から目的が「ゼロ・コロナ」にすり替わってしまう……。1回目の緊急事態宣言のときも、テレビ番組で一人警鐘を鳴らしていましたが、また同じことを同じ番組で言わなければならない。学びが一切ないというか、びっくりですよ（苦笑）。

ポピュリズムに引っ張られ罰則強化を求めるリベラル

小林　立憲民主党も「ゼロ・コロナ」を言い始めちゃったからな……。

三浦　加えて、国民民主党もですね。共産党はさすがに言及していないし、言い出すほど愚かじゃないと思う。ただ、共産党にはイデオロギーとして政府の領域をなるべく拡大し、生産手段を社会化したいという動機があります。具体的には、企業を国有化したり、大企業から重税を徴収する方向性ですね。そんな彼らの思想からすると、休業要請に対し「補償を全額支払え！」という正論が、彼らの行きたい方向性と合致したということ。もっとも、共産党は戦後日本の自由主義を重んじているところもあるのは確かです。行動自粛や営業時間短縮の要請に従わない場合、罰則を科すことには反対の立場でしたからね。他方、立憲民主党と国民民主党はこういう共産主義イデオロギーのようなドグマ（教義・教条）もないものだから、結構ブレる。明らかにポピュリズムに引っ張られていますよね。だから、政策の軸を打ち出さなければならないとなったときに、わざわざ「ゼロ・コロナ」を持ち出してきた（苦笑）。

感染予防の徹底が子供や若年女性を苦しめる

小林　日本で感染が拡大してきた当初、「正しく恐れる」とよく言われていたけど、立憲民主党や国民民主党にとって「ゼロ・コロナ」は正しく恐れていることになるのか？（苦笑）　全員マスクしていればいいのかという話で、わしはアルコール消毒液が置いてあっても、強制されなきゃ絶対に使わない。手のひらを消毒することで、その表面を覆う脂をつくってくれている常在菌まで殺してしまい、むしろコロナウイルスが付着しやすくなることを知っているからです。ところが、メディアに登場する専門家は、誰一人としてこれを言わない。どういうわけなのか！

三浦　子供の手指消毒の啓蒙の際には気を付けるべきです。頻繁に石鹸で手洗いをするのはよいこと。ただし、除菌しすぎると、むしろ害のほうが多いことは朝のワイドショーに出るたびに私は言っていましたよ、嫌みのようにね（笑）。感染症専門家は手術室での消毒をイメージ

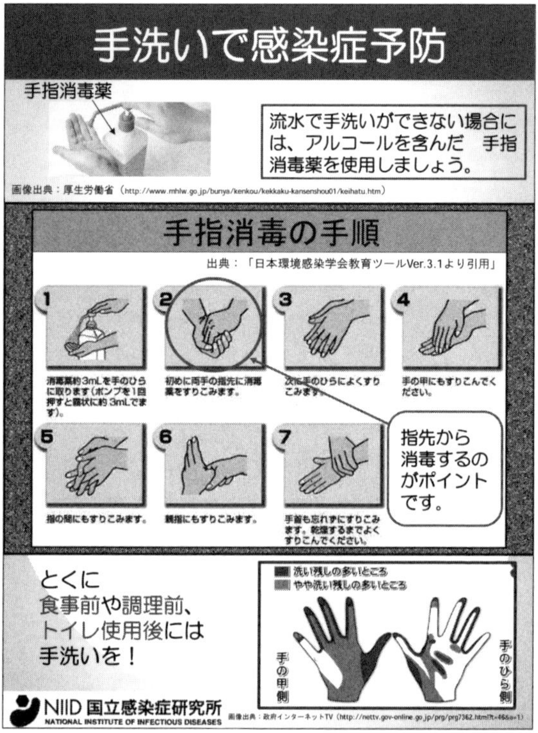
手洗いで感染症予防
手指消毒薬
流水で手洗いができない場合には、アルコールを含んだ　手指消毒薬を使用しましょう。
画像出典：厚生労働省（http://www.mhlw.go.jp/bunya/kenkou/kekkaku-kansenshou01/keihatu.htm）
手指消毒の手順
出典：「日本環境感染学会教育ツールVer.3.1より引用」
1 消毒薬約3mLを手のひらに取ります（ポンプを1回押すと霧状に約3mLでます）。
2 初めに両手の指先に消毒薬をすりこみます。
3 次に手のひらによくすりこみます。
4 手の甲にもすりこんでください。
5 指の間にもすりこみます。
6 親指にもすりこみます。
7 手首も忘れずにすりこみます。乾燥するまでよくすりこんでください。
指先から消毒するのがポイントです。
とくに食事前や調理前、トイレ使用後には手洗いを！
洗い残しの多いところ
やや洗い残しの多いところ
手の甲側
手のひら側
NIID 国立感染症研究所
NATIONAL INSTITUTE OF INFECTIOUS DISEASES
画像出典：政府インターネットTV（http://nettv.gov-online.go.jp/prg/prg7362.html?t=46&a=1）

国立感染症研究所のホームページには「流水で手洗いができない場合には、アルコールを含んだ手指消毒薬を使用しましょう」と詳細な解説が掲載されているものの、手の常在菌まで滅菌してしまう弊害には言及していない

特別対談

三浦瑠麗×小林よしのり

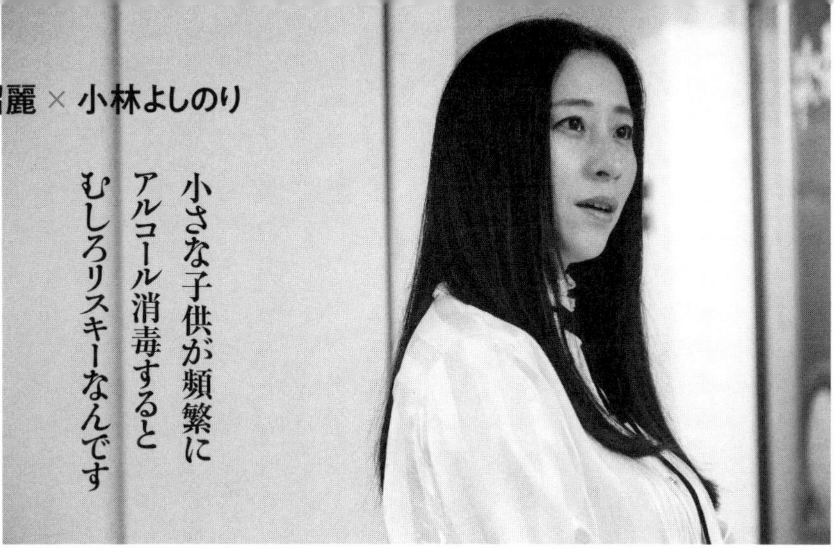

小さな子供が頻繁に
アルコール消毒すると
むしろリスキーなんです

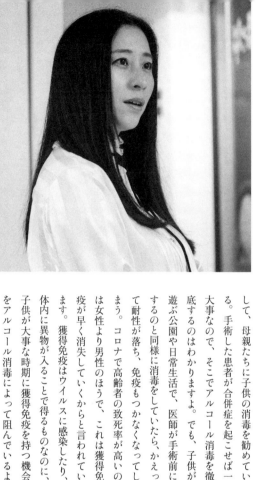

して、母親たちに子供の消毒を勧めている。手術した患者が合併症を起こせば一大事なので、そこでアルコール消毒を徹底するのはわかりますよ。でも、子供が遊ぶ公園や日常生活で、医師が手術前にするのと同様に消毒をしていたら、かえって耐性が落ち、免疫もつかなくなってしまう。コロナで高齢者の致死率が高いのは女性より男性のほうで、これは獲得免疫が早く消失していくからと言われています。獲得免疫はウイルスに感染したり、体内に異物が入ることで得るものなのに、子供が大事な時期に獲得免疫を持つ機会をアルコール消毒によって阻んでいるようなものですよ。

小林　風邪を始めとする多種多様なウイルスが、子供の鼻腔の奥には大人の10～100倍も常在している。子供は何でも口に入れるし、物理的に大人より低い位置で動き回っているから、飛沫なども受けやすいので当然の話で、常にウイルスが体内に曝露しているようなもの。だから、1年に5、6回も風邪をひいたり、いつも鼻水を垂らしていたりするが、換言すれば、常に自然免疫が発動して免疫力を高めているから、元気にすくすくと育っているということだ。

三浦　消毒にも節度が必要です。テレビを見ていると、事あるごとに手指の消毒を徹底させ、「一切合切モノに触れるな！」と母親たちに推奨している。でも、子供を育てていて思うのは、風邪をひくことも大事なんですね。私は、テレビのレギュラー番組に穴を開けるわけにはいかないのもあって、冬のシーズンはインフルエンザに罹りたくないので、人が集まる遊園地などには絶対に行きませんが、子供は元気に遊ばせないと。

小林　まったく同じ。わしも原稿を落とすのは絶対に避けたいから、インフルエンザにだけは相当な注意を払ってきた。そもそも真っ当な社会人は、コロナ以前からインフルの予防対策は徹底していたんだよな。

三浦　子供にも、何か食べる前には石けんで手を洗いなさい、と言い続けていますよ。子供って3歳になるまでは頻繁に風邪をひくものなんです。保育園でもすぐ熱を出して何度迎えに行ったことか。いくら気をつけても、そばにいるだけで私もしょっちゅう風邪をうつされていました。つまり、子供は3年間で日常転がっているほとんどのウイルスに感染して、免疫を強化している。新型コロナの感染が広がって1年が経ち、収束までは最低でも2年はかかりそうですが、この間に新生児から育児してきた母親の中には、コロナの感染を恐れて予防注射さえ子供に打っていない人もいると聞きます。この子供たちは無菌室にいるようなもので、外へ出たときの耐性が低くなる。

小林　想像するだけで、子供たちが不憫でならないよ……。

三浦　山猫総合研究所が行った意識調査でも、男性より女性のほうが格段にコロナを恐がっていることがわかっています。18～20歳くらいなら、特に持病がなければほぼリスクはないと考えてもいいのに、この年齢層の女性の自分の健康に対する不安度は同年齢の男性より遥かに高い。女性は元来、家族や周囲を気遣う立場で生きてきたからか、男性よりも優等生でルールを順守する意識が強いように思われます。若者が感染を非常に恐れているのは確かで、緊急事態宣言が出ると行動を大きく変容させている。今の若者は3・11すらもあまり憶えていないので、今回が初めての非常事態。だから、真面目に自粛に応じている側面があるのでしょう。メディアなどでよく「若者が感染を広げている」とバッシングが起きますが、これは高齢化社会に阿《おもね》っている。意識調査では、宣言下でも普通に出かけているのは中年だからです。当然と言えば当然で、彼らは働かなければならないから。若年層でも、働く人は運輸や清掃、介護、コンビニ、小売りの店員など、社会に必須のありとあらゆる仕事を担っています。

小林　単純に、免疫の問題なんだけどね。免疫力が弱くて、基礎疾患がある人は感染しやすく、重篤化しやすいから十分に注意する必要がある。ただ、そうでない

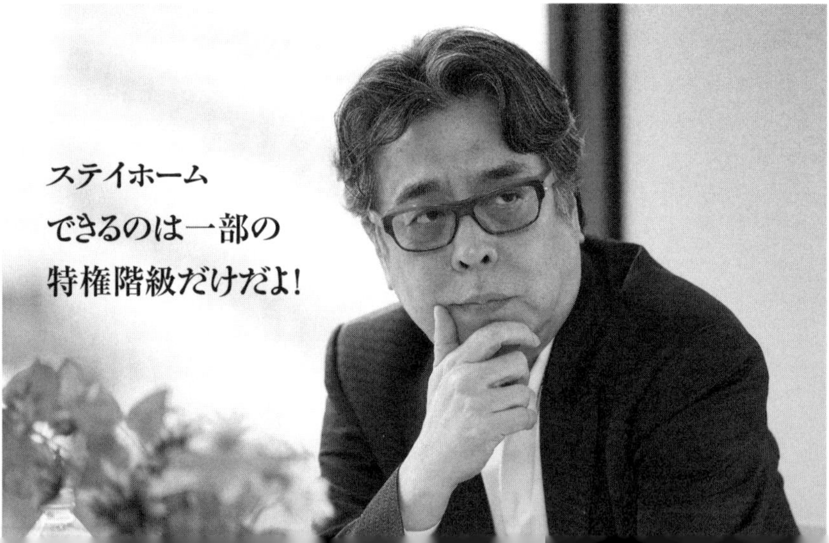
ステイホーム
できるのは一部の
特権階級だけだよ!

人たちはどんどん感染して、治っていけばいい。わしはずっと言い続けているが、やはりそれしか方法はないんだよ。

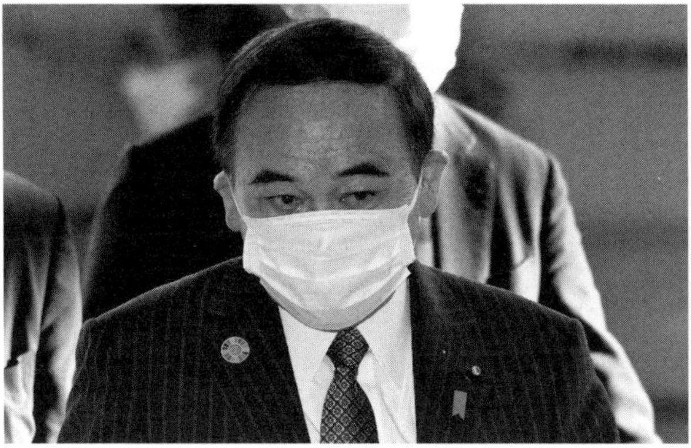

2月12日、菅総理は坂本哲志少子化担当相に、新設する孤独・孤立対策担当を兼務するよう指示。コロナ禍で増加する自殺やひきこもりへの対策を担うが、抜本的な対策を打ち出せておらず効果は未知数だ　写真／朝日新聞社

過剰な「合理主義」信奉が感染は制御可能と過信させる

三浦　私がロックダウンに当初から否定的だったのは、ロックダウンに肯定的な人たちは、悲観的な思考と楽観的な思考を併せ持っていて、それが共にあまりに「過剰」であるように思えたからです。悲観的というのは、「42万人が死亡する」という主張に代表されるように、最悪のシナリオしか考えていないという点。逆に楽観的なのは、ロックダウンすれば感染は終わると安易に考えていたところです。ロックダウンは感染者を減らす効果がある一方で、集団免疫の達成も遠のかせるため、医療崩壊を避けるという短期的な解にしかなりません。そして、何より払うコストは大きい。ニュージーランドのように強硬なロックダウンでゼロ・コロナを目指せば、社会的犠牲が生じますが、それに思いを馳せる想像力は欠如している……。ニュージーランドでは昨年、家庭内暴力が増え、その内容もより陰惨になっているという報告があります。日本でも非正規雇用が多い女性の自殺が増えました。こうした問題が起きていながら、楽観論に傾斜していいものなのか。政府は、一つのシナリオだけ想定して動くべきものではありません。本来は、もっと総合的にありとあらゆる分野での損失を比較すべきです。

小林　「新しい生活様式」や「ステイホーム」などといった耳に心地いい無意味なキャッチコピーを広めて、民衆から思考する力を奪ったのが大きい。家から一歩も出るなというルールを守って、親子でお菓子づくりにチャレンジしたり、家の中に子供のための大掛かりな遊具をつくったり……。わしには、ろくに働きもせず生活が成り立つ一部の特権階級の自慢にしか思えなかったが、そういう優雅な家庭の日常が緊急事態宣言下にテレビのワイドショーで繰り返し流されていた（苦笑）。でも、こんな家庭は虚像にすぎない。そもそも、家庭とは牢獄なんだよ。日本で起きる殺人事件の5割は家族による犯行だからね。

三浦　そう。一番恐いのは家族なんです。

小林　ステイホームで家庭に閉じ込められたら、家族間でDVや虐待が起きるし、被害者側は逃げ場すらない……。女性や子供の自殺が増えるのは予想できたことだし、これだけ顕在化した今も、なぜ政治家は一顧だにしないのか？

三浦　政治家にもメディアでも、あらゆる折に散々申し上げてきました……。ただ、「ロックダウンすれば、コロナは制御できるはずだ」「自殺もきちんと対策を打てば、防げるはずだ」というふうに、大多数の人は人間の力を過剰に信じている。いわゆる「過剰合理性」です、この対談の冒頭で提起した「なぜごく少数の人しか一貫したことを言い続けられなかったのか？」という問題に立ち戻りますが、リベラルの少なくとも一部には物事を科学的、合理的に解決したいという欲求が存在します。そうした欲求が強すぎると、管理主義や合理性信奉に囚《とら》われやすいのです。実は、米国のリベラルの間でもこの過剰合理性が顕著でした。しかし、それによって、本来リベラルが守らなければならない弱者がかえって苦しむという本末転倒の結果が生まれています。ステイホームできるのは生活に余裕のある人たちだけですし、リアルな経済を止めれば困窮者が出る一方、富める者はますます富が増えるわけですから。あるリスクが出現したとき、人間は本能的にコントロールしようとしますが、問題は介入によって被害がより大きくなる場合でも、管理主義者は人為的コントロールを選んでしまうということです。

小林　実に、設計主義のリベラルらしい傲慢さだな（笑）。

三浦　コロナを人為的にコントロールしようとする際の過剰合理性の例を挙げれば、米国のアンドリュー・クオモ・ニューヨーク州知事の発信とそれに集まった期待でしょう。日本でもクオモ知事を礼賛する人は多かった。客観的にニューヨークと東京を比べたら、ニューヨークのほうが遥かに深刻な状況なのに、なぜクオモを礼賛するのでしょう。この根底には「なぜ、人はそれほど管理されたがるのか？」という問題が横たわっている。今回、日本の学者や言論人にそうした傾向が見て取れたのは非常に残念なことです。感染症の脅威をゼロにすることはできません。耐え忍ぶべきことは耐え忍びつつ、生活していかなければならない。ですが、人は人為的にコントロールできるという確信を抱いたり、あくまでも一つのシミュレーションにすぎないものを盲信したり

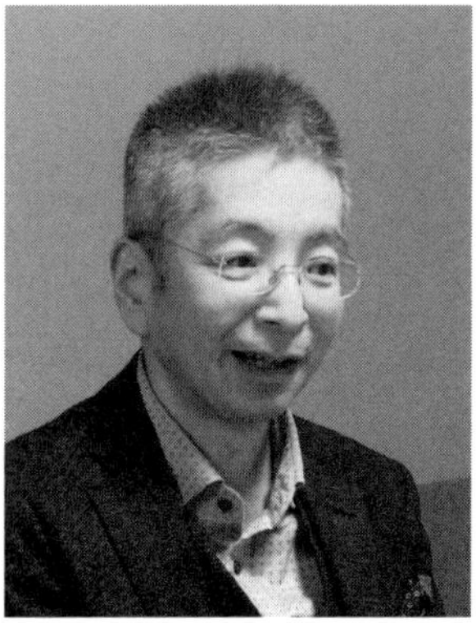

2020年5月、新型コロナ対策分科会には、行動経済学を専門とする大竹文雄・大阪大学大学院教授など、経済の専門家4人が新たにメンバーとなり、政府は経済を回す方向に舵を切ったと思えたが……　写真／朝日新聞社

する。リアルな社会や経済を知っている人が議論に加わり、常に引き戻す必要があります。新型コロナウイルス感染症対策分科会のメンバーには経済学者が２人加わりました。そのうちの1人、大竹文雄・大阪大学大学院教授は、行動経済学の専門家です。どういうメッセージを出せば国民が感染拡大防止のために協力し、行動変容してくれるかという知見を提供したはずです。一方、東京財団政策研究所研究主幹を務める小林慶一郎さんが当初提言したのは大規模な検査でしたが、これはさらに医療逼迫を促進するため違うと思いましたね。お二人の最大の貢献は、病床の拡大に必要なお金とＧＤＰの損失を比較し、前例のない支援を通じて病床を拡大すべきだと提言してくれたことです。それなのに、彼らの意見は通らなかった。まぁ、全体的に見て、経済の専門家であったとしても、やはり経済や社会生活をコントロールしたがる傾向があることは否めません。現実的には、政府も分科会も家庭で起きた虐待をコントロールすることなんてできなかったし、医療体制も拡充できていない。人間にはコントロールできそうなところ――この場合、行動制限を選んでしまうバイアスがあるわけです。

小林　不遜にも、なぜ何でもかんでも人為的に設計できる「はず」と思ってしまうのか……。わしには理解できんよ。

高齢者を感染から守るため子供の行動を縛る欺瞞

三浦　２０２０年に1回目の緊急事態宣言が発出される前、全国一斉休校要請が出されてから1か月が経った4月1日、私はツイッターで「都内では学校の始業が繰延のようです。働かなければいけない家計を支える親に対する支援強化が必要ですが、子供は高校、中学、小学校それぞれ別の問題を予見すべき。小学校は学ぶ権利と遊び身体を動かす環境づくり。小学校高学年から中高生の女子に関しては望まざる妊娠が急増する可能性があります」と発信しました。親は自分の娘が妊娠する可能性について想像力が働かないので、学校が性教育に力を入れるべきタイミングだったのです。「何てことを言うんだ！」と散々叩かれましたけれど、それから1か月ちょっとで、中高生の妊娠相談が過去最高を記録したことがニュースになりました。小学校高学年の

三浦瑠麗 Lully MIURA
@lullymiura

都内では学校の始業が繰延のようです。働かなければいけない家計を支える親に対する支援強化が必要ですが、子供は高校、中学、小学校それぞれ別の問題を予見すべき。小学校は学ぶ権利と遊び身体を動かす環境づくり。小学校高学年から中高生の女子に関しては望まざる妊娠が急増する可能性があります。

午後10:14 · 2020年4月1日 · Twitter for iPhone

緊急事態宣言前の昨年4月1日という早い段階で、三浦氏は「小学校高学年から中高生の女子の望まざる妊娠が増える可能性」をツイートで警告。感情を剥き出しにした批判が殺到したが、その後、懸念は現実となった

相談も報じられました。こうしたこと一つとっても、人間が制御できることなんて限られているのに、受け入れたくないことを見ようとしない人たちは、どうしても一定数存在する。いざとなったら会社を休んでステイホームできる人は、なかなか想像力が働かないのでしょう。

小林　一方で、エッセンシャル・ワーカーを筆頭に、そもそも在宅勤務が不可能な業種の人も大勢いる。

三浦　行動自粛については、教育評論家の尾木ママ（直樹・法政大学名誉教授）が、「自殺者が増えるから過度に自粛すべきではない」という意見には怒りを覚える」と言っておられました。ただ、私たちはそれこそ科学に基づかねばなりません。経済が悪化すると自殺者が増えるのは、残念ながら統計的に認められる傾向なのです。失業率が1％上昇すると年間の自殺者が約3000人増えるとニッセイ基礎研究所はリポートしているし、バブル崩壊後もリーマン・ショック後も自殺者は急増したが、防げなかった。つまり、少女の妊娠も失業による自殺も、十分に防げないことに関してはあらかじめ予見して、そのような負荷を社会にかけてはいけない、ということなのです。死亡リスクが高い基礎疾患を持つ高齢者は、自分たちだけが守られていないという感情を抱いているかもしれませんが、実は守られていない人はすでにたくさんいるのです。女性の自殺は急増し、虐待家庭の子供は追い詰められている。

超過死亡が11年ぶりの減少 人が死なない異常な国・日本

小林　はっきり言ってしまえば、先が短い高齢者より、若い女性や子供の命のほうが貴重だよ。まだまだ先はあるし、多くの可能性が広がっているんだから。これを言うと、またバッシングがたくさん来るなぁ（苦笑）。ただ、コロナに感染した高齢者が重症化すると死亡率が高いのは事実だが、一方で生還している人も大勢いる。やはり、コロナなんて全然恐くないんだよ。

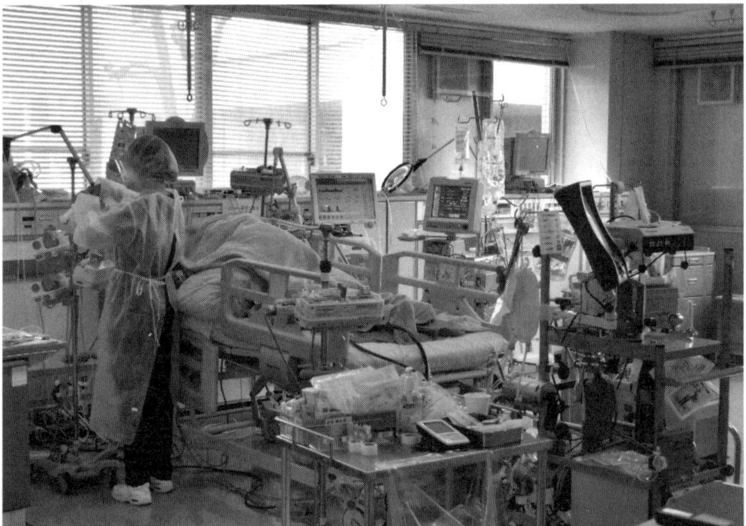

新型コロナの重症患者を治療する大学病院のECMOセンター。ECMOは重症者を救う「最後の砦」と言われるが、多いときで10人程度の医療従事者が同時に稼働しなければならず、現場の負担は大きい　写真／朝日新聞社

特別対談

三浦瑠麗 × 小林よしのり

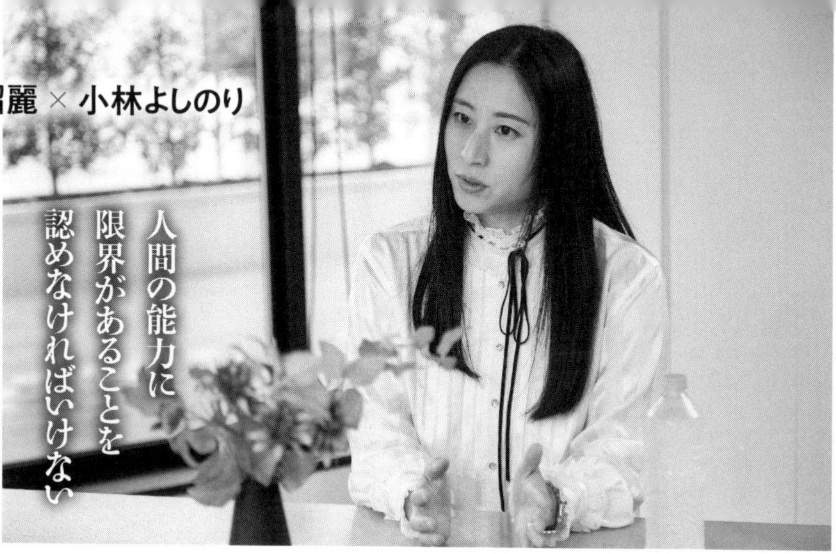

人間の能力に限界があることを認めなければいけない

三浦　２０２０年の日本の死亡数は前年よりおよそ９３００人減り、11年ぶりの減少となっています。コロナの感染予防で、高齢者の多くがマスクをつけ、手洗いや消毒を徹底した結果でしょう。もちろんそれでもコロナの死者は出るわけですが、全体としては減ったのです。厚生労働省が２０２１年２月に発表した人口動態統計（速報）によると、日本人の死因第５位の「肺炎（新型コロナを除く）」は、約１万２０００人も減っている。一方で「老衰死」がかなり増えています。

小林　韓国でさえ、超過死亡は若干だがプラスなのに、日本人はどんな人種なのかと思う。

三浦　世界でも、超過死亡が減少しているところは少ないんです。日本、ジョージア、オーストラリア、台湾、モンゴル、ニュージーランド、ノルウェーとか。日本は特にギャップが目立っています。

小林　でも、これ絶対ヤバいよね。死ぬはずだった人が、死んでいないわけだから。無理やり生き永らえさせたようなもので、今後、死者数がドカンと増えるのは間違いない。

三浦　最近、コロナの患者を受け入れている病院で、新型コロナ感染症そのものは治ったのに退院できない高齢者が多く、結果として病床が埋まったままになっていると聞きます。尾崎治夫・東京都医師会会長がようやく、私立病院や介護施設などが協力して総力体制でコロナの患者を診ようと発言されましたが、その背景にはこの問題があるのでしょう。風評被害を恐れて、感染力のない回復中の患者を病院や高齢者施設が受け入れなかったのが、医療を逼迫させている原因の一つであるということです。高齢者は１、２週間寝たきりで治療を受けると体力がぐんと落ちます。持病が悪化している場合もある。予後に寝たきりになってしまった方々がいったいどれだけの割合いるのか。風評被害を恐れるのは科学ではない。こうしたデータがしっかりと示されないまま、市井の生活や子供の行動が縛られているのです。バランスのよい政策だとは言い難いですね。

小林　入院すると気力、体力すべてがみるみる落ちていく。わしも眼の手術で1週間ほど入院したことがあるが、退院したときには何もできないくらい疲れた。これが高齢者だったら、致命的に体力を落としてしまうのは明らかなのに、今は闇雲に入院させている。

政権が民意に引きずられる昭和の戦争との〝類似性〟

三浦　私たちに共通する視点は、人間の能力に限界があることを認め、自然をリスペクトすること。ただこれは、ややもすると「反科学」とか「スピリチュアル」といったレッテルを貼られがち。コロナの恐怖を日々発信している人々からすれば、「コロナなんて大したウイルスではない」という見解を広めて、害悪を及ぼす存在と見られてしまう。しかし、この分断は、歴史や社会を知っているかどうかによるものなんです。先ほどの望まざる妊娠の予見も、出生数の減少の予測も、社会というものを知ってさえいれば当たり前のように出てくる見解にすぎない。新型コロナウイルスは自然由来のものです。何も私たちは望んでパンデミックに直面しているわけではない。いかに耐え忍ぶか、可能な範囲で総合的な被害を最小化するかという視点で捉えるべきです。今年1月、感染したが無症状だったため自宅療養していた女性が自殺してしまいました。ワイドショーの犠牲者と言えるでしょう。生前、この女性は「学校でコロナを広めてしまった可能性がある。娘の居場所がなくなるかも」と夫に悩みを打ち明けていたといいます。ワイドショーがこうした心理状態をつくったのであり、そのことこそ、私は害悪だと思うのです。

小林　『羽鳥慎一　モーニングショー』（テレビ朝日系）で「無症状の感染者を炙り出せ！」と訴え続けている玉川徹（テレビ朝日報道局員）などは、我こそが正義と思っていそうだけど……。

三浦　見解の違いというものはあるでしょう。ただ、今回学んだ教訓は、私

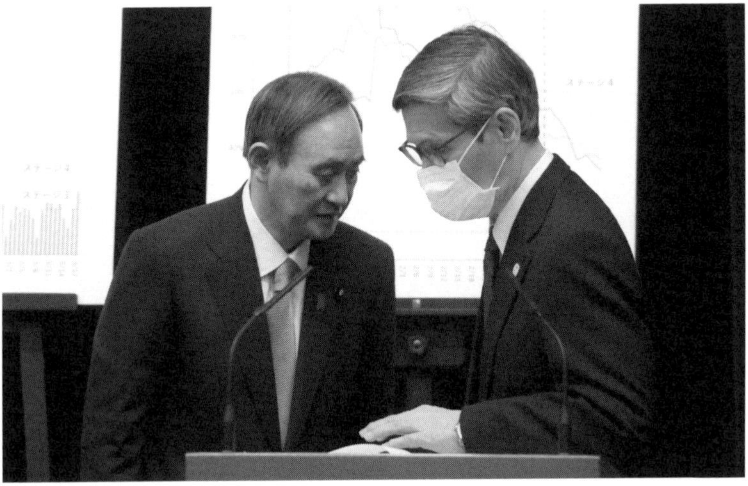

2021年3月18日、菅総理は緊急事態宣言の全面解除を発表。だが、リバウンドの感染増加を懸念する新型コロナ対策分科会の尾身茂会長を始め、多くの分科会メンバーは直前まで解除に反対していた　写真／朝日新聞社

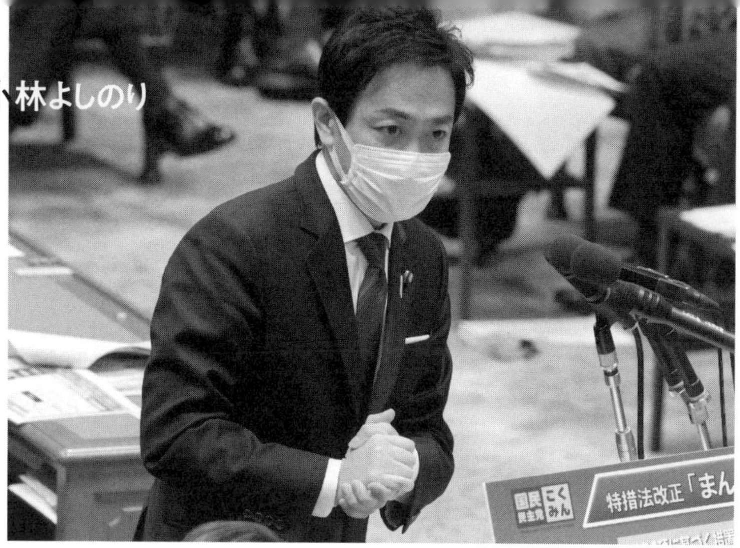

国民民主党の玉木雄一郎代表は、新型インフル特措法改正案について、休業や時短営業要請に応じない店舗に「刑事罰を含む罰則が必要」と明言。行政罰にとどめるとする立憲民主党より一歩踏み込んだ　写真／朝日新聞社

たちはコロナを巡り、太平洋戦争のときの社会を追体験しているということです。私は戦争を研究してきた人間なので、両者の類似性にどうしても気づかざるを得ない。真珠湾攻撃は戦術的には効果を上げたけれども、大国アメリカに戦争を仕掛けて、日本が望むタイミングで停戦に漕ぎ着けることなどできるわけがない。ところが、軍以外にも「開戦やむなし」という民意やメディアが存在し、集団無責任体制で開戦へと漂流していった。

小林　緊急事態宣言の発出、宣言の延長、GoToトラベルの中断、新型インフルエンザ特措法の改正……。全部、メディアと感染を異常に恐れる〝コロナ脳〟の世論に政権が引っ張られた結果だよ。

三浦　読売新聞政治部がまとめた『喧嘩の流儀 菅義偉、知られざる履歴書』(新潮社刊)には、安倍政権下でのコロナ政策決定の様子が詳述されているのですが、あまりに状況依存的で驚きました。象徴的だったのが、1回目の緊急事態宣言の対象を全国に拡大した経緯です。安倍総理がこれを決断する少し前、特定定額給付金の金額を巡り、当初、条件付き30万円だったのを、公明党の山口那津男代表が連立解消も辞さない姿勢で官邸に乗り込んだ。このとき総理は、言われるがままに全国民一律10万円の給付を承諾したが、何のロジックもなしに一律10万円にはできないので、緊急事態宣言の対象を全国に拡大したというのです。政権に近い読売の取材なので、おそらく信頼度は高い。行政のトップが状況依存的にメディアや世論に屈していく記述には驚かされますが、これはどう見たって「弱い権力」なんですよ。反安倍の立場をとる人々は、安倍政権を「戦前、戦中のようだ」「強権政治」などと厳しく批判してきました。しかし、この政権が強いリーダーシップを振るったのは外交と金融政策だけなんですね。内政では、安倍政権は戦後日本そのままの弱い政権だったんです。むしろ、「自粛要請に従わない人に罰則を検討すべき」と言っていたのはメディアのほうですよ。

小林　リベラルの奴らは、真逆に方向転換した自覚さえないのだろう。

怖いのは政権の横暴ではなく民意に迎合する政権の弱さ

三浦　皆さん、恐れるべきところが間違っている。政権の横暴を恐れてきたはずの人々は、今やもっと強権的な私権の制限を要求している。しかし、こうした状況下でもっとも恐いことは、政権が弱すぎて民意に阿ることなのです。菅政権にしたって、どう見ても楽しんで権力を振るっているようには思えないし、緊急事態宣言にしても嫌々出しているようにしか見えない（苦笑）。最初の緊急事態宣言を解除するかどうかの判断が迫られていた2020年のGWの頃、県によっては、例えば岩手県は感染者がゼロで、そもそも宣言を続行する意味さえない状況でした。しかし、全国知事会は一致団結して宣言の延長を要請。政権からすれば、経済や社会へのダメージは計り知れないので延長などしたくなかったが、知事たちが揃って延長を望むものだから、要望を呑む以外なくなった。宣言延長が、子どもたちを始め市井の人々にどれだけ大きな損害を与えることになるか、知事会は顧みていなかったということです。保育園や幼稚園は休園、学校は休校、飲食店など多くの店舗は休業を強いられ、建設現場さえ止まってしまったのが2020年春の日本です。失敗も総括されない。知事のポピュリズムによって政府が振り回されている格好です。

小林　2021年に入ってから出された2度目の緊急事態宣言も、宣言解除に知事たちがこぞって反対していた。菅政権は、地方の首長たちによる人気取りのパフォーマンスを苦々しく思っているんだろうな。

三浦　まぁ、知事たちは責任を持たないわけですからね。菅総理が「ギリギリまで見極めて、解除が可能か判断する」と言ったのは、分科会の尾身茂会長が宣言解除に反対しており、矛盾したメッセージになってしまうのを避けたかったから

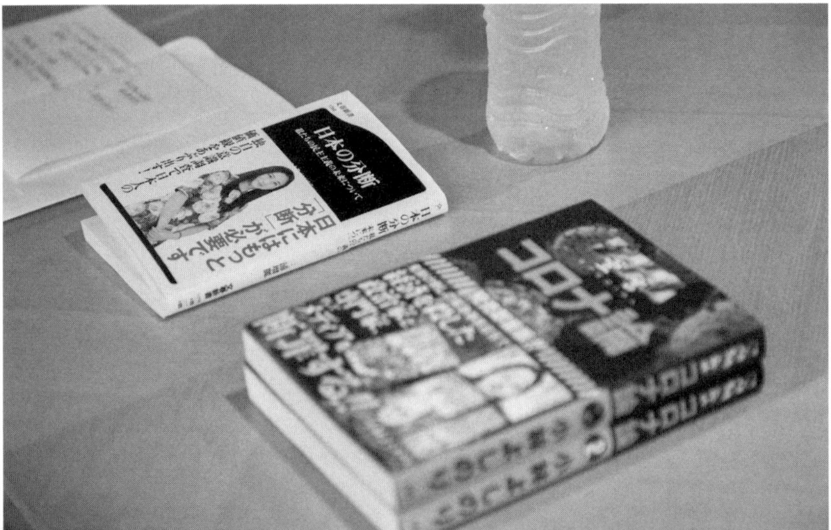

特別対談

三浦瑠麗×小林よしのり

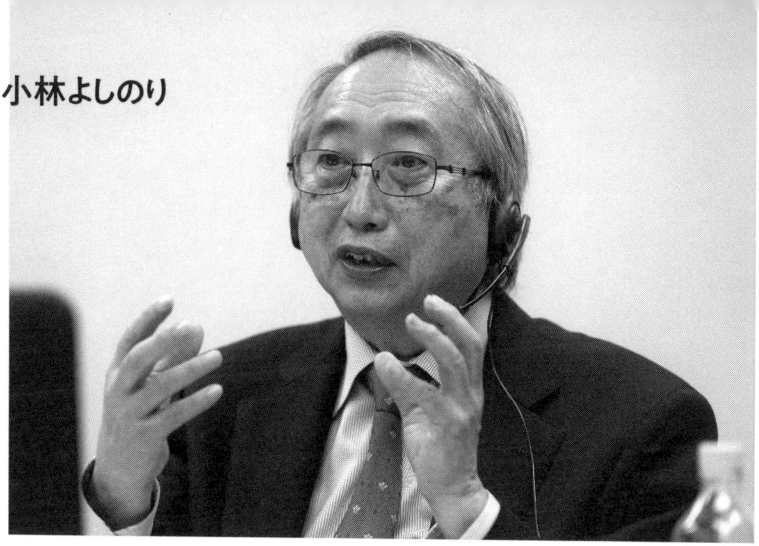

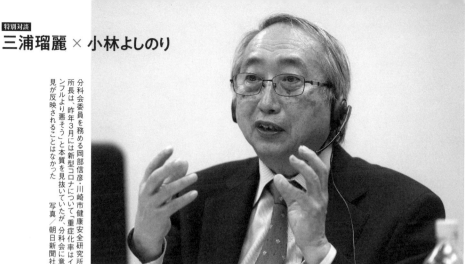

分科会委員を務める岡部信彦・川崎市健康安全研究所所長は、昨年3月には新型コロナについて「重症化率はインフルより悪そう」と本質を見抜いていたが、分科会に意見が反映されることはなかった　写真／朝日新聞社

でしょう。でも、そもそも解除に反対する理由がよくわからない。尾身さんを始め分科会の医療サイドの人々は、厚労省と日本医師会に気を遣っています。彼らに迷惑がかかると忖度してか、病床についてはほとんど発言しない。分科会のメンバーの小林さん（慶一郎・東京財団政策研究所研究主幹）は、月刊の『文藝春秋』3月号で、「分科会は病床に関心がない」と勇気ある告発をしましたね。

小林　小林慶一郎さんは気が弱そうで、頼りないよなぁ……。経済分野の専門家として分科会に入っているんだから、「もっと経済を回せ！」としっかり主張してくれよ。

三浦　でも、彼が頑張って主張してくれた一つが病床の話だった。本来、西村康稔・経済再生担当相が経済と感染対策のバランスをとる仕事を担っているのに、分科会やコロナ室（内閣官房新型コロナウイルス感染症対策推進室）から感染症関連の情報ばかり大量に入ってくるので、結果そちらに引っ張られてしまう。感染情報は日々更新されるけど、経済の情報は月次や四半期でしか入ってこないので、太刀打ちできないんですよね。

小林　分科会に入っているのは感染症の専門家だが、ウイルス学を専門としている学者が見当たらない。ウイルス学者が分科会のメンバーにいたら、「ゼロ・コロナ」などといった愚かな考えを真っ先に否定してくれるはずだが、なぜ、こんなアンバランスな構成になっているのか。

三浦　現在、分科会のメンバーに名を連ねる岡部信彦・川崎市健康安全研究所所長は、2020年3月という極めて早い時期に重要な発言をしています（当時は専門家会議委員）。少し引用して紹介すると、「重症度と感染力で見ると、感染力はわりに強いがインフルエンザ並み。重症化率はインフルより悪そうで、臨床の先生たちから言わせると肺炎になるとインフルの肺炎よりも悪化しやすい、などが見えています」「今回は『一番大事な指標となる致死率は1％前後なので、このくらいのことをやりましょう、8割は治り

ます』とはっきり言わないと、暗い話ばかりで社会全体が鬱状態になりますよね」（ダイヤモンド・オンライン2020年3月5日配信「学校休校は専門家会議『完全スルー』で決まった、社会不安を生みかねない」）と、示唆に富んでいます。

小林　確かに、他の分科会のメンバーとは毛色が違うな。なぜ、岡部氏のような人の意見が前面に出てこないのだろう。

三浦　分科会を仕切っているのは尾身会長です。内情はもう少ししないと明らかにならないでしょうが、経済専門家の意見だってあまり聞こえてこなかった。

小林　加えて、本来なら陣頭指揮をとらなければいけない政権の力が弱すぎる。Go Toトラベルを続行してくれれば、わしは菅総理を大いに褒めるつもりだったのに、驚くほど簡単に止めてしまった。

三浦　『週刊文春』が報じていましたが、昨年12月中旬にGo Toトラベルの継続について、菅総理、加藤勝信・官房長官、西村・経済再生担当相、そして田村憲久・厚生労働相の4人で会議が持たれたが、総理以外の3人が継続に反対したようです。さすがに、総理大臣といえども一人の意見では通らないのでしょう。菅総理は途中までGo Toトラベル継続路線だったのが、急に折れた格好です。トップの意思決定にもかかわらず途中で態度を覆すようなことが続くと、メディアからは対応が後手後手に回っていると批判されやすい。ただ、メディアの側もGo Toトラベルを批判一辺倒で潰しておきながら、その後、手のひらを返すように経営難の旅館の窮状を取材したり……マッチポンプもいいところです。

コロナ対策はそっちのけで知事たちがアピール合戦

小林　三浦さんが先ほど指摘していましたが、知事どもはなぜあんなにのぼせ上がっているのか？　しかも、完全なポピュリズムだよ。平時においては地方の首長なんて誰も鼻も引っかけない。ところが、コロナをきっかけにテレビの露出が増えて、どいつもこいつも自分の支持率アッ

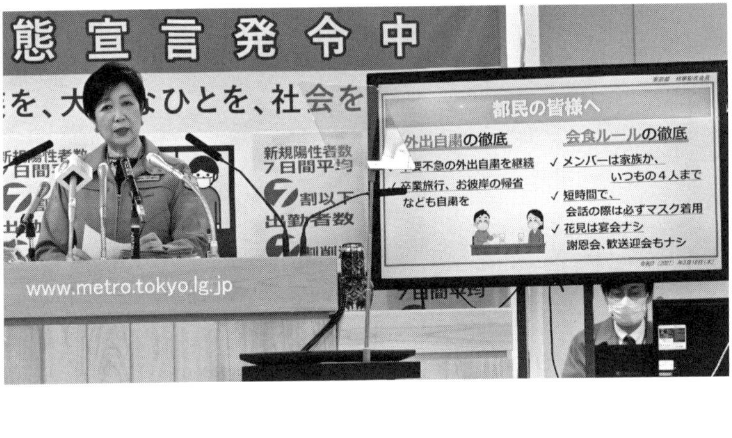

小池百合子東京都知事は首都圏1都3県が足並みを揃える「ワンボイス」を強調していたが、緊急事態宣言の延長を巡るやり取りで、黒岩祐治神奈川県知事との間に齟齬が生まれ、一気に関係は悪化した　写真／朝日新聞社

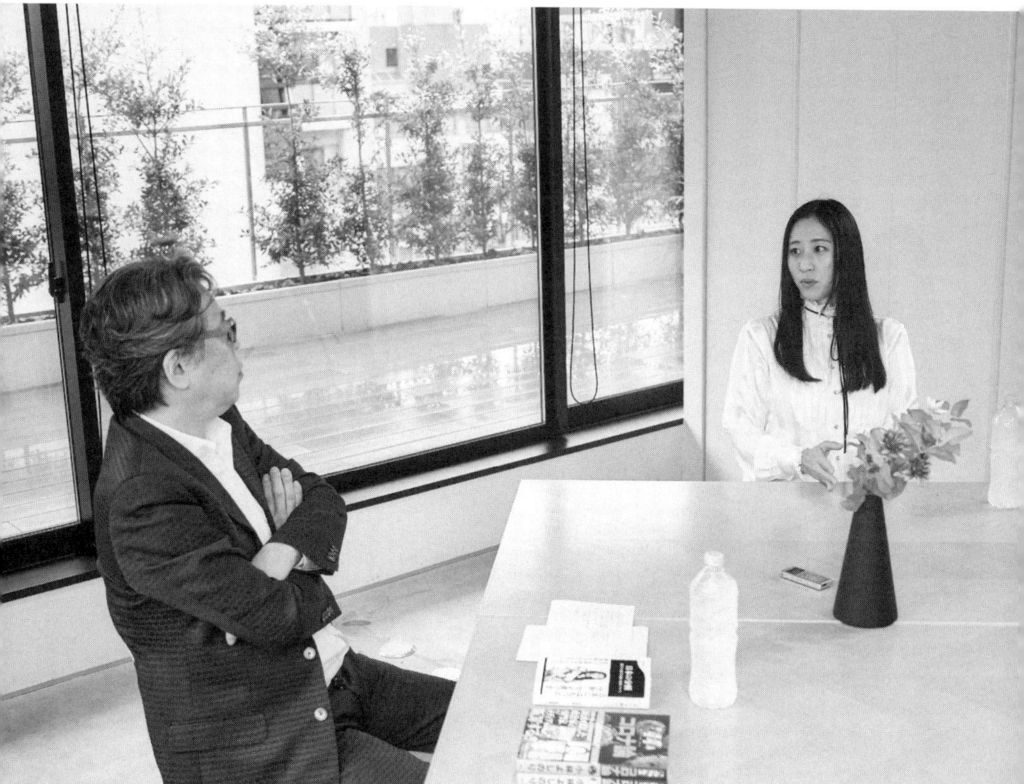

プのために記者会見を乱発している。会見にしても、意味もなく長引かせたり、視聴率の高い時間帯にぶつけたり、本当に節操がない。奴らが嬉々としてテレビに出て、深刻そうな顔でしゃべっているのを見ると、わしは心底腹が立つ。

三浦　知事の全員が全員ダメだとは思わないけれど、小池百合子・東京都知事がポピュリズムを体現していることは確かですね。病床の確保も遅いのに、感染抑制を訴えれば人気が出るのですから。ただ、私は子供が遊べないように公園の遊具をテープでぐるぐる巻きにされた光景は忘れないでおこうと思っています。こうしたことはいつか検証されるべきです。

小林　これまで見たことも聞いたこともないような知事までが声を上げている。

三浦　東京五輪の聖火リレー中止の検討を表明した丸山達也・島根県知事も注目されました。でも、聖火ランナーが来てほしくないなら、島根だけ通らなければいいと思いますけどね。島根県はコロナの死者が出ておらず、自治体の中でも「ゼロ・コロナ」志向が強い。卑近《ひきん》な言い方をすれば、地方の町では、自分の家の前だけ落ち葉の掃き掃除をしていないと集落全体から白眼視されるようなところもある。集団主義的な空気が濃いというか……。だから、地方の中には「ゼロ・コロナ」を目指す自治体があってもおかしくないのでしょう。

小林　ウイルスをゼロにするなんて不可能。発想自体が、無知を証明している。

三浦　知事が直接選挙で選ばれる存在であることが、今回の構造を生んでいると思います。知事たちは総理よりも短期的な民意に弱いということです。例えば、吉村洋文・大阪府知事は2020年2月には「本当は経済を再開したい」と話し、3月初旬まではそのスタンスでした。ところが、3月の3連休直前に厚労省クラスター対策班の西浦教授からわたされた「緊急対策の提案」で方針を転換します。その提案には、大阪・兵庫間の往来を自粛しない場合、爆発的に増加する感染者数の試算が記されていたのです。しかし、西浦さんの予測というのはことごとく「最悪のシナリオ」を想定していますから、政策決定者はそれが唯一のシナリオであるかのように受け取ってはいけない。当時、その一部始終を見て「官僚や学者に言われて、すぐたじろぐようじゃダメだ」と評した中央の政治家がいました。政権を担っていれば、日々パニックになりそうな情報が出てきます。思考に「溜め」が必要な局面で、風圧に耐え、ぐっと踏ん張れるかどうかが重要だという考え方で、非常に対照的です。

官僚主義が機能したおかげで日本はある程度救われた

小林　マスコミが視聴率や購読者を獲得するため、知性抜きの劣情をもって大衆を煽動し、大衆が歪んだ空気をつくり、ポピュリズム政治家がこれに流される……。三浦さんも先ほど触れていたが、大東亜戦争のときがまさにこれだった。一旦、マスコミと大衆の共犯関係の流れができてしまうと、政治家は誰一人抗えなくなる。この「拙い構造」は戦前からまったく変わっていない。何とかならんものかねぇ……。

三浦　よくも悪くも政治がメディアや世論にずるずると寄り切られてしまう日本と比べると、米国におけるリーダーシップは苛烈です。悲壮なまでの使命感を示すことで、政策の失敗にもかかわらず熱狂的に支持される。でも、それもどうかと思いませんか。日本にはもう一つ官僚主義という特徴があります。四角四面で前例踏襲主義、感情の入る余地がないゆえに、ポピュリズムに引っ張られにくい。新型コロナ対策でも、実は、厚労省は初期に指定感染症とすることに慎重だった。しかし、2020年1月27日の閣議決定で2月7日に指定感染症としての適用が始まります。2月18日には、米紙『ニューヨークタイムズ』が複数の感染症の致死率と基本再生産数を比較したグラフを掲載し、話題になりました。この時点で中国のデータは相当程度入手できており、新型コロナの致死率はSARSよりだい

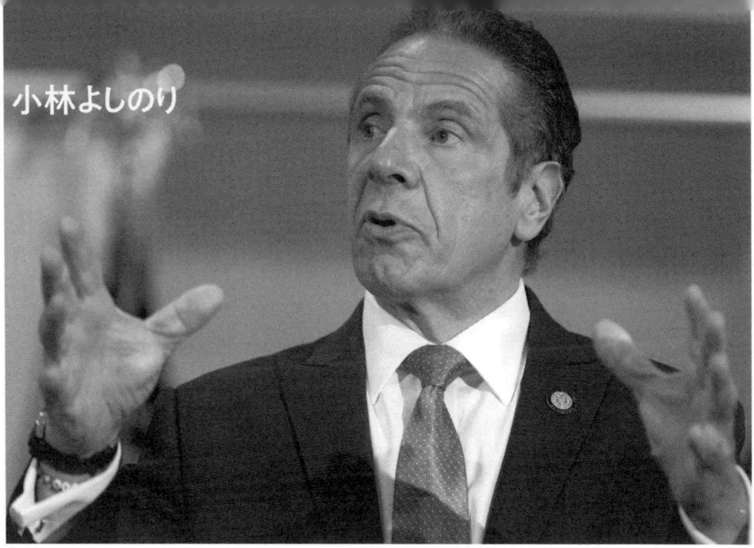

PCR検査の徹底などコロナ対策で絶大な支持を得たアンドリュー・クオモ・米ニューヨーク州知事。ところが今年3月、老人ホームの死者数隠蔽疑惑やセクハラ告発が噴出し支持率が急落している　写真／EPA＝時事

ぶ低く、感染力はポリオ以下だとわかっていた。つまり、コロナの脅威レベルは客観的に可視化できていたし、厚労省はコロナの実像を見誤ってはいなかったということです。

小林　へえ、それは知らなかった。

三浦　私は、官僚主義が日本をある程度は救ったと思っています。だから、日本政府は大きくは間違えず、ほとんど超法規的な措置を取らずに済んだ……。政治家にリーダーシップを委ねすぎるのは日本にとってよくない。知事同士がメンツを懸けた小競り合いをする様子を見ると、そう思いませんか。新型インフルエンザ特措法は他の法律に比べて、地方の実情を知る知事に強い権限を与えているわけですが、知事がもっとも重要となる医療体制拡充にリーダーシップを発揮することはなかった。今回の特措法改正を受けてすら、医療機関への「勧告」という武器は使われなかったのですよ。こうした実情が今回、明らかになったからには、民主党政権時に期待したような地方分権は無理だと私は思うようになりました。それに比べれば、確かに四角四面で頭は固いけれど、官僚主義も悪くはない。一方、それによって生じる問題はというと、縦割り行政の弊害で、例えば感染症を管轄する厚労省、経済政策を管轄する経産省、納税データを有する国税庁で連携が取れず、都道府県ともスムーズに意思疎通ができていません。また、厚労省内でも失業、自殺、ワクチン、医療の担当の相互の連携すらない状態です。厚労省は元来が規制官庁で、指導力を有さないので、都道府県知事に医療体制の拡充を迫ったり、医師会にコロナ患者の受け入れに協力してもらうことさえできていない……。結果、少数の志ある病院と国民に負担が押し付けられている。つまり、官僚主義にはいい部分もあれば悪い部分もあり、一長一短なのです。米国は強力なリーダーシップを発揮し、大規模な野戦病院を瞬く間に建ててしまうが、クオモ・ニューヨーク州知事のようにロックダウンを連発したりもする。

小林　これは……本当に難しいな。総理に真の胆力があれば、知事や分科会が何と言おうと、「経済や暮らしへの悪影響をこれ以上無視することはできない！」と突っぱねられるわけだからね。わしは、菅総理がビシッと「データに基づけば、少なくとも日本においてコロナはインフルエンザより深刻ではない！　だから自粛はそこそこにして経済を回すんだ！」と言えば、人気もすごく出るんじゃないかと思っているんだけどな。

感染症法「2類」相当除外のチャンスが菅総理にはあった

三浦　政治というのは世論に従うだけでなくて、「説得のアート」なので、そこを目指してほしいですね。政権が代わった後、菅総理には高い支持率を得た期間があり、そのチャンスがあったはずです。しかも、安倍総理は退任する間際にコロナの指定感染症「2類」（一部は1類）相当の扱いを改める方針を打ち出していた。その内容は、昨年のGW頃、大木隆生・東京慈恵会医科大学教授が安倍総理に届けたとされるいわゆる「大木提言」を採り入れたものだったと言われています。

小林　その「大木提言」は、具体的にはどんな内容なの？

三浦　ひと言でいえば、新型コロナと共生するという考え方です。その後、7月30日に首相官邸で開かれた未来投資会議で大木教授が提言を出しましたが、「これまで実施された一般を対象とした抗体検査（0・1〜0・8％）、PCR検査（1〜3％）から日本にはすでに数百万人単位の感染者がいたことになるが、それこそ多数の無症候性患者がいることの証明である。したがって、死亡率は季節性インフルエンザと同程度の0・02〜0・04％前後」「7月に入って全国的に感染者数が増えたが、それはPCR検査実施数が増えたのでPCR陽性者も増えたことが主因であり、死亡者増、医療崩壊など実害は出ていない」と書いてあります。

小林　わしの「仮説」とほぼ一緒だ！

三浦　対策についても「高齢者施設や病

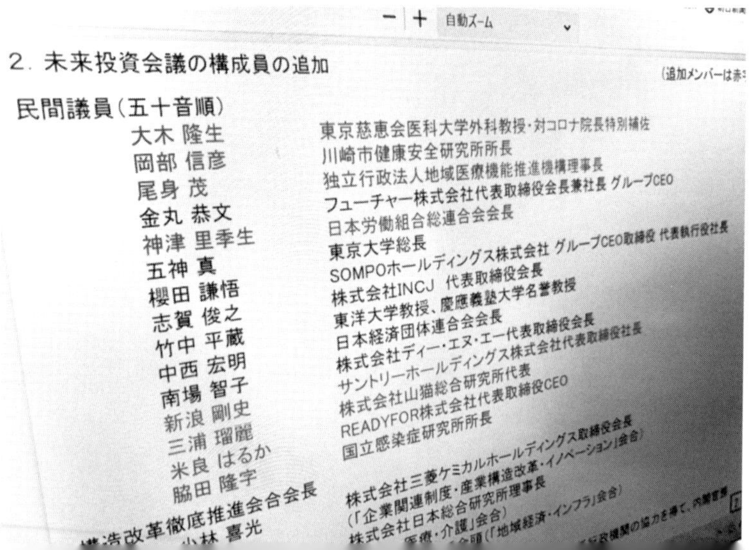

自動ズーム
2. 未来投資会議の構成員の追加
（追加メンバーは赤
民間議員（五十音順）
大木 隆生　東京慈恵会医科大学外科教授・対コロナ院長特別補佐
岡部 信彦　川崎市健康安全研究所所長
尾身 茂　独立行政法人地域医療機能推進機構理事長
金丸 恭文　フューチャー株式会社代表取締役会長兼社長 グループCEO
神津 里季生　日本労働組合総連合会会長
五神 真　東京大学総長
櫻田 謙悟　SOMPOホールディングス株式会社 グループCEO取締役 代表執行役社長
志賀 俊之　株式会社INCJ 代表取締役会長
竹中 平蔵　東洋大学教授、慶應義塾大学名誉教授
中西 宏明　日本経済団体連合会会長
南場 智子　株式会社ディー・エヌ・エー代表取締役会長
新浪 剛史　サントリーホールディングス株式会社代表取締役社長
三浦 瑠麗　株式会社山猫総合研究所代表
米良 はるか　READYFOR株式会社代表取締役CEO
脇田 隆字　国立感染症研究所所長
株式会社三菱ケミカルホールディングス取締役会長
（「企業関連制度・産業構造改革・イノベーション」会合）
株式会社日本総合研究所理事長
（「地域経済・インフラ」会合）

国や地方の成長戦略を議論する未来投資会議にも名を連ねた大木隆生・慈恵医科大学教授は、今年1月初旬、中川俊男・日本医師会会長らが唱える「すでに医療崩壊」という主張に、真っ向から反論した格好だ

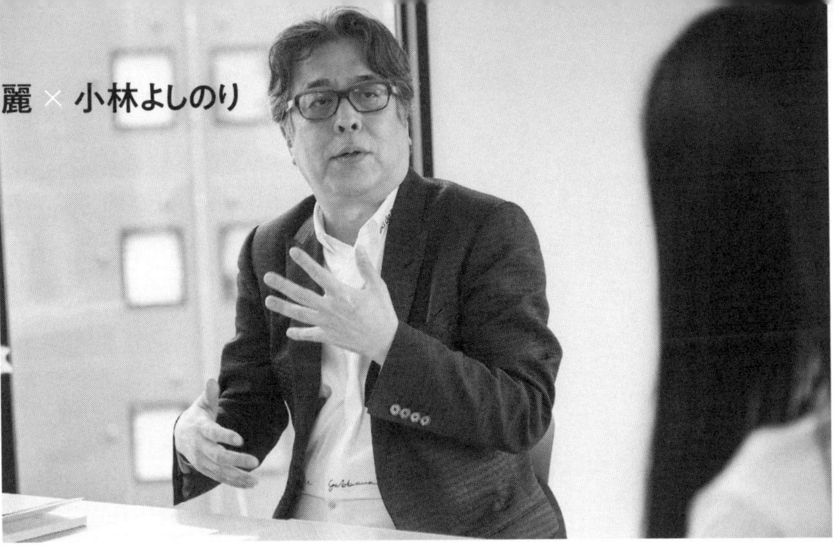

院での院内感染による死者数が全体の20～40％を占めているので、これら弱者を守ることで死亡率をさらに下げることができる。そこで公費負担で入院する患者と共に、施設・病院従事者に対して毎週1回程度のPCRを実施すべき」と進言したうえで、「新型コロナは第2類感染症に指定されているのでPCR陽性と判定されたら隔離等が必要となり、これが保健所も医療も無駄に圧迫している」と指摘しています。

小林　それもわしと同じ意見だ!!

三浦　さらに、こう提言を締めくくっています。「結論として、新コロナは日本人にとって恐くない。国民にそれを啓蒙し、実害のない『新規陽性者数』に一喜一憂せず、経済的に新コロナ対応病院を援助し、第2類感染症指定を外すことで医療崩壊は防げる」と。

小林　素晴らしい。まったくその通りだ。

三浦　当時は、それまでの未来投資会議を拡充し、コロナによって生じたさまざまな問題を議論に含めるのが目的でした。尾身さんを始め、複数の感染症専門家、労使双方の代表、起業家などが参加しており、私も一員でした。大木教授は外科医で感染症の専門家ではありませんが、慈恵医大でコロナ患者の受け入れ体制構築に力を発揮された。ところが、この会議が開かれた7月末には、すでに安倍総理の持病が再発し、急速にリーダーシップが低下します。そこでGo Toトラベルでリーダーシップを発揮した菅官房長官（当時）が後継として浮上したのです。新規感染者も重症者もそこまで増えていなかった夏から秋の間に、経済対策は進みました。しかし、時間的余裕があったにもかかわらず、第3波に備えたコロナ病床の拡充、指定感染症としての扱いを変えるなどの取り組みはうまくいきませんでした。病床の運用を変え、高齢者に医療を集中させるという通達にとどまり、1月の閣議決定を覆すことはなかった。冬になって第3波が訪れると、厚労省が必要な病床確保を担保できていなかったことに官邸官僚が気づき、激怒する場面が週刊誌でも描かれています。後にお話しするワクチンにおいても、同様に対策の遅れの構図があります。

小林　「人々の暮らしを守る」「命と経済を天秤にかけるものではない」と言うことは簡単だよ。でも、ステイホームによってDVや虐待はもちろん、経済苦による自殺も増えているという現実があるわけだから、それを含めて国民に訴えなくちゃいけない。繰り返すが、総理が「現状の膨大な経済的リスクと、自粛による女性や子供の自殺が増えるリスクを考慮すると、国民の日常を取り戻すしかない！　もう限界だ!!」と言えば、国民の多くが耳を傾けると思うんだけどな……。ただ、わしは大衆をまったく信じていない。何かの拍子に、大衆はコロコロと意見を変えるからだ。リーダーが「命は地球より重い」などと言い出して、ロックダウンや私権に制限をかけても大衆がそれを支持したら、国はあらぬ方向に突っ走る。だからこそ、リーダーシップを誰が握るのか、わしらは運に頼らざるを得ないということかもしれない。

三浦　確かに、運任せです。でも、仮にリーダーが暴走しようとしても、日本には官僚主義のタガがはまっているので、大きな判断の間違いは起きにくい。その代わり、官僚の能力をはみ出た分は、国民が負担を引き受けることになってしまう。

権限に固執し、縄張りを争い、厚労省のコロナ対策は遅れた

小林　そもそも、前からわしは官僚を頼りにしたいスタンスです。「官から民へ」などと言われていた頃から、それはヤバいと繰り返していたんだ。民主党政権時の政治主導が大失敗に終わったように、民の代表たる政治家なんてそもそもろくでもないものなんだよ。だから、薬害エイズ事件の頃から、安易に官僚を貶《おとし》めてはならないとずっと言い続けてきた。確かに、厚労省（当時は厚生省）に抗議に行ったりはしたが、周りの左翼連中が「官から民へ」と言い始めたから、それは拙いと思ったんだ。官僚は国家そのものに

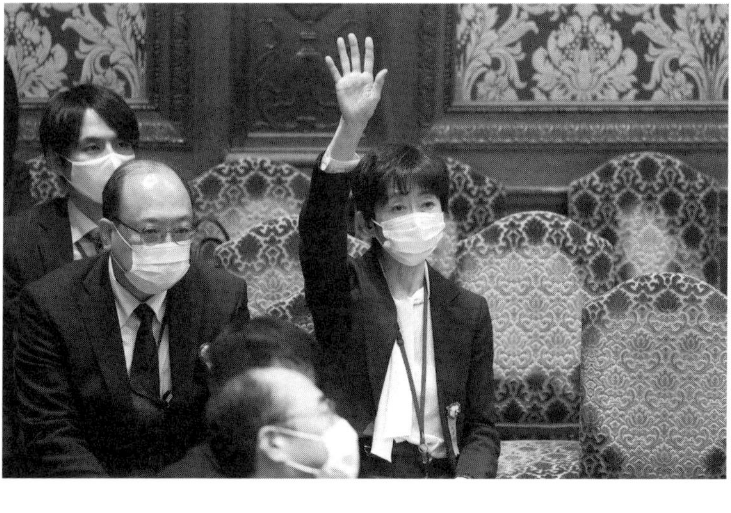

菅総理の長男が勤める東北新社から総務省幹部への高額接待問題の責任を取り、3月1日に辞任した山田真貴子内閣広報官。第2次安倍政権で女性初の総理秘書官に就くなど、輝かしい経歴の持ち主だった　写真／朝日新聞社

仕える存在であり、政治家の小間使いではない。かつての官僚は「俺たちが国を動かしているんだ」という矜持を抱いて仕事に向き合っていた。

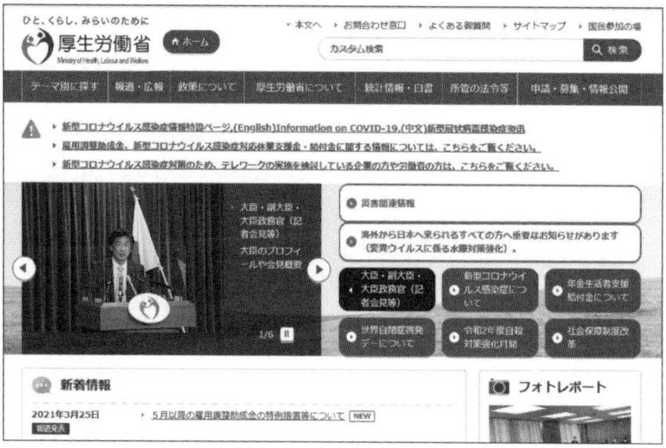

日本がワクチンの供給を外国に頼るのは、国内製薬会社が厚生労働省の「護送船団」方式で守られた結果、国際競争力を低下させたからだ。2016年、この方式は撤回されたが、状況は好転しないままコロナ禍を迎えた

三浦　かつてはね。

小林　昔も、「ノーパンしゃぶしゃぶ事件」と言われた大蔵省の接待汚職など、官僚の不祥事は散発的に起きていましたよ。だからといって、官僚の力を徹底的に削いでいくのは日本のためによくない。本物のパブリック・サーバントたる存在はやはり官僚であって、自分の利益のことしか考えない職業政治家ではない。ところが、政治主導の錦の御旗の下、役人の人事を握る内閣人事局が2014年につくられ、今や官僚は政治家の小間使いに成り下がってしまった……。今回の総務省の接待疑惑にしても、山田真貴子・内閣報道官が辞職しているが、接待した東北新社への便宜供与があったかどうかは問題であるものの、せっかく優秀な女性キャリア官僚が出てきたのに、わざわざ潰す理由がわしにはわからん。優秀な官僚の実務能力は一切考慮に入れず、倫理観のみをもって排除するのは、国家の損失としか思えんのだよ。

三浦　そうなんですよ。ルール違反は後輩に示しがつかないが、彼らの私利私欲だったとも思えない。物事には必要悪と必要悪のせめぎ合いという側面があり、政治主導の改革で新たな副作用が生まれたのは事実でしょう。そもそも、政治主導の官僚機構改革というアイデアは、自民党内の権力闘争を目指す人や、政権交代を望む民主党が共に抱いていたものでした。ただ、新型コロナ対策を見る限り、今の官僚は官僚主導で政策を進めるほどの人的余裕もなければ、優秀でもないのではないかという問題を抱えている。社会や政治に迎合しない姿勢はある程度評価しますが、ワクチンと病床については、厚労省のパフォーマンスは低すぎる。2020年12月31日に学術誌に掲載された論文によれば、米・ファイザー社はアメリカ国内でのワクチン治験対象にアジア人を1608人（実際のワクチン投与は801人）含めていました。彼らは日本がどういう国か理解していて、各国の治験データを揃えても信用されないだろうと、人種的多様性を盛り込んでいたわけです。ところが厚労省は、接種開始が大幅に遅れることを知りながら、日本国内での実施を要求し、160人（実際の投与は116人）の臨床試験が行われた。そんな国は他にないですよ。

小林　厚労省はワクチンを急ぎたくなかったのかな？

三浦　規制官庁としての権限に固執する態度、省内の縄張りがあるのでしょう。ワクチンは高齢者に打つと重症者数や死者数を格段に抑えることができますが、今年の1月1日から機動的に接種ができていたら、第3波の死者はもっと低く抑えられたはずです。厚労省の優先順位はどこにあるのだろうかと考えてしまいます。病床がなかなか増えない問題についても、厚労省は財務官僚や自治官僚（総務省の旧自治省系官僚）と違い、地方を動かした経験がなくお願いベースでしか対策が立てられない。知事や医師会との関係を重視するあまり、国民のほうを向いていないのではないか。コロナによる失業や自殺も厚労省の所管ですが、感染症を担当する職員にとって自殺は自分の問題ではないわけですから。

小林　しかし、ワクチンの問題にしても、接種による集団免疫の達成なんて本当にできるのか？　PCR検査を全国民に行うのと一緒で、不可能だと思うが。

三浦　成人全員が年内に接種するのは難しいかもしれません。ただ、高齢者施設や病院に入院している高齢者にはワクチンはいきわたるし、それが大事なのです。ワクチンの効果は98％と言われていますが、それでも2％は発症する可能性があるということ。仮にそのうちの2割が重症化、その10分の1が亡くなるのだとすると、「コロナで一人の死者も出さない」というのを国策にしたいのなら、さらに過剰防衛に舵を切るしかないでしょうね。ただ、常識的に考えれば日常生活に戻れるはずです。

小林　国策って（笑）。そもそも、超過死亡が減少に転じたように、現在の日本の高齢者は十分に生き永らえているのに、さらにワクチンを打って生き延びようと

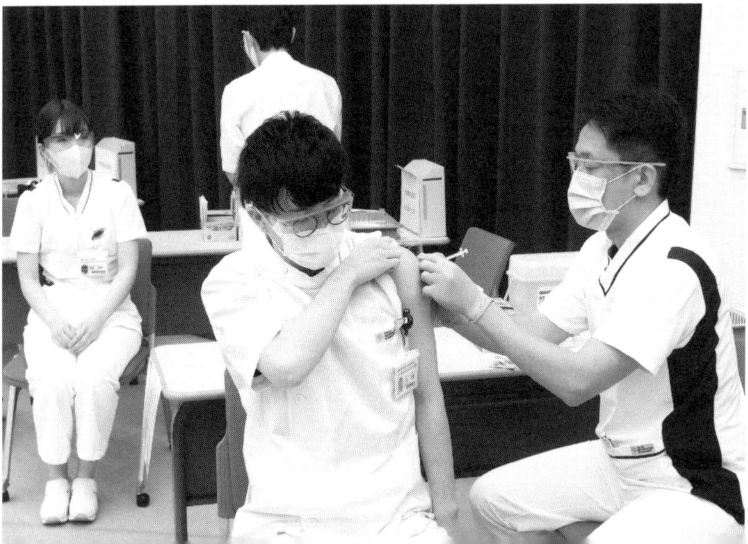

2月17日、日本でも、医療従事者約4万人へのワクチン先行接種が始まった。政府は米ファイザーとモデルナ、そして英アストラゼネカの3社製のワクチンを調達しているが、国民が選ぶことはできない　写真／AFP＝時事

することに矛盾を感じてしまうんだよな。

三浦　ワクチン接種を希望する人は多いですよ。小林さんは打たないんですか？

小林　絶対にご免こうむる！　インフルエンザのワクチンの効果も信じていないし、なんでコロナのワクチンなぞ打たなきゃならんのか！

三浦　注射、嫌いなんですか？

小林　注射、大嫌いよ（苦笑）。

三浦　（笑）。私、この前、子宮頸がんワクチンの筋肉注射を打ってきましたが、全然、痛くなかったですよ。

小林　ホントに～？　わし、アナフィラキシー・ショックが出るタイプで……。注射を打つとスーッと血の気が引いて、失神したみたいに気が遠くなるので、注射そのものが恐い。

三浦　それはアナフィラキシー症候群とは言いません（笑）。単なる「注射嫌い症候群」です。

小林　もうちょっと深刻そうな名前がいいな（苦笑）。冗談はさておき、RNAワクチンがどうも信用できんのだよ。それより、コロナに感染して免疫を鍛えるほうを選ぶ。

高齢者に対するワクチン接種が社会活動の再開に繋がる

三浦　接種するかどうかは個人の判断でいいと思います。ただ、重症化や死亡リスクが高い高齢者がワクチン接種を受けるメリットは大きい。ワクチンを否定して、緊急事態宣言を長期にわたって実行するというのは理屈が通らない。やはり、国策として高齢者へのワクチン接種は推奨すべきだし、そうしないと私たちの社会は止まったままになってしまう。国民のワクチン接種率がすでに4割を超えているイスラエルでは、発症者も重症者も減っています。70歳以上の高齢者が感染を恐れてひきこもっていれば、認知症や身体機能の低下が懸念されますので、とてもいいことだと思っています。

小林　高齢者の安心のために、ワクチン接種を勧めるのはいいだろう。まぁ、「アマビエ」（疫病除けの妖怪）みたいなものだ。ただ、イスラエルのような外国と日本のような東アジアの国では、そもそも免疫力が違う。日本には昔から4種類のコロナウイルスが風土病として棲みついており、交差免疫によって新型コロナに対しても一定程度の免疫が働いている、と考えるのが合理的だ。

三浦　いずれにせよ、今回のワクチンは打てば感染しないのではなく、発症や重症化を防ぐものなので、ワクチン接種がいきわたっても「ウィズ・コロナ」なんですよね。ただ、ワクチンの効果がどれくらいの期間維持されるのかは、今後の課題でしょう。新型コロナの抗体はそれほど長持ちしないと言われていましたが、ここへきて実際に感染した人の抗体がもっと長く維持されていることがわかっています。

小林　まぁ、みんなワクチンを打てばいいとは思うよ。わしを守るためにね（笑）。日本人の多くが接種すれば、接種しないわしも守られるわけだ。ただ、ワクチンはいいが、マスクはいかん。あれは地獄だ。

世のお母さんの中には、小さな子供がマスクを嫌がって外そうとするのを、無理やりつけさせている人も少なくない。子供は新型コロナに感染しても重症化せず、これまで一人の死者も出していないにもかかわらず。

三浦　私の小4の娘もマスクは嫌がっていますね。私のオフィスではマスク着用は義務ではないし、個室もあり、そもそも仕事場で大騒ぎなんてしませんから、つけたい人はつければいい。ただ、大人は着用するかどうか選べるけれど、子供は選べない。小学校では先生たちが頑張ってくれて、秋からは運動会などの行事も開催したけれど、やはりマスクをつけたままの生活はしんどいようです。

小林　子供がマスクをする必要などまったくない。大人が子供の自由や時間をどれほど奪ってきたのか。

三浦　実はですね、娘がオフィスに来て、いただいた『コロナ論』を読んでました。面白いみたいで集中していました。

小林　えぇぇ〜!?　小4で理解できるの？　すごいな!!

三浦　完全に理解していますが、影響されすぎないように、と心配……。娘は、私が出演しているワイドショーに対しても「不安を煽っている」とか、批判的なことを言ってきます（苦笑）。彼女の夏休みの自由研究はコロナの調査をしようと思っていたようなのですが、さすがに受け入れられないと考えて、ネコの研究に替えていました。ただ、娘曰く、同級生

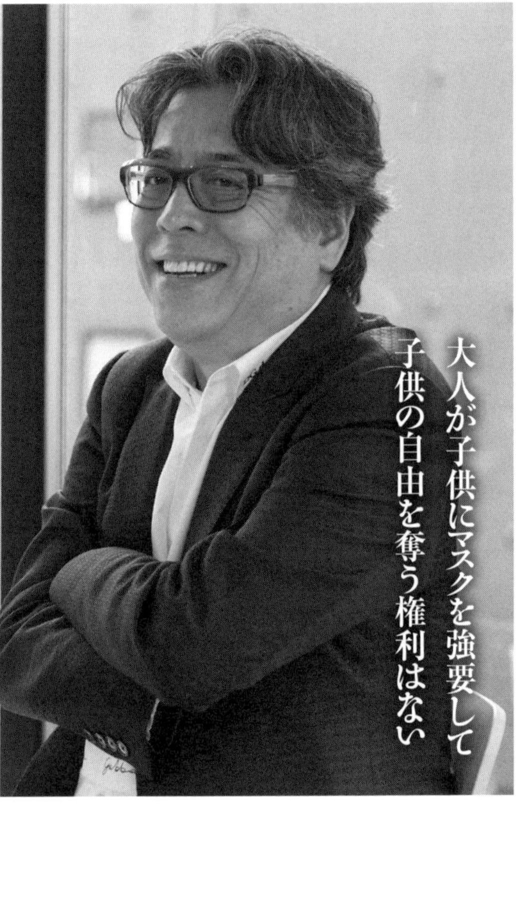

大人が子供にマスクを強要して子供の自由を奪う権利はない

たちのほとんどは自分とは意見が違うと。「コロナは怖い」「親がそう言っている」と。「じゃあ、ゲームや『鬼滅の刃』を親に禁じられても従わないのに、なぜコロナについては言うことを聞くのか？」と詰めていましたが。

小林　とんでもない利口な子供だな（笑）。どうすれば、そんなふうに育つんだ？

三浦　遺伝です（笑）。

時々刻々と変わるシミュレーションに政策決定が惑わされている

小林　頼もしい娘だな。まぁ、話を戻すと、日本では年初から1都3県で緊急事態宣言が延長されたとはいえ（※対談時は3月初旬）、いずれ宣言が解除され、ワクチンの接種も進んでいくことになる。だが、今後も最大の問題であり続けるのが、コロナが指定感染症から「新型インフル等感染症」に「格上げ」までされたことだ。このままでは、毎日、新規陽性者数をさも一大事のように扱うテレビの速報は続き、〝コロナ脳〟に染まった人たちの洗脳は解かれない。宣言を解除すれば必ずリバウンドが起きるが、海外に比べれば微々たる感染者の増加にすぎない。それでもメディアが大騒ぎすることは目に見えている。現在の分科会のシミュレーションでは、当初予定していた3月7日に宣言を解除したら、5月中旬には再び感染者は1500人ほどに増加するから、延長しろと言っているわけだが、そんな試算が罷り通れば再延長の可能性さえ持

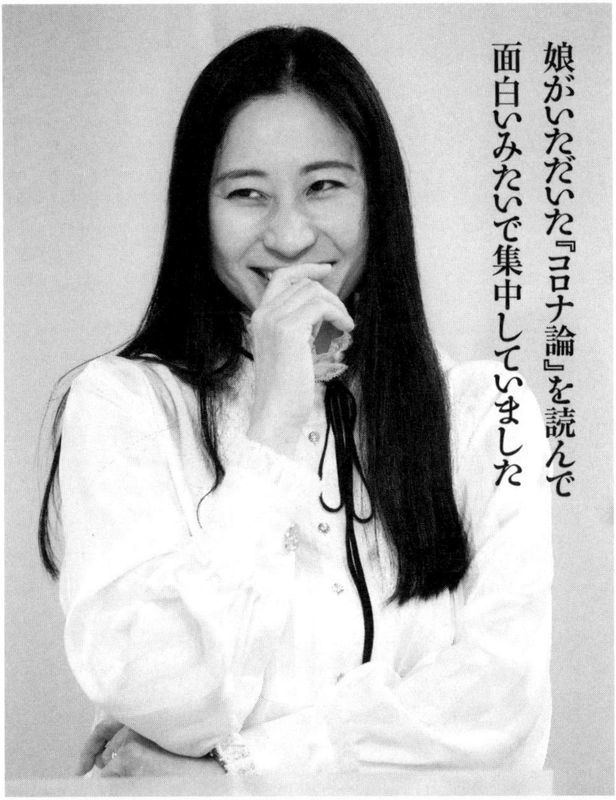

娘がいただいた『コロナ論』を読んで面白いみたいで集中していました

ち上がってくる（※宣言は3月8〜21日まで再延長され、その後解除）。

三浦　分科会やメディアにはいくつものシミュレーションが提示されていますが、前提が目まぐるしく変わる。もちろん、研究者は前提を置いた試算であると留保をつけていますが、ワイドショーにはそういう丁寧さがない。その結果、「ゼロ・コロナ」的な論調になってしまう……。そもそも、シミュレーションは政策決定者が参考にする程度のものであるべきです。現状では、日本のワクチン接種は諸外国に遅れをとっており、外国のほうが経済再開の見通しも早い。弱い政権は、世の中の「空気」に左右されますが、日本のマスコミ人の「常識」は米国に影響されやすい。米国のワクチン接種が終わり、平常化したら多少は考え方が変わっていくのではないでしょうか。それでも、「ゼロ・コロナ」を目指そうとする動きは今後も燻り続けるでしょうし、その様《さま》は3・11後、放射能の風評被害を煽った人たちに重なります。最後の最後まで感染者数を問題視するでしょう。

小林　確かに、通じるところがある。わしは飲食店では、福島県産の酒があれば自ら進んで選ぶけどね。

医療体制は改善されないが、「街場の医者」に希望の光

三浦　医療体制は、今後も大きくは改善されないでしょうね。ただ、『ニューズウィーク』3月2日号に「ルポ新型コロナ医療非崩壊」という興味深い記事が出ており、実際にコロナ治療に取り組んだ現場の声が紹介されています。悲壮感を植えつけるものではなく、淡々と知見が記されています。初め何が大変だったか、どこを改善したらよくなったか、軽症者を街場のクリニックで診つつ通常診療を続けるやり方など。例えば、グローバルヘルスケアクリニックの水野泰孝院長は、診察を完全予約制とし、時間的ゾーニングを行っているそうです。診察の際は患者と2m以上距離を取って、マスクをつければ陰圧室でなくとも十分診ることが

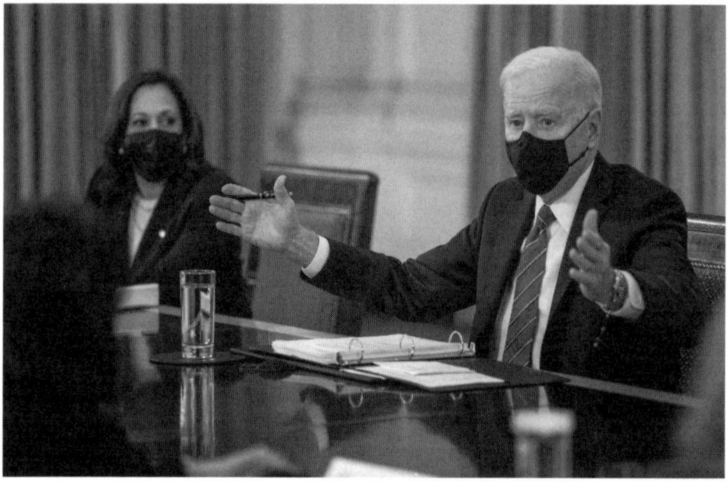

感染拡大防止と経済再開を両睨みするバイデン大統領は、1兆9000億ドル（約206兆円）規模の追加経済対策に続いて、新たに総額3兆ドル（約326兆円）の経済対策を提示する見通しだ　写真／CNP／時事通信フォト

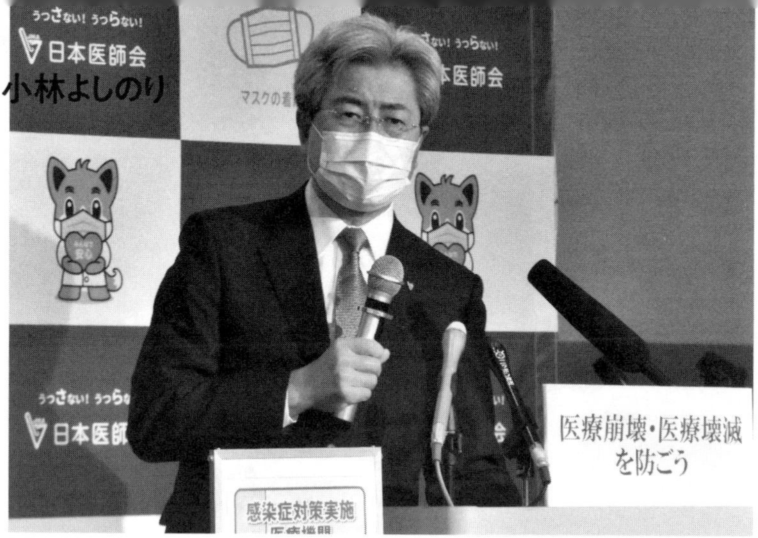
うっさない！うっらない！
日本医師会
医療崩壊・医療壊滅を防ごう
感染症対策実施

昨年秋頃から「医療崩壊」の危惧を繰り返し主張してきた日本医師会の中川俊男会長は、緊急事態宣言についても延長を訴え、解除に際してもまん延防止等重点措置をとるべきと政府に要請した　写真／時事通信社

可能。ただし、トイレは使用しないでもらう、と。コロナ患者の大半は、この方法で手当てすることができる。重症化した際に入院する病院を決め、電話での経過観察を診療あつかいにすべきだと。2020年の春頃は、靴までビニールで覆うほど、医師は完全防護を求められていましたが、今はそこまでしなくても対応可能です。水野院長のメッセージには希望が感じられます。こうした知見に基づく試みを広げていきたいですね。

小林　日本医師会の中川会長の会見を見る限り、医師会の医者はどうしてもコロナ患者を診たくないらしい。だが、一般の医者の中には自分たちは診療できると手を挙げる人たちが、実は大勢いる。コロナなんて風邪のようなもので、インフルエンザより恐くないのだから、そりゃ診れますよ。インフルエンザより脅威ではないという事実が浸透すれば、コロナ患者を受け入れる医療施設が増えるのは明らかだが、マスコミがいまだに恐怖を煽っている……。やはりコロナの真実を、覚悟をもって言える勇気ある人が出てこなくてはならない。本来、これは政治家の仕事だが、弱い政権ゆえに頼りにならない。そう考えると、このコロナを巡る狂騒はいつまで経っても終わらない。「アフター・コロナ」と簡単に言うけれど、どんな社会になるのか想像もつかんよ。

三浦　昨年末、新橋の飲み屋が客でごった返していたように、大人はわりと元に戻ると思います。ただ、私が懸念するのは子供の育て方が変わるのではないか、ということ。安全を重んじる母親の感覚は、すぐに以前のようには戻らない。例えば、施設の入口にアルコール消毒液が置かれているのはもはや当たり前ですが、施設側にすれば撤去する判断はあり得ない。これと同様に、子育ての基準が変わってしまうのではないか。アフター・コロナは、自由のない子供が一番の被害を受ける恐れもある。2020年初頭に公開された海外ドラマ『アウトブレイク ―感染拡大―』は、新型コロナウイルスのパンデミックを予言していたかのような内容で話題を集めました。主人公である感染症の専門家を演じたジュリー・ルブレトンがインタビューで「靴を脱いで家に入り、ハグもしない。今はそれが当たり前だし、日本人のような生活様式が正しいと感じるようになった」と話していましたが、もともと日本は互いに距離を取る文化です。でも今回、それ以上の過剰防衛的な生活様式が根づいてしまった。

小林　あぁ、最悪だな……。そもそも、日本人は何世紀も前から衛生観念が高く、清潔を保ち、普段から感染対策をしてきたようなもので、これ以上過剰にやっても意味がない。わしがもう一つ懸念しているのは、今後、コロナよりも毒性の強い季節性インフルエンザが流行したときの対応だよ。インフルは子供が罹って重症化したら重大な後遺症が残るリスクがあるのに、それをどう説明するつもりなのか……。本来、コロナ禍においては「うつされたのが弱毒性のコロナ風邪でよかったね。インフルだったら最悪死んじゃう場合もあるからむしろ安心だね」と言って子供を育てるべきだったのに、完全に逆転してしまった。

三浦　途上国で多くの死者が出る感染症には誰も騒がないし、女性のリスクが高い子宮頸がんや子供のリスクが高いインフルエンザについてはワクチンも広まらない。コロナだけ「ゼロ・リスク」思想に立つのは、先進国の高齢者が犠牲になったからですね。

今の狂った状況を崩すため「コロナ君」に思いを託す！

小林　でも、わしは今の狂った状況は、近い将来必ず崩れると信じている。『コロナ論』を読んだのか、それとも信頼できる専門家の主張を耳にしたのか、あちこちでコロナの真実をしたり顔で語り歩いているオジサンを見たんだよね。そのオジサン曰く、「テレビの言うことは全部嘘だ！」って（笑）。これを見て、そのうちテレビが信用されなくなっていくんじゃないかと思ったわけだ。わし自身もこの間タクシーに乗ったら、運転手がものすごい〝コロナ脳〟で、「2月は4回しか勤務してないし、あとは家に閉じこもってます」と自慢げに話し、「若い人はこんな大勢、街に出てきて信じられませんよ！

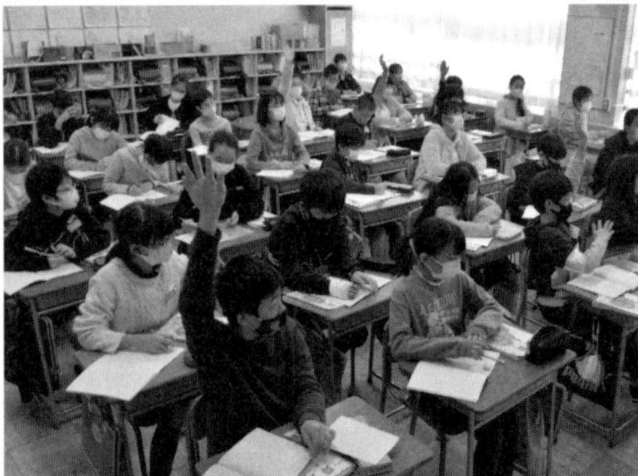

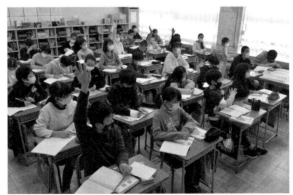

マスク姿で授業を受ける小学生。今後、夏に向けて気温が上がれば、マスク着用は大きな健康リスクになりかねない。感染しても重症化しない子供に、負担を強いる政策は果たして正しいのか……　写真／AFP＝時事

特別対談

三浦瑠麗 × 小林よしのり

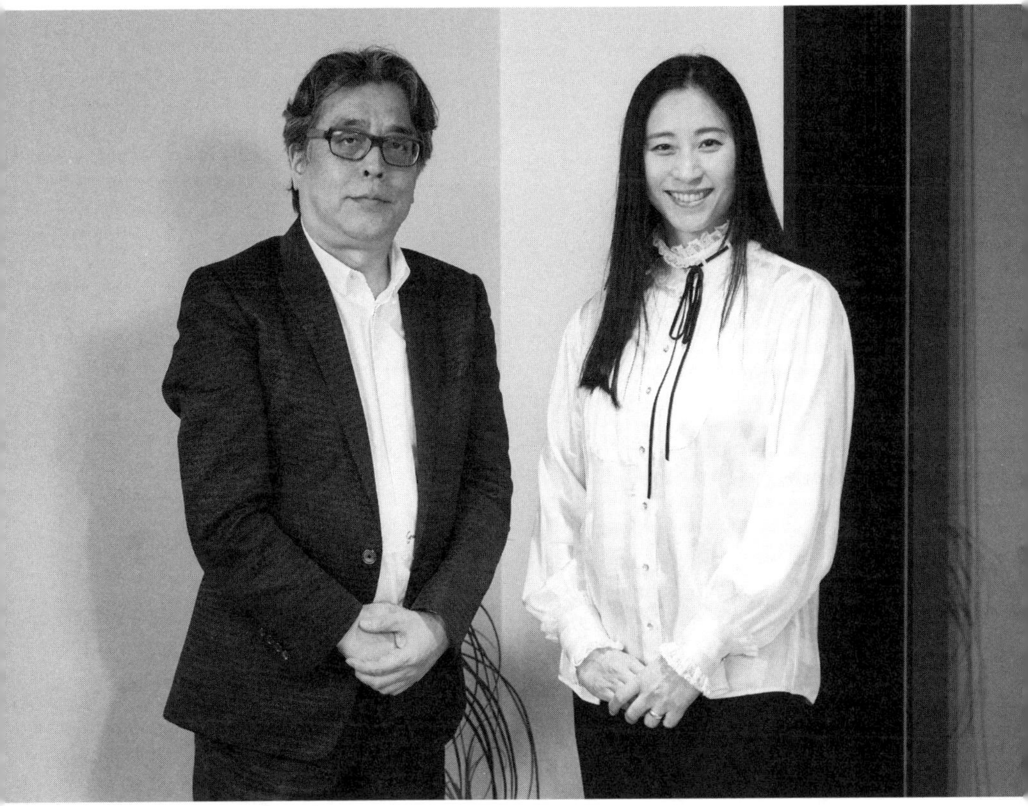

この前も焼肉屋に行ったら子供連れの親がいて、信じられない話ですよ！」と言うものだから、頭にきて、目的地に着くまで何の反論もできないくらいに論破してやったよ！（笑）

三浦　結構、執念深いですね（苦笑）。

小林　そう。わしはこれからも、事あるごとに繰り返すし、論破するつもりですよ（笑）。一緒に戦ってくれている人たちと、この狂った騒ぎを終わらせないといけないですから。

三浦　まずは小中学校でのマスク着用義務をなくしてほしい。これは母親としての願いです。

小林　そういう大変な思いをしている子供たちのために、「おしえて！　コロナ君」という漫画を描いたんですよ（※本書に収録済み）。わしに代わってコロナ君が、コロナの真実を子供にもわかるように説明してくれるんですが、これからはわしが考えていることすべてを、コロナ君に託して広めていければ日本も少しは変わるんじゃないかな（笑）。

　構成／齊藤武宏　撮影／浅野将司

ゴーマニズム宣言 SPECIAL コロナ論3

第7章 ｜ 女性の自殺の原因は健康？

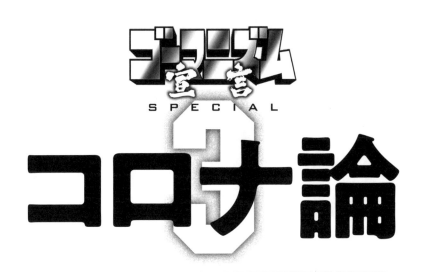

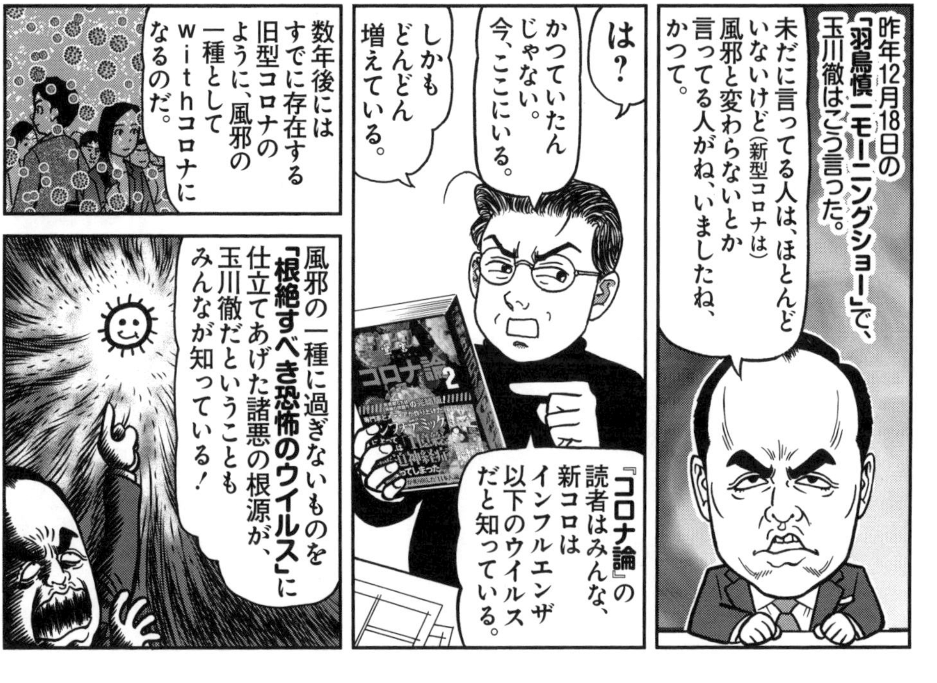

昨年12月18日の「羽鳥慎一モーニングショー」で、玉川徹はこう言った。
未だに言ってる人は、ほとんどいないけど(新型コロナは)風邪と変わらないとか言ってる人がね、いましたね、かつて。
は？
かつていたんじゃない。今、ここにいる。
しかもどんどん増えている。
コロナ論2
『コロナ論』の読者はみんな、新コロはインフルエンザ以下のウイルスだと知っている。
数年後にはすでに存在する旧型コロナのように、風邪の一種としてwithコロナになるのだ。
風邪の一種に過ぎないものを「根絶すべき恐怖のウイルス」に仕立てあげた諸悪の根源が、玉川徹だということもみんなが知っている！

政府・専門家・マスコミ・玉川徹らコロナ脳の「被害者の設定」と、わしの「被害者の設定」が全く違う。わしにとって寿命の来た高齢者は被害者と思わない。寿命は寿命であり、人間の宿命には逆らえない。

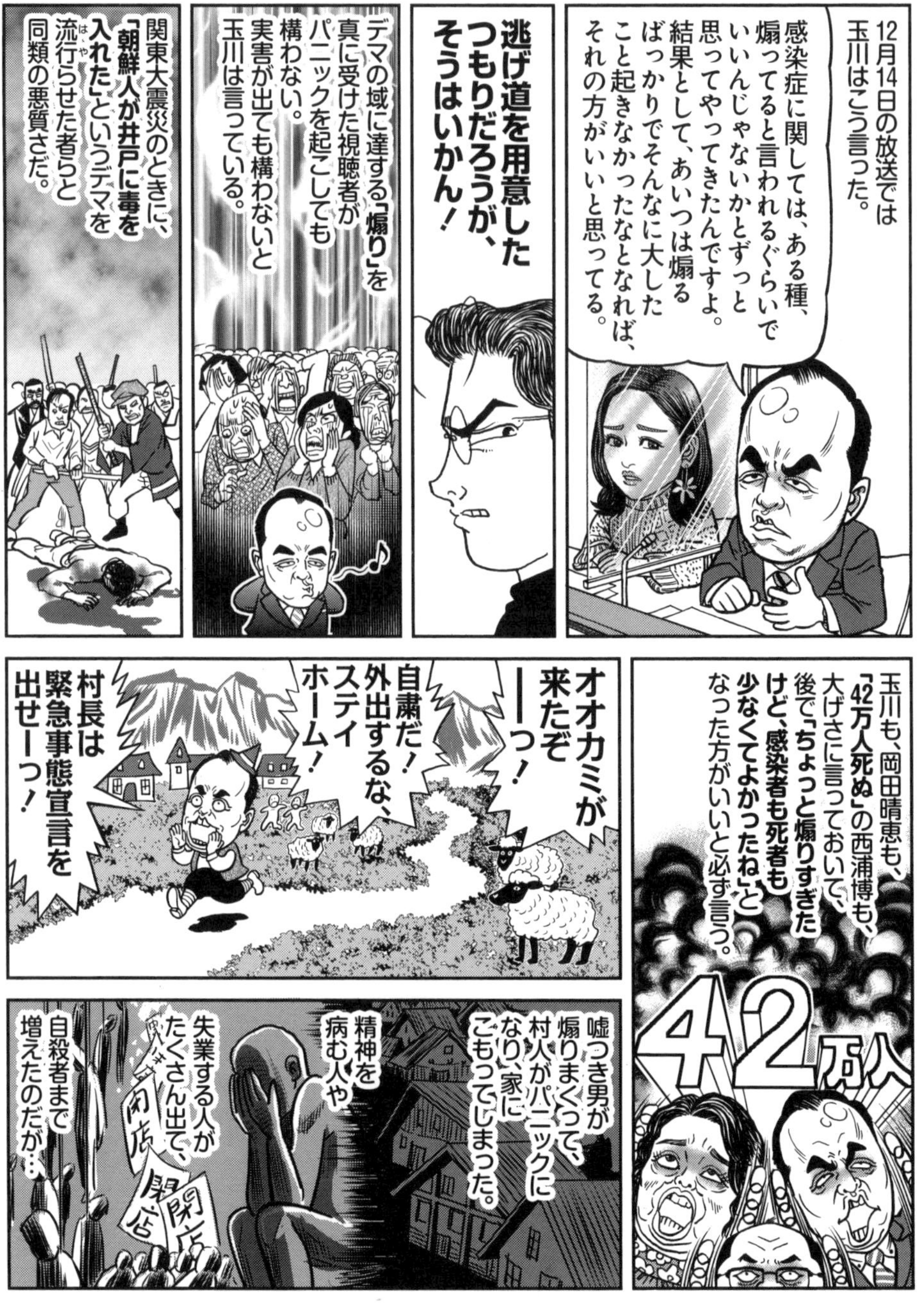
12月14日の放送では玉川はこう言った。
感染症に関しては、ある種、煽ってると言われるぐらいでいいんじゃないかとずっと思ってやってきたんですよ。結果として、あいつは煽るばっかりでそんなに大したこと起きなかったなとなれば、それの方がいいと思ってる。
逃げ道を用意したつもりだろうが、そうはいかん！
デマの域に達する「煽り」を真に受けた視聴者がパニックを起こしても構わない。実害が出ても構わないと玉川は言っている。
関東大震災のときに、「朝鮮人が井戸に毒を入れた」というデマを流行《はや》らせた者らと同類の悪質さだ。
玉川も、岡田晴恵も、「42万人死ぬ」の西浦博も、大げさに言っておいて、後で「ちょっと煽りすぎたけど、感染者も死者も少なくてよかったね」となった方がいいと必ず言う。
42万人
オオカミが来たぞーっ！
自粛だ！外出するな、ステイホーム！
村長は緊急事態宣言を出せーっ！
嘘つき男が煽りまくって、村人がパニックになり、家にこもってしまった。
精神を病む人や
失業する人がたくさん出て、
自殺者まで増えたのだが……
閉店
閉店

わしの「被害者の設定」は、廃業・倒産・失業・自殺させられる飲食店や観光業などの経済的弱者に転落する人々だ。新コロでは高齢者のほんの一部しか死なないのだから、被害者のバランスを欠いている。

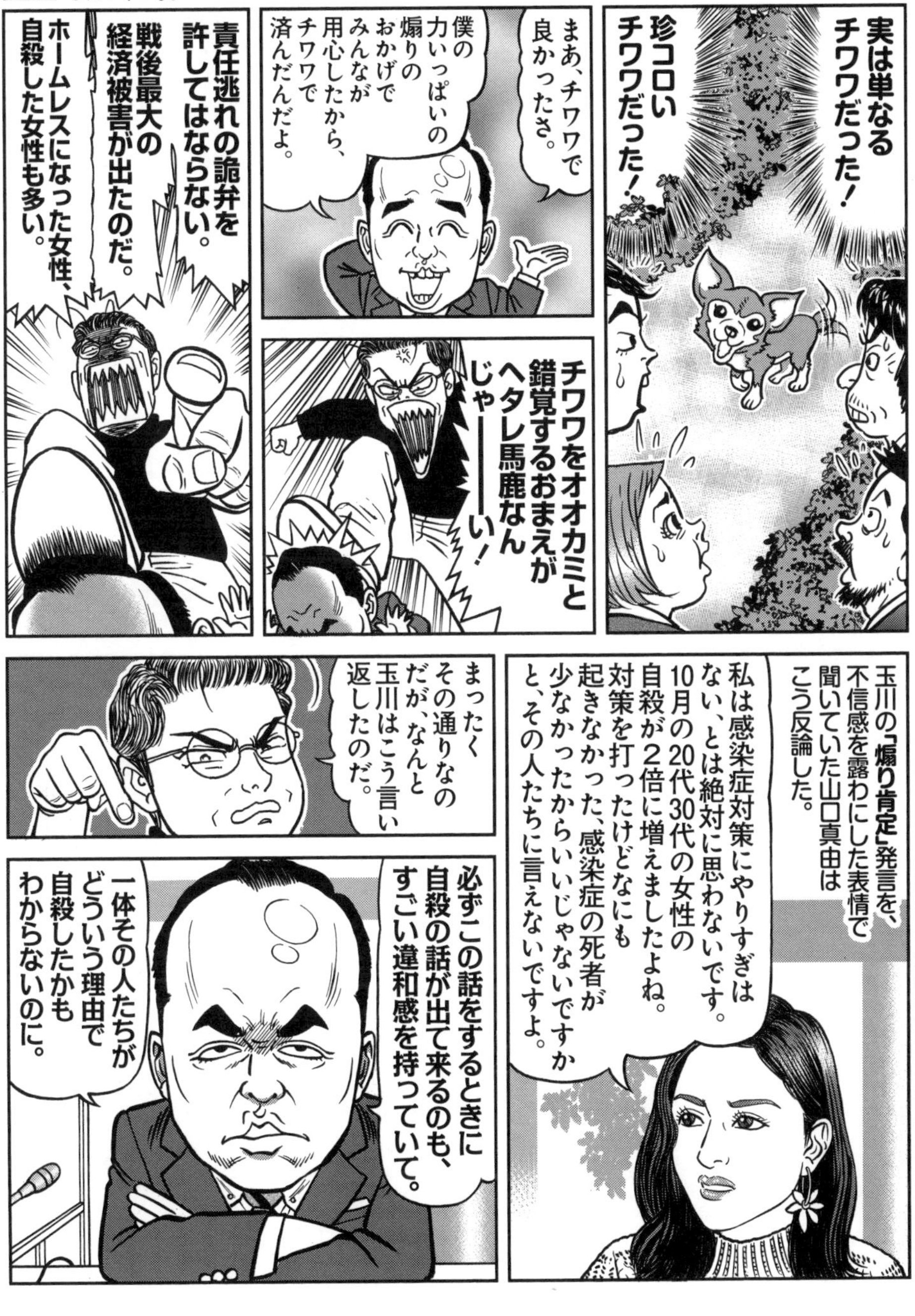

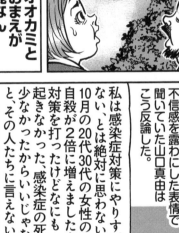

実は単なるチワワだった！
珍コロいチワワだった！
まあ、チワワで良かったさ。
僕の力いっぱいの煽りのおかげでみんなが用心したから、チワワで済んだんだよ。
チワワをオオカミと錯覚するおまえがヘタレ馬鹿なんじゃーーーい！
責任逃れの詭弁を許してはならない。
戦後最大の経済被害が出たのだ。
ホームレスになった女性、自殺した女性も多い。
玉川の「煽り肯定」発言を、不信感を露わにした表情で聞いていた山口真由はこう反論した。
私は感染症対策にやりすぎはない、とは絶対に思わないです。10月の20代30代の女性の自殺が2倍に増えましたよね。対策を打ったけどなにも起きなかった、感染症の死者が少なかったからいいじゃないですかと、その人たちに言えないですよ。
まったくその通りなのだが、なんと玉川はこう言い返したのだ。
必ずこの話をするときに自殺の話が出て来るのも、すごい違和感を持っていて。
一体その人たちがどういう理由で自殺したかもわからないのに。

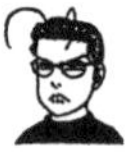

新コロの死者は、死因が他の病気でも寿命でも、PCR陽性者だったら全てコロナ死にカウントされている。それで年間4000人だが、インフルエンザの年間1万人には全然及ばない。なぜ弱毒性の新コロの被害者を、コロナ不況の経済的弱者より上位に置く？

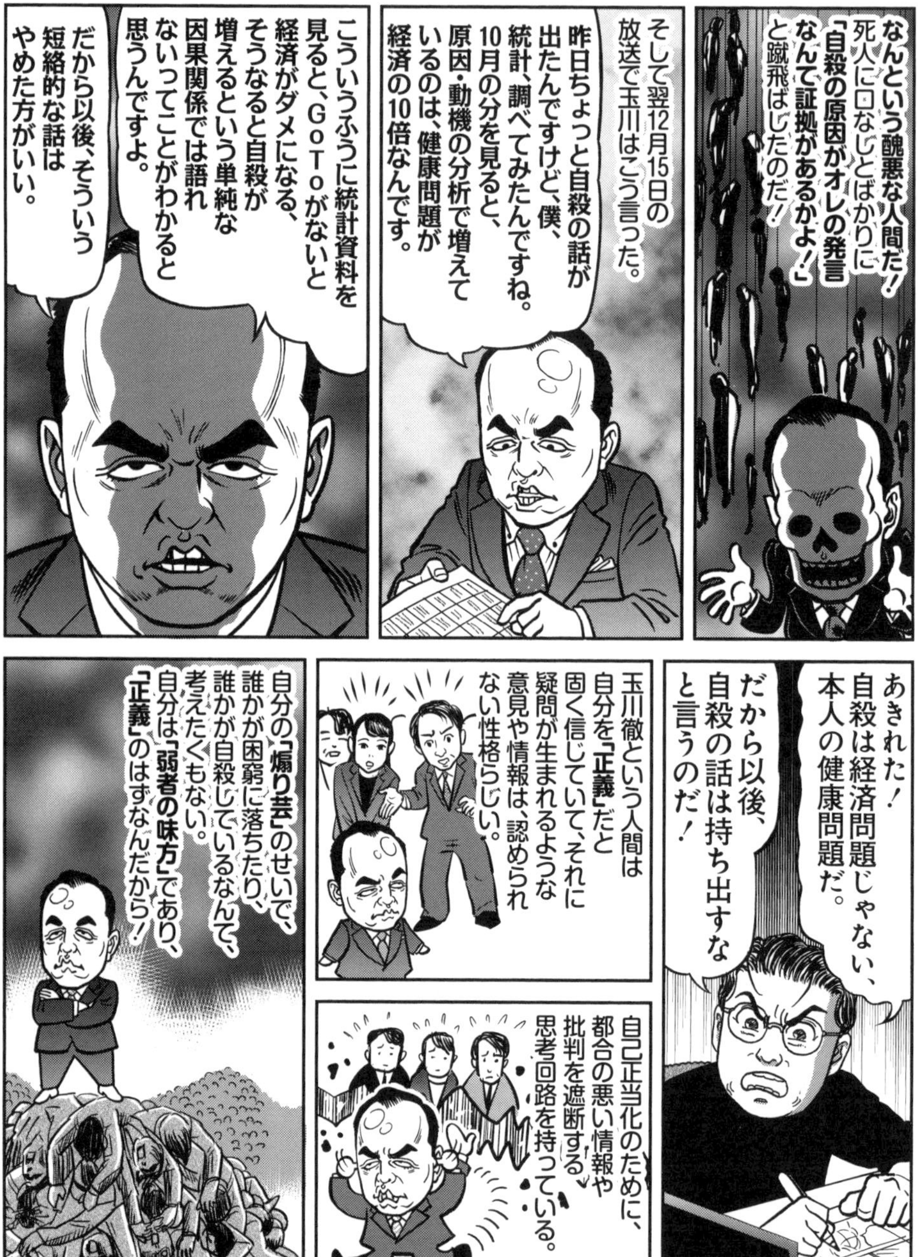

なんという醜悪な人間だ！
死人に口なしとばかりに「自殺の原因がオレの発言なんて証拠があるかよ！」と蹴飛ばしたのだ！
そして翌12月15日の放送で玉川はこう言った。
昨日ちょっと自殺の話が出たんですけど、僕、統計、調べてみたんですね。10月の分を見ると、原因・動機の分析で増えているのは、健康問題が経済の10倍なんです。
こういうふうに統計資料を見ると、経済がダメになる、GoToがないとそうなると自殺が増えるという単純な因果関係では語れないってことがわかると思うんですよ。
だから以後、そういう短絡的な話はやめた方がいい。
あきれた！
自殺は経済問題じゃない、本人の健康問題だ。
だから以後、自殺の話は持ち出すなと言うのだ！
玉川徹という人間は自分を「正義」だと固く信じていて、それに疑問が生まれるような意見や情報は、認められない性格らしい。
自己正当化のために、都合の悪い情報や批判を遮断する思考回路を持っている。
自分の「煽り芸」のせいで、誰かが困窮に落ちたり、誰かが自殺しているなんて、考えたくもない。
自分は「弱者の味方」であり、「正義」のはずなんだから！

わしは雇用の調整弁として非正規で働いていた女性が、コロナ禍でDVを受けたり、売春をしたり、住居をなくしホームレス化していることに心を痛める。だが、玉川徹らコロナ脳の連中は当然と思っている。

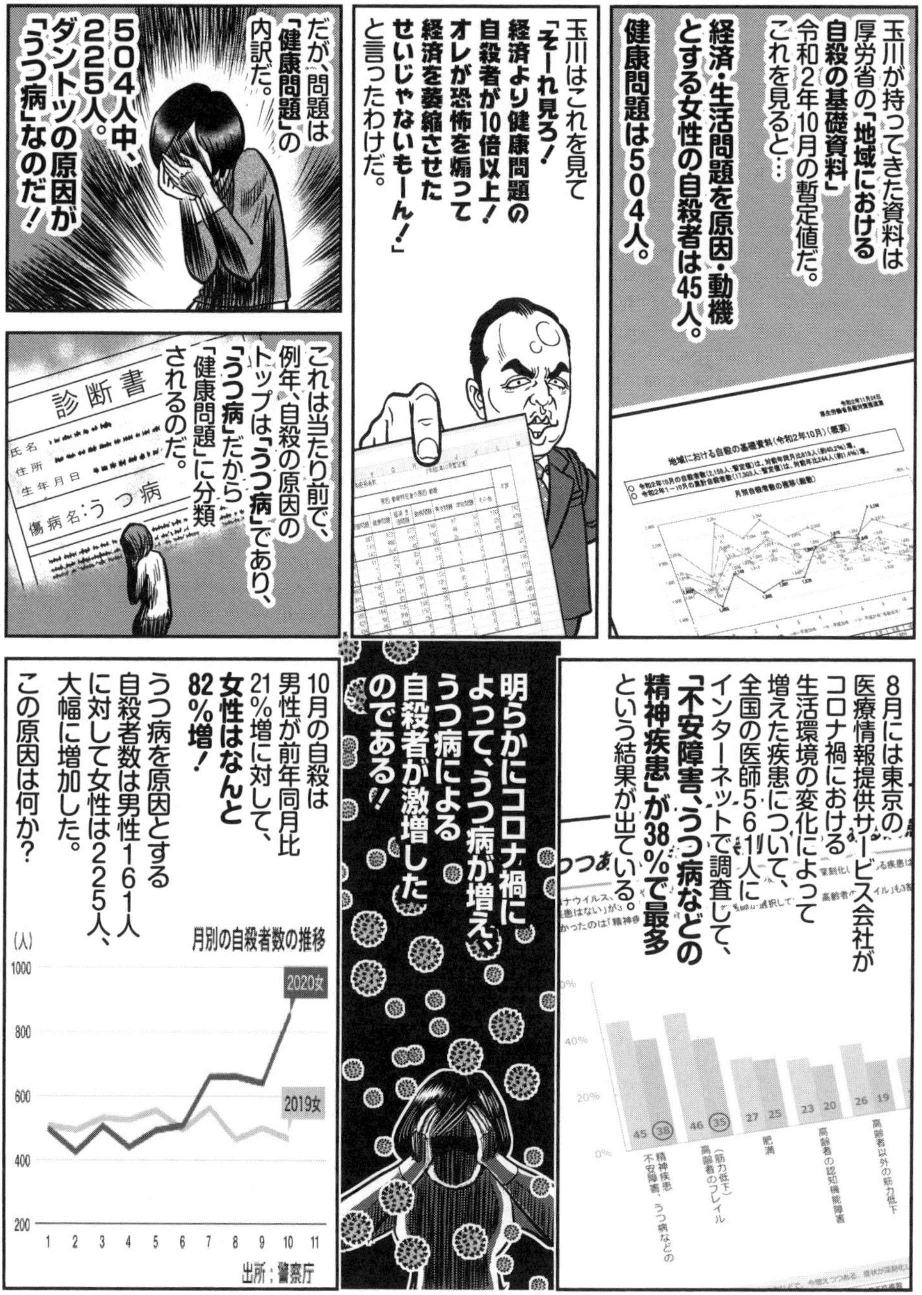

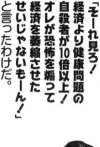

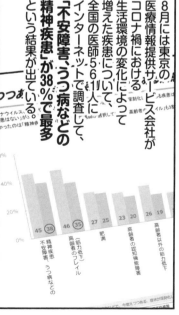

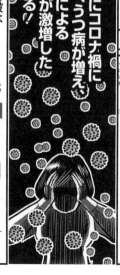

玉川が持ってきた資料は厚労省の「地域における自殺の基礎資料」令和2年10月の暫定値だ。これを見ると…
経済・生活問題を原因・動機とする女性の自殺者は45人。
健康問題は504人。
地域における自殺の基礎資料（令和2年10月）（概要）
月別自殺者数の推移（総数）
玉川はこれを見て
「そーれ見ろ！経済より健康問題の自殺者が10倍以上！オレが恐怖を煽って経済を萎縮させたせいじゃないもーん！」
と言ったわけだ。
だが、問題は「健康問題」の内訳だ。
504人中、225人。ダントツの原因が「うつ病」なのだ！
これは当たり前で、例年、自殺の原因のトップは「うつ病」であり、「うつ病」だから「健康問題」に分類されるのだ。
診断書
氏名
住所
生年月日
傷病名：うつ病
8月には東京の医療情報提供サービス会社がコロナ禍における生活環境の変化によって増えた疾患について、全国の医師561人にインターネットで調査して、
「不安障害、うつ病などの精神疾患」が38％で最多という結果が出ている。
0%
20%
40%
45
38
46
35
27
25
23
20
26
19
精神疾患 不安障害、うつ病などの
高齢者のフレイル（筋力低下）
肥満
高齢者の認知機能障害
高齢者以外の筋力低下
明らかにコロナ禍によって、うつ病が増え、うつ病による自殺者が激増したのである!!
10月の自殺は男性が前年同月比21％増に対して、女性はなんと82％増！
うつ病を原因とする自殺者数は男性161人に対して女性は225人、大幅に増加した。
この原因は何か？
月別の自殺者数の推移
（人）
1000
800
600
400
200
2020女
2019女
1
2
3
4
5
6
7
8
9
10
11
出所：警察庁

世論調査（JNN）では、緊急事態宣言の再発令「遅すぎる」が83%！宣言の内容は「適切」「不十分」を合わせて91%、「過剰だ」はたったの6%！そんなに経済を殺したいのか!? 破滅に向かって一直線の全体主義に抵抗し、本当の被害者のためを思う人のブログマガジン 小林よしのりライジング 毎週火曜配信中！

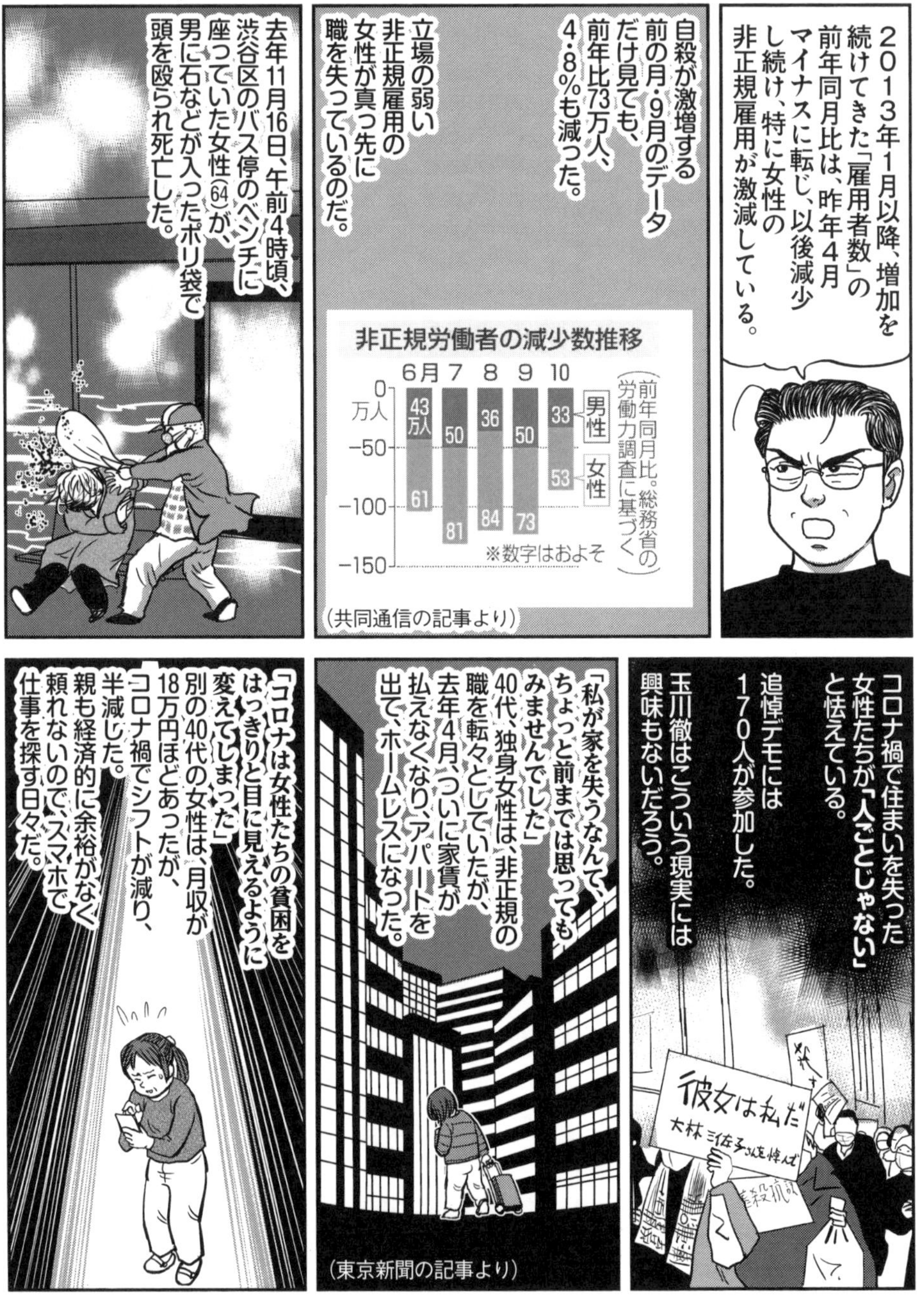

2013年1月以降、増加を続けてきた「雇用者数」の前年同月比は、昨年4月マイナスに転じ、以後減少し続け、特に女性の非正規雇用が激減している。
自殺が激増する前の月・9月のデータだけ見ても、前年比73万人、4・8%も減った。
立場の弱い非正規雇用の女性が真っ先に職を失っているのだ。
非正規労働者の減少数推移
6月 7 8 9 10
0 万人 −50 −100 −150
43万人 50 36 50 33
61 81 84 73 53
男性
女性
（前年同月比。総務省の労働力調査に基づく）
※数字はおよそ
（共同通信の記事より）
去年11月16日、午前4時頃、渋谷区のバス停のベンチに座っていた女性(64)が、男に石などが入ったポリ袋で頭を殴られ死亡した。
コロナ禍で住まいを失った女性たちが「人ごとじゃない」と怯えている。
追悼デモには170人が参加した。
玉川徹はこういう現実には興味もないだろう。
彼女は私だ
「私が家を失うなんて、ちょっと前までは思ってもみませんでした」
40代、独身女性は、非正規の職を転々としていたが、去年4月、ついに家賃が払えなくなり、アパートを出て、ホームレスになった。
（東京新聞の記事より）
「コロナは女性たちの貧困をはっきりと目に見えるように変えてしまった」
別の40代の女性は、月収が18万円ほどあったが、コロナ禍でシフトが減り、半減した。
親も経済的に余裕がなく頼れないので、スマホで仕事を探す日々だ。

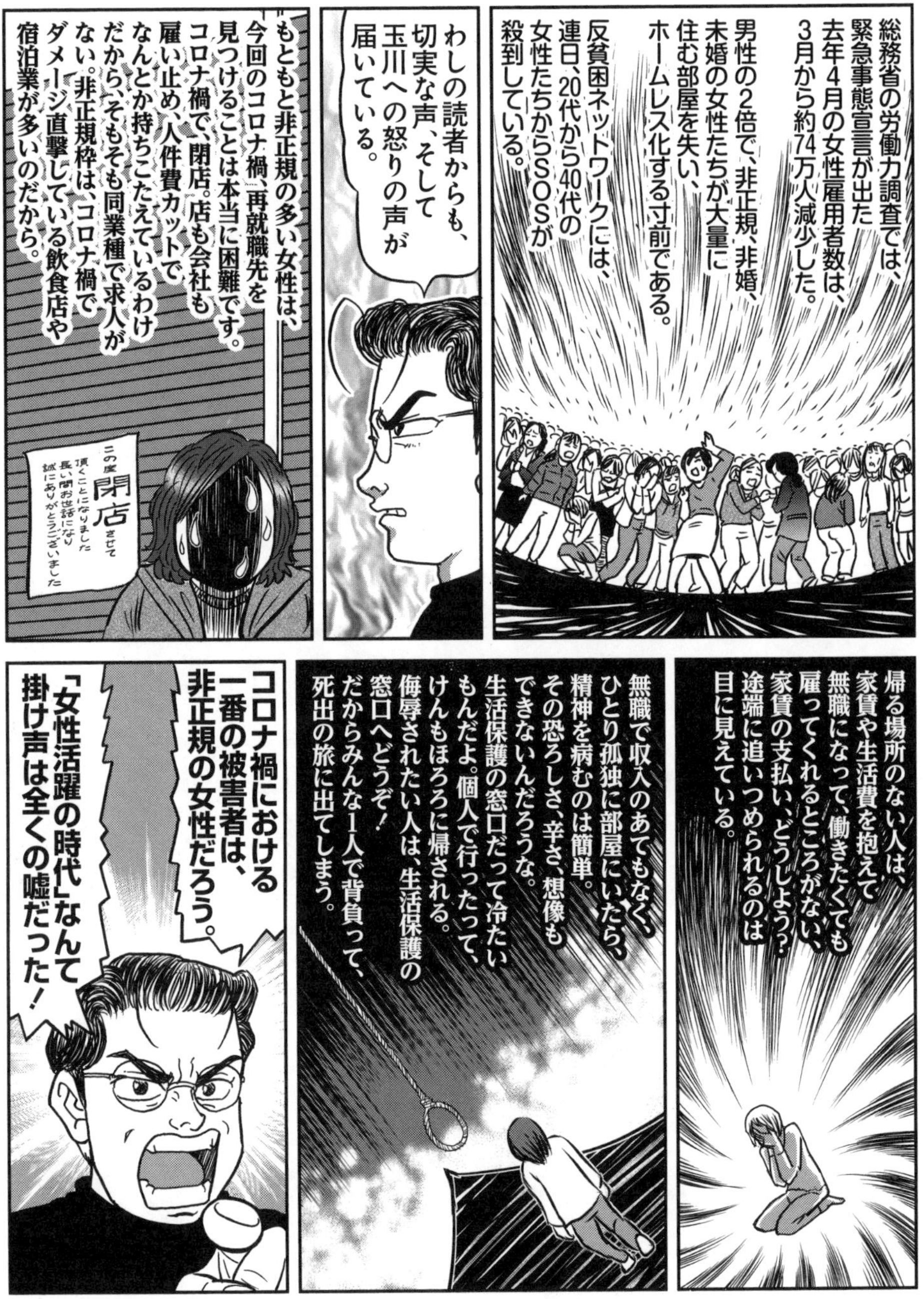
総務省の労働力調査では、緊急事態宣言が出た去年4月の女性雇用者数は、3月から約74万人減少した。
男性の2倍で、非正規、非婚、未婚の女性たちが大量に住む部屋を失い、ホームレス化する寸前である。
反貧困ネットワークには、連日、20代から40代の女性たちからSOSが殺到している。
わしの読者からも、切実な声、そして玉川への怒りの声が届いている。
もともと非正規の多い女性は、今回のコロナ禍、「再就職先を見つけることは本当に困難です。コロナ禍で、閉店。店も会社も雇い止め、人件費カットでなんとか持ちこたえているわけだから、そもそも同業種で求人がない。非正規枠は、コロナ禍でダメージ直撃している飲食店や宿泊業が多いのだから。
この度 閉店させて頂くことになりました 長い間お世話になり 誠にありがとうございました
帰る場所のない人は、家賃や生活費を抱えて無職になって、働きたくても雇ってくれるところがない、家賃の支払い、どうしよう？途端に追いつめられるのは目に見えている。
無職で収入のあてもなく、ひとり孤独に部屋にいたら、精神を病むのは簡単。その恐ろしさ、辛さ、想像もできないんだろうな。生活保護の窓口だって冷たいもんだよ。個人で行ったたって、けんもほろろに帰される。侮辱されたい人は、生活保護の窓口へどうぞ！だからみんな1人で背負って、死出の旅に出てしまう。
コロナ禍における一番の被害者は、非正規の女性だろう。
「女性活躍の時代」なんて掛け声は全くの嘘だった！

『コロナ論3』は「ウイルスとは何か？」を解き明かしている。ウイルスとは何かも知らずに、コロナ「根絶」などと叫ぶのは阿呆でしかない。

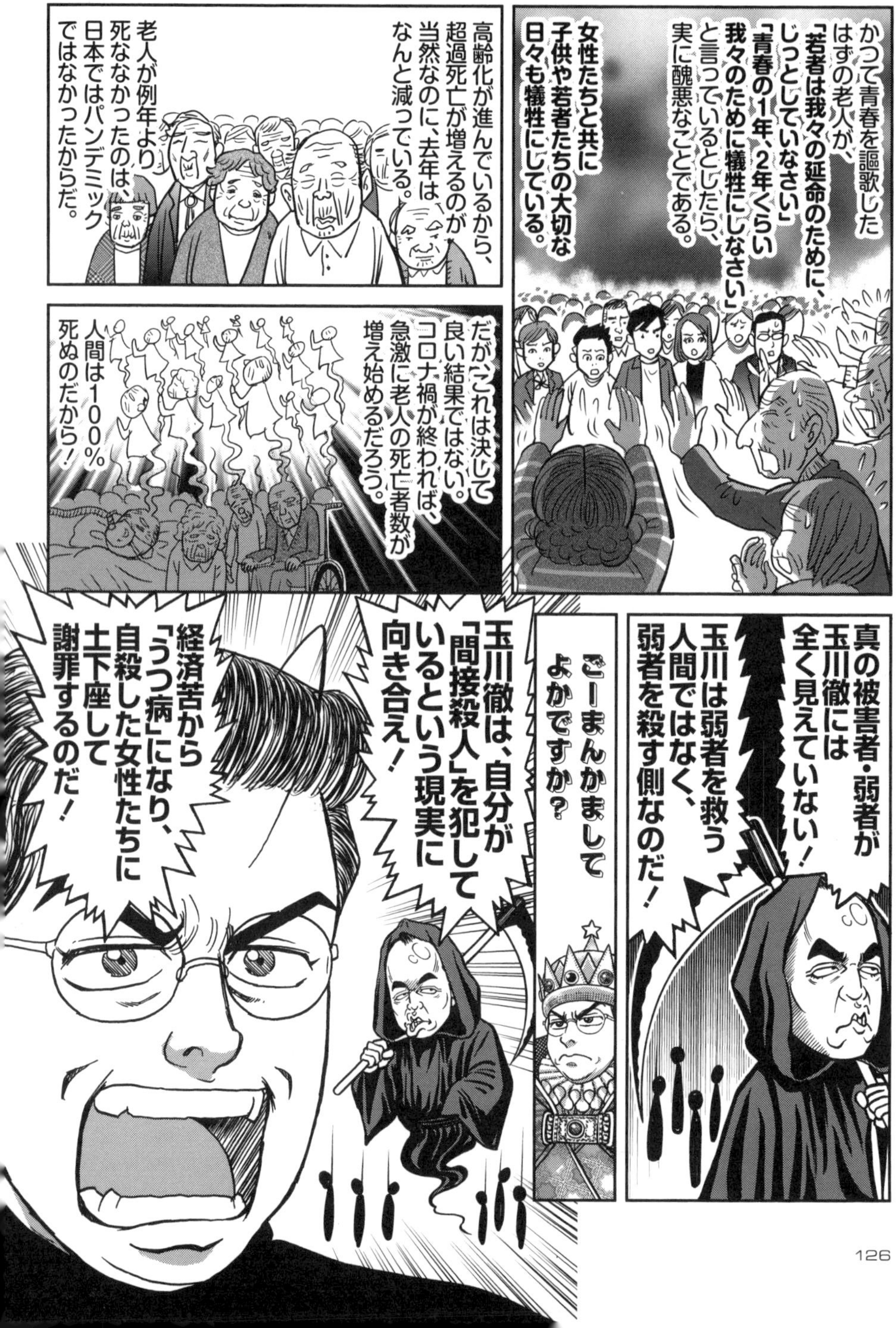
かつて青春を謳歌したはずの老人が、
「若者は我々の延命のために、じっとしていなさい」
「青春の1年、2年ぐらい我々のために犠牲にしなさい」
と言っているとしたら、実に醜悪なことである。
女性たちと共に子供や若者たちの大切な日々も犠牲にしている。
高齢化が進んでいるから、超過死亡が増えるのが当然なのに、去年はなんと減っている。
老人が例年より死ななかったのは、日本ではパンデミックではなかったからだ。
だがこれは決して良い結果ではない。コロナ禍が終われば、急激に老人の死亡者数が増え始めるだろう。
人間は100%死ぬのだから！
真の被害者・弱者が全く見えていない！
玉川は弱者を救う人間ではなく、弱者を殺す側なのだ！
ごーまんかましてよかですか？
玉川徹は、自分が「間接殺人」を犯しているという現実に向き合え！
経済苦から「うつ病」になり、自殺した女性たちに土下座して謝罪するのだ！

ゴーマニズム宣言 SPECIAL

コロナ論3

第8章｜ウイルス干渉

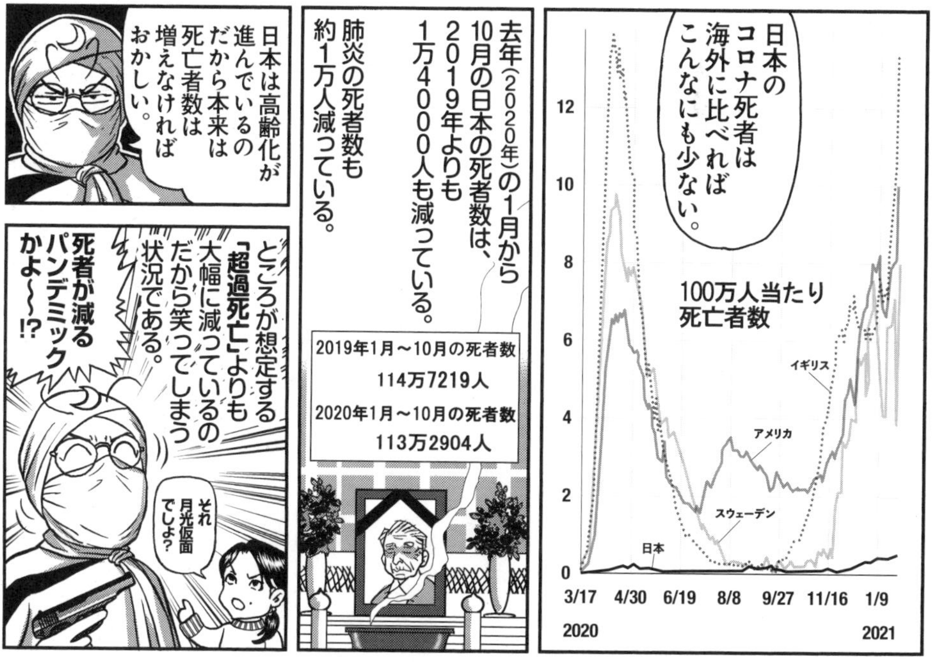

日本のコロナ死者は海外に比べればこんなにも少ない。
100万人当たり死亡者数
12
10
8
6
4
2
0
イギリス
アメリカ
スウェーデン
日本
3/17 4/30 6/19 8/8 9/27 11/16 1/9
2020
2021
去年（2020年）の1月から10月の日本の死者数は、2019年よりも1万4000人も減っている。
肺炎の死者数も約1万人減っている。
2019年1月～10月の死者数
114万7219人
2020年1月～10月の死者数
113万2904人
日本は高齢化が進んでいるのだから本来は死亡者数は増えなければおかしい。
ところが想定する「超過死亡」よりも大幅に減っているのだから笑ってしまう状況である。
死者が減るパンデミックかよ～～!?
それ月光仮面でしょ？

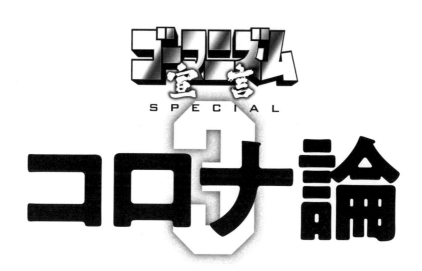

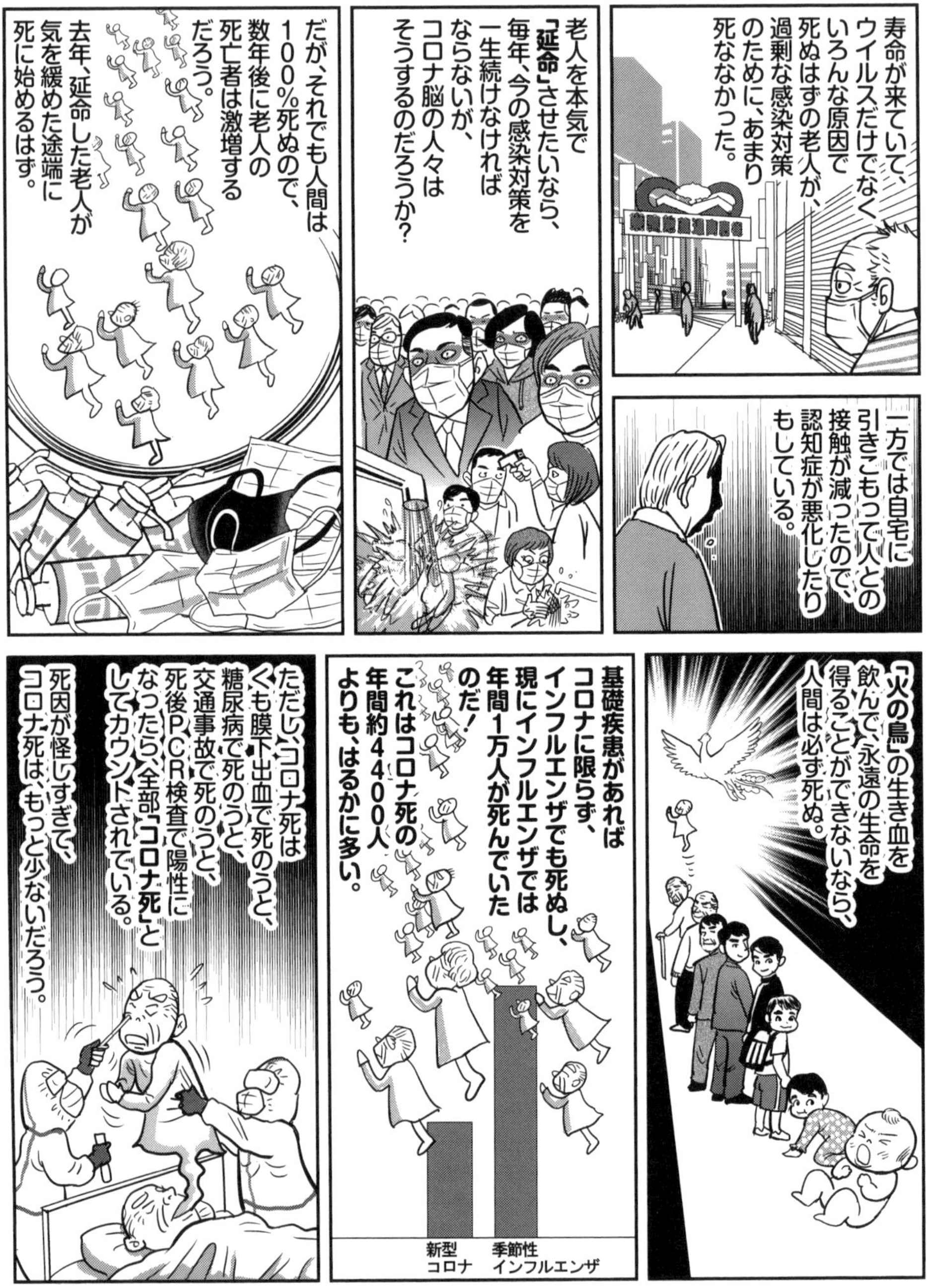

寿命が来ていて、ウイルスだけでなくいろんな原因で死ぬはずの老人が、過剰な感染対策のために、あまり死ななかった。
一方では自宅に引きこもって人との接触が減ったので、認知症が悪化したりもしている。
老人を本気で「延命」させたいなら、毎年、今の感染対策を一生続けなければならないが、コロナ脳の人々はそうするのだろうか?
だが、それでも人間は100%死ぬので、数年後に老人の死亡者は激増するだろう。
去年、延命した老人が気を緩めた途端に死に始めるはず。
「火の鳥」の生き血を飲んで、永遠の生命を得ることができないなら、人間は必ず死ぬ。
基礎疾患があればコロナに限らず、インフルエンザでも死ぬし、現にインフルエンザでは年間1万人が死んでいたのだ!
これはコロナ死の年間約4400人よりも、はるかに多い。
新型
コロナ
季節性
インフルエンザ
ただし、コロナ死はくも膜下出血で死のうと、糖尿病で死のうと、交通事故で死のうと、死後PCR検査で陽性になったら、全部「コロナ死」としてカウントされている。
死因が怪しすぎて、コロナ死は、もっと少ないだろう。

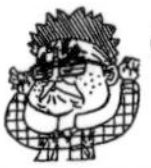

(※) インフルエンザの患者数は全国約5000ヶ所の定点医療機関のみが報告を行っており、その流行状況の推移は、全報告数を定点医療機関の数で割り、定点1ヶ所当たりの報告数として算出した値で測っている。下のグラフ左側の目盛りに「小数点」がついているのはそのため。

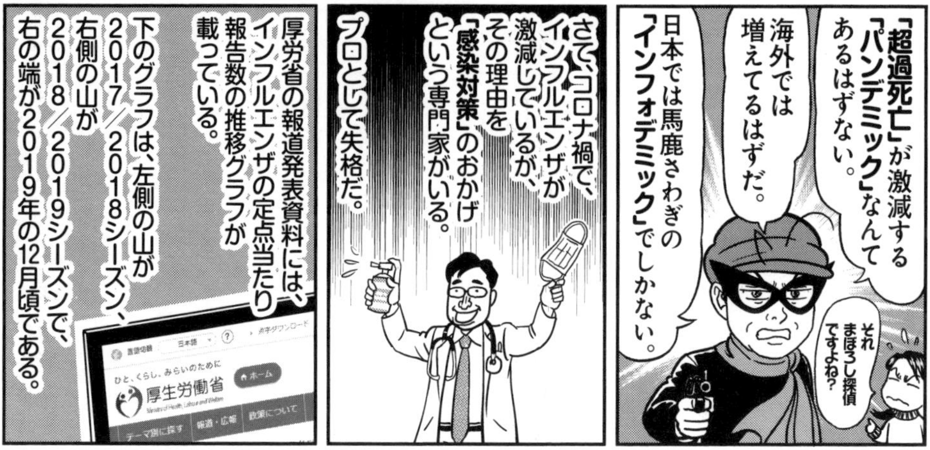

「超過死亡」が激減する「パンデミック」なんてあるはずない。
海外では増えてるはずだ。
日本では馬鹿さわぎの「インフォデミック」でしかない。
それまぼろし探偵ですよね?
さて、コロナ禍で、インフルエンザが激減しているが、その理由を「感染対策」のおかげという専門家がいる。
プロとして失格だ。
厚労省の報道発表資料には、インフルエンザの定点当たり報告数の推移グラフが載っている。
下のグラフは、左側の山が2017／2018シーズン、右側の山が2018／2019シーズンで、右の端が2019年の12月頃である。
日本語
ひと、くらし、みらいのために
厚生労働省
ホーム
報道・広報
政策について
テーマ別に探す

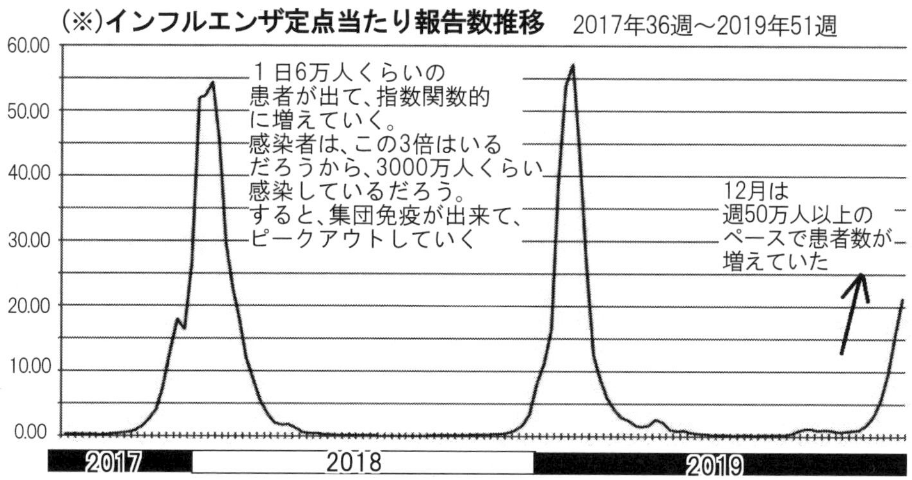

(※)インフルエンザ定点当たり報告数推移
2017年36週～2019年51週
60.00
50.00
40.00
30.00
20.00
10.00
0.00
1日6万人くらいの患者が出て、指数関数的に増えていく。
感染者は、この3倍はいるだろうから、3000万人くらい感染しているだろう。
すると、集団免疫が出来て、ピークアウトしていく
12月は週50万人以上のペースで患者数が増えていた
2017
2018
2019

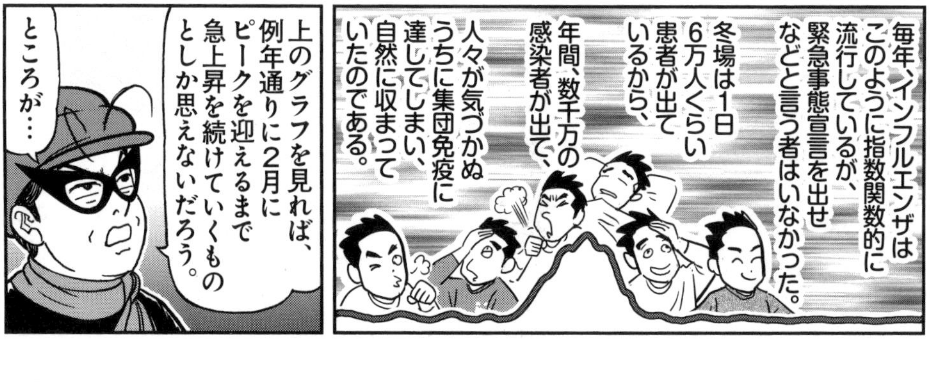

毎年、インフルエンザはこのように指数関数的に流行しているが、緊急事態宣言を出せなどと言う者はいなかった。
冬場は1日6万人くらい患者が出ているから、
年間、数千万の感染者が出て、
人々が気づかぬうちに集団免疫に達してしまい、自然に収まっていたのである。
上のグラフを見れば、例年通りに2月にピークを迎えるまで急上昇を続けていくものとしか思えないだろう。
ところが…

どんなにコロナ脳・マスク脳全体主義が強固だろうと、いかに少数派にされようと、意思を示し続けよう！
必ず蟻の一穴は開く！抵抗のための情報発信拠点は、ブログマガジン小林よしのりライジング！
流されない、惑わされないものの見方・考え方を鍛えよう、そして戦い抜こう！毎週火曜日配信中!!

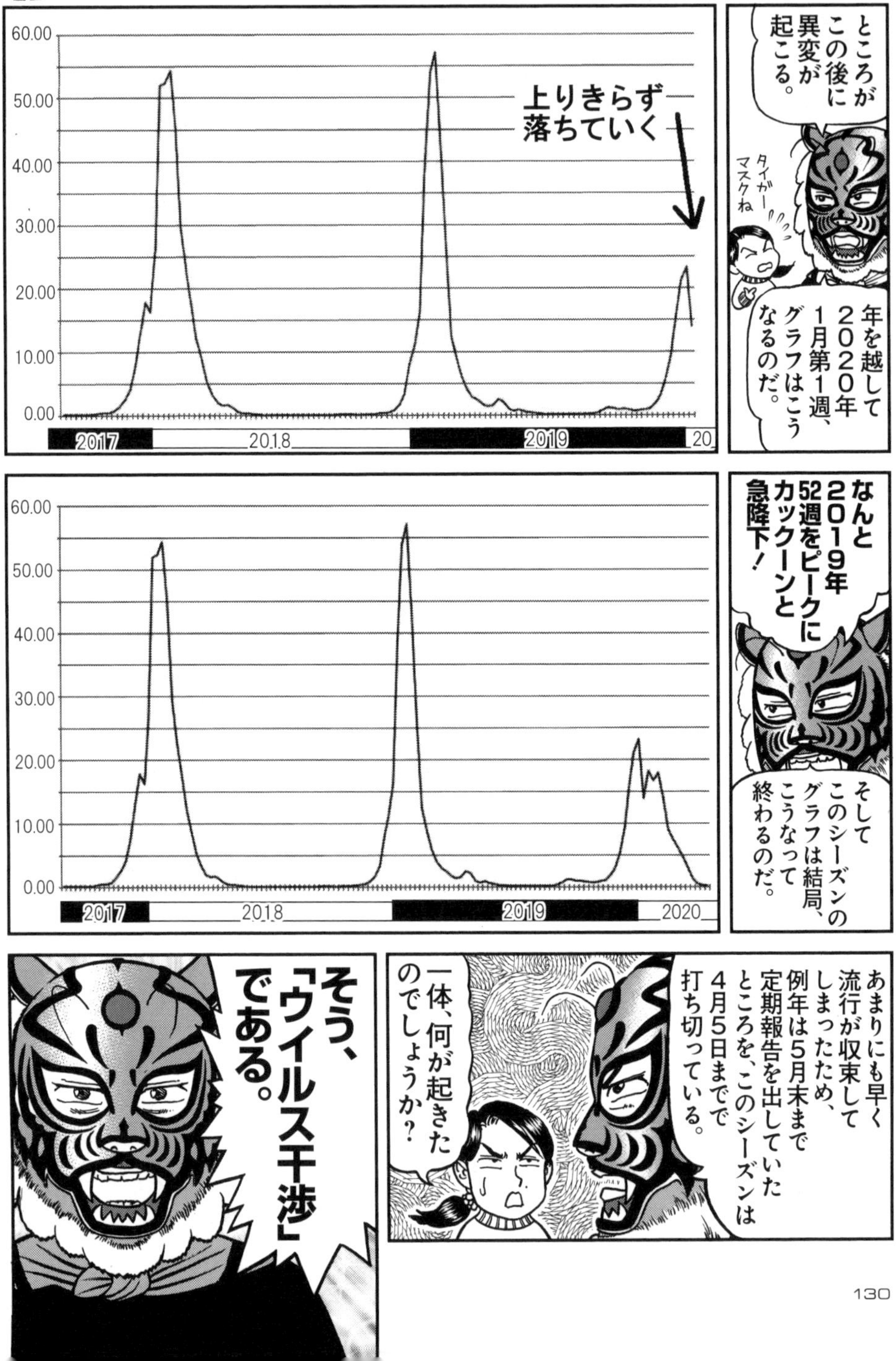
ところがこの後に異変が起こる。
タイガーマスクね
年を越して2020年1月第1週、グラフはこうなるのだ。
60.00
50.00
40.00
30.00
20.00
10.00
0.00
2017
2018
2019
20
上りきらず落ちていく
なんと2019年52週をピークにカックーンと急降下！
そしてこのシーズンのグラフは結局、こうなって終わるのだ。
60.00
50.00
40.00
30.00
20.00
10.00
0.00
2017
2018
2019
2020
あまりにも早く流行が収束してしまったため、例年は5月末まで定期報告を出していたところを、このシーズンは4月5日までで打ち切っている。
一体、何が起きたのでしょうか？
そう、「ウイルス干渉」である。

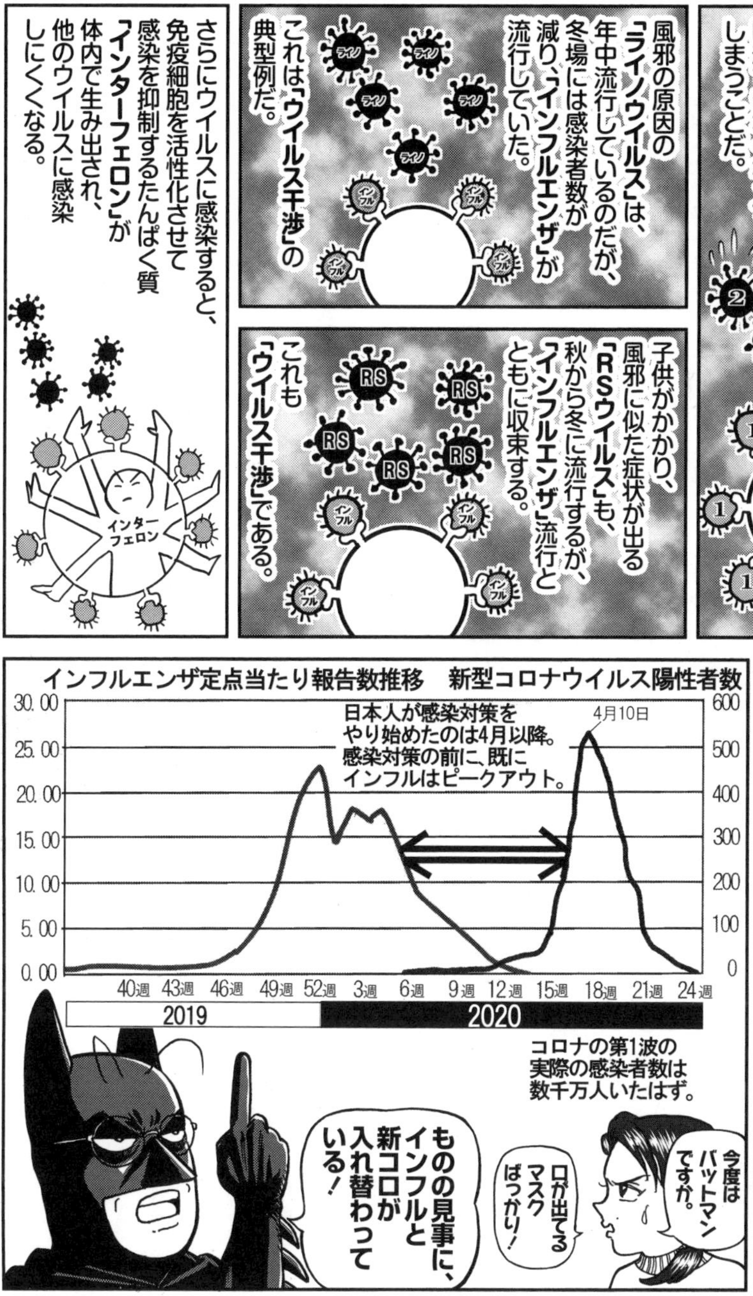
「ウイルス干渉」とは、あるウイルス①が、生物の細胞の受容体を占領すると、他のウイルス②が吸着できなくなってしまうことだ。
細胞
風邪の原因の「ライノウイルス」は、年中流行しているのだが、冬場には感染者数が減り、「インフルエンザ」が流行していた。
これは「ウイルス干渉」の典型例だ。
子供がかかり、風邪に似た症状が出る「RSウイルス」も、秋から冬に流行するが、「インフルエンザ」流行とともに収束する。
これも「ウイルス干渉」である。
さらにウイルスに感染すると、免疫細胞を活性化させて感染を抑制するたんぱく質「インターフェロン」が体内で生み出され、他のウイルスに感染しにくくなる。
インターフェロン
試しに2019/2020シーズンのインフルエンザの流行曲線と、新型コロナの「第1波」といわれる流行曲線のグラフを重ねてみたら、こういうことになる。
インフルエンザ定点当たり報告数推移　新型コロナウイルス陽性者数
30.00 25.00 20.00 15.00 10.00 5.00 0.00
600 500 400 300 200 100 0
40週 43週 46週 49週 52週 3週 6週 9週 12週 15週 18週 21週 24週
2019 2020
4月10日
日本人が感染対策をやり始めたのは4月以降。感染対策の前に、既にインフルはピークアウト。
コロナの第1波の実際の感染者数は数千万人いたはず。
今度はバットマンですか。
口が出てるマスクばっかり！
ものの見事に、インフルと新コロが入れ替わっている！

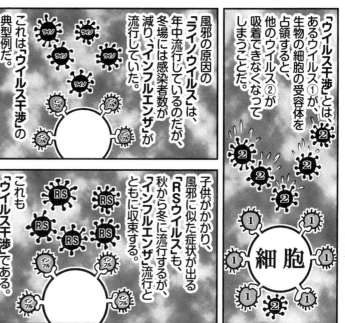

『コロナ論』全国書店では売り切れ続出である。それなりの効果も出てきた。最終的にはわしの「日本では、新コロはインフル以下の弱毒性」という主張が正しいと分かるだろう。

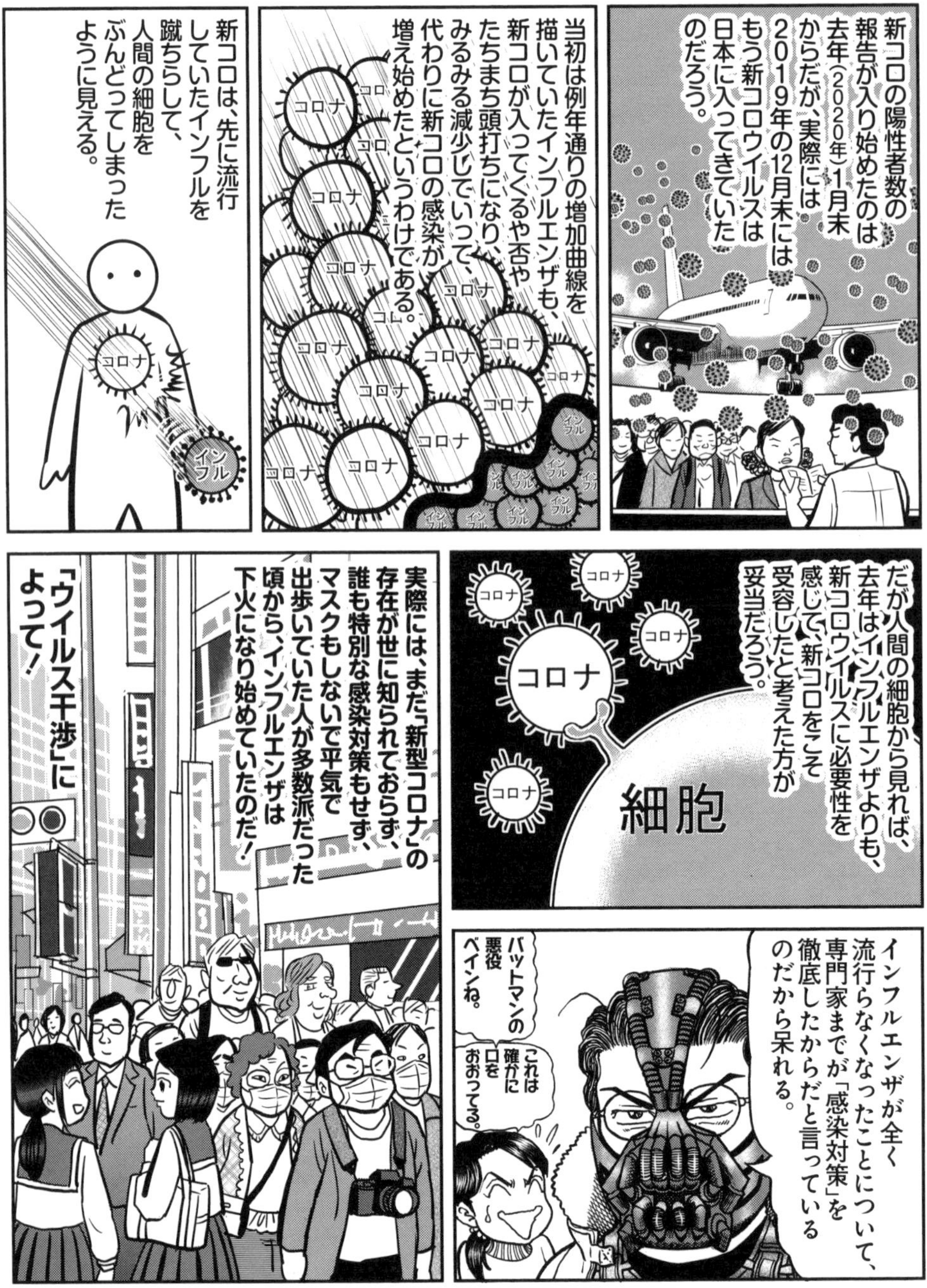

新コロの陽性者数の報告が入り始めたのは去年(2020年)1月末からだが、実際には2019年の12月末にはもう新コロウイルスは日本に入ってきていたのだろう。
当初は例年通りの増加曲線を描いていたインフルエンザも、新コロが入ってくるや否やたちまち頭打ちになり、みるみる減少していって、代わりに新コロの感染が増え始めたというわけである。
コロナ
インフル
新コロは、先に流行していたインフルを蹴ちらして、人間の細胞をぶんどってしまったように見える。
だが人間の細胞から見れば、去年はインフルエンザよりも、新コロウイルスに必要性を感じて、新コロをこそ受容したと考えた方が妥当だろう。
細胞
インフルエンザが全く流行らなくなったことについて、専門家までが「感染対策」を徹底したからだと言っているのだから呆れる。
バットマンの悪役ベインね。
これは確かに口をおおってる。
実際には、まだ「新型コロナ」の存在が世に知られておらず、誰も特別な感染対策もせず、マスクもしないで平気で出歩いていた人が多数派だった頃から、インフルエンザは下火になり始めていたのだ!
「ウイルス干渉」によって!

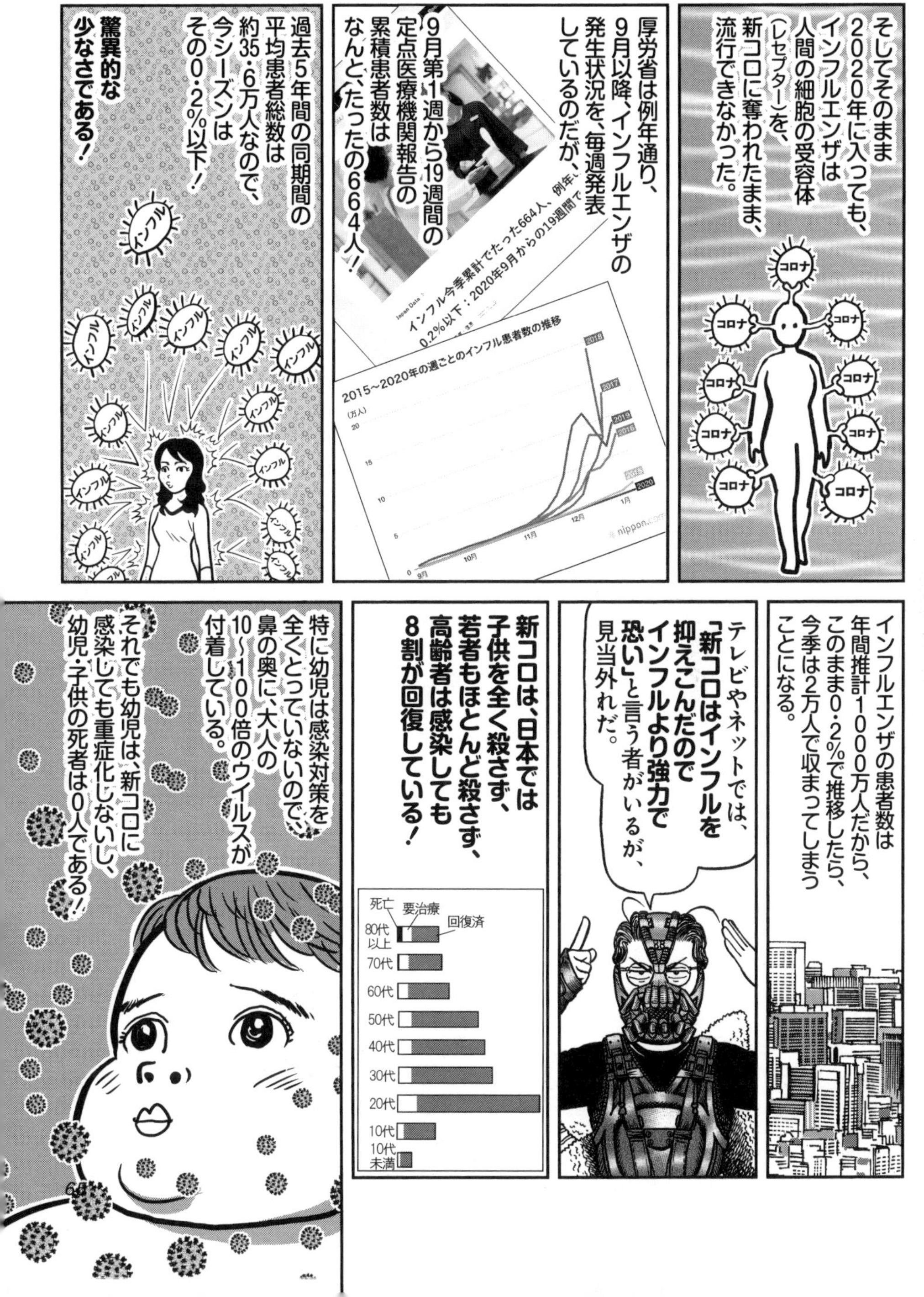

そしてそのまま2020年に入っても、インフルエンザは人間の細胞の受容体（レセプター）を、新コロに奪われたまま、流行できなかった。
コロナ
厚労省は例年通り、9月以降、インフルエンザの発生状況を、毎週発表しているのだが、
9月第1週から19週間の定点医療機関報告の累積患者数はなんと、たったの664人！
インフル今季累計でたった664人、例年の0.2%以下：2020年9月からの19週間で
2015〜2020年の週ごとのインフル患者数の推移
(万人)
2018
2017
2019
2016
2020
9月
10月
11月
12月
1月
nippon.com
過去5年間の同期間の平均患者総数は約35・6万人なので、今シーズンはその0・2%以下！
驚異的な少なさである！
インフル
インフルエンザの患者数は年間推計1000万人だから、このまま0・2%で推移したら、今季は2万人で収まってしまうことになる。
テレビやネットでは、「新コロはインフルを抑えこんだので インフルより強力で恐い」と言う者がいるが、見当外れだ。
新コロは、日本では子供を全く殺さず、若者もほとんど殺さず、高齢者は感染しても8割が回復している！
死亡
要治療
回復済
80代以上
70代
60代
50代
40代
30代
20代
10代
10代未満
特に幼児は感染対策を全くとっていないので、鼻の奥に、大人の10〜100倍のウイルスが付着している。
それでも幼児は、新コロに感染しても重症化しないし、幼児・子供の死者は0人である！

「日本では、新コロはインフル以下の弱毒性」この真実を覆すことはできない!

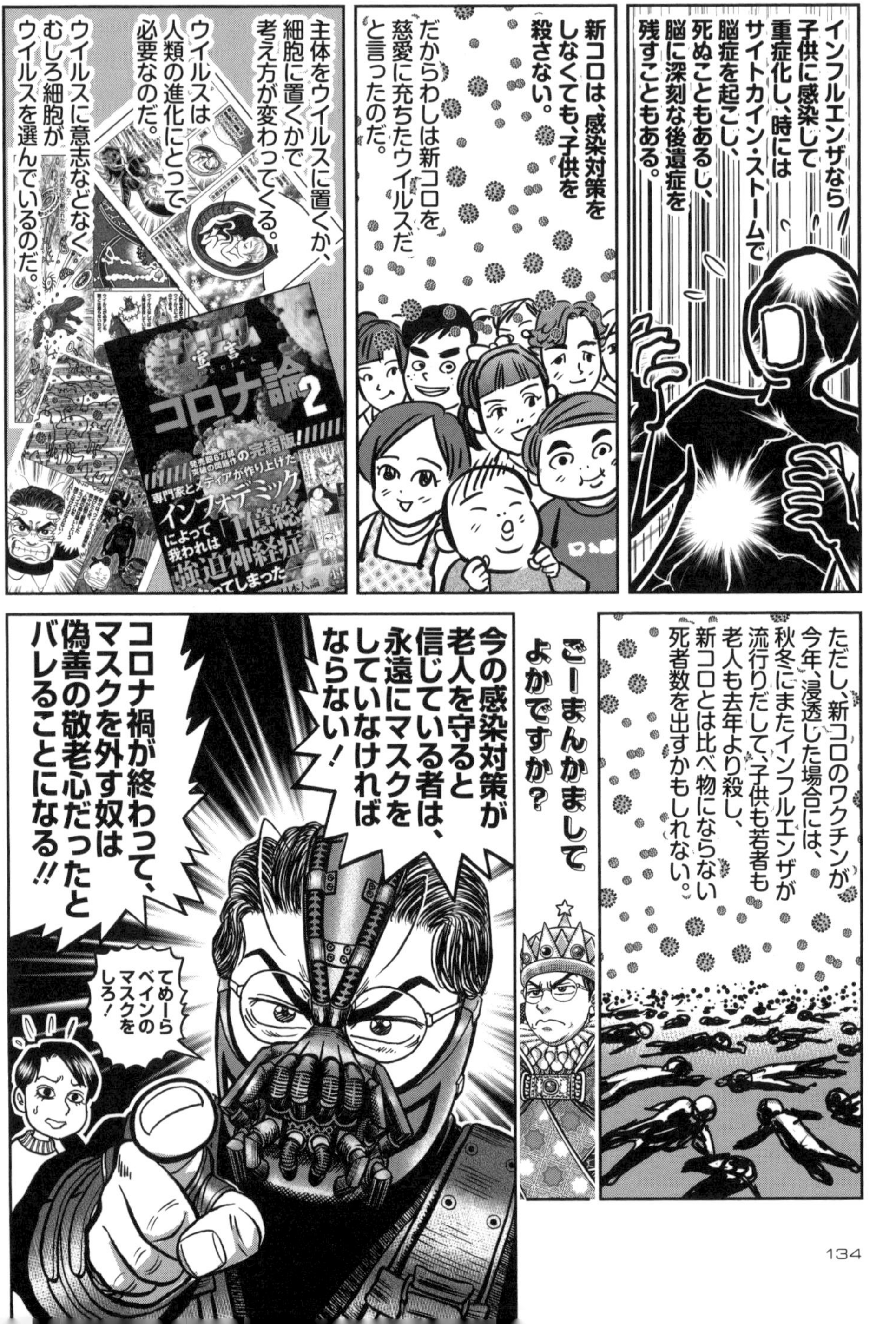

インフルエンザなら子供に感染して重症化し、時にはサイトカイン・ストームで脳症を起こし、死ぬこともあるし、脳に深刻な後遺症を残すこともある。
新コロは、感染対策をしなくても、子供を殺さない。
だからわしは新コロを慈愛に充ちたウイルスだと言ったのだ。
主体をウイルスに置くか、細胞に置くかで考え方が変わってくる。
ウイルスは人類の進化にとって必要なのだ。
ウイルスに意志などなくむしろ細胞がウイルスを選んでいるのだ。
宣言 SPECIAL
コロナ論2
発売即6万部 突破の問題作の完結版!
専門家とメディアが作り上げたインフォデミックによって我われは「1億総強迫神経症」になってしまった
ただし、新コロのワクチンが今年、浸透した場合には、秋冬にまたインフルエンザが流行りだして、子供も若者も老人も去年より殺し、新コロとは比べ物にならない死者数を出すかもしれない。
ごーまんかましてよかですか?
今の感染対策が老人を守ると信じている者は、永遠にマスクをしていなければならない!
コロナ禍が終わって、マスクを外す奴は偽善の敬老心だったとバレることになる!!
てめーらベインのマスクをしろ!

ゴーマニズム宣言SPECIAL コロナ論3

第9章｜赤旗よ、弱者設定が違う

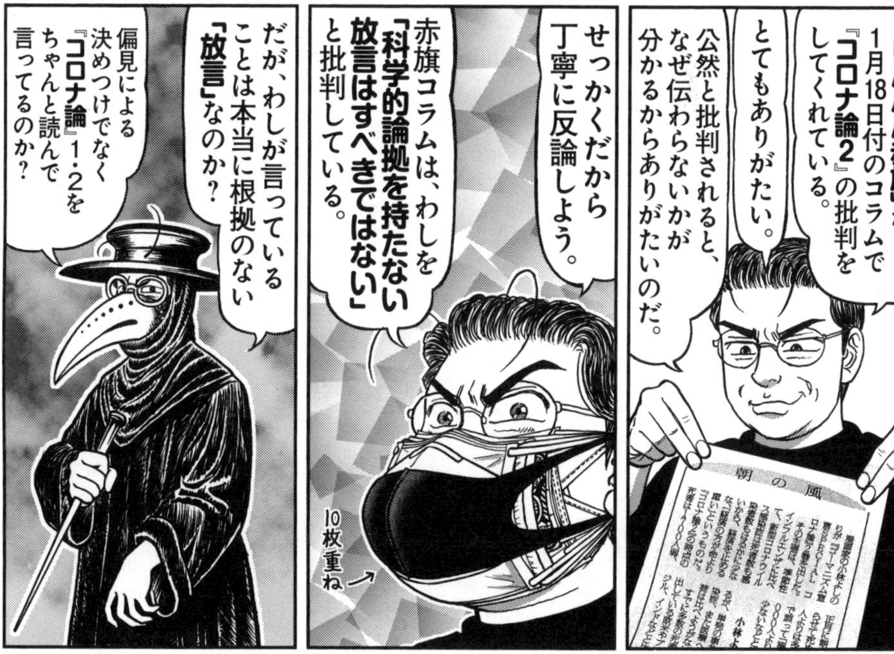
「しんぶん赤旗」が
1月18日付のコラムで
『コロナ論2』の批判を
してくれている。
とてもありがたい。
公然と批判されると、
なぜ伝わらないかが
分かるからありがたいのだ。
朝の風
せっかくだから
丁寧に反論しよう。
赤旗コラムは、わしを
「科学的論拠を持たない
放言はすべきではない」
と批判している。
10枚重ね
だが、わしが言っている
ことは本当に根拠のない
「放言」なのか？
偏見による
決めつけでなく
『コロナ論』1・2を
ちゃんと読んで
言ってるのか？

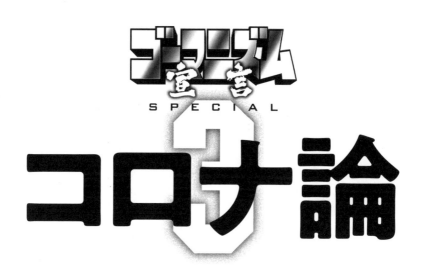

「経済とは何か？」は『コロナ論1』で描いた。経済は命の基盤であり、人が生きる実存だということを赤旗は分からないのだろうな。

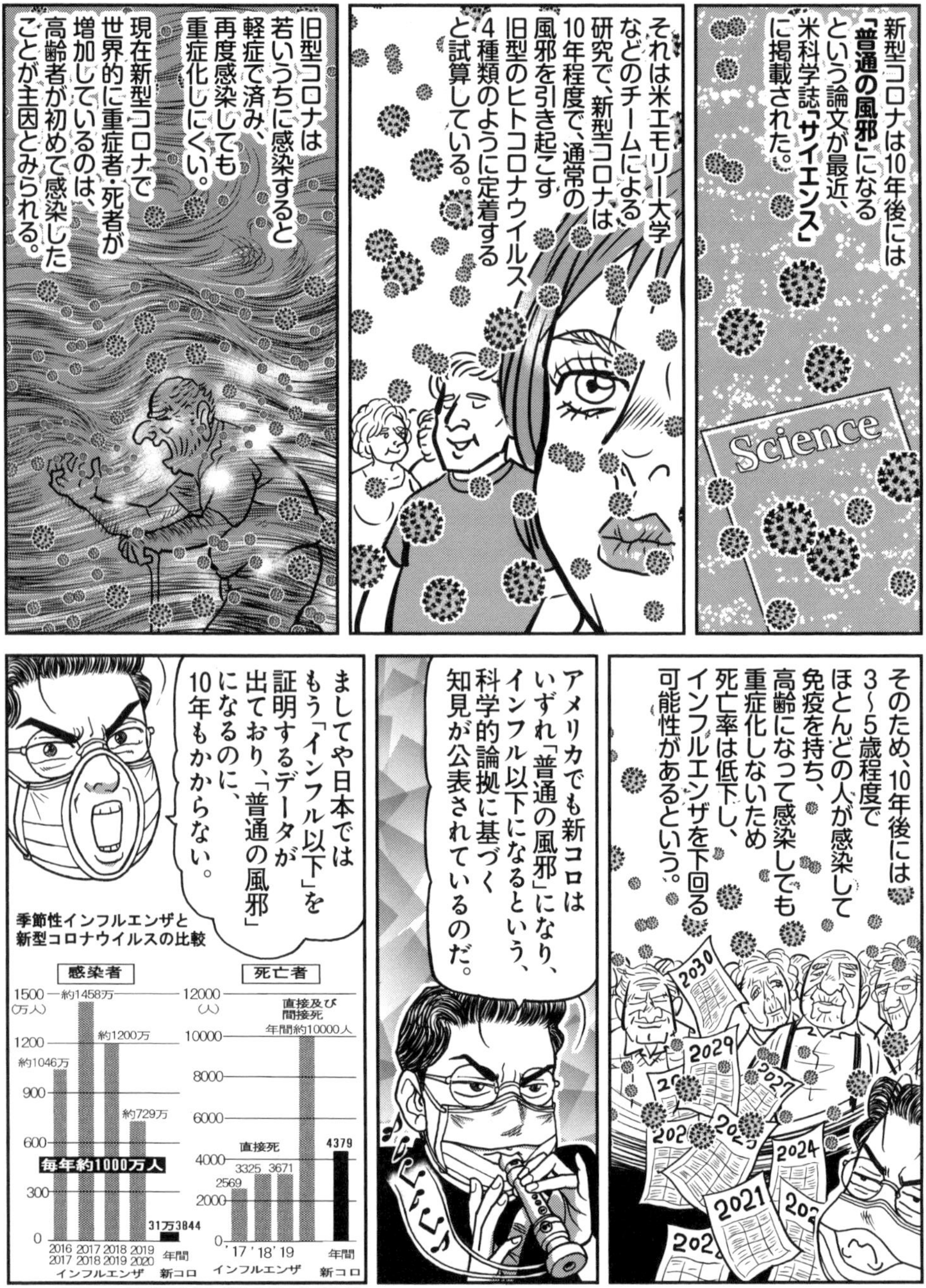

新型コロナは10年後には**「普通の風邪」**になるという論文が最近、米科学誌**「サイエンス」**に掲載された。
Science
それは米エモリー大学などのチームによる研究で、新型コロナは10年程度で、通常の風邪を引き起こす旧型のヒトコロナウイルス4種類のように定着すると試算している。
旧型コロナは若いうちに感染すると軽症で済み、再度感染しても重症化しにくい。
現在新型コロナで世界的に重症者・死者が増加しているのは、高齢者が初めて感染したことが主因とみられる。
そのため、10年後には3〜5歳程度でほとんどの人が感染して免疫を持ち、高齢になって感染しても重症化しないため死亡率は低下し、インフルエンザを下回る可能性があるという。
2030
2029
2027
2024
2021
アメリカでも新コロはいずれ「普通の風邪」になり、インフル以下になるという、科学的論拠に基づく知見が公表されているのだ。
ましてや日本ではもう「インフル以下」を証明するデータが出ており、「普通の風邪」になるのに、10年もかからない。
季節性インフルエンザと新型コロナウイルスの比較
感染者
1500（万人）
1200
900
600
300
0
約1046万
約1458万
約1200万
約729万
毎年約1000万人
31万3844
2016 2017
2017 2018
2018 2019
2019 2020
インフルエンザ
年間
新コロ
死亡者
12000（人）
10000
8000
6000
4000
2000
0
直接死
2569
3325
3671
直接及び間接死
年間約10000人
4379
'17 '18 '19
インフルエンザ
年間
新コロ

(新型コロナは2020/1/16〜2021/1/15の年間数値)

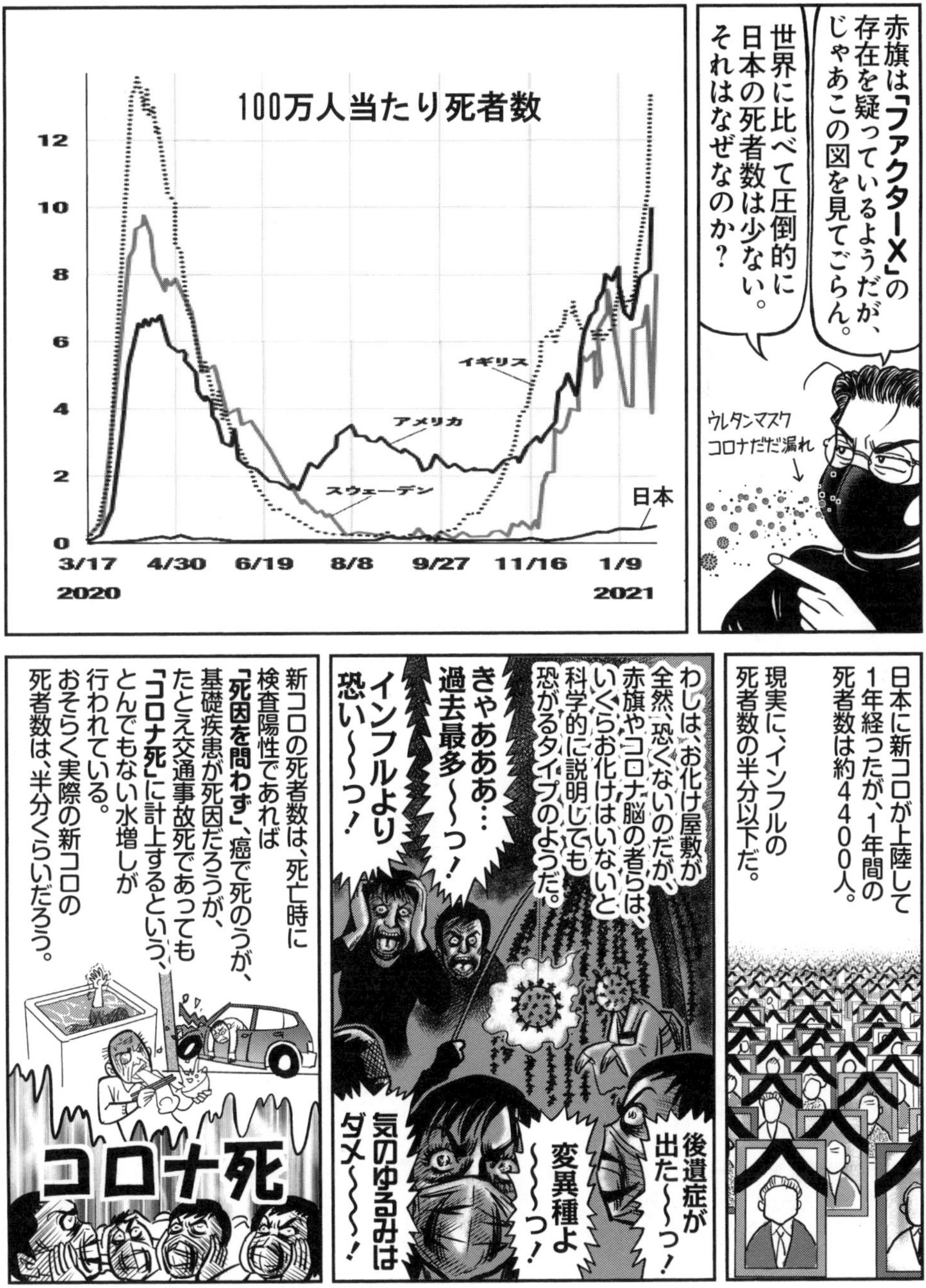
赤旗は「ファクターX」の存在を疑っているようだが、じゃあこの図を見てごらん。
世界に比べて圧倒的に日本の死者数は少ない。それはなぜなのか？
ウレタンマスク
コロナだだ漏れ
100万人当たり死者数
12
10
8
6
4
2
0
3/17
4/30
6/19
8/8
9/27
11/16
1/9
2020
2021
イギリス
アメリカ
スウェーデン
日本
日本に新コロが上陸して1年経ったが、1年間の死者数は約4400人。
現実に、インフルの死者数の半分以下だ。
わしは、お化け屋敷が全然、恐くないのだが、赤旗やコロナ脳の者らは、いくらお化けはいないと科学的に説明しても恐がるタイプのようだ。
きゃあああ…過去最多～っ！
インフルより恐い～っ！
後遺症が出た～っ！
変異種よ～っ！
気のゆるみはダメ～～！
新コロの死者数は、死亡時に検査陽性であれば「死因を問わず」、癌で死のうが、基礎疾患が死因だろうが、たとえ交通事故死であっても「コロナ死」に計上するという、とんでもない水増しが行われている。
おそらく実際の新コロの死者数は、半分くらいだろう。
コロナ死

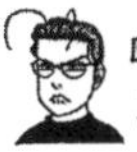

まさか1年過ぎてもコロナ騒動が終わらないとは思わなかった。終わらせたくない者、終わらないようにしている者がいるからだ！視聴率やら支持率やらのために、経済が壊され命が失われている！もう終わらせよう！そのための情報発信拠点は小林よしのりライジング。毎週火曜日配信中！

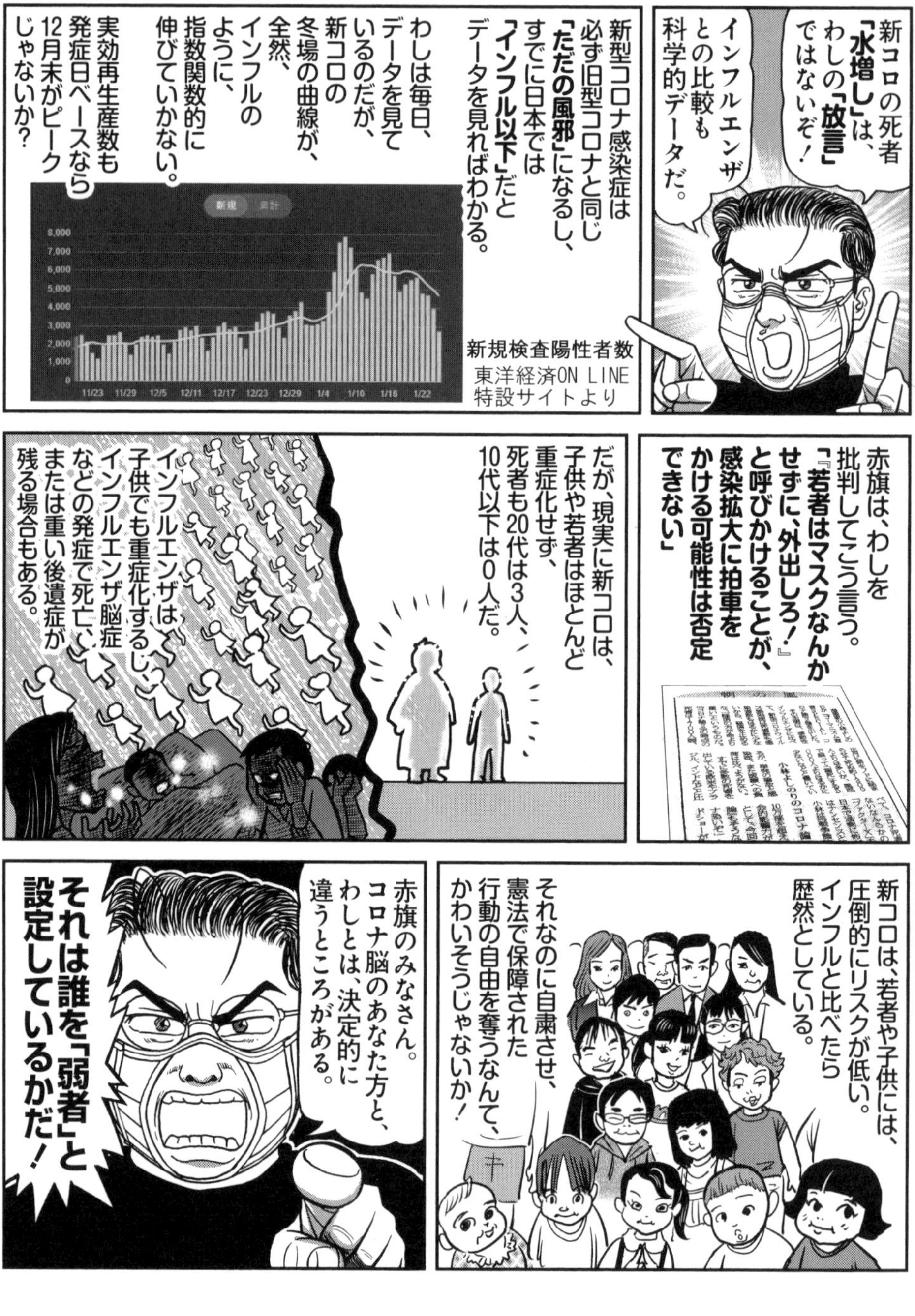
新コロの死者「水増し」は、わしの「放言」ではないぞ！
インフルエンザとの比較も科学的データだ。
新型コロナ感染症は必ず旧型コロナと同じ「ただの風邪」になるし、すでに日本では「インフル以下」だとデータを見ればわかる。
わしは毎日、データを見ているのだが、新コロの冬場の曲線が、全然、インフルのように、指数関数的に伸びていかない。
実効再生産数も発症日ベースなら12月末がピークじゃないか？
新規
累計
8,000
7,000
6,000
5,000
4,000
3,000
2,000
1,000
0
11/23
11/29
12/5
12/11
12/17
12/23
12/29
1/4
1/10
1/16
1/22
新規検査陽性者数
東洋経済ON LINE特設サイトより
赤旗は、わしを批判してこう言う。
「『若者はマスクなんかせずに、外出しろ！』と呼びかけることが、感染拡大に拍車をかける可能性は否定できない」
だが、現実に新コロは、子供や若者はほとんど重症化せず、死者も20代は3人、10代以下は0人だ。
インフルエンザは子供でも重症化するし、インフルエンザ脳症などの発症で死亡、または重い後遺症が残る場合もある。
新コロは、若者や子供には、圧倒的にリスクが低い。インフルと比べたら歴然としている。
それなのに自粛させ、憲法で保障された行動の自由を奪うなんて、かわいそうじゃないか！
赤旗のみなさん。コロナ脳のあなた方と、わしとは、決定的に違うところがある。
それは誰を「弱者」と設定しているかだ！

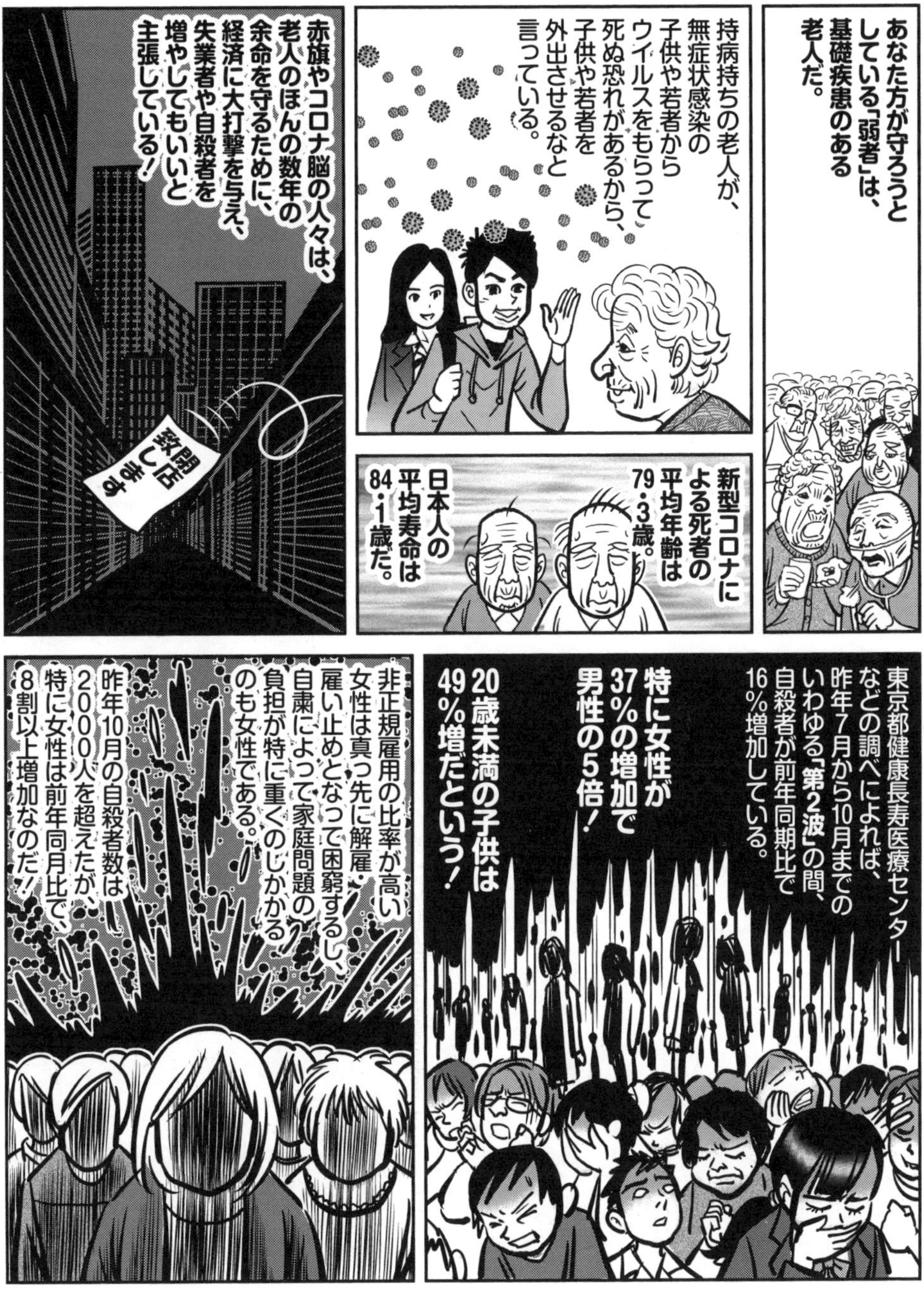
あなた方が守ろうとしている「弱者」は、基礎疾患のある老人だ。
持病持ちの老人が、無症状感染の子供や若者からウイルスをもらって死ぬ恐れがあるから、子供や若者を外出させるなと言っている。
新型コロナによる死者の平均年齢は79・3歳。
日本人の平均寿命は84・1歳だ。
赤旗やコロナ脳の人々は、老人のほんの数年の余命を守るために、経済に大打撃を与え、失業者や自殺者を増やしてもいいと主張している！
閉店致します
東京都健康長寿医療センターなどの調べによれば、昨年7月から10月までのいわゆる「第2波」の間、自殺者が前年同期比で16％増加している。
特に女性が37％の増加で男性の5倍！
20歳未満の子供は49％増だという！
非正規雇用の比率が高い女性は真っ先に解雇・雇い止めとなって困窮するし、自粛によって家庭問題の負担が特に重くのしかかるのも女性である。
昨年10月の自殺者数は2000人を超えたが、特に女性は前年同月比で、8割以上増加なのだ！

冬場に欧米のような感染爆発が起こらなかった。最初からずっと言ってるが、日本と欧米は違う！
「日本も欧米のようになる可能性はある」と言ってた連中は謝罪したか？

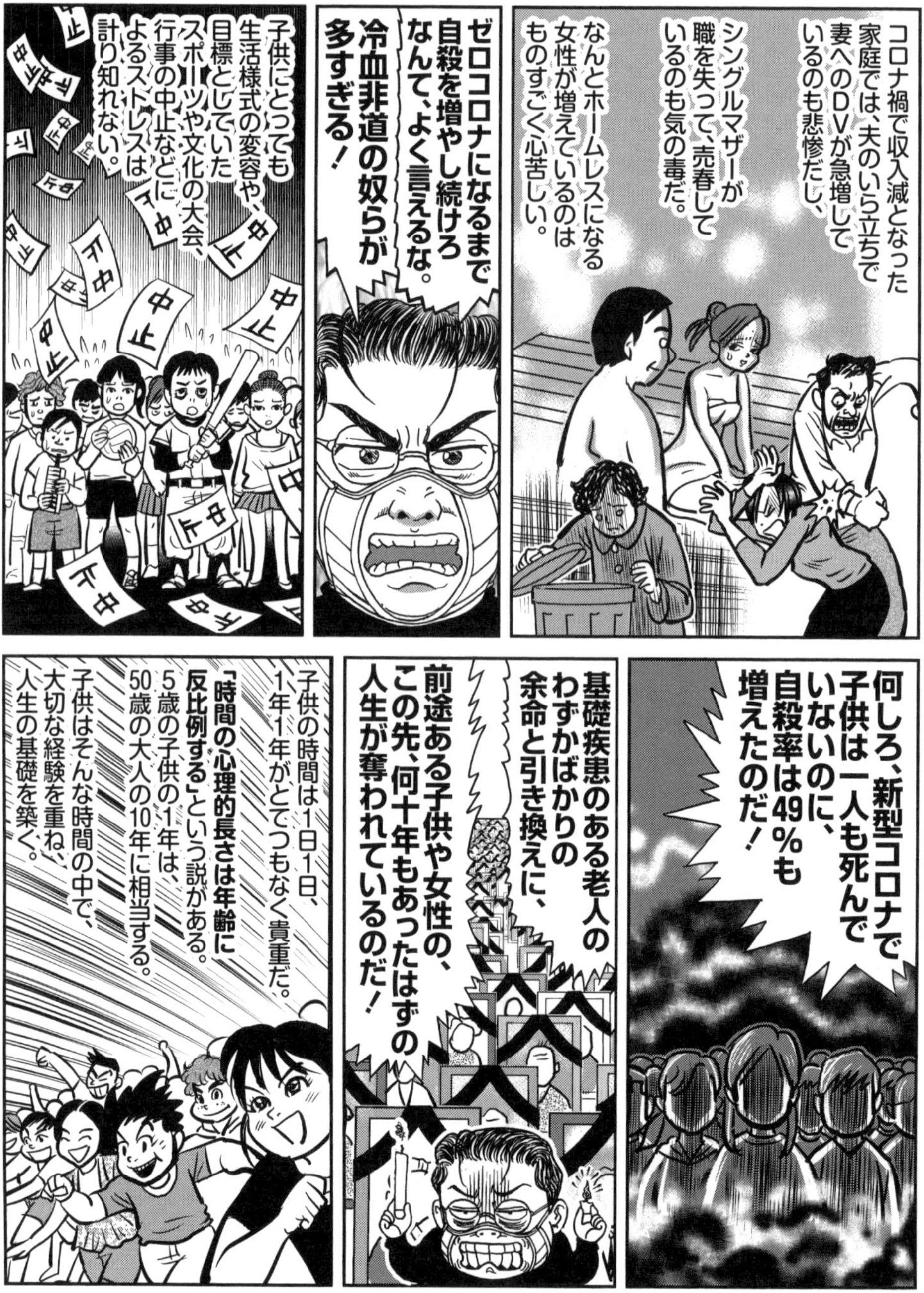

コロナ禍で収入減となった家庭では、夫のいら立ちで妻へのDVが急増しているのも悲惨だし、
シングルマザーが職を失って、売春しているのも気の毒だ。
なんとホームレスになる女性が増えているのはものすごく心苦しい。
ゼロコロナになるまで自殺を増やし続けろなんて、よく言えるな。
冷血非道の奴らが多すぎる！
子供にとっても生活様式の変容や、目標としていたスポーツや文化の大会、行事の中止などによるストレスは計り知れない。
中止
何しろ、新型コロナで子供は一人も死んでいないのに、自殺率は49％も増えたのだ！
基礎疾患のある老人のわずかばかりの余命と引き換えに、
前途ある子供や女性の、この先、何十年もあったはずの人生が奪われているのだ！
子供の時間は1日1日、1年1年がとてつもなく貴重だ。
「時間の心理的長さは年齢に反比例する」という説がある。
5歳の子供の1年は、50歳の大人の10年に相当する。
子供はそんな時間の中で、大切な経験を重ね、人生の基礎を築く。

老人だって女性や子供を犠牲にして延命したいと思うのだろうか？自分の命が一番大事というコロナ脳が、老人を利用してるだけじゃないのか？

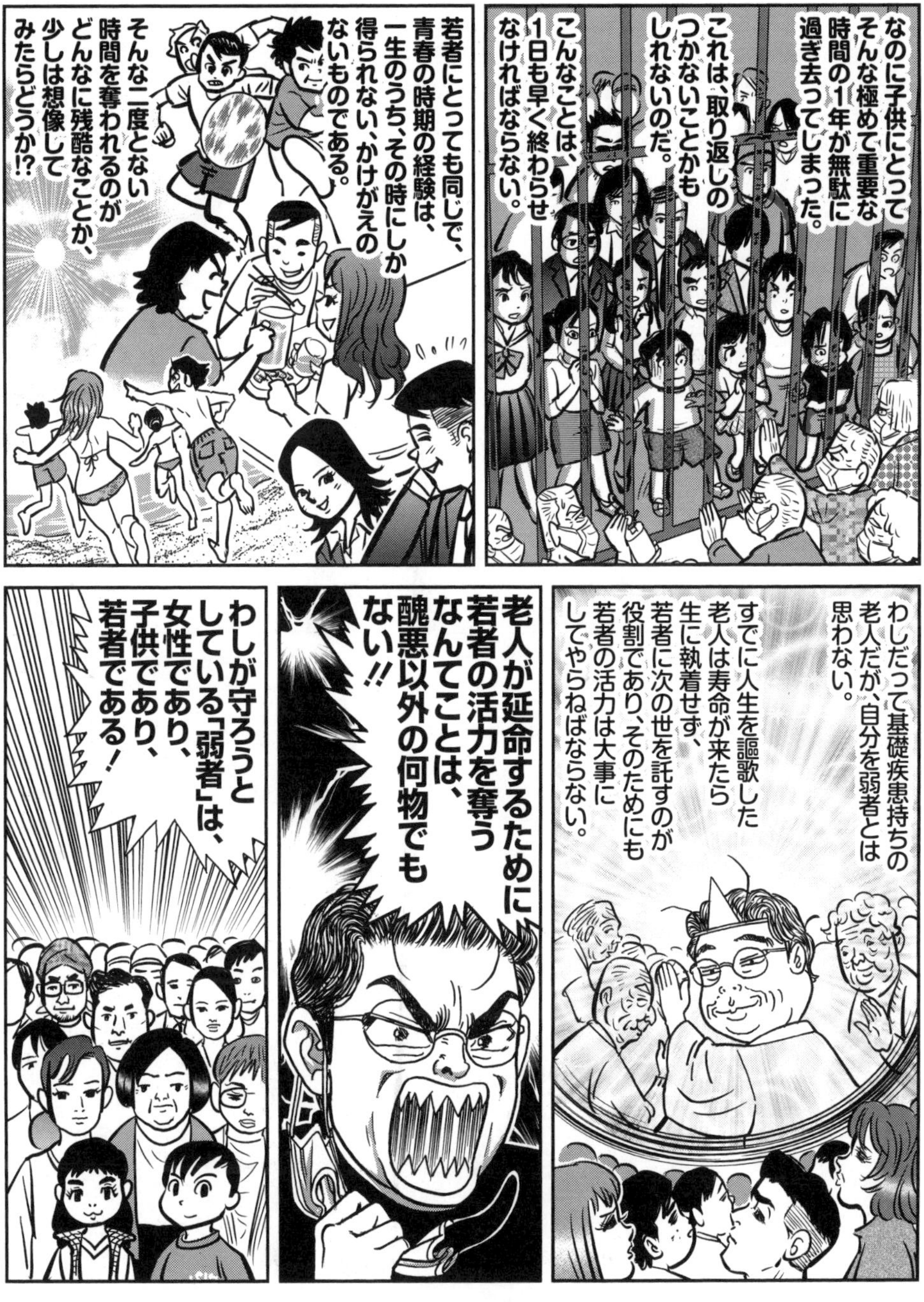
なのに子供にとってそんな極めて重要な時間の1年が無駄に過ぎ去ってしまった。
これは、取り返しのつかないことかもしれないのだ。
こんなことは、1日も早く終わらせなければならない。
若者にとっても同じで、青春の時期の経験は、一生のうち、その時にしか得られない、かけがえのないものである。
そんな二度とない時間を奪われるのがどんなに残酷なことか、少しは想像してみたらどうか!?
わしだって基礎疾患持ちの老人だが、自分を弱者とは思わない。
すでに人生を謳歌した老人は寿命が来たら生に執着せず、若者に次の世を託すのが役割であり、そのためにも若者の活力は大事にしてやらねばならない。
老人が延命するために若者の活力を奪うなんてことは、醜悪以外の何物でもない!!
わしが守ろうとしている「弱者」は、女性であり、子供であり、若者である！

今回ほど「リベラル」の正体が似非だということが分かったことはなかった。経済的弱者に転落する者には、徹底的に非情になれるのだな。

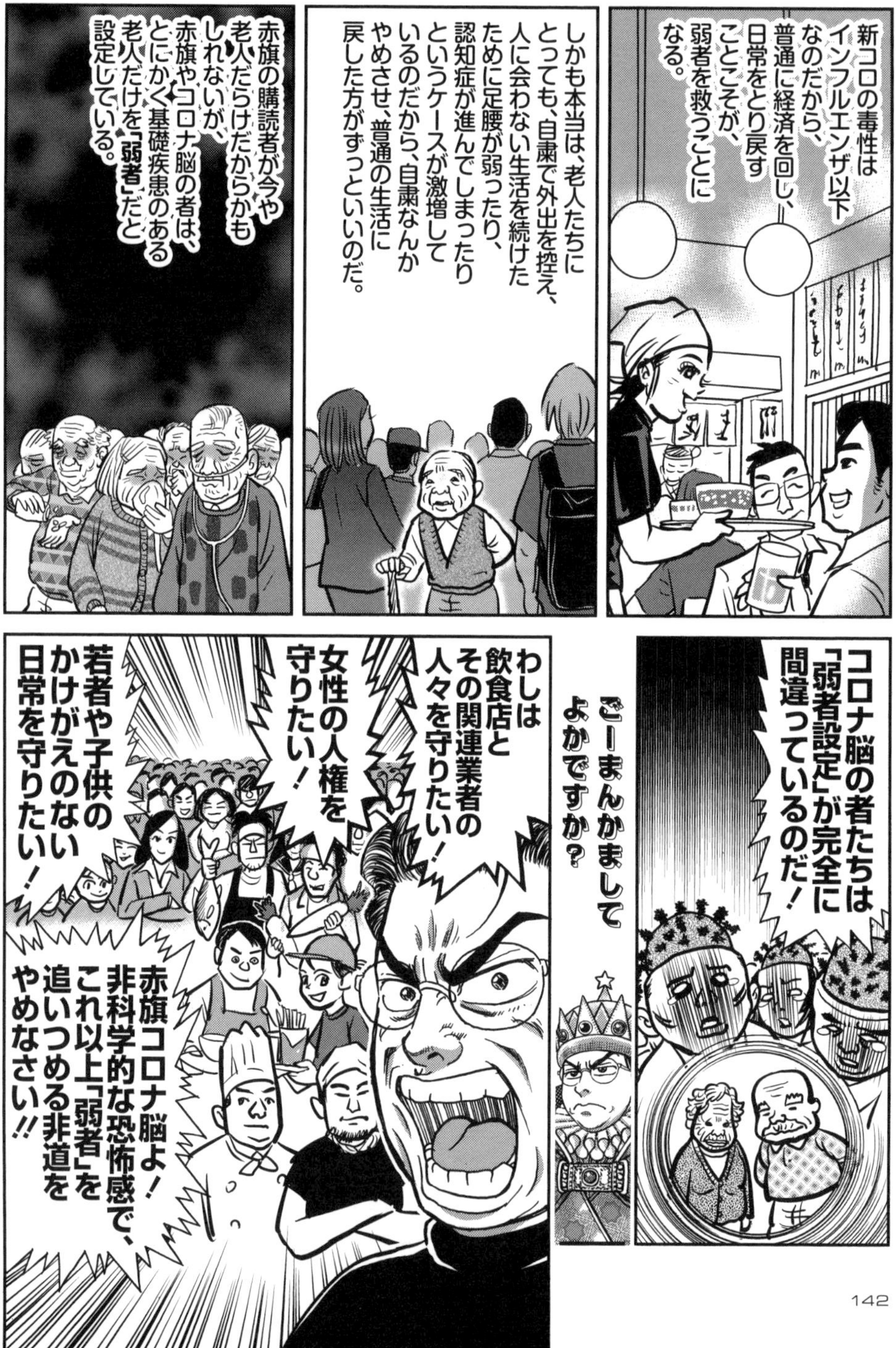
新コロの毒性はインフルエンザ以下なのだから、普通に経済を回し、日常をとり戻すことこそが、弱者を救うことになる。
しかも本当は、老人たちにとっても、自粛で外出を控え、人に会わない生活を続けたために足腰が弱ったり、認知症が進んでしまったりというケースが激増しているのだから、自粛なんかやめさせ、普通の生活に戻した方がずっといいのだ。
赤旗の購読者が今や老人だらけだからかもしれないが、赤旗やコロナ脳の者は、とにかく基礎疾患のある老人だけを「弱者」だと設定している。
コロナ脳の者たちは「弱者設定」が完全に間違っているのだ！
ごーまんかましてよかですか？
わしは飲食店とその関連業者の人々を守りたい！
女性の人権を守りたい！
若者や子供のかけがえのない日常を守りたい！！
赤旗コロナ脳よ！非科学的な恐怖感で、これ以上「弱者」を追いつめる非道をやめなさい！！

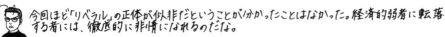

愛読者カード

●本書を何でお知りになりましたか。
①書店で見て　②新聞で見て（　）
③知人のすすめ　④テレビで見て（　）
⑤インターネットで見て（　）
⑥その他（　）
※著者へのメッセージ、または本書の感想をお書きください。

●この感想を本の宣伝に使用する場合があります
宣伝に使用することに、同意　する／しない
●同意された方のお名前は、
本名で／匿名で／ペンネームで（　）
年齢表記は、構わない／しない
(感想の使用にあたっては、抜粋させていただくことがあります)
※官製はがきの場合は、このはがきの所定の項目をうらおもてにご記入の上、ご応募下さい

ご協力ありがとうございました。

郵便はがき

料金受取人払郵便

銀	座	局
承		認
	6199	

差出有効期間
2023年5月
18日 まで

105 6690

東京都港区芝浦1-1-1
浜松町ビルディング
株式会社 扶桑社
『ゴーマニズム宣言SPECIAL
コロナ論3』係行

□□□-□□□□	ご住所			
(フリガナ) お名前				男・女
お電話番号	(　　)　-	年齢	歳	
メールアドレス				
ご職業	1.学生 2.公務員 3.会社員 4.会社役員 5.商工自営 6.農林漁業 7.教員 8.医師 9.自由業 10.主婦 11.その他（　）			
今回お買い上げの書店名 市町 書店				

ご記入いただいた個人情報は、アンケート集計に使用し、その他の目的で使用することはありません。

ゴーマニズム宣言 SPECIAL コロナ論3

第10章｜マスクは全体主義の象徴

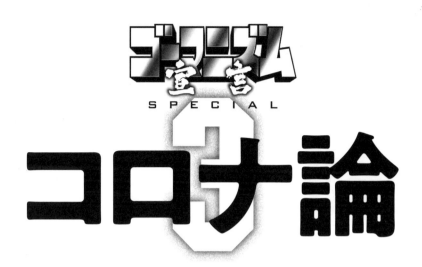

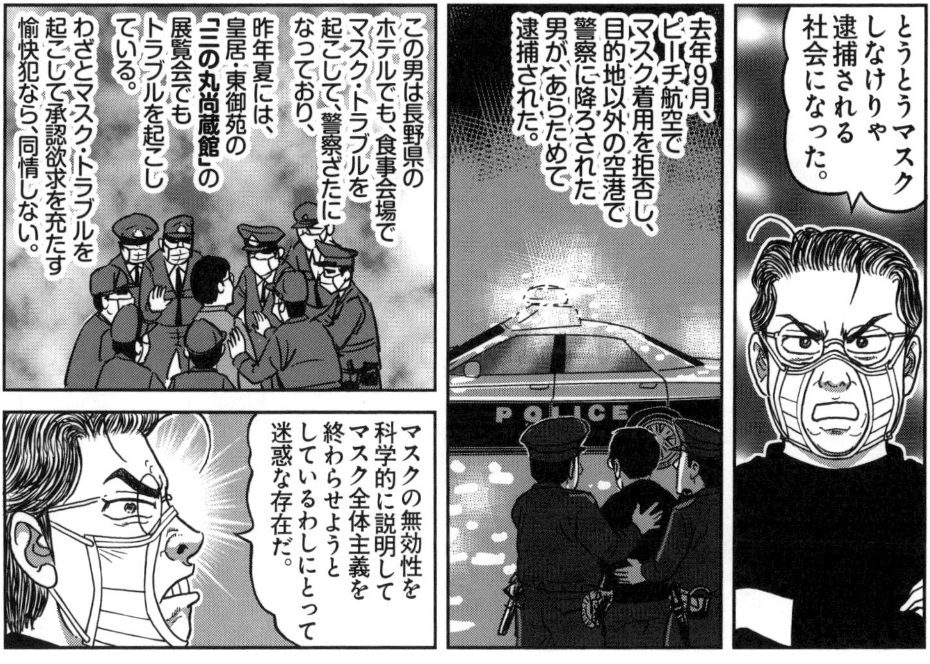
とうとうマスクしなけりゃ逮捕される社会になった。
去年9月、ピーチ航空でマスク着用を拒否し、目的地以外の空港で警察に降ろされた男が、あらためて逮捕された。
POLICE
この男は長野県のホテルでも、食事会場でマスク・トラブルを起こして、警察ざたになっており、
昨年夏には、皇居・東御苑の「三の丸尚蔵館」の展覧会でもトラブルを起こしている。
わざとマスク・トラブルを起こして承認欲求を充たす愉快犯なら、同情しない。
マスクの無効性を科学的に説明してマスク全体主義を終わらせようとしているわしにとって迷惑な存在だ。

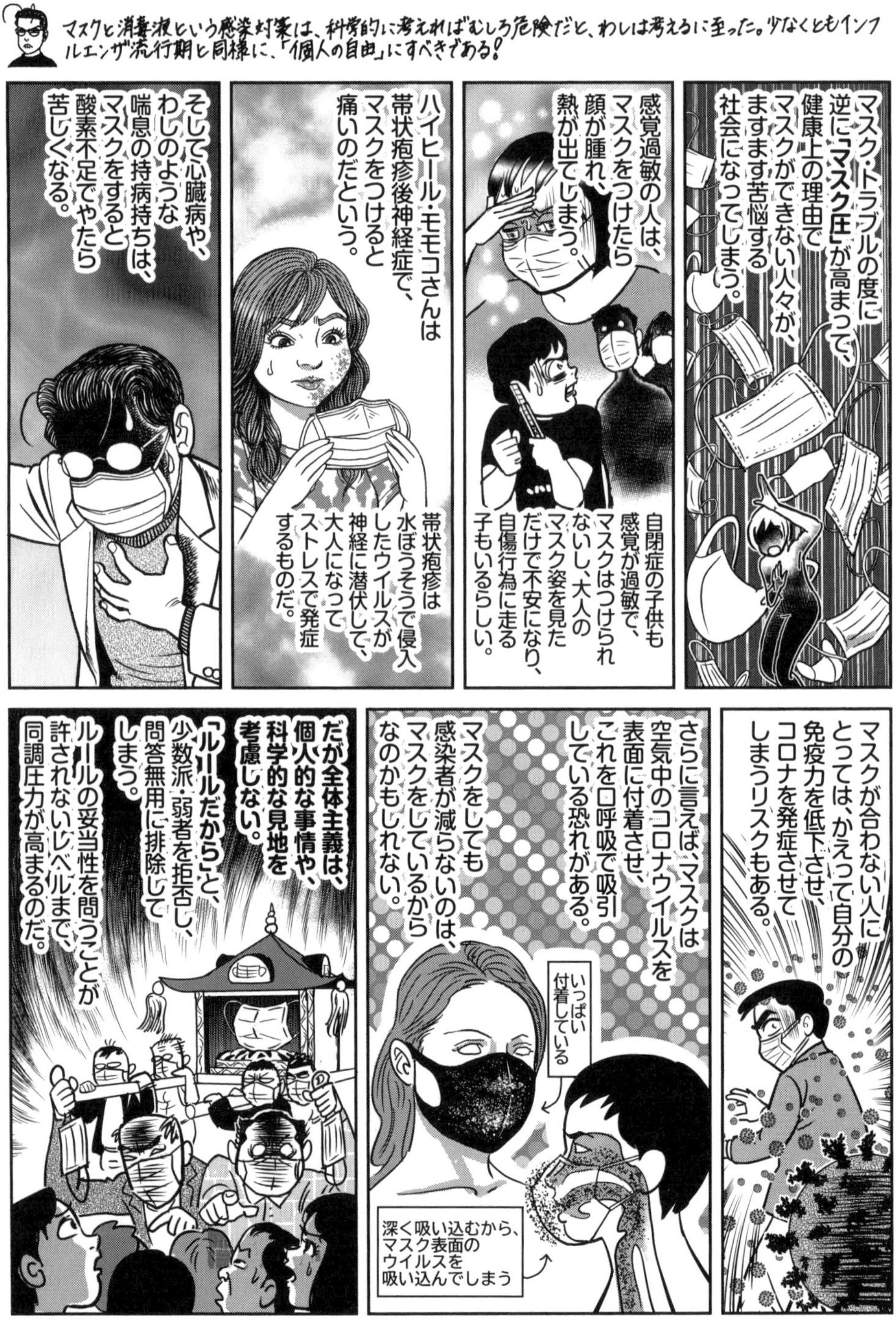
マスクと消毒液という感染対策は、科学的に考えればむしろ危険だと、わしは考えるに至った。少なくともインフルエンザ流行期と同様に、「個人の自由」にすべきである!
マスク・トラブルの度に逆に「マスク圧」が高まって、健康上の理由でマスクができない人々が、ますます苦悩する社会になってしまう。
感覚過敏の人は、マスクをつけたら顔が腫れ、熱が出てしまう。
自閉症の子供も感覚が過敏で、マスクはつけられないし、大人のマスク姿を見ただけで不安になり、自傷行為に走る子もいるらしい。
ハイヒール・モモコさんは帯状疱疹後神経症で、マスクをつけると痛いのだという。
帯状疱疹は水ぼうそうで侵入したウイルスが神経に潜伏して、大人になってストレスで発症するものだ。
そして心臓病や、わしのような喘息の持病持ちは、マスクをすると酸素不足でやたら苦しくなる。
マスクが合わない人にとっては、かえって自分の免疫力を低下させ、コロナを発症させてしまうリスクもある。
さらに言えば、マスクは空気中のコロナウイルスを表面に付着させ、これを口呼吸で吸引している恐れがある。
マスクをしても感染者が減らないのは、マスクをしているからなのかもしれない。
いっぱい付着している
深く吸い込むから、マスク表面のウイルスを吸い込んでしまう
だが全体主義は、個人的な事情や、科学的な見地を考慮しない。
「ルールだから」と、少数派・弱者を拒否し、問答無用に排除してしまう。
ルールの妥当性を問うことが許されないレベルまで、同調圧力が高まるのだ。

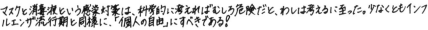

スウェーデンの集団免疫は失敗だという報道があったが、それは嘘である。公共交通機関ではマスクの着用が呼びかけられ、50%着用率になったが、市内では10%弱。それでも欧州諸国に比べて、圧倒的に少ない感染者数で、去年末にピークアウトした。

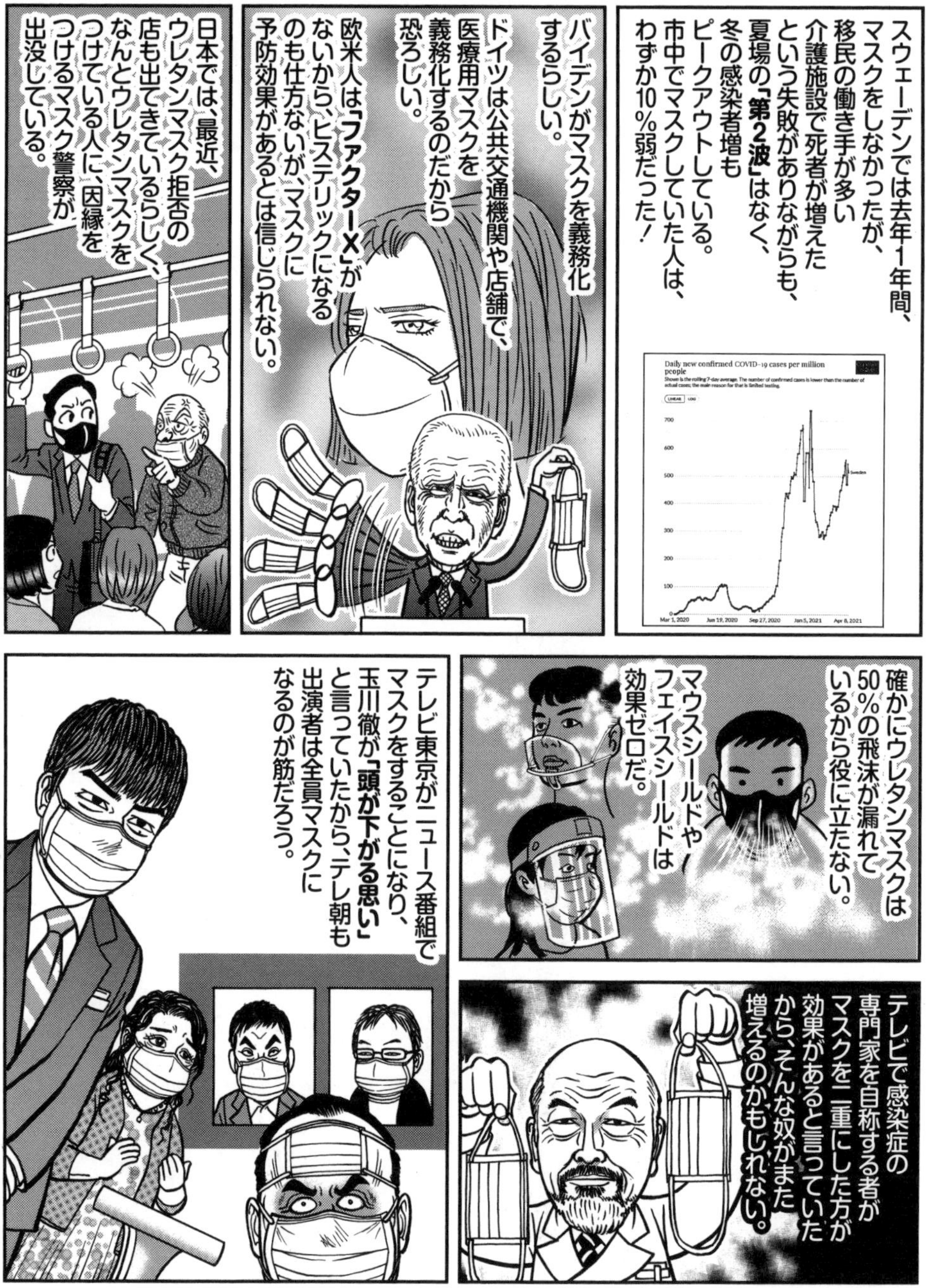
スウェーデンでは去年1年間、マスクをしなかったが、移民の働き手が多い介護施設で死者が増えたという失敗がありながらも、夏場の「第2波」はなく、冬の感染者増もピークアウトしている。市中でマスクしていた人は、わずか10%弱だった！
Daily new confirmed COVID-19 cases per million people
Shown is the rolling 7-day average. The number of confirmed cases is lower than the number of actual cases; the main reason for that is limited testing.
LINEAR
LOG
700
600
500
400
300
200
100
0
Sweden
Mar 1, 2020
Jun 19, 2020
Sep 27, 2020
Jan 5, 2021
Apr 8, 2021
バイデンがマスクを義務化するらしい。
ドイツは公共交通機関や店舗で、医療用マスクを義務化するのだから恐ろしい。
欧米人は「ファクターX」がないから、ヒステリックになるのも仕方ないが、マスクに予防効果があるとは信じられない。
日本では、最近、ウレタンマスク拒否の店も出てきているらしく、なんとウレタンマスクをつけている人に、因縁をつけるマスク警察が出没している。
確かにウレタンマスクは50%の飛沫が漏れているから役に立たない。
マウスシールドやフェイスシールドは効果ゼロだ。
テレビで感染症の専門家を自称する者がマスクを二重にした方が効果があると言っていたから、そんな奴がまた増えるのかもしれない。
テレビ東京がニュース番組でマスクをすることになり、玉川徹が「頭が下がる思い」と言っていたから、テレ朝も出演者は全員マスクになるのが筋だろう。

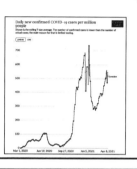

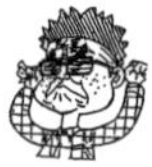

マスクをすれば感染を防げる、検査を拡充すればゼロコロナにできる、これ全部、人間はウイルスをコントロールできるはずという思い上がり！人間は自然には逆らえない、罹る時は罹る！これが常識、自然の摂理！常識があれば全てがわかる。常識を取り戻すために必読なのが、ブログマガジン小林よしのりライジング！毎週火曜配信中！

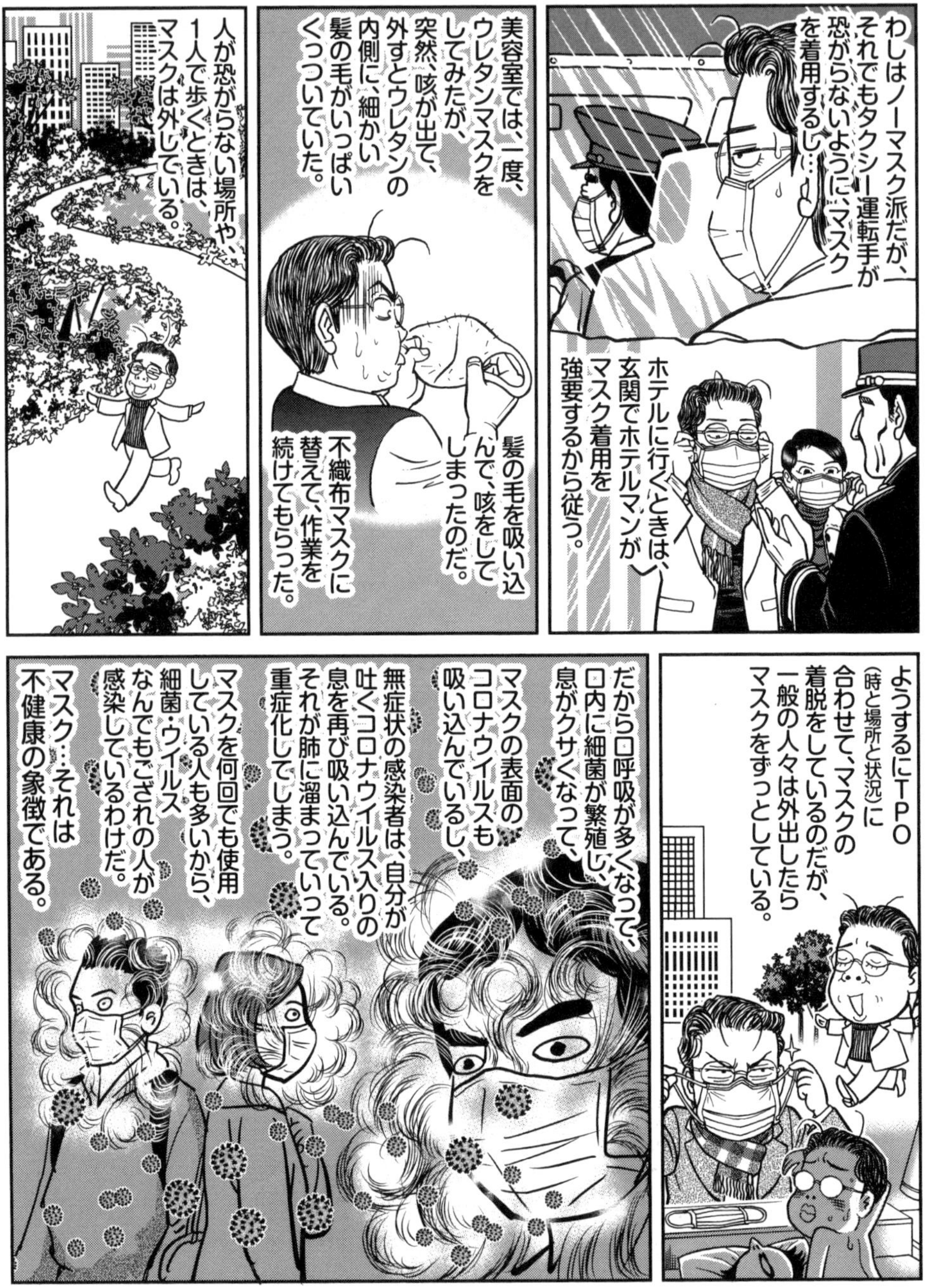
わしはノーマスク派だが、それでもタクシー運転手が恐がらないように、マスクを着用するし…
ホテルに行くときは、玄関でホテルマンがマスク着用を強要するから従う。
美容室では、一度、ウレタンマスクをしてみたが、突然、咳が出て、外すとウレタンの内側に、細かい髪の毛がいっぱいくっついていた。
髪の毛を吸い込んで、咳をしてしまったのだ。
不織布マスクに替えて、作業を続けてもらった。
人が恐がらない場所や、1人で歩くときは、マスクは外している。
ようするにTPO（時と場所と状況）に合わせて着脱をしているのだが、一般の人々は外出したらマスクをずっとしている。
だから口呼吸が多くなって、口内に細菌が繁殖し、息がクサくなって、マスクの表面のコロナウイルスも吸い込んでいるし、無症状の感染者は、自分が吐くコロナウイルス入りの息を再び吸い込んでいる。それが肺に溜まっていって重症化してしまう。
マスクを何回でも使用している人も多いから、細菌・ウイルスなんでもござれの人が感染しているわけだ。
マスク…それは不健康の象徴である。

理化学研究所の「室内環境におけるウイルス飛沫感染の予測とその対策」を検索して読んでみなさい。マスコミは論文をちゃんと読んでいない。デマばっかりが流通している。

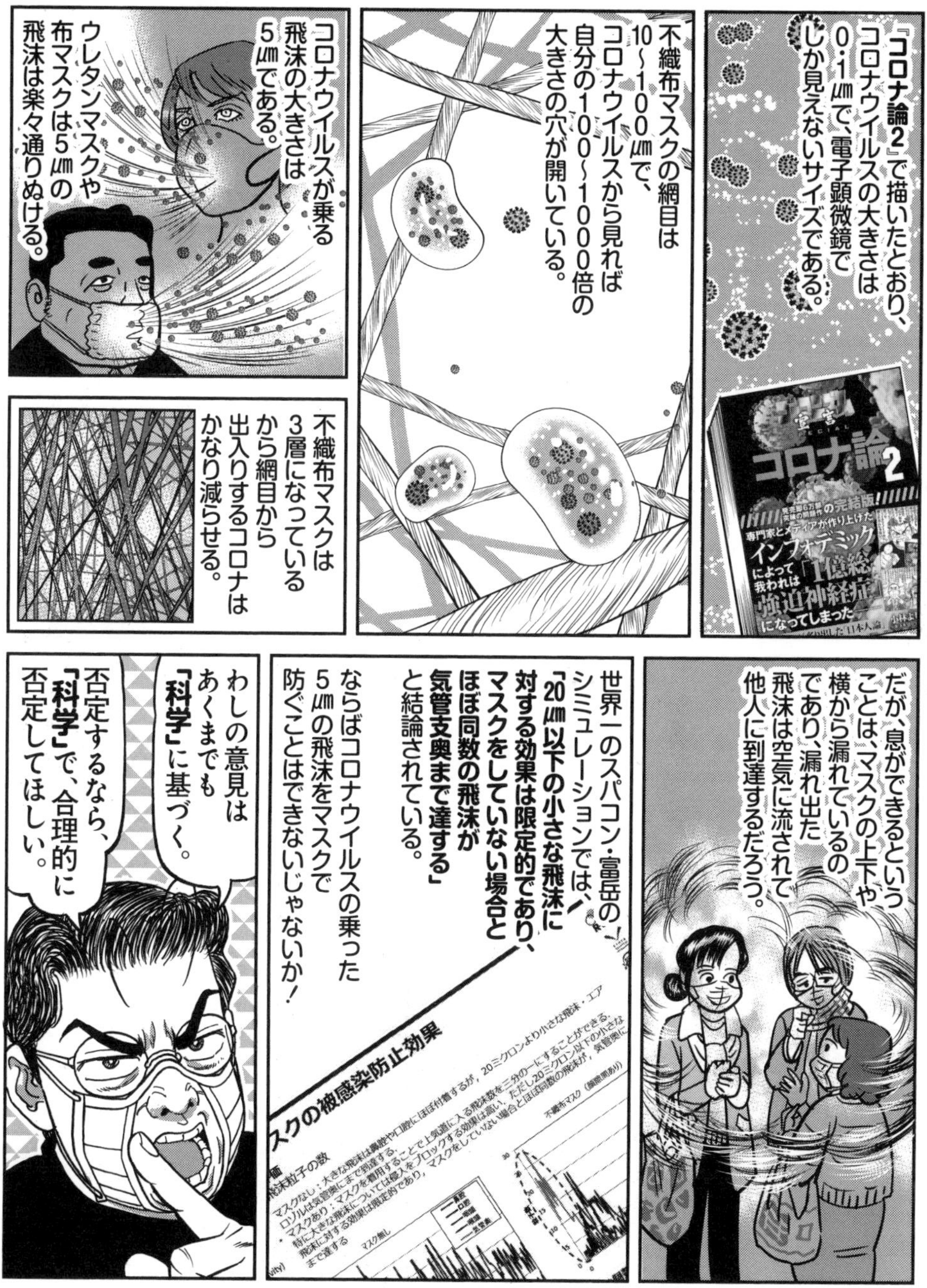

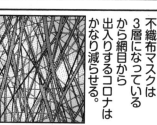

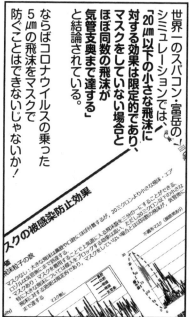

『コロナ論2』で描いたとおり、コロナウイルスの大きさは0・1㎛で、電子顕微鏡でしか見えないサイズである。
コロナ論2
専門家とメディアが作り上げたインフォデミックによって我われは「1億総強迫神経症」になってしまった
不織布マスクの網目は10〜100㎛で、コロナウイルスから見れば自分の100〜1000倍の大きさの穴が開いている。
コロナウイルスが乗る飛沫の大きさは5㎛である。
ウレタンマスクや布マスクは5㎛の飛沫は楽々通りぬける。
不織布マスクは3層になっているから網目から出入りするコロナはかなり減らせる。
だが、息ができるということは、マスクの上下や横から漏れているのであり、漏れ出た飛沫は空気に流されて他人に到達するだろう。
世界一のスパコン・富岳のシミュレーションでは、「20㎛以下の小さな飛沫に対する効果は限定的であり、マスクをしていない場合とほぼ同数の飛沫が気管支奥まで達する」と結論されている。
スクの被感染防止効果
マスクなし：大きな飛沫は鼻腔や口腔にほぼ付着するが、20ミクロンより小さな飛沫・エアロゾルは気管支にまで到達する。
マスクあり：マスクを着用することで上気道に入る飛沫数を三分の一にすることができる。特に大きな飛沫については侵入をブロックする効果は高い。ただし20ミクロン以下の小さな飛沫に対する効果は限定的であり、マスクをしていない場合とほぼ同数の飛沫が、気管支奥にまで達する
マスク無し
不織布マスク
ならばコロナウイルスの乗った5㎛の飛沫をマスクで防ぐことはできないじゃないか！
わしの意見はあくまでも「科学」に基づく。
否定するなら、「科学」で、合理的に否定してほしい。

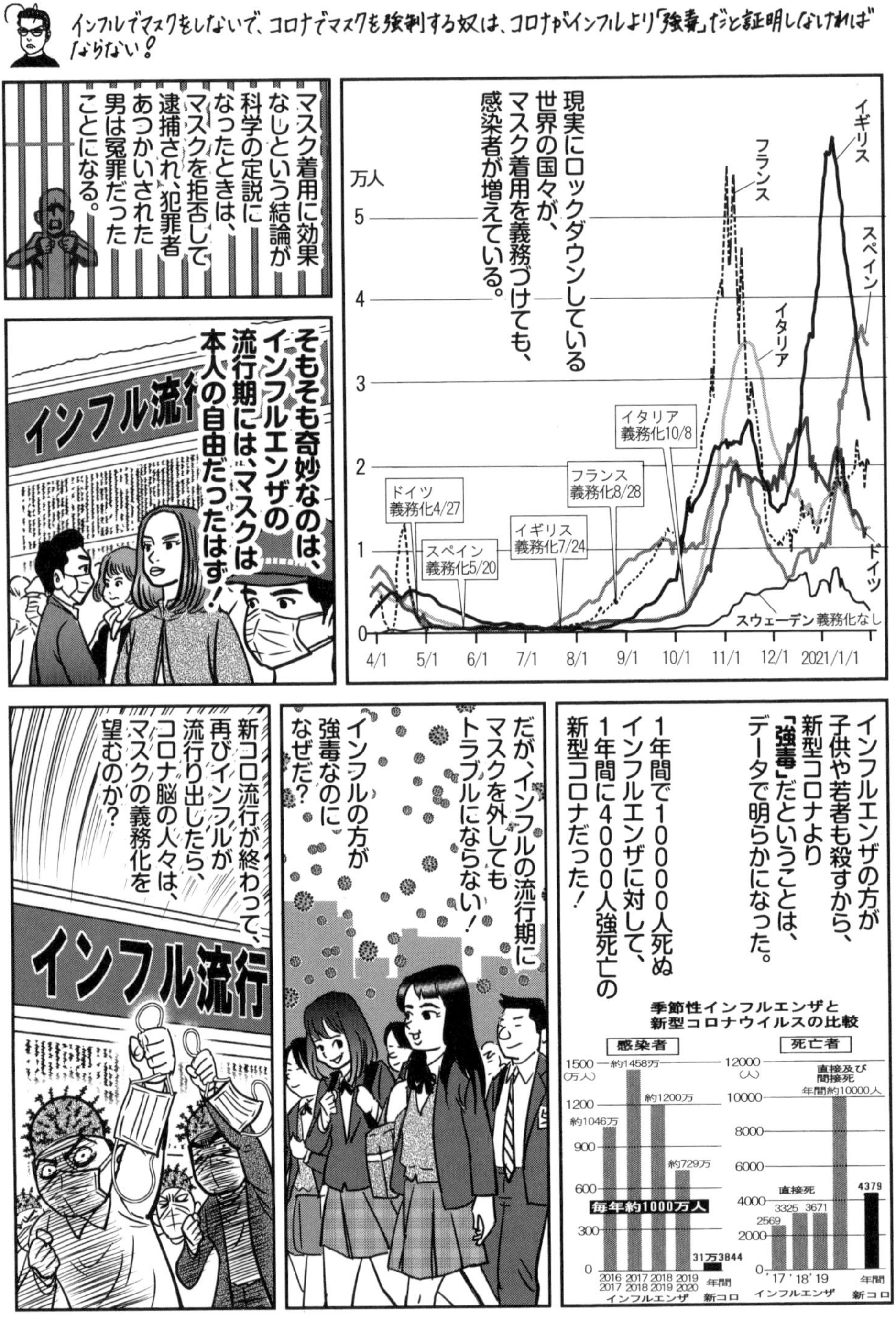
インフルでマスクをしないで、コロナでマスクを強制する奴は、コロナがインフルより「強毒」だと証明しなければならない！
現実にロックダウンしている世界の国々が、マスク着用を義務づけても、感染者が増えている。
万人
5
4
3
2
1
0
イギリス
フランス
スペイン
イタリア
ドイツ
イタリア 義務化10/8
フランス 義務化8/28
ドイツ 義務化4/27
イギリス 義務化7/24
スペイン 義務化5/20
スウェーデン 義務化なし
4/1 5/1 6/1 7/1 8/1 9/1 10/1 11/1 12/1 2021/1/1
マスク着用に効果なしという結論が科学の定説になったときは、マスクを拒否して逮捕され、犯罪者あつかいされた男は冤罪だったことになる。
そもそも奇妙なのは、インフルエンザの流行期には、マスクは本人の自由だったはず！
インフル流行
インフルエンザの方が子供や若者も殺すから、新型コロナより「強毒」だということは、データで明らかになった。
1年間で10000人死ぬインフルエンザに対して、1年間に4000人強死亡の新型コロナだった！
季節性インフルエンザと新型コロナウイルスの比較
感染者
1500 (万人)
1200
900
600
300
0
約1046万
約1458万
約1200万
約729万
毎年約1000万人
31万3844
2016 2017
2017 2018
2018 2019
2019 2020
年間
インフルエンザ
新コロ
死亡者
12000 (人)
10000
8000
6000
4000
2000
0
直接及び間接死
年間約10000人
直接死
2569
3325
3671
4379
'17 '18 '19
年間
インフルエンザ
新コロ
だが、インフルの流行期にマスクを外してもトラブルにならない！
インフルの方が強毒なのになぜだ？
新コロ流行が終わって、再びインフルが流行り出したら、コロナ脳の人々は、マスクの義務化を望むのか？
インフル流行

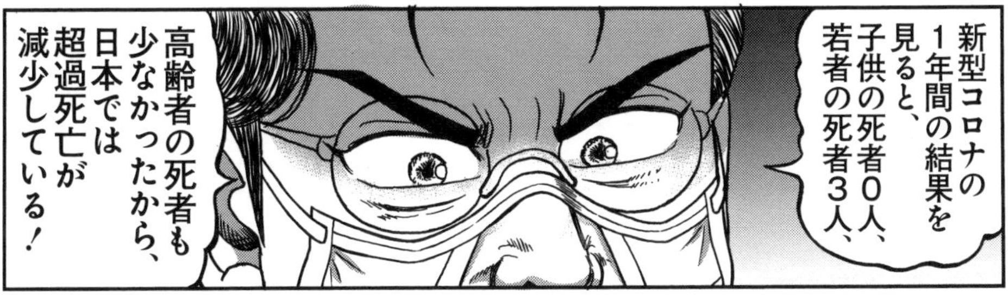
新型コロナの1年間の結果を見ると、子供の死者0人、若者の死者3人、
高齢者の死者も少なかったから、日本では超過死亡が減少している！

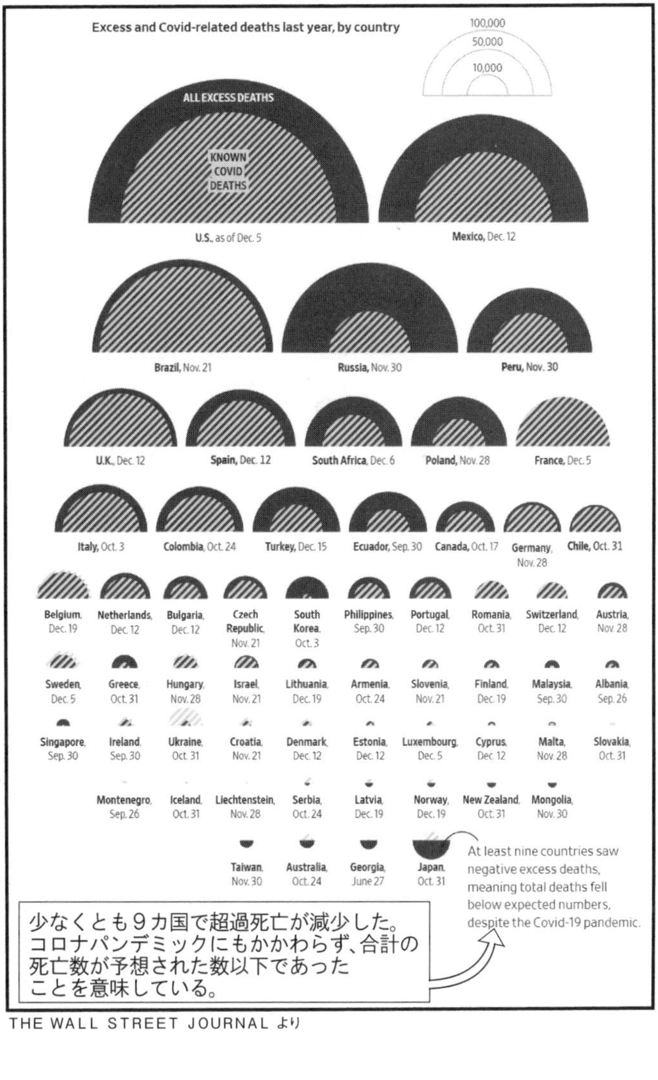
Excess and Covid-related deaths last year, by country
100,000
50,000
10,000
ALL EXCESS DEATHS
KNOWN COVID DEATHS
U.S., as of Dec. 5
Mexico, Dec. 12
Brazil, Nov. 21
Russia, Nov. 30
Peru, Nov. 30
U.K., Dec. 12
Spain, Dec. 12
South Africa, Dec. 6
Poland, Nov. 28
France, Dec. 5
Italy, Oct. 3
Colombia, Oct. 24
Turkey, Dec. 15
Ecuador, Sep. 30
Canada, Oct. 17
Germany, Nov. 28
Chile, Oct. 31
Belgium, Dec. 19
Netherlands, Dec. 12
Bulgaria, Dec. 12
Czech Republic, Nov. 21
South Korea, Oct. 3
Philippines, Sep. 30
Portugal, Dec. 12
Romania, Oct. 31
Switzerland, Dec. 12
Austria, Nov. 28
Sweden, Dec. 5
Greece, Oct. 31
Hungary, Nov. 28
Israel, Nov. 21
Lithuania, Dec. 19
Armenia, Oct. 24
Slovenia, Nov. 21
Finland, Dec. 19
Malaysia, Sep. 30
Albania, Sep. 26
Singapore, Sep. 30
Ireland, Sep. 30
Ukraine, Oct. 31
Croatia, Nov. 21
Denmark, Dec. 12
Estonia, Dec. 12
Luxembourg, Dec. 5
Cyprus, Dec. 12
Malta, Nov. 28
Slovakia, Oct. 31
Montenegro, Sep. 26
Iceland, Oct. 31
Liechtenstein, Nov. 28
Serbia, Oct. 24
Latvia, Dec. 19
Norway, Dec. 19
New Zealand, Oct. 31
Mongolia, Nov. 30
Taiwan, Nov. 30
Australia, Oct. 24
Georgia, June 27
Japan, Oct. 31
At least nine countries saw negative excess deaths, meaning total deaths fell below expected numbers, despite the Covid-19 pandemic.
少なくとも９カ国で超過死亡が減少した。コロナパンデミックにもかかわらず、合計の死亡数が予想された数以下であったことを意味している。

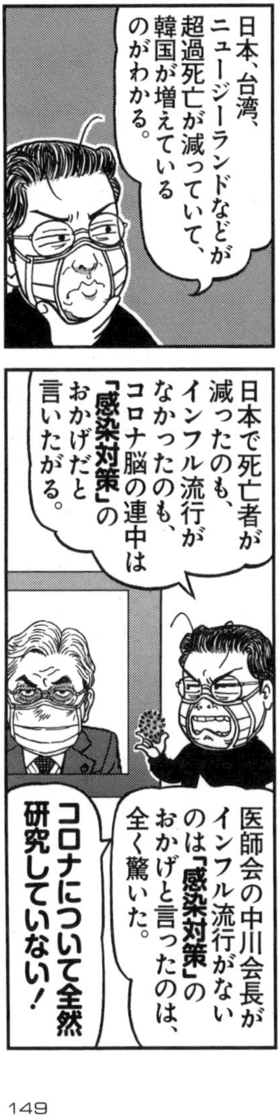
日本、台湾、ニュージーランドなどが超過死亡が減っていて、韓国が増えているのがわかる。
日本で死亡者が減ったのも、インフル流行がなかったのも、コロナ脳の連中は「感染対策」のおかげだと言いたがる。
医師会の中川会長がインフル流行がないのは「感染対策」のおかげと言ったのは、全く驚いた。
コロナについて全然研究していない！

THE WALL STREET JOURNAL より

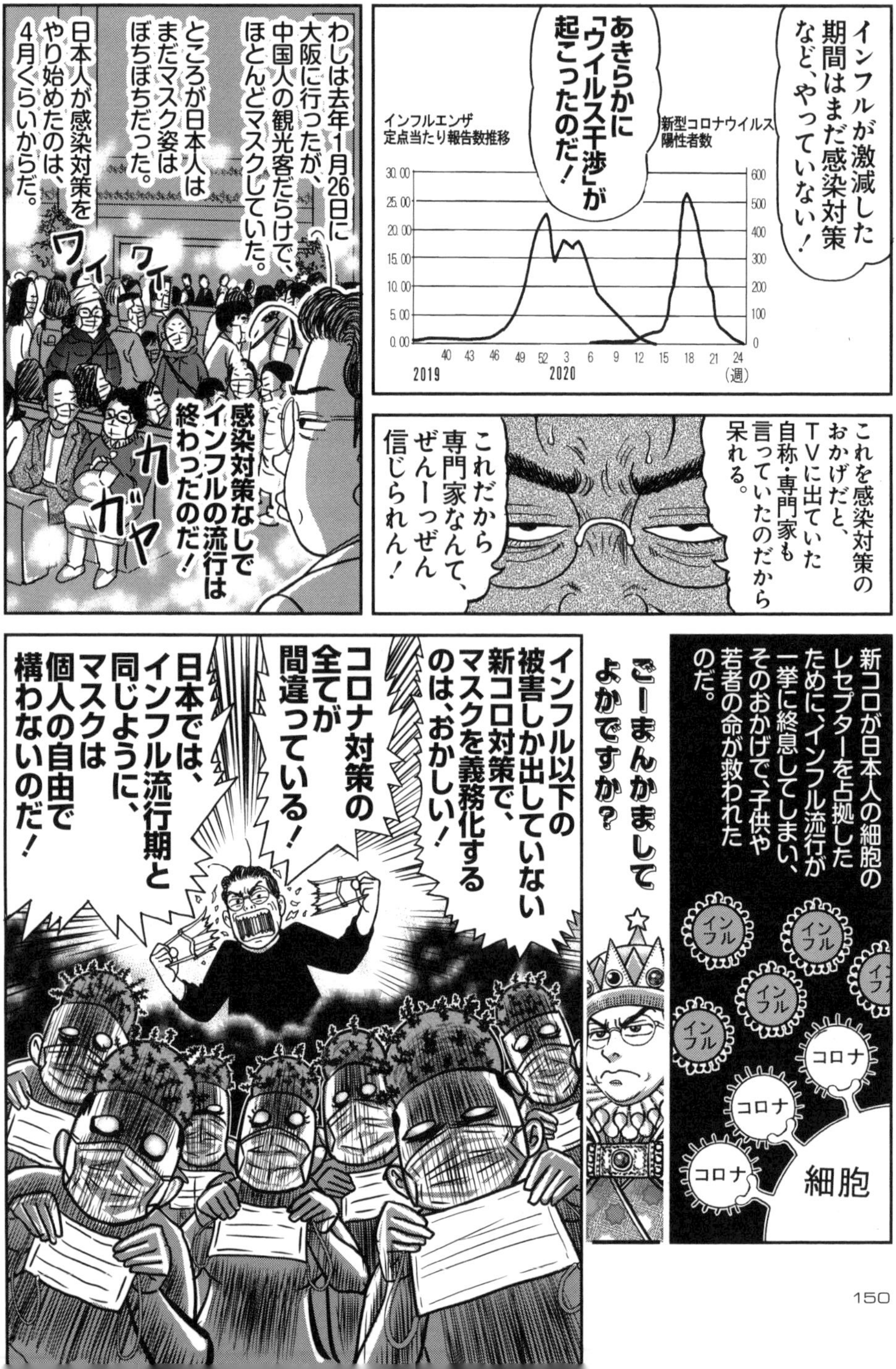
インフルが激減した期間はまだ感染対策など、やっていない！
あきらかに「ウイルス干渉」が起こったのだ！
インフルエンザ定点当たり報告数推移
新型コロナウイルス陽性者数
30.00
25.00
20.00
15.00
10.00
5.00
0.00
600
500
400
300
200
100
0
40 43 46 49 52 3 6 9 12 15 18 21 24
2019
2020
(週)
これを感染対策のおかげだと、TVに出ていた自称・専門家も言っていたのだから呆れる。
これだから専門家なんて、ぜんーっぜん信じられん！
わしは去年1月26日に大阪に行ったが、中国人の観光客だらけで、ほとんどマスクしていた。
ところが日本人はまだマスク姿はぼちぼちだった。
日本人が感染対策をやり始めたのは、4月くらいからだ。
ワイワイ
ガヤガヤ
感染対策なしでインフルの流行は終わったのだ！
新コロが日本人の細胞のレセプターを占拠したために、一挙に終息してしまい、インフル流行がそのおかげで、子供や若者の命が救われたのだ。
インフル
コロナ
細胞
ごーまんかましてよかですか？
インフル以下の被害しか出していない新コロ対策で、マスクを義務化するのは、おかしい！
コロナ対策の全てが間違っている！
日本では、インフル流行期と同じように、マスクは個人の自由で構わないのだ！

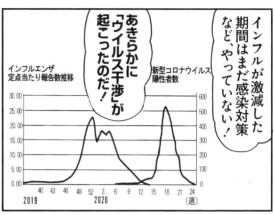

ゴーマニズム宣言 SPECIAL

コロナ論3

第11章 緊急事態宣言は無意味

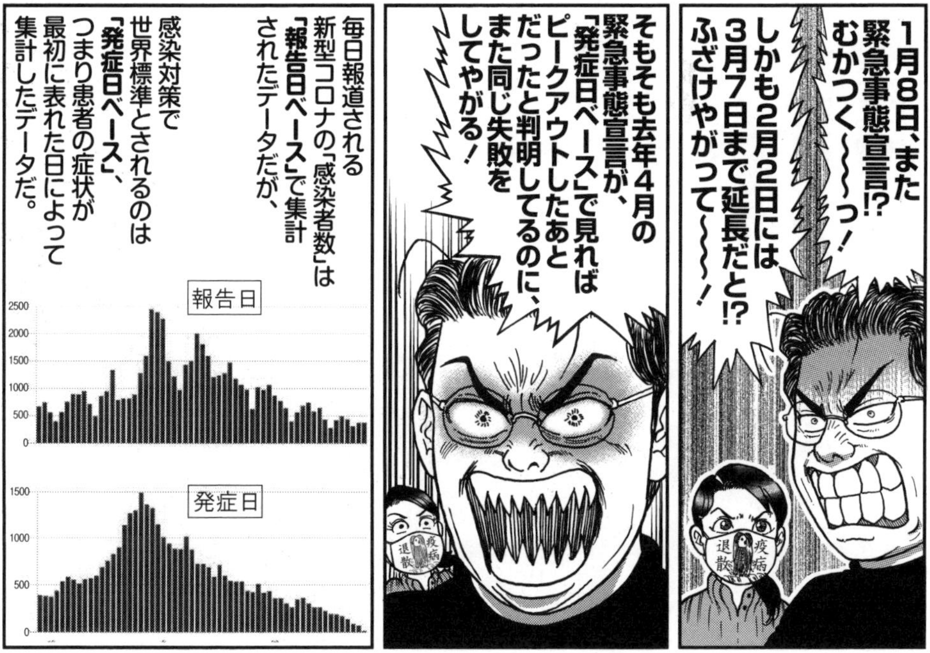
1月8日、また
緊急事態宣言!?
むかつく〜〜っ!
しかも2月2日には
3月7日まで延長だと!?
ふざけやがって〜〜!
疫病
退散
そもそも去年4月の
緊急事態宣言が、
「発症日ベース」で見れば
ピークアウトしたあと
だったと判明してるのに、
また同じ失敗を
してやがる!
疫病
退散
毎日報道される
新型コロナの「感染者数」は
「報告日ベース」で集計
されたデータだが、
感染対策で
世界標準とされるのは
「発症日ベース」、
つまり患者の症状が
最初に表れた日によって
集計したデータだ。
報告日
2500
2000
1500
1000
500
0
発症日
1500
1000
500
0

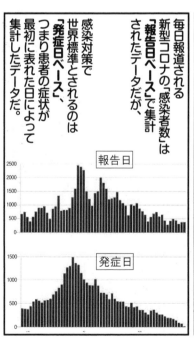

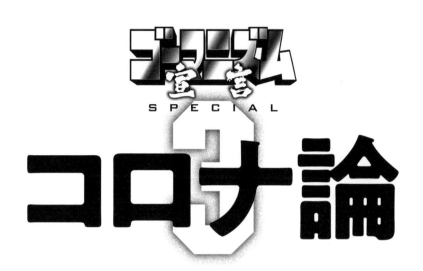

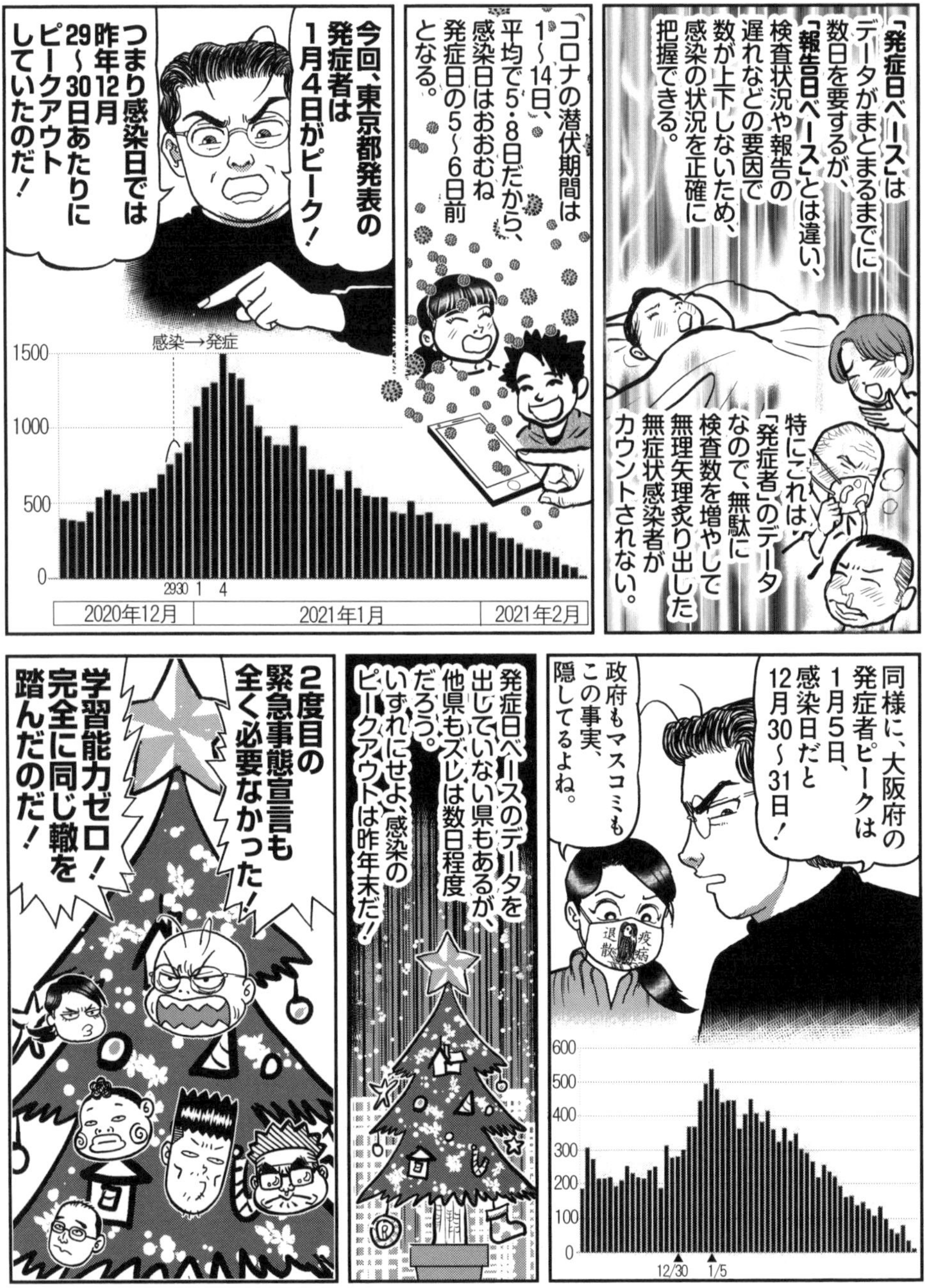
「発症日ベース」は
データがまとまるまでに
数日を要するが、
「報告日ベース」とは違い、
検査状況や報告の
遅れなどの要因で
数が上下しないため、
感染の状況を正確に
把握できる。
特にこれは
「発症者」のデータ
なので、無駄に
検査数を増やして
無理矢理炙り出した
無症状感染者が
カウントされない。
「コロナの潜伏期間は
1〜14日、
平均で5・8日だから、
感染日はおおむね
発症日の5〜6日前
となる。
今回、東京都発表の
発症者は
1月4日がピーク！
つまり感染日では
昨年12月
29〜30日あたりに
ピークアウト
していたのだ！
感染→発症
1500
1000
500
0
29 30 1 4
2020年12月
2021年1月
2021年2月
同様に、大阪府の
発症者ピークは
1月5日、
感染日だと
12月30〜31日！
政府もマスコミも
この事実、
隠してるよね。
600
500
400
300
200
100
0
12/30
1/5
発症日ベースのデータを
出していない県もあるが、
他県もズレは数日程度
だろう。
いずれにせよ、感染の
ピークアウトは昨年末だ！
2度目の
緊急事態宣言も
全く必要なかった！
学習能力ゼロ！
完全に同じ轍を
踏んだのだ！

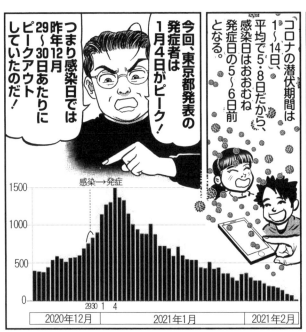

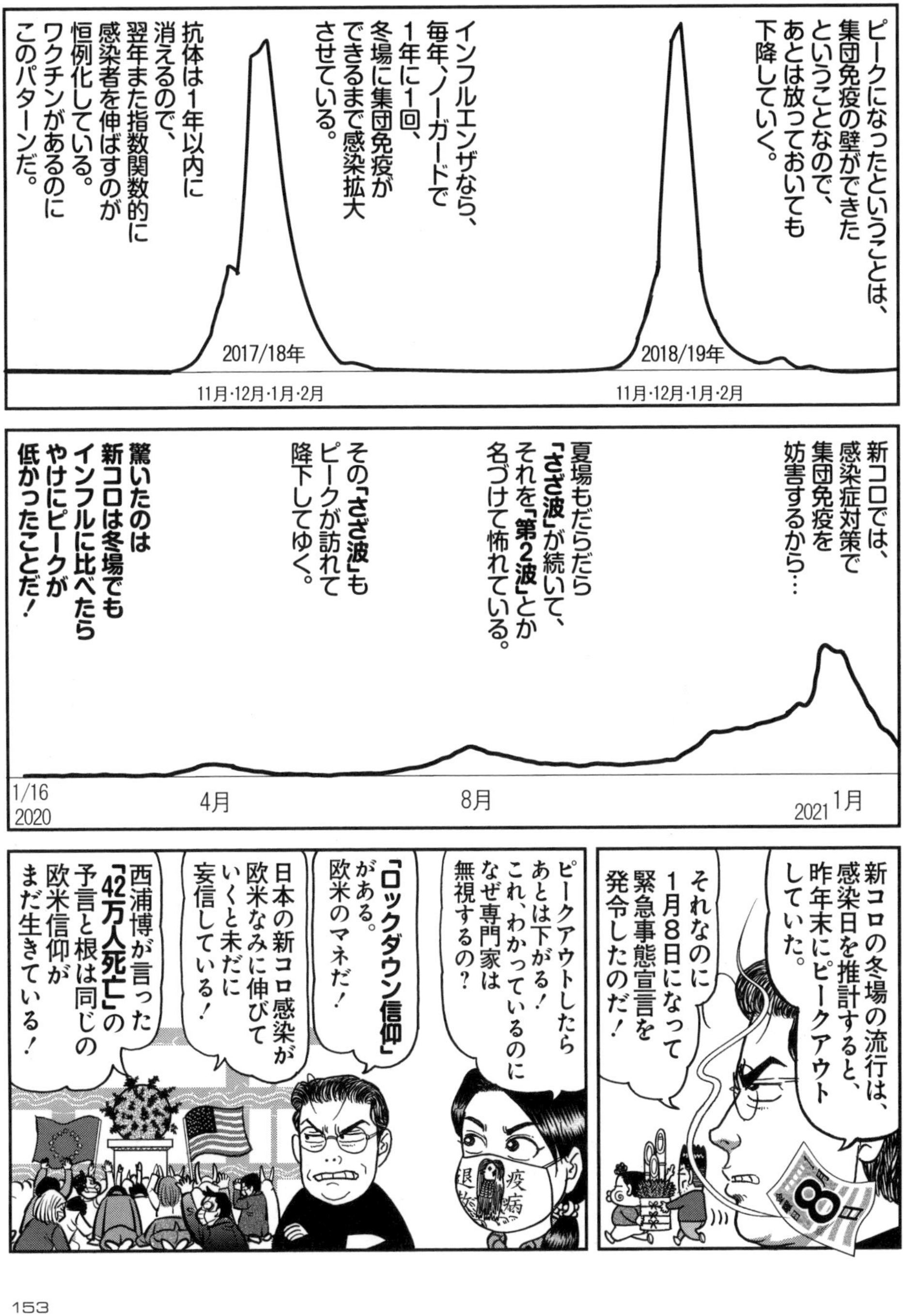
ピークになったということは、集団免疫の壁ができたということなので、あとは放っておいても下降していく。
インフルエンザなら、毎年、ノーガードで1年に1回、冬場に集団免疫ができるまで感染拡大させている。
抗体は1年以内に消えるので、翌年また指数関数的に感染者を伸ばすのが恒例化している。ワクチンがあるのにこのパターンだ。
2017/18年
11月・12月・1月・2月
2018/19年
11月・12月・1月・2月
新コロでは、感染症対策で集団免疫を妨害するから…
夏場もだらだら「さざ波」が続いて、それを「第2波」とか名づけて怖れている。
その「さざ波」もピークが訪れて降下してゆく。
驚いたのは新コロは冬場でもインフルに比べたらやけにピークが低かったことだ！
1/16
2020
4月
8月
2021
1月
新コロの冬場の流行は、感染日を推計すると、昨年末にピークアウトしていた。
それなのに1月8日になって緊急事態宣言を発令したのだ！
ピークアウトしたらあとは下がる！これ、わかっているのになぜ専門家は無視するの？
「ロックダウン信仰」がある。欧米のマネだ！
日本の新コロ感染が欧米なみに伸びていくと未だに妄信している！
西浦博が言った「42万人死亡」の予言と根は同じの欧米信仰がまだ生きている！

7年前、東京オリンピック開催が決定した時は、その祝賀ムードに水を差すようなことを言ったら「非国民」扱いだった。それがいまは、今夏の開催反対が86%！極端から極端に雪崩を打って全体主義を繰り返す日本人に喝！ブログマガジン小林よしのりライジング配信中!!

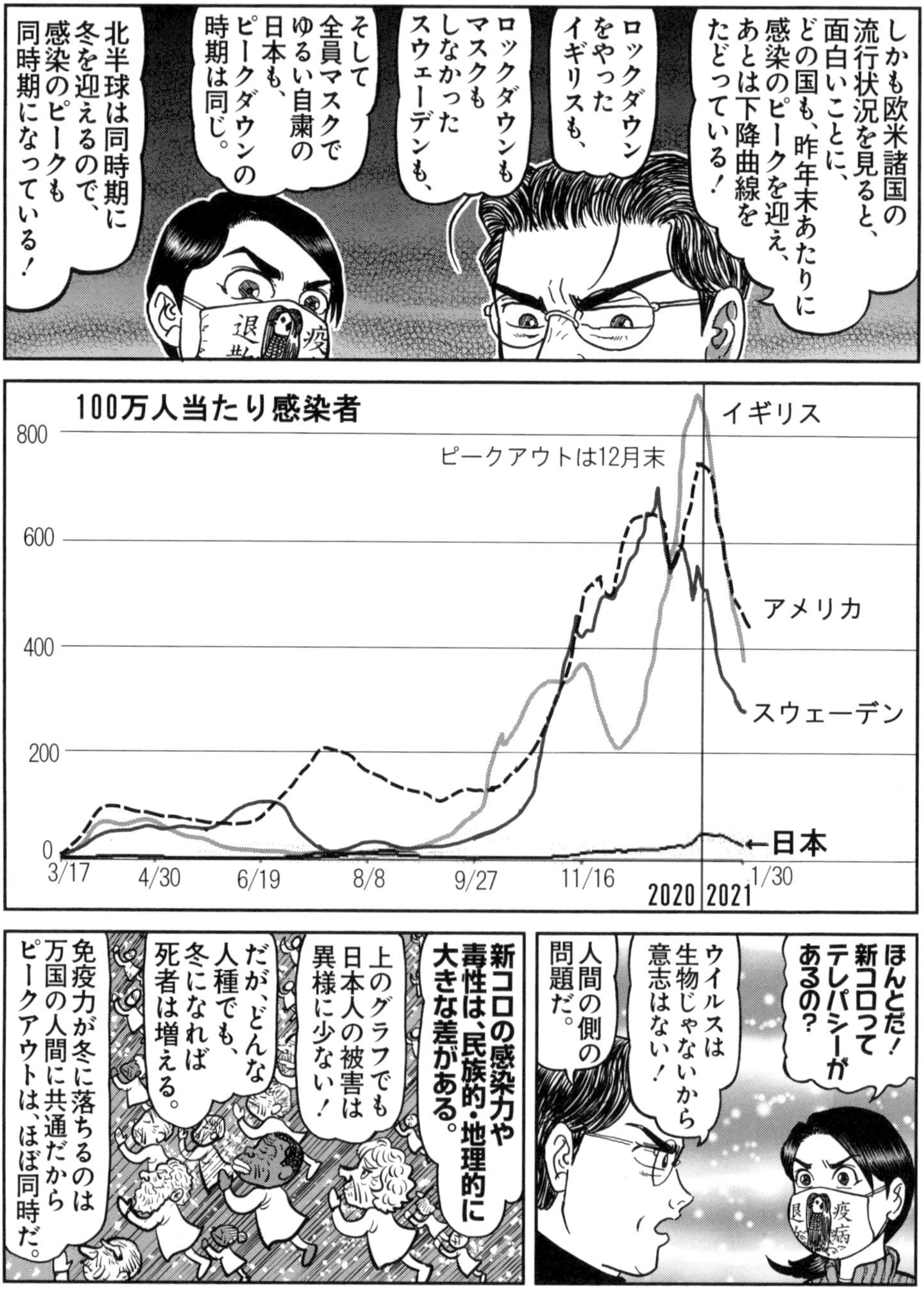

しかも欧米諸国の流行状況を見ると、面白いことに、どの国も、昨年末あたりに感染のピークを迎え、あとは下降曲線をたどっている！
ロックダウンをやったイギリスも、
ロックダウンもマスクもしなかったスウェーデンも、
そして全員マスクでゆるい自粛の日本も、ピークダウンの時期は同じ。
北半球は同時期に冬を迎えるので、感染のピークも同時期になっている！
疫
100万人当たり感染者
800
600
400
200
0
イギリス
ピークアウトは12月末
アメリカ
スウェーデン
←日本
3/17
4/30
6/19
8/8
9/27
11/16
1/30
2020
2021
ほんとだ！新コロってテレパシーがあるの？
ウイルスは生物じゃないから意志はない！
人間の側の問題だ。
新コロの感染力や毒性は、民族的・地理的に大きな差がある。
上のグラフでも日本人の被害は異様に少ない！
だが、どんな人種でも、冬になれば死者は増える。
免疫力が冬に落ちるのは万国の人間に共通だからピークアウトは、ほぼ同時だ。

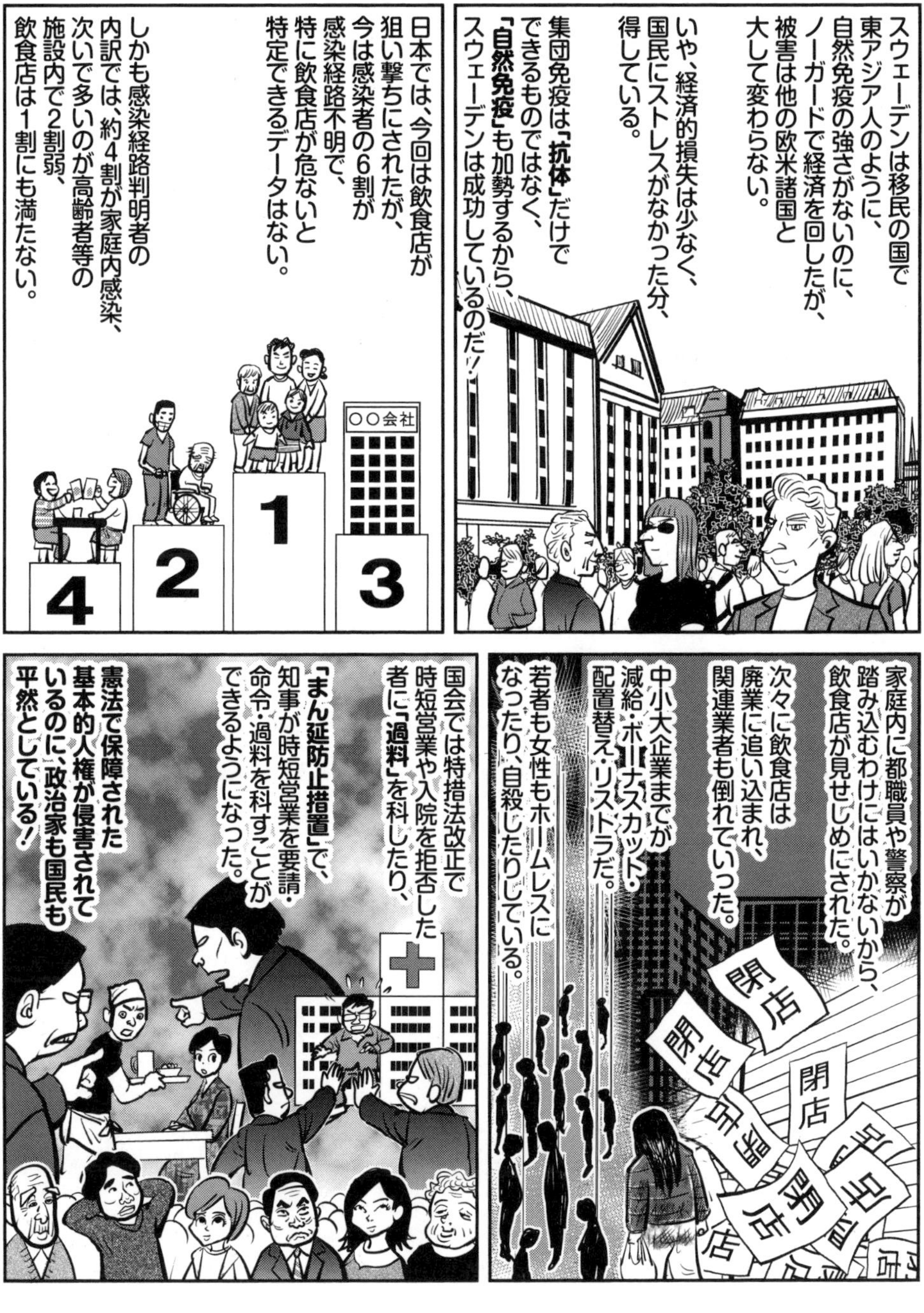
スウェーデンは移民の国で東アジア人のように、自然免疫の強さがないのに、ノーガードで経済を回したが、被害は他の欧米諸国と大して変わらない。
いや、経済的損失は少なく、国民にストレスがなかった分、得している。
集団免疫は「抗体」だけでできるものではなく、「自然免疫」も加勢するから、スウェーデンは成功しているのだ！
日本では、今回は飲食店が狙い撃ちにされたが、今は感染者の6割が感染経路不明で、特に飲食店が危ないと特定できるデータはない。
しかも感染経路判明者の内訳では、約4割が家庭内感染、次いで多いのが高齢者等の施設内で2割弱、飲食店は1割にも満たない。
○○会社
1
2
3
4
家庭内に都職員や警察が踏み込むわけにはいかないから、飲食店が見せしめにされた。
次々に飲食店は廃業に追い込まれ、関連業者も倒れていった。
中小大企業までが減給・ボーナスカット・配置替え・リストラだ。
若者も女性もホームレスになったり、自殺したりしている。
閉店
閉店
閉店
閉店
国会では特措法改正で時短営業や入院を拒否した者に「過料」を科したり、「まん延防止措置」で、知事が時短営業を要請・命令・過料を科すことができるようになった。
憲法で保障された基本的人権が侵害されているのに、政治家も国民も平然としている！

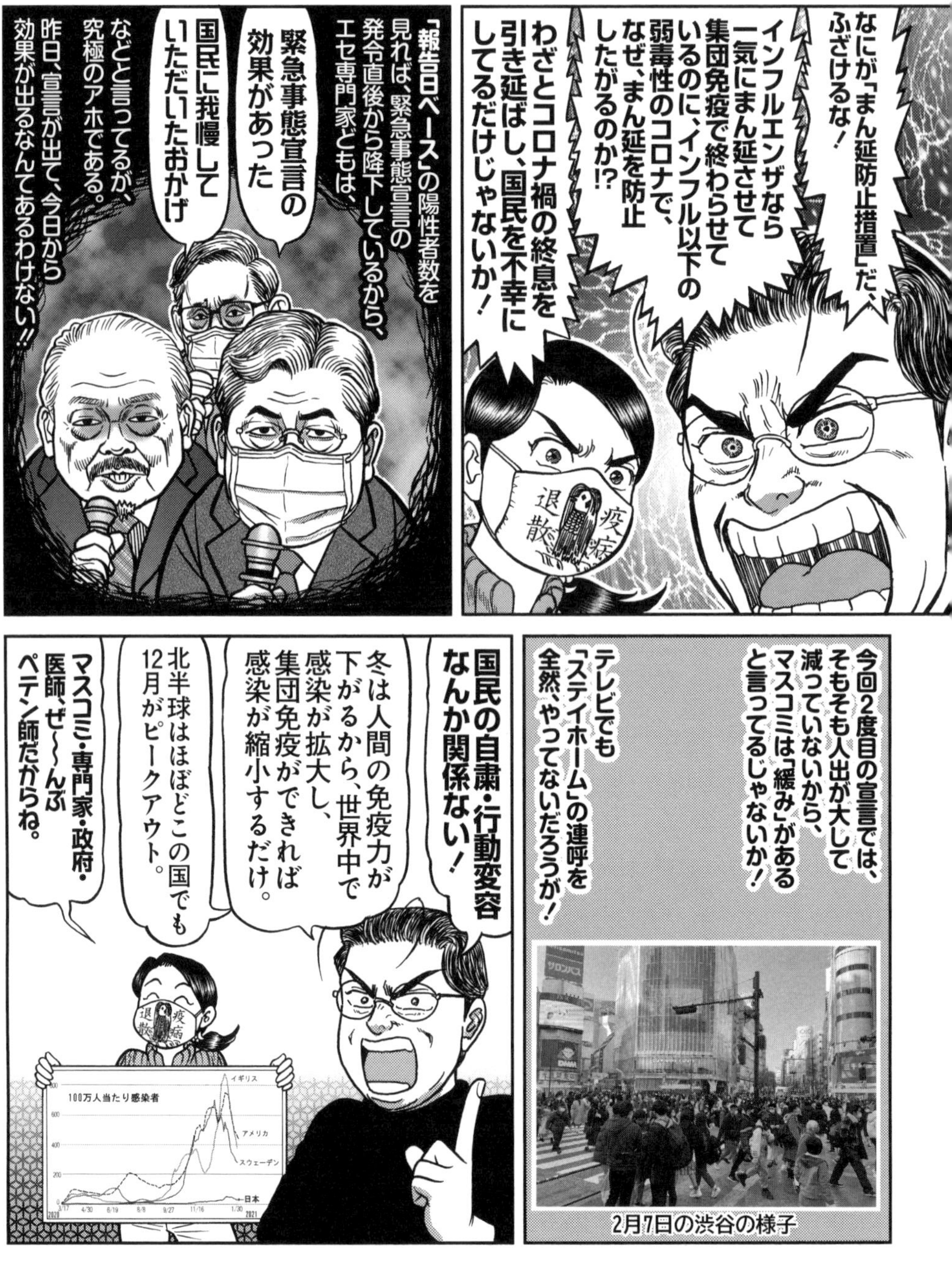
なにが「まん延防止措置」だ、ふざけるな！
インフルエンザなら一気にまん延させて集団免疫で終わらせているのに、インフル以下の弱毒性のコロナで、なぜ、まん延を防止したがるのか!?
わざとコロナ禍の終息を引き延ばし、国民を不幸にしてるだけじゃないか！
疫病退散
「報告日ベース」の陽性者数を見れば、緊急事態宣言の発令直後から降下しているから、エセ専門家どもは、
緊急事態宣言の効果があった
国民に我慢していただいたおかげ
などと言ってるが、究極のアホである。
昨日、宣言が出て、今日から効果が出るなんてあるわけない!!
今回2度目の宣言では、そもそも人出が大して減っていないから、マスコミは「緩み」があると言ってるじゃないか！
テレビでも「ステイホーム」の連呼を全然、やってないだろうが！
2月7日の渋谷の様子
国民の自粛・行動変容なんか関係ない！
冬は人間の免疫力が下がるから、世界中で感染が拡大し、集団免疫ができれば感染が縮小するだけ。
北半球はほぼどこの国でも12月がピークアウト。
マスコミ・専門家・政府・医師、ぜ～んぶペテン師だからね。
疫病退散
100万人当たり感染者
イギリス
アメリカ
スウェーデン
日本
800
600
400
200
0
3/17
4/30
6/19
8/8
9/27
11/16
1/30
2020
2021

森喜朗の女性蔑視発言というが、あの程度の失言で、集団リンチして追放するなんて、恐ろしすぎる。違法なことをしたわけでもないのに、日本人の劣化は極限まで来ている。

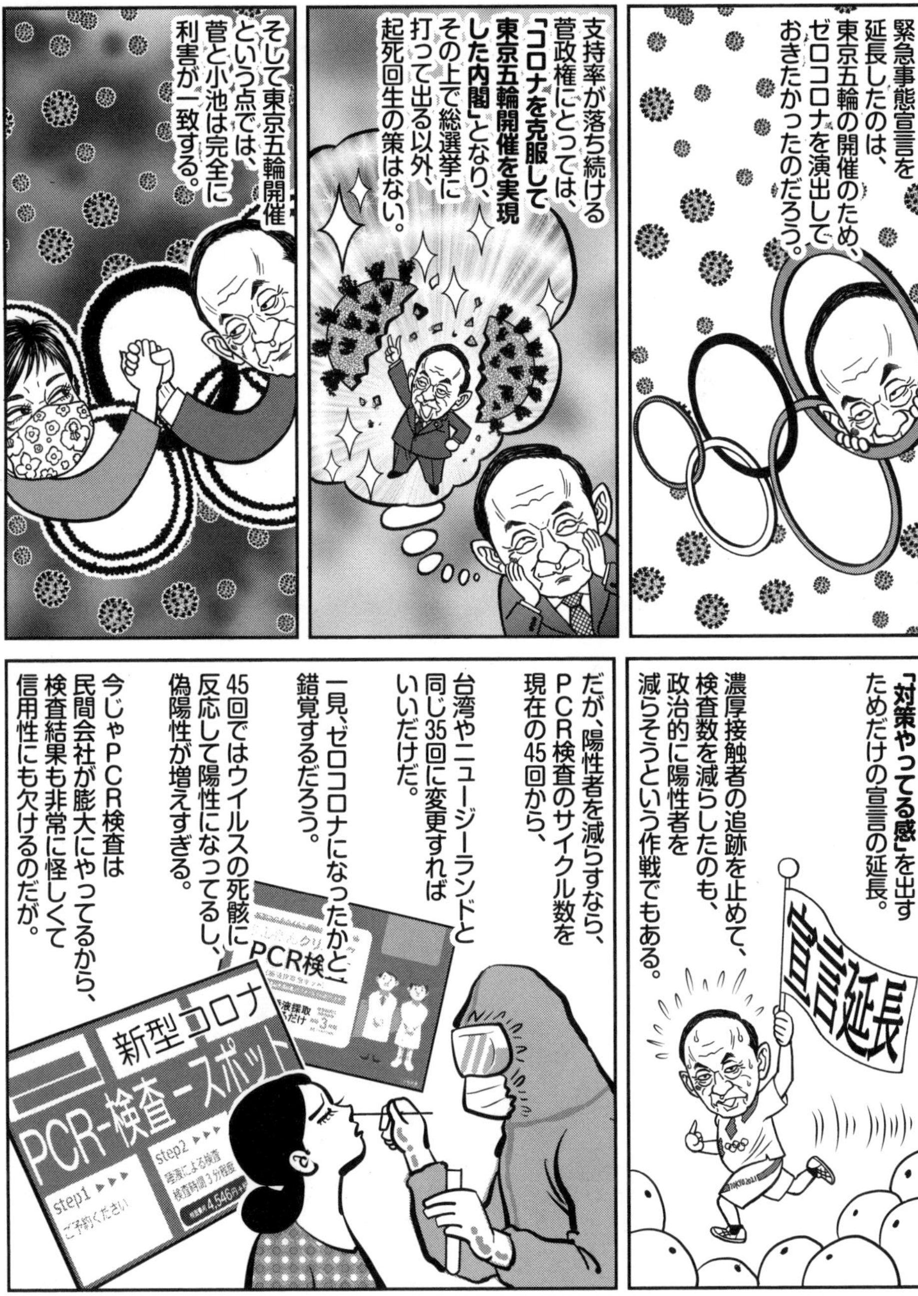

緊急事態宣言を延長したのは、東京五輪の開催のため、ゼロコロナを演出しておきたかったのだろう。
支持率が落ち続ける菅政権にとっては、**「コロナを克服して東京五輪開催を実現した内閣」**となり、その上で総選挙に打って出る以外、起死回生の策はない。
そして東京五輪開催という点では、菅と小池は完全に利害が一致する。
「対策やってる感」を出すためだけの宣言の延長。
宣言延長
濃厚接触者の追跡を止めて、検査数を減らしたのも、政治的に陽性者を減らそうという作戦でもある。
だが、陽性者を減らすなら、PCR検査のサイクル数を現在の45回から、
台湾やニュージーランドと同じ35回に変更すればいいだけだ。
一見、ゼロコロナになったかと錯覚するだろう。
45回ではウイルスの死骸に反応して陽性になってるし、偽陽性が増えすぎる。
今じゃPCR検査は民間会社が膨大にやってるから、検査結果も非常に怪しくて信用性にも欠けるのだが。
新型コロナ
PCR-検査 ースポット
step1
ご予約ください
step2
唾液による検査
検査時間３分程度

女性の自殺を増やす緊急事態宣言の延長を9割の国民が支持したくせに、女性の人権という理念だけは守りたいそうな。理念より、目の前の女性の自殺を止めたらどうだ?

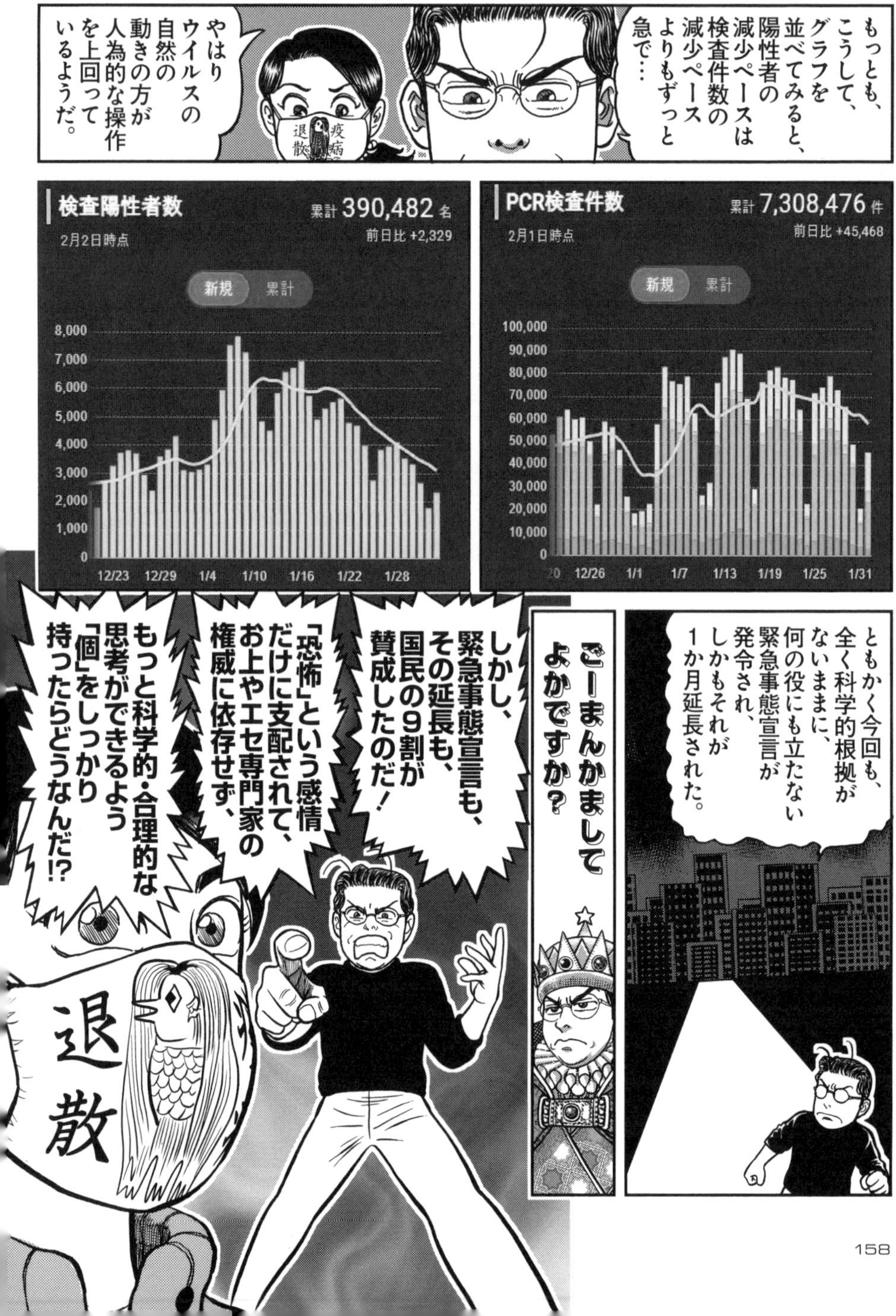

もっとも、こうして、グラフを並べてみると、陽性者の減少ペースは検査件数の減少ペースよりもずっと急で…
やはりウイルスの自然の動きの方が人為的な操作を上回っているようだ。
退散
疫病
検査陽性者数
累計 390,482 名
2月2日時点
前日比 +2,329
新規 累計
8,000
7,000
6,000
5,000
4,000
3,000
2,000
1,000
0
12/23 12/29 1/4 1/10 1/16 1/22 1/28
PCR検査件数
累計 7,308,476 件
2月1日時点
前日比 +45,468
新規 累計
100,000
90,000
80,000
70,000
60,000
50,000
40,000
30,000
20,000
10,000
0
12/26 1/1 1/7 1/13 1/19 1/25 1/31
ともかく今回も、全く科学的根拠がないままに、何の役にも立たない緊急事態宣言が発令され、しかもそれが1か月延長された。
ごーまんかましてよかですか?
しかし、緊急事態宣言も、その延長も、国民の9割が賛成したのだ!
「恐怖」という感情だけに支配されて、お上やエセ専門家の権威に依存せず、もっと科学的・合理的な思考ができるよう「個」をしっかり持ったらどうなんだ!?
退散

「コロナ脳」との闘い

～小林よしのりブログ『あのな、教えたろか。』が辿った軌跡

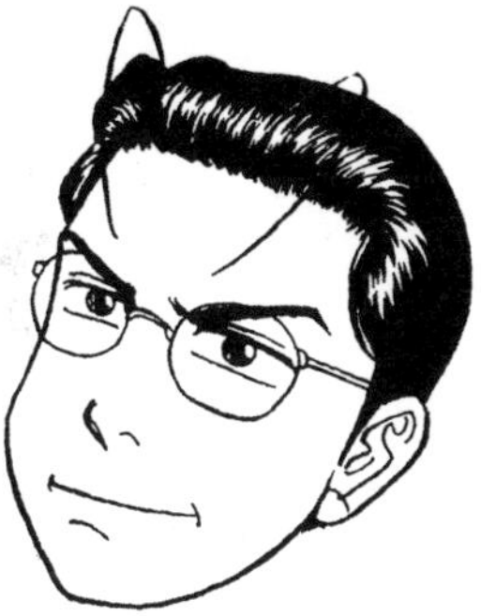

2020年8月に緊急出版した『ゴーマニズム宣言SPECIAL コロナ論』を皮切りに、12月にはその続編『コロナ論2』(共に小社刊)を刊行。科学的データと歴史的知見を駆使してコロナの「嘘」を暴き、シリーズ累計10万部を突破するなど大きな反響を呼んだが、漫画家・小林よしのりの闘いは作品の中だけにとどまらない。小林が情報発信の場としてフルに活用しているのが、自身で毎日更新している公式ブログ「あのな、教えたろか。」だ。メディアがつくり上げた新型コロナの恐怖に多くの人々が惑わされる中、小林は何を見ていたのか？ 今回、最初の緊急事態宣言が明けた2020年6月以降のエントリーを読み返してみる。

2020.06.01(月) コロナ脳の発生源を隔離せよ

コロナ脳モーニングショーが、まだリモート出演でやっていた。
一生、その不鮮明で暗い画面の中に閉じ込められているがいい。
普通、何らかの病気が「発症」したら病人になるはずで、無症状なら健康体の人だろう。
たとえ、発症直前に感染力を発揮するとしても、
無症状の段階では、病人あつかいできない。

無症状まで病人と見做し、しかも危険人物あつかいしたら、これはもう人権侵害になる。
危険思想の持ち主を、犯罪を実行してないうちに
「共謀罪」で逮捕するのと似た危険思想である。

病人は岡田晴恵や玉川徹らこの番組のコメンテーターと司会者であって、
「コロナ脳」という病名である。
非常に感染力が強くて、しかも猛毒性だから、ただちに隔離した方がいい。
この番組さえなければ経済は順調に回る。

2020.06.28(日) 感染者数の発表を止めなさい

PCR検査を増やせば増やすほど、感染者が顕在化してくる。

当たり前だ。
今日は60人になったが、100人になってもおかしくない。

玉川徹は、PCR検査をやって陽性者を隔離すれば、人々の不安は消えると言っていたが、
感染者数が増えるから不安はどんどん大きくなるだけだ。

しかもPCR検査は30%がすり抜けるから、当てにもならない。
さらに検査から数日後に感染する者だっているのだから、
なんでPCR検査で安心になるのか、さっぱりわからない。
現に感染者数が増えてるから、東京都民は不安になってるじゃないか。

ようするに感染者数の発表を止めることだ。
もう自粛はできないのだし、コロナと共生するしかないのだから、
感染者の発表は止めること!
これが人々の恐怖心を忘れさせて、経済を回す一番近道の方法です。
専門家はダメ!　政治家が判断しなきゃ!

2020.07.07(火) わしがコロナに感染したら…

ブラジル大統領がコロナに感染したらしいというニュースが流れると、
羽鳥コロナショーの玉川らコメンテーターも
快哉を叫ぶかのような笑顔で番組が終わっていった。
まさに「そら見たことか、ざまあみろ」と話し合っていた様子だ。
小さいの〜〜〜〜〜〜〜〜〜〜。

ブラジルは日本と違って、現実に流行り過ぎているので、
マスクをしないで、支持者の中に入っていく行為は無謀だと思っていた。
だが、マスクをして「コロナは風邪に過ぎない」とは言えないだろう。
大統領としてはやせ我慢だったのだと思う。

そして、富裕層はロックダウンを求めるだろうが、
それをやったら、ファベーラの人々は1週間で餓死するかもしれない。
富裕層が大統領に抗議しても、経済を止めなかったのは、
貧乏人のためだったのではないか?

日本においてすら自粛させられたせいで、どれだけの人が苦悩したか?
一流企業でリモートワークで食っていける玉川ごとき卑小な人間に、

真の弱者の悲鳴は絶対に聞こえまい。
ボルソナロ大統領の方がはるかに人間として上だ。

羽鳥コロナショーの喜びようを見ていたら、わしが感染すると、
もっと喜ぶだろうなと想像がつく。
生命至上主義の家畜どもが快哉を叫ぶから、今後は気をつけなければならない。

わしは普段からマスクつけないし、
何しろ新宿の女王（泉美木蘭）と生放送してきたのだから、大いに感染リスクはある。
けれど泉美さんは、わしの「コロナ・インフォデミック」との全面戦争に
最大の協力をしてくれたのだから、泉美さんから感染するのなら微塵も悔いはない。
まあ、もともと「日本で」感染するのは宝くじに当たるほどの低い確率だから、
よっぽど運が悪かったなとあっさり死ぬけどな。

ただ、もう『コロナ論』は、ほぼできてるから、
わしが感染しようと、死のうと、間違いなく発売されるだろう。
わしの遺作となれば、大ヒットになる。
『戦争論』とか他の作品も売れ出すかもしれないから、編集者たちは喜ぶかもしれない。
コロナに感染しながら、コロナの真実を描き続けた男として、歴史に残るかもしれない。

リスクを背負って生きるのって楽しいなあ。

2020.07.14（火）舞台クラスターは悪ではない!

舞台クラスターが出たということで、主催者がバッシングされている。
これではもう劇団は公演ができなくなる。

そもそも潤沢な資金がないと、感染対策を徹底的にはやれないし、
その上、客も半分くらいしか入れられないのだから、赤字にしかならない。

「ゴー宣道場」とて他人事ではない。
感染者を出すことは「悪」になってしまっている。
これではもう「集会」そのものが困難になる。

つまり憲法で保障された「集会の自由」が危うくなるのだ。
「集会の自由」は民主主義の根幹である。

感染者を出したら「悪」、感染者は「悪」とされれば、人が集うこと自体が危険視されるので、
中国と同じ環境になってしまうが、そういうことは民度の低い日本人にはわからないだろう。

集会に参加したら、インフルエンザをうつされたということがあったら、
うつした奴は道徳的に非難されることがあるかもしれないが、
スキャンダルのように騒がれ、他人に叩かれることはない。
主宰者がバッシングされることはないし、うつされた人まで、非難され、
謝罪に追い込まれるようなことはない。
それが新コロだと「悪」にされるのだから異常だ。

狂った状況が加速するばかりで、コロナ脳が解除される気配がない。
「ゴー宣道場」は絶対にこの全体主義と用心深く戦わねばならない!
用心深く戦うのだぞ!
すべてが終わったとき、価値の反転が起こる。

2020.08.17(月) 玉川徹の無知を正す

玉川徹が新型コロナを「スペイン風邪」と同レベルの危機だと言っていた。
ものすごい無知だな!
公共の電波を使って、これほどの嘘っぱちを言っていいのか?

スペイン風邪は日本では45万人も死者を出したんだぞ。
新コロは半年以上かかって、たった1087人だ!

どうせ玉川は無知だから知らんだろうが、スペイン風邪って、インフルエンザなんだぞ!
新コロをスペイン風邪と比較しなくったって、
毎年流行ってるインフルエンザと比較すればいいじゃないか!

インフルエンザの死者は毎年、直接死3000人、間接死1万人だ。
なんでインフルエンザへの言及は絶対に避けるんだ?

玉川徹は根源的に馬鹿だから、テレビで発言させちゃならないんだよ!

2020.08.17(月) 盗まれた街

今日、インタビューがあったので外出した。

マイカーを降りて、その場所まで歩くとき…
超ド級の酷暑だった!

暑いのなんのって、日本はこんなに暑い国だったのか?
歩くだけでふうふうふうふう…汗出しながら、目まいがするくらい暑かった。

だが! しかし!
その中でも誰も彼もがマスクをしている!
ぞぞ～～～～～～～～～～っ!
狂っている! 人間ではない!
人の道を踏み外した化け物どもが、
わしの顔を凝視している。

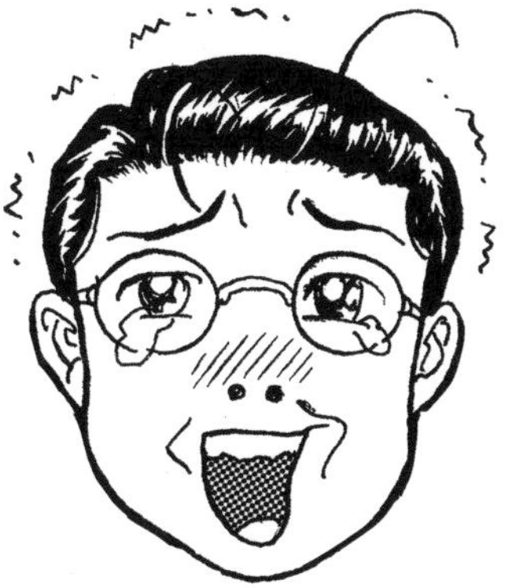

マスクなしでも、息がしにくいくらい暑いのに、
マスクして人々が歩いているのだから、驚愕だ!

どういう体質の生物なんだろう?
火葬されても燃えない体質なのか?
怖い! 人間が怖い!
わしには無理だ! わしは人間だ!

炎天下をマスクして歩く奴らを見てると、
これはフィニィの「盗まれた街」ではないかと閃いた。
わし以外はもう得体のしれない侵略者に乗っ取られた
人間モドキの世界になっているのかもしれない。

わしだけが人間なんだ。

わしは孤独な人間だ～～～～～～～～～～っ!

2020.10.08(木) 介護現場の悲惨な現状を見ろ

コロナ禍が全然終わりそうにない。経済がどんどん落ち込んでいる。

若者が老人に感染させるから自粛しろと言われていたが、昨日の「クロ現」では、
介護の現場で、認知症の老人がマスクをしないし、感染対策に神経使い過ぎで、
介護する人数を減らして収入が減り、

とうとう介護施設の閉鎖に追い込まれるという現実を報じていた。

そうなると肉親が老人の面倒を見なければならず、仕事ができないという状態になる。

最近では、介護ヘルパーが老人にコロナを感染させて死亡したから、
子供がヘルパーを提訴したというニュースもあった。
80過ぎなら寿命であって、インフルエンザでも死んだだろう。
こんなことをやっていたら、介護を職にしている者も逃げ出して、
老人は子供が面倒を見るしかなくなる。
親と子が共倒れだ。

それもこれもインフルエンザ以下の新コロごときを、恐怖の殺人ウイルスだと大宣伝して、
国民を洗脳してしまったモーニングショーを始めとするテレビ報道が原因だ。

介護現場は本来、インフルエンザ流行期にやっていた対策でよかったはずだし、
たまたま感染者が出たって、それは日常のことで、
罪に問われるようなことはなかったはずだ。
介護施設にとっても、老人にとっても、肉親にとっても、
不幸を撒き散らしているのが「コロナ脳」に洗脳するマスコミだと言っておく。

昨日のモーニングショーで、倉持仁という医者が、
コロナとインフルエンザを比較してはいけないと言っていたが、
同じ感染性のあるウイルスであり、比較するのが「サイエンス」だ。
アメリカの疾病対策センターでは、新コロとインフルを比較してはならないという
論文を出しているが、あの論文は日本には当てはまらない!
アメリカでは新コロの方がインフルより死者を多く出しているが、
日本では逆で、新コロ死者は極端に少ない!

国民の持つ免疫や遺伝子が作用しているのだろうが、
日本人は新コロに強いという事実をなぜ直視できないのか?
それが「コロナ脳」の恐ろしさである。
「グローバリズム脳」と合体して、日本人を主語にできなくなっている。
バカな奴らだ。

▶2020.10.08(木) コロナ禍は終わらない

この新型コロナ禍は、来年11月まで終わらない。

ワクチンが浸透したらようやく終わるというアメリカの大学の論文が出ている。
さらにそこからコロナ前の状態に戻るには2年を要するという。

英国の大型映画チェーンが「007」の公開が延期されたため、
今後も収益が見込めないということで、倒産し、4万人以上がリストラされるという。
ハリウッド大作は、来年どころか再来年まで公開が延期されている。

新コロ禍は今後もずっと続くのだ。
日本ではオリンピックがあるからと思うかもしれないが、日本人は「グローバリズム脳」だから、
アメリカで感染が増えれば、2週間後は日本もそうなると恐れる。

コロナ禍が終わらなければ、何も始まらない。
コロナへの恐怖は「本能」に根ざすものだから、
一番の関心はどうしてもコロナになってしまう。
玉川徹の臆病で滑稽な姿が、そのまま国民感情に投影されているのだ。

日本における新コロの弱毒性の事実に気付いた者たちは、もっと騒がなきゃならない。
「コロナ脳」信者に無視されるレベルだから「萎縮世界」が終わらないのだ。
日本人は先祖から与えられた免疫系の強靭さをまったく活かせなかった。
罰当たりである。

街の中からマスクをしない者が半分以上になるまで、コロナ禍は終わらない。
自由がなくても延命できればいいという畜群の方が多いのだから。

2020.10.21（水）戦えるのは常に今のうち

新型コロナの自粛自滅や、香港の民主主義終焉を見ると、
大衆は狂った公共性に抵抗するより、諦めて慣れてしまう道を選ぶものだという
当たり前の現実を再確認するしかない。

暴力や死の恐怖の前に人間は無力である。
極限状況では、自由より秩序、自由より豊かさを選ぶのが人間の弱さであって、
権力はそれを見透かして露骨にアメとムチを使い分けてくる。

その構造自体がわかっていても、人間は畜群と化して秩序を口実に平穏と豊かさを選ぶ。

だが、日本の新コロ自粛の場合、

1年、2年くらいなら狂った公共性を受容できると思う者が大多数なのかもしれない。
ところが、その1年、2年の被害は想像を超えるものになると気づく強者は、
狂った公共性を受容しているわけにはいかない、と今のうちに戦う。

戦えるのは常に今のうちだ。
香港はそれに気づくのが遅かった。

2020.10.29(木) 一期一会、値千金

人生は一期一会だ。
この歳になったらつくづく一期一会という言葉を噛みしめる。
誰と出会い、誰を大切にするか、誰を愛するか、
そのために一日一日がどれだけ大切かをわしは知っている。
充実感で感無量になる1日もあるし、取り返しのつかない1日だってある。

そんな1日は、リモートで得られる合意形成で満喫できるものではないし、
人間交際の貴重さがわからない空っぽの人間には、空っぽの長寿が待っているだけだ。

PCR検査で1週間隔離とかよく言うよ。
たかだか1週間と思っているのかもしれないが、
わしの1週間は生命至上主義の健康オタクの1週間ではない。
1週間どころか、一期一会、たった1日が人生を劇的に変えるのがわしの人生だ。
1日たりともわしは無駄にしたくない。

仙人のような飄々とした人生もあるだろうが、わしはそれを選ばなかった。
自分が選んだ人生は脳をフル回転させながら、自分の可能性を追求し、
貴重な快楽を追求する人生だった。
今日も値千金の一日を始めよう。

2020.11.10(火)
バイデンのコロナ対策をマネしたい玉川徹

バイデンがマスクを義務化すると言っている。
アメリカは20万人も死んでいるのだから、マスクに頼りたくなる気持ちはわからぬでもない。

だが、ブラジルではマスクを義務化することなく、

感染を野放しにして一気に集団免疫ができたようで、新規感染者は減りつつある。

アメリカの根本原因は格差の極限拡大と、医療システムの破綻と、肥満の蔓延である。
マスクは関係ない。

そんなアメリカに「マスク義務化」や「PCRの全国民定期検査」で追従せよと、
玉川徹が言っている。

アメリカと日本は違う! アメリカと欧米は違う!
新型コロナは世界標準=グローバリズムで考えるものではない!
日本ではインフルエンザ以下の弱毒性である!
これを何度も何度も言っていくしかない。

北海道をGoTo キャンペーンから除外せよと言うが、また経済破壊のテロ政策になる。
「経済」の方が「感染」より、はるかに大事だ。
ここのところの4日間で、70代と90代の女性2人しか死んでないのに、
なんで経済を破壊する?
北海道知事も目立ちたいだけのバカ知事だな。

2020.11.11(水)

気の緩みと説教する弛緩したテレビの連中

テレビで気の緩み、気の緩みと言っている。
気の緩みと言ってる連中はよっぽど気の張りつめた暮らしをしてるんだろうな。

ところが気の緩みと言ってる連中の顔を見たら、とても気の張りつめた顔をしていない。
気が緩んでるのはてめえらじゃないか!

感染者は若者ばかりで、集団免疫を作る戦士だ。
抗体はすぐ消えると言うが、無症状や軽症なら、
何度でも感染して自然免疫が強化されていくからそれでいいのだ。

感染者が増えると医療崩壊を起こすというが、
陽性者を隔離するからであって、
自宅療養にしておけば病院は満杯にはならない。

どこの病院でもインフルエンザ並みの扱いで

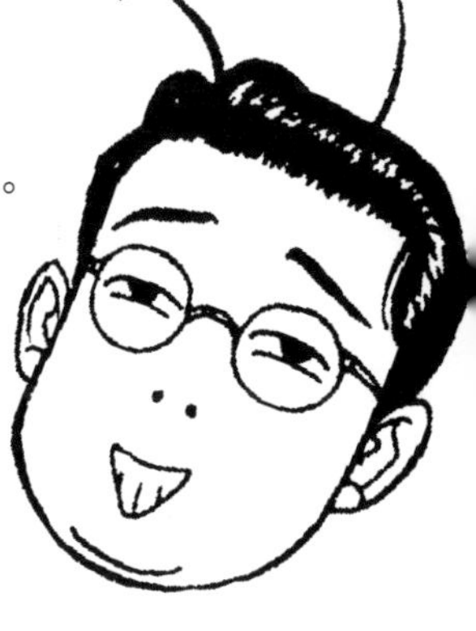

診療すればいいだけのことだ。
指定感染症の2類相当を外せばいいのに、
それをやらんから医療を逼迫させるだけのこと。

本気で医療崩壊が心配なら、指定感染症から外すに決まっている。
自分で自分の首絞めながら、苦しい苦しいと絶叫するバカはそのままやってろ!

2020.11.12(木)

1日3万人の感染者が出たらインフルエンザ並みです

ヒステリック極左・玉川徹が得意げに第3波と言っている。
抑圧策を取れば、緩和したらリバウンドが来る。
ハンマー&ダンスを繰り返せば、何度でもリバウンドが来る。
リバウンドが第2波、第3波と言うのなら、集団免疫ができるまで第100波まで来るだろう。
本来、スペイン風邪のように、
変異したウイルスが襲来した時が第2波だと、わしは捉えている。

インフルエンザの流行期には、1年で1000万～1200万人の感染者が出ていた。
これも定点観測だろうから、実際はその2倍3倍の感染者が出ていてもおかしくない。

仮に1200万人とすれば、1か月で100万人のインフルエンザ感染者が出ていることになる。
だが、インフルエンザの流行期は5か月くらいだろうから、
1か月で200万人以上の感染者が出ていることになる。

つまりインフルエンザは1日、3万人～6万人の感染者を出しているのだ。
新型コロナは、第3リバウンドで、
昨日は全国1500人の新規感染者が出たとニュースになっている。

インフルエンザ1日3万人vs新型コロナ1日1500人、
さあ、どっちが多いですか?

わしは新コロ騒動の最初から、1日3万人の感染者が出たら、驚こうと決めていました。
とうとうそんな日は来ないようです。

さらに言うなら、PCR検査の陽性者=感染者ではありません。
擬陽性もウイルスの死骸にも、空気中のウイルスにも、陽性反応が出ますから。
そのうえ言うなら、感染しても、ほとんどが無症状か、軽症者です。

それを考慮すれば、1日1500人の感染者のうち、しっかり感染して、
発症している者は圧倒的に少ない。

こう考えるのが科学であって、専門家や医師会のように、陽性者数にだけ
異常反応しているのはバカであり、マスコミに至ってはペテン師と言っていいでしょう。
こんなもので、緊急事態宣言を出せと叫んでいる玉川徹は、
わざと資本主義を崩壊させたい極左テロリストと言っていいのです。

2020.11.17(火) 被害者ぶるな、岡田晴恵!

岡田晴恵がわしの批判を「誹謗中傷」と言ってるらしいが、
加害者が被害者ぶってるんじゃない!
戦後最大の経済的打撃を与えて、子供や若者の自由や学びのチャンスを奪い、
自殺者も増えているのに、自分の言葉の恐ろしさをまだ自覚してないのか!
玉川徹と岡田晴恵は、この「インフォデミック」の最大最悪の戦犯なんだ!

今も「第三波」と恐怖を煽って、経済を停滞させようとデマばかり流してるが、
死亡者が増えていない!
死なずに感染するだけなら経済を停滞させる必要なんかないではないか!

そもそもPCR陽性者は「=感染者」ではない!
台湾ならサイクル数30回だから、40回の日本は圧倒的に多めに陽性者が出ている。
これでは偽陽性も偽陰性も出てるし、ウイルスの死骸や空気中のウイルスにも反応してしまう。
「感染者急増」と煽っても、死亡者が増えない秘密はそこにあるんだよ!

岡田晴恵よ!　玉川徹よ!
新型コロナより、インフルエンザの方が恐いんだ!!
科学的にデータで、わしの議論が誹謗中傷か否か検証してみろ!
『新型コロナ　専門家を問い質す』を読め!
読むのが恐いか?
読めないのはおまえたちがペテンだからだ!!

2020.11.22(日) 老人民主主義はコロナ禍を終わらせない

まさかマスク会食なんてするバカは現れまいと思っていたが、
実際昨日の夕食で遭遇した。

女性2人が二重マスクの上を開いたら、口周りが空いているマスクが現れ、
その口から食べて、頬張ったら、上のマスクを下げてもぐもぐさせながらしゃべっていた。
バカにしか見えない。汚らしいったらありゃしない。

GoTo関係を停止するという。首相も頭がおかしい。
まだ経済を痛めつけるか?
大人の常識というものが首相にすらない。
この首相はマスク会食を自分で実践すると言ってたんだから、
ぜひ海外の要人と会食するときも実践して欲しい。

コロナ禍の第一権力はマスコミである。
マスコミと専門家が、GoTo止めろとか、PCR隔離を増やせとか言えば、
その通りに政府はやり始める。

その第一権力、特にテレビは老人と主婦が支えている。
老人は政治家にとって、大事な票田だ。
投票に行く世代である。
かくして貯金があって、退職していて、年金をもらう老人が、世論を形成して政治家を操る。
若者はその犠牲になるのが今の民主主義だ。
「老人民主主義」は若者を犠牲にして、国家を衰退に向かわせる。

コロナ禍は全然、終わりそうにない。

2020.11.23(月) 医師会の堕落

病床数が逼迫しているとニュースでやっている。
「病床数が逼迫する。医療崩壊が起こる」は医師会の脅し文句でもあるが、
日本の病床数は160万床で、世界一である。

世界一の病床数を誇りながら、新型コロナを指定感染症にしたために、
なんと現在3万1000床しか使っていない。

そこには暇すぎて赤字経営になっている病院があり、ボーナスカット・減給に苦しみ、
リストラ寸前の医療従事者もいるのに、この貴重な医療資源を無駄にしてしまっている。

その矛盾を放置しながら、「国民に気の緩みがあるぞ」「旅行するな!　自粛しろ!」と
上から目線で脅す医師会の連中はプロ失格である!

医師会は気の緩みどころじゃない!
医者のくせに国民を脅すな!
医師会は政府に「指定感染症を外せ!」と言うべきであるのに、
国民に「永遠に緊張していろ!」と脅すとは、まったく堕落の極致である!

2020.11.24(火)
幽霊が枯れ尾花とわかる日はいつなのか?

「幽霊の正体見たり枯れ尾花」
それが新型コロナです。

モーニングショーは身の毛もよだつ恐るべき幽霊があちこちで出現しているから、
とにかく人の移動を止めろと叫びまくっています。
緊急事態宣言が欲しいのでしょう。

経済なんか、幽霊の前では無意味だと玉川が言ってます。
GoToなんかするから全国に幽霊が出るんだと本気で主張してます。
家に閉じこもっておけば、幽霊は去るのだと言ってます。
まったく非科学的!

だが、専門家も政治家も、「幽霊は出る」という説を信じてます。

子供は死なない、若者は無症状、高齢者は寿命の人だけが死ぬ、
ただそれだけの枯れ尾花ですが、貞子より、お岩より凄い幽霊だと、
全国民が信じているから手の打ちようがありません。

まあ、科学的な人は『コロナ論』『新型コロナ　専門家を問い質す』
そして『コロナ論2』を読んでください。
幽霊怖いの全体主義は知性がなさすぎて、嘲笑するしかないのかもしれない。

2020.11.29(日) 指定感染症、1年延長の暴挙!

田村憲久厚生労働相は、新型コロナを
「指定感染症」として扱う期間を1年延長すると発言した。
2022年1月末まで、なんと来年いっぱいはコロナ禍が続くわけだ。

「ウイルスの特性がはっきりわかってくるまでは続ける」と言ってるから、
田村氏はまだ「インフルエンザ以下の弱毒性」という新コロの特性がわからないらしい。
恐るべき鈍感さだ!
この人自身が「コロナ脳」なのだ。

この閉塞感、このストレスが、来年いっぱい必ず続くとなると、人々は耐えられるのだろうか?
来年も一年中、廃業・倒産・失業・自殺は増えていくし、医療崩壊の危機を根拠に、
国民は延々と自粛を強いられ、気の緩みを許されず、
膨大な人々が孤独化して精神を病んでいく。

田村憲久という人物は、人間の心理や、社会のことがわかってないんじゃないか?
政治家として不適格なのではないか?

そもそも新コロが「指定感染症」のままで、
東京五輪がやれるのか?
インフルエンザが根絶できないように、
新コロも根絶できないぞ!
まったく政治家には絶望しかない。

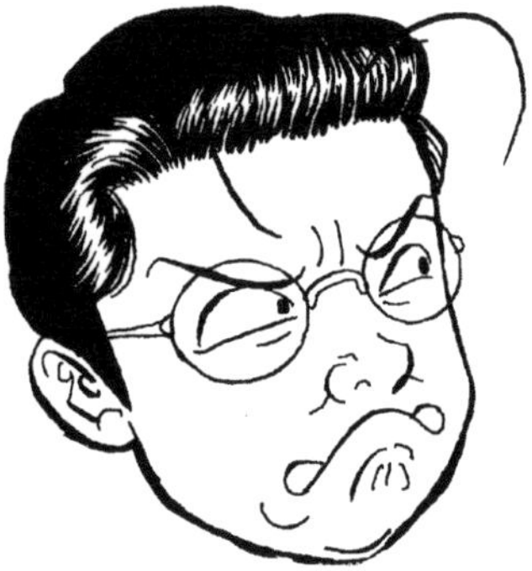

マスコミも専門家もペテンだらけなのだから、
やはりわしは『コロナ論』シリーズで、
国民の側からの反抗をやっていくしかない。
絶対にペンを持つ筆圧を緩めるわけにはいかない!

2020.12.08(火) 真の加害者はコロナではない!

朝から晩までマスコミが「GoTo止めろキャンペーン」をやっている。
「GoTo止めて観光業を破壊しろ!」
「GoTo止めて飲食業を廃業にしろ!」
「GoTo止めて失業者をもっと増やせ!」
「GoTo止めて自殺者をさらに増やせ!」
「GoTo止めて去年の8割増しになった女性の自殺者をもっと増やせ!」
「GoTo止めて子供を養えないシングルマザーや主婦の売春をさらに増やせ!」
そのように玉川徹やマスコミが言っている。

彼らはコロナ禍の真の弱者は誰かを想像もしない。
真の弱者は老人であるかのように言っているが、大嘘だ。

80代以上の老人が感染しても8割は軽症・無症状で、死亡者は1割程度だ。
例年に比べて、老人の死者は圧倒的に少ない。
コロナは子供も若者も殺さないし、老人もインフルエンザよりは全然殺していない。

だから彼らは「医療崩壊」を脅しの材料に使う。
だが、感染症指定病院で行われていることは、寿命を悟った老人の意思を無視し
「人工呼吸器の装着」を行う虐待行為だ。
遺体を顔が見えないほどにビニールで巻いて、遺族に会わさないまま棺桶に詰め込み、
火葬場送りにする遺体虐待だ。

指定感染症からコロナを外すだけで、この残酷な状況を終わらせられる。
だが、マスコミは終わらせたくない。
マスコミはコロナ恐怖症の世論を煽って、政権を追い詰めるのが楽しいのだ。
政権の支持率を下げれば、政権は「GoToを止める」と踏んでいる。
マスコミは「第一権力」になる快感に酔いしれている。

コロナ禍の真の弱者は老人ではない。女性なのだ!
女性は誰が自分を自殺にまで追い込んだのか気づかぬまま、
コロナのせいだと思い込んで自殺する。
そうではないのだ。
真の加害者はマスコミなのだ!
モーニングショーなのだ!
玉川徹こそが女性に死の選択を促す犯人なのである!

2020.12.14(月) 玉川徹の驚くべき詭弁祭り

玉川徹は自殺者の急増が相当ヤバいと思っているのか、
自殺者急増まで相対化しようとしている。
女性の自殺者が去年の8割増であり、その原因を示す非正規雇用のリストラが、
どれだけ女性を窮地に陥れたか、NHKもやっていたのに、見てないのだろう。
見ても玉川なら、何も感じないと思うが。

コロナの死者はゼロにしなければならないと言う。
インフルの死者が1万人出ていたときは無視だった。
風呂の溺死者が5000人は許せるのか?
異様なことに、コロナの死者だけは許せないというカルトになっている。
「コロナ脳」の教祖なだけに狂い方が半端じゃない。

一方で、「煽りは過剰が正しい」と明言した。
犠牲が出るのに煽りは正しいとは言えないと、山口真由が反論したが、それが正しい。
「オオカミが来たぞ」と言って、オオカミが来なかったら、
「来なくてよかった」と平然と言ってのけるのが正しいという理屈である。
口が立つ者が詭弁を弄し始めたら、オウム真理教の上祐史浩と同じになる。
それに誤魔化されるバカも続出するのだ。

モーニングショーは徹底的に叩かなければならない。
これは殺人番組だから、描き下ろし長編で叩いてもいいかもしれない。
というのは、北朝鮮の帰還事業を進めたミスリードについてマスコミは責任をとっていない。
マスコミのミスリードは人を不幸にするので、絶対に妄信してはならないということを、
常識にする必要があるのだ。

2020.12.20（日） コロナ脳のバッシングは栄養

わしへのバッシングが拡がっているらしい。
とてもありがたい。
そのバッシングをもっと巨大なうねりにしてくれ。
マスコミが無視できないほどの巨大なバッシングにしろ。

脱正義論も、慰安婦論争も、台湾擁護による中国との戦いも、
イラク戦争でのポチ保守との戦いも、皇統問題も、
ありとあらゆる戦いをやってきたわしとしては、
バッシングはむしろ気分を高揚させる栄養になる。

1対1億でも戦う覚悟はしているが、ありがたいことに合体ロボで戦ってくれる読者もいる。

コロナ脳よ、叫べ!　コロナ脳よ、喚け!
コロナ脳よ、コロナ恐怖にすくみあがれ!
コロナ脳よ、マスクを接着剤で顔に貼りつけろ!
コロナ脳よ、消毒スプレーで自分自身を殺菌しろ!
コロナ脳よ、玉川徹と共にコロナ根絶を目指せ!
コロナ脳よ、ワクチンを一斉に打て!　打ちまくれ!
コロナ脳よ、自由を捨てろ!
コロナ脳よ、中国に行って管理されて安全になれ!

2020.12.21（月） 老人なら恐がるべきなのか？

「小林よしのりはコロナに罹ったら重症化する年齢なのに何を言ってるのか？」
という批判が多いそうだ。

バカバカしくて嗤うしかない。
高齢者は恐がるべきと言われたって、恐くないからしょうがない。

科学的思考と死生観がしっかりしている老人なら恐がらないはずだが、
延命至上主義のヘタレ老人がほとんどだから、
こんなバカバカしい状況になっているのだろう。

海外では死者が桁違いに多いから、少しは恐怖も感じるのかもしれないが、
幸い日本人は免疫力が圧倒的に強いから恐がらなくて済む。

そもそも70代・80代以上でも、8割以上が回復している。
わしは喘息の基礎疾患があるから、重症化して、
死ぬかもしれんが、
そのリスクを恐がって自由と快楽を捨てるような畜群になってたまるか！

しかも老人の延命のために子供や若者の自由を奪い、
非正規の女性を苦悩と自殺に追い込むなんて、人間のクズだ！
偽善の敬老心を言う前に、『コロナ論2』を熟読しろ！

2020.12.23（水） 玉川のコロナ根絶論は科学か？

モーニングショーの玉川徹が繰り返し言ってる
「コロナウイルスを根絶する」というのは、「科学」なのか？
インフルエンザウイルスは根絶しなくていいが、
コロナウイルスは根絶すべしというのは、どういう科学的知見なのだ？

中国やニュージーランドや台湾は、本当にコロナを根絶したのか？
ニュージーランドや台湾は、PCR検査のサイクル数が
日本より少ないから、根絶したように見えてるだけじゃないのか？

台湾はそもそも地理的に日本と近いから、
自然免疫がもともと鍛えられているのではないか？

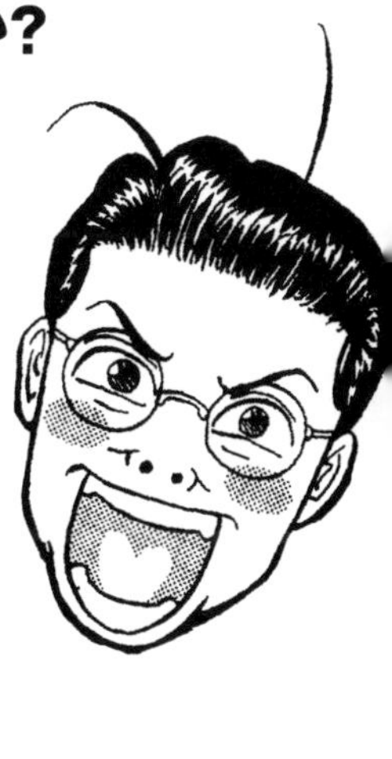

ニュージーランドは経済的な打撃を受けてるはずだぞ。

中国は人権を徹底的に無視して、封じ込めたとされているが、
それすら真実の情報なのか?
「自由より安全」をとった中国が、本当に幸福だと言えるのか?

玉川徹は「科学」というが、「ウイルスとは何か?」を知っているのか?
まさか「ウイルスとは何か?」も知らずに、自分を科学的だと信じてるのか?

人類はウイルスなしでは存在してないという「科学」を描いたのが『コロナ論2』だ。
これを読まずに「科学」を語るな!

2020.12.23(水)

漫画家という肩書は権威主義を炙り出す

いよいよ『戦争論』のときと同じ状況になってきた。
『コロナ論2』に対して、根拠を示さずに、「レッテル貼り」のみで潰そうという作戦だ。

わしの意見がどんどん浸透しそうだと不安を感じるが、
科学的・合理的な理論で批判することができない、
それをやったら小林よしのりに負けると、本能が叫ぶのだろう。
そういう危機感を感じる局面まで来ると必ず、奴らの作戦は「レッテル貼り」だ!
毎回、使われる手段だ。

もともと「漫画」に対する侮蔑感情があるから、
「権威主義」で「漫画家なんぞ」という感覚が浮上してくる。
「専門家じゃないくせに」というのも同じやり方だ。

わしはこうなると思っていたから、
『ゴーマニズム宣言』の最初から「権威主義」を批判してきた。
そして肩書は「漫画家」一本でやってきた。

東浩紀は「小林よしのりは思想家だと思っている」と言ったが、
「思想家」という肩書きをわしは使わない。
内心、思想をやってると思っているが、「思想家」も権威主義の肩書きになる。

そもそも「漫画家」という肩書は、相手の「権威主義」や

「偽善」を炙り出す絶大な効果があるのだ。
今の時代に評価されなくても、後世に誰かが評価してくれればいい。
わしは畜群には絶対ならない!

2020.12.25(金) ネトウヨもコロナ脳だった!

非常に興味深い現象が起こっている。
『コロナ論』の浸透を恐れたネトウヨが小林よしのりをバッシングしているのだ!

サヨクもネトウヨも、今回は小林よしのりが共通の敵になってしまった!

なんという面白い現象だ。
サヨクとネトウヨが「反・小林よしのり」で共闘している!

予想を超える予想通りの現象だと言える。
ネトウヨも『戦争論』をまったく読解してなかったのだ。

サヨクもネトウヨも、単なる生命至上主義のヘタレ!
同種類だったことが証明された。
コロナ君、ありがとう。

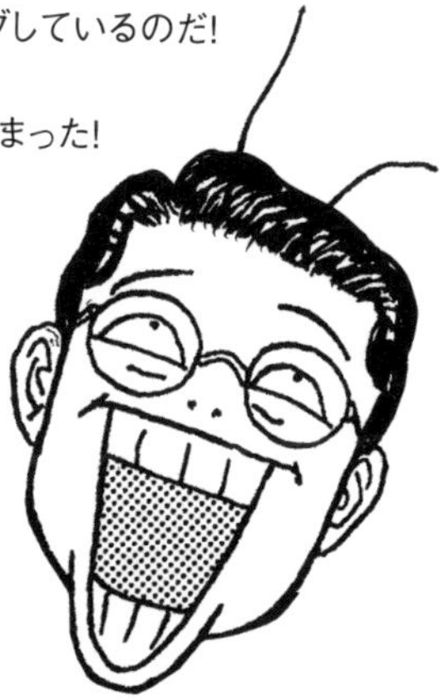

2020.12.29(火) 羽田議員の死因はコロナなのか?

羽田雄一郎議員の死因はコロナだったということで、志村けんのときのように、
死者を「コロナ恐怖」を煽る道具として使う風潮が早くも高まっている。
死因は本当にコロナなのか?
羽田議員には糖尿病や脂質異常症、高血圧などの基礎疾患があった。
糖尿病はインフルエンザでも急死するリスクを持っている。

厚労省の「新型インフルエンザ対策」のHPで、
「糖尿病　または血糖値が高い人へ」という項目がある。
そこに「どうして、糖尿病の人は重症になりやすいのか」という説明があるので、
読んでみればいい。
コロナで亡くなった20代の相撲取りも、糖尿病だった。
糖尿病は相当危険な病気なのだ。
気をつけた方がいい。

まだ若いのに気の毒だが、人の死をプロパガンダに使うのは止めた方がいい。

2020.12.29（火） 玉川徹に知的誠実さはあるか？

玉川徹が「正常性バイアス」でコロナを「過小評価」していると、
暗にわしのことを言っているのだろうが、無意味だ。

コロナ脳の連中は、わしに対して
「偏見」「レッテル貼り」「ヘイト」「バッシング」ばかりで対抗しようとしているが、
『コロナ論』『新型コロナ　専門家を問い質す』『コロナ論2』は、データを提示して、
事実を根拠に論じているし、あくまでも冷静に科学で論じている。
『コロナ論』には参考文献も明示している。
出版社には校閲がいるから、間違いは修正される。

あくまでもわしは「科学」で論じており、「経済」の視点からも、
「死生観」と「哲学」の視点からも「総合的」に論じている。

それは知的誠実さがあれば、『コロナ論』を読んでわかるはずだし、
今後もじりじり売れていくことになろう。
わしは今後も「SPA!」『ゴーマニズム宣言』で、粛々と「科学」で描いていくことになる。

どうせ事実は明らかになる。
誠実な科学者がいるはずだから、検証されるはずだ。
そのとき玉川徹こそが「異常性バイアス」でコロナを「過大評価」して、
デマと害悪しか流さなかったと判明するだろう。

2020.12.30（水）
ガリガリのコロナ脳はいる

タクシーに乗ったらなるべく新コロがインフル以下だという
啓蒙をすることを心掛けているが、全然無駄な運転手もいる。

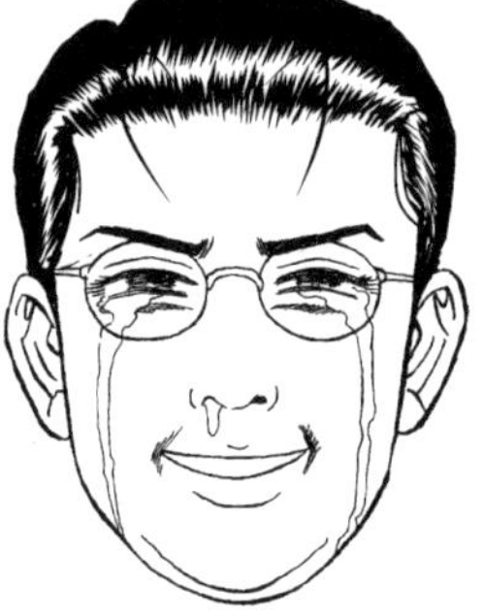

ガリガリのコロナ脳になった高齢ドライバーがいる。
「なんでこんなに人が出てきているんでしょうね？
こうだからコロナが終わらない」とボヤいている。

「人が外出しなけりゃ、タクシーは収入なくなっちゃうじゃないですか」とわしが言う…
「仕方ないですよ、コロナですもん」と答える。

さらに運転手は言う。
「この前、焼き肉屋に行ったら、家族連れがいっぱい来てるんですよ。
驚きましたね、子供連れで来てるんですよ」
「いや、子供はコロナに罹っても死にませんから」

「そんなことはないですよ、死にますよ!」
この運転手、事実を否定するのだ。

「インフルエンザに罹った子供は脳症になって重大な障害を残す場合もあるし、
死ぬ場合もありますが、コロナで死んだ子供は0人ですよ」

「コロナの後遺症は味がしなくなるんですよ。一生、味がしなくなるから恐いですよ～～～」

一生ってことあるかと思うが、この人はテレビに洗脳されて
重症の「コロナ脳」になっていると思い、諦めた。
わしをバッシングしている奴らもこの手のテレビに洗脳された科学ゼロの連中なんだろう。

人々はコロナが恐いというより、コロナに罹ったときの、
世間の偏見と差別が恐いんだと言う者が増えた。
確かにそれもあるが、やはりガリガリの「コロナ脳」も多いのではないか?
玉川徹やモーニングショーのスタッフもガリガリの「コロナ脳」だろう。
あれは視聴率のために、わざとやってるのか?
デマで人々を洗脳する犯罪者か?
それともバカか?　どっちだ?

2020.12.31(木)
わしがコロナ死したときの遺書

ここに読者のための遺書を遺しておきます。

ネットでは、「小林よしのりはコロナに罹って死ねばいい」
という意見が多いそうです。
もはやヘイトスピーチだらけです。
もちろんわしは喘息という呼吸器系の基礎疾患がある高齢者なので、

コロナに罹ったら、肺炎になり、重症化して死亡するリスクがないとは言えません。

しかし、わしは1年に一度は風邪かインフルエンザに罹って、
病院に行かずに治してきました。
ワクチンも打ったことがないです。
風邪をひくかどうかは運次第で、コロナに罹るかどうかも運次第です。
コロナにだけは罹らないという保証はありません。

もしコロナに罹った場合、「コロナ脳」の人々は「そら見たことか」と大喜びすることになるでしょう。
「小林よしのりがついにコロナに罹った。
『コロナ論』は間違っていた」と言い出すバカは絶対出てきます。
だからこれだけは言っておかねばならない。
わしがコロナで死んだとしても、『コロナ論』は真実です!
近い将来、事実と科学の力によって、それは証明されます。

もともと『コロナ論』『コロナ論2』は
日本で100万人が死んでも通用するように描いています。
ところが「日本では」コロナウイルスがインフルエンザ以下の弱毒性だったので、
拍子抜けしました。

現在のコロナ死亡者は、死因を問わずに陽性反応が出たら、コロナ死にカウントしているので、
まったく信用できないのですが、1年間で3000〜4000人の死者が出ても、
インフルエンザの死亡者1万人には及びません。

マスクもつけず、感染対策をずいぶん小規模に絞ったスウェーデンですら
死亡者は6500人です。
移民の国で、介護施設に死者は集中したらしいですが、人口差があるにしても、
日本の例年のインフルエンザの死亡者数1万人には届かないのです。
「ファクターX」がないスウェーデンでも、
「自然免疫+抗体=集団免疫」で、結着をつけようとしています。

しかし、日本人には「ファクターX」があるのです。
スウェーデンに比べて圧倒的に有利です。
日本では、感染対策をとらなくても、
コロナはインフルエンザの死亡者数に届かないでしょう。
何しろ、感染対策をしていない幼児や子供は死亡者ゼロです。
若者もほとんど死にません。
幼児も子供も若者も殺すインフルエンザの死亡者数を、

幼児も子供も若者も殺さないコロナが上回ることはありません。
日本では経済を回さない被害の方が大きいのです。

日本の2020年の超過死亡は前年より1万4000人も減少しています。
例年より死者が減ったのは、コロナが弱毒性だからです。
『コロナ論』が正しいことは必ず証明されます。
運悪くわしがコロナ死したとしても、『コロナ論』は正しいので、歴史に残るでしょう。

圧倒的に確率が低い話ですが、
わしがコロナで死んだときのために、この遺書を遺しておきます。

2021.01.01(金) 両論併記をしないメディア

コロナ報道において、メディアの一番の欠陥は「両論併記」にしないことです。

モーニングショーなどは、玉川徹の意見を毎日毎日、圧倒的な時間を割いて流しているが、
あれじゃヒトラーのプロパガンダです。

PCRは意味ないと言う専門家もいるし、
感染者数にこだわるのも意味ないと主張する専門家もいるのです。
ところがそういう意見を言う人はテレビには出演依頼がありません。

「コロナは(日本では)大したことない」という意見は地上波テレビでは封殺されています。
ユーチューブなどのネットでも封殺されています。
これを「全体主義」と言うのです。

だから「本の力」しかないのです。
出版社と書店が「言論・表現の自由」を担保してくれれば、民主主義が守れます。

2021.01.03(日) 緊急事態宣言は廃業勧告、自殺奨励策!

緊急事態宣言は自殺奨励政策である。
知事たちは自殺者を増やしたがっている。

特に非正規の女性が、売春したり、ホームレス化したり、
孤独でうつ状態になって自殺しているという現状があるのに、あの知事たちは、

多数派の選挙民の票が欲しくて、パフォーマンスしてるだけ！
ポピュリズムで政府に強権発動を求めているだけのアホ知事である。

政府は緊急事態宣言を絶対に出すべきではない!
飲食店の夜8時までの時短営業も、廃業勧告にしかならない。

テレビとネットは、オウム真理教のヘッドギアみたいなもので、
日本国民はすっぽりカルト教団のサティアンに収容されてしまった状態。
『コロナ論』シリーズで洗脳を解くべし!

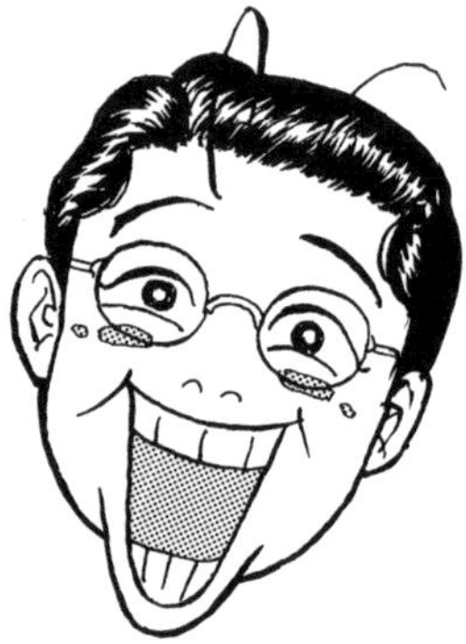

2021.01.07（木） コロナが最多の唄

最多～～♪最多～～♪コロナの花が～～♩
煽った～～♪煽った～～♪メディアが煽った～～♩
どの顔見ても～～♪ヘタレだな～～♩

最多～～♪最多～～♪陽性者が最多～～♩
少な～い♪少な～い♪インフルより少ない♩
海外に比べても♪少なすぎるな～～♩

2021.01.13（水） 政府が新コロを指定感染症の格上げ？

新型コロナについて、政府が「指定感染症」から外すのかと思っていたら、
なんと格上げすることを検討しているというニュースが入ってきた。
実施できる措置が最も多い「新型インフルエンザ等感染症」に分類する方向で
感染症法の改正を検討しているという。

国民の大半が免疫を獲得して危険性が下がったと判断したら、対策を見直すという。
政府内や与野党からは「5類」に分類すべきという声もあるが、
厚労省幹部は「現在の高い致死率と感染力を考えると難しい」と言っているらしい。

厚労省幹部って、アタマがおかしい。
「国民の大半が免疫を獲得して」というのは、どういう状況なんだ?
インフルエンザは「国民の大半が免疫を獲得して」いるのか?
毎年1万人もの死者を出しているのだぞ!

「現在の高い致死率」って何だ?
他の病気で死んでも、コロナ死にカウントして、
水増しした死者を分子にして、分母は怪しいPCR検査の陽性者か?

「高い感染力」って本気で言ってるのか?
インフルエンザは毎年、患者で1000万人、
感染者となると毎年2000万〜3000万人が感染してるんだぞ。

コロナの陽性者数(感染者数ではない)の推移で、
「高い感染力」というのは、どういう見方をしてるんだ?
「国民の大半が免疫を獲得して」いないということは、感染力が低いからではないのか?
言ってることが矛盾している。

どうやら本気で何が何でも来年まで「指定感染症」からコロナを外す気がないらしい。
これではもう東京オリンピックは絶対不可能だし、日本経済は崩壊してしまう。
廃業、倒産、失業、自殺の連鎖が続いて、
コロナ死などはるかに超える圧倒的な被害が出てしまう。
政府はもう経済は捨てたようだ。
集団自殺を選ぶつもりか?

2021.01.18(月) くだらないルールは守らない

鼻出しマスクで、大学共通テストを受け、
注意にしたがわず、失格になった学生がいるらしい。
何か理由があったのではないか?
「ルールは守るべき」という畜群根性には、わしは与しない。
守る価値のないくだらないルールは破っていい。
わしは高校生の頃からそうしてきた。

緊急事態宣言の最中でも、昼間は外出している人が多いらしい。
夜になると一斉に少なくなる。
昼間の外出を止めさせようと、自粛警察のテレビが、非難している。
昼間も含めて外出自粛? ランチもダメ?
バカバカしいルールは守らなくていい。
わしは高校生の頃からそうしてきた。

2021.01.21（木） 枝野がゼロコロナと玉川病

立民の枝野君が「ゼロ・コロナ」を目指すべきだそうだ。
玉川徹に影響されて、まったく同じ意見になっている。
あんなバカはいないな。

「withインフルエンザ」はやっているし、
旧型コロナで「withコロナ」はすでに実行している。
「ゼロ・コロナ」なんてできるはずがないし、その必要もまったくない。

「隔離を進め感染の封じ込め」なんて平然と言ってるのだから恐ろしい。
感染症法の前文にハンセン病「隔離」の反省を経て、この法をつくると書いてあるのに、
日本では平然と「隔離」を進めてきたことが、そもそも問題なのだ。

「隔離」は憲法違反のはずだ。
だから欧米では「自宅隔離」と言いながら、実質「自宅療養」になっている。
憲法と人権を重視する先進国に比べて、日本だけが、
無症状者まで病院やホテルで「隔離」しているケースが異常に多い。

なんで保守のわしが、リベラルみたいな注意をしなければならないんだ?
あっ、エセリベラル=サヨクしかいないからか。

2021.01.25（月） 変異種は「日本では」影響なし

モーニングショー、「変異種煽り」がまた過剰になっている。
2週間後予言が全部外れたことをまだ反省していない。

日本とイギリスは違う！　まだこれがわかっていない。
ウイルスは人種によって、感染力が違う。
地域によっても、感染力が違う。

ウイルスは同一なのだが、人種が細胞レベル・免疫レベルで違っているので、
変異種は日本では大した変化はない。
それは10歳未満の子供が変異種に感染しても、無症状であることでわかる。
コロナ君は、日本では子供をまだ1人も殺していない。

変異種は次から次に現れているから、

日本とイギリスで同じ変異種が現れても全然おかしくない。
だが日本ではすでにコロナは終わっている。
冬場の陽性者数の増加は、発症者ベースで見れば、
去年末でピークアウトしているから、緊急事態宣言は関係ない。

そもそもノーガードで経済回して、多少感染者が増えたところで、
インフルエンザには絶対及ばない。
子供と若者が死なないのだから、当然のことだ。
マスクと手洗いの感染防止はほとんど意味がない。
そのうち全部、証明してやる。

2021.01.27（水） 自宅死を追求されて謝罪する首相？

自宅療養死を首相の責任にして、責め立てる辻元清美の感覚が全然わからない。

病院に搬送できたら死んでないのか？
病院で死んだら何事もなかったことにされるはずだが、
自宅で死んだら首相に殺されたことになるらしい。
畳の上で死ねたならいいだろうと思うのだが？

基礎疾患のある高齢者は免疫力が落ちてるから死にますよそりゃ。
インフルエンザなら病院搬送ができてるのに、コロナだから間に合わなかったというのなら、
それは医師会のせいであり、政府と厚労省が指定感染症2類にしたままだからだ。

菅首相には「こんなことがあるから指定感染症から外せ」と責任追及すべきだろう。
辻元が責任追及する「キモ」が全然わからない。

病院で死ぬより、自宅で死にたいと思っているわしにとっては謎の責任追及と、
謎の首相謝罪だ。
なぜ首相は謝罪したのか？

コロナに関しては、野党が政権の責任追及している意味が何から何まですべてわからない。
コロナがインフルエンザ以下という科学的事実を与党も野党も全員わかっていないから、
とんちんかんなのだ。

「コロナはインフル以下」これはもう100万％の真実だろう。
わしは自信を深めるばかりで、もはや自信しかない。

2021.02.08（月） 嘘とペテンの日々が続く

イギリスの変異株と言うが、イギリスからやってきたわけでもなく、
RNAは次から次に変異するから、
たまたまイギリスの変異株の一種類と同じになったにすぎない。

これが子供にも感染すると不安を煽るが、
じゃあ今までの新コロウイルスは子供に感染しなかったとでも言うのか？
感染してたじゃないか。

子供に新コロが感染しても、無症状か軽症にしかならないから、
死亡者ゼロという結果が出ていて、インフルエンザより弱毒性という結論が出ている。

赤ちゃんは感染症対策なんかしてないから、
大人の10〜100倍くらいウイルスが曝露しているが、感染しても、
自然免疫で対処している。
鼻水たらすくらいで終わるだろう。
新コロの弱毒性はもう立証されている。

緊急事態宣言はまったくの無意味で、
例えば発症者ベースのグラフから感染日を特定すれば、昨年末がピークアウト。
あとは急降下するばかりで、直近では発症者は数人しか出ていない。
テレビでエセ専門家が、報告日ベースのグラフを見て、ガタガタ言ってるのはアホである。

第1波で相当の曝露者が出ていなければ、ウイルス干渉は起こらないが、
そもそも発症日に注目すれば第1波から「さざ波」にすぎない。
外国の感染者数・死亡者数から見ても「さざ波」。
インフルエンザと比較しても「さざ波」。
パンデミックはどこにもない。
ひたすら「インフォデミック」にすぎない。

国会だの専門家だのは、1万%信用できない。
『コロナ論3』では、もっとそれが明らかになるだろう。

2021.02.10（水） コロナ禍ゆえの心中が増えている

昨日のクロ現は衝撃的だった。

コロナ禍で夫婦や親子など家族間での「心中」が相次いでいるという。
去年、全国で46件、101人が家族間で心中していて、
その半数は感染が再拡大した10月以降だった。
11月下旬にはわずか3日間のうちに、都内で3組が心中している。

どうやら感染を恐れて人に会えない、親族に会えない、
入院した家族に会えないという環境が、人の心を蝕んでいるようだ。

シングルファーザーの父親がリモートワークで家にこもり、
収入減で娘の進学を支援してやれないという苦悩が
娘を殺して自分も死ぬという行動に繋がった例もある。

母と娘で電車に飛び込んだり、夫が妻を殺して自殺したり、
いずれもコロナ禍がなければ、起こらなかった悲劇だろう。

「死にたい」という相談は「いのちの電話」に頻繁にかかってきているようだ。
「感染は恐怖」「感染は悪」「感染は犯罪」というまったく不毛な環境を捏造してしまったマスコミの責任は重大である。
「感染を恐れて人に会えない」という環境は完全に間違っている。

新コロはインフルエンザ以下!
新コロは風邪に毛が生えたくらいのもの!
人は人に会っていい!
滅多に感染しないし、
感染したら免疫が鍛えられるから好都合!
すべては免疫力次第!
外出して、紫外線を浴びて、栄養をつけて、熟睡する!
それだけでいい!
一刻も早くコロナ禍を終わらせなければならない。

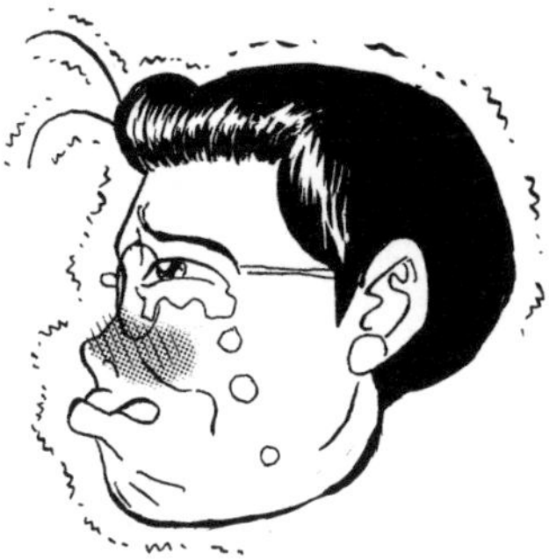

2021.02.26（金） ノーベル賞は最高の知性か?

玉川徹が「ノーベル賞学者は専門家ではないと言うが、
ノーベル賞は最高の知性だ」と言っていた。
驚くべき権威主義だな。

ノーベル賞は最高の知性ではありません!

単なる専門バカであり、総合知に著しく欠けた人です。

オタクみたいな人であり、人が手をつけていない小さな穴を、
一心不乱にほじくり返す人であり、だからこそ人類史に残る発見をしてしまうのです。
それはそれで立派なことですが、自分の専門分野しか知らないし、
総合的な知性には欠けています。

そして専門家も分野別だから、感染症の専門家や、医師や、
免疫学や、ウイルス学者といえども、総合知には欠けています。

権威主義の人は、マスコミが権威とまで思っているバカがいますから、
マスコミに出る自称専門家を信用しています。
まことに愚かなことです。

2021.02.27(土) 分科会のメンバーをクビにしろ!

分科会の尾身らエセ専門家が、緊急事態宣言の再延長もあり得るとか言っている。
いい加減に分科会のメンバーを入れ替えたらどうだ?
女性を40%にした方がいいんじゃないか?
木村盛世とか、村中璃子とか、いるだろう。

しかし陽性者数が「下げ止まっている」とか「リバウンドが恐い」とか、頭がオカシイよ。
「抑圧策」をとってるんだから、解除すれば「リバウンド」するのは当然じゃないか!
インフルエンザのように蔓延させておけば、
集団免疫ができて、次の冬までリバウンドはしない。
あまりにもバカバカしい。

変異型が出たらどう大変なんだ?
またミラノ・ニューヨークになるってか?
コロナに世界標準はない。
東アジアでは重症化はしないともう判明したじゃないか。

当たり前なんだよ。日本は毎年、4種類のコロナ風邪のどれかに感染してきたんだから、
コロナには免疫力が強いんだよ。
政府の分科会やらエセ専門家は全部、クビにしろ!

2021.02.28(日) 思想は蘊蓄ではない

思想は思想の蘊蓄を語ってもしょうがない。
極限状況において、その思想とまったく違う言動をとってしまう者もいるからだ。

コロナ禍で顕現した言論人の挙動には失望するものが多かった。
保守のはずが保守ではない、リベラルのはずがリベラルではない、
そういう人物の化けの皮が続々剥がれてしまった。

欺瞞を許さぬ態度は自分への批判力が要るのでその厳しさは熾烈である。

現実は想定外の出来事の連続だから蘊蓄では対処できない。
だが、想定外の出来事の連続の中で、態度で表明するしか、
思想の真価は発揮できない。
蘊蓄よりも態度だ。

全体主義の中でこそ、思想の強靭さの見せどころと構えて、戦い抜く覚悟が必要だ。
そういう意味では面白い時代ではある。

2021.03.03(水) 畜群のエレジー

コロナ禍でインフォデミックに騙され、「コロナ脳」になった言論人が何人もいたが、
そういう奴らはもう信用しない。
極限状況で何を言い、どんな言動をするかで言論人の価値が決まる。

男でも恐怖に駆られて自由を捨て、国家管理を望む者がいたし、
女でも揺るがぬ自己を持って、冷静さを失わなかった者がいた。
男女の区別は関係ない。
社会が狂ったときに、どう言論で戦うかだ。

平時にどんなえらそうなことを言っていても、情報だけの恐怖に、
その真偽も確かめないで、巣ごもりするような者は話にならない。
今後、えらそうなことを言ったら、
そのたびに「腰抜け!」「チキン!」「畜群」と言ってやるべきだ。

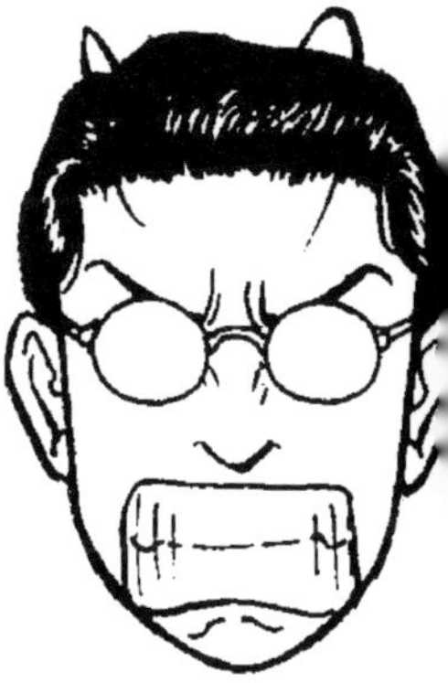

2021.03.04(木) 後ろ向きの先手をとるなよ!

菅首相が2週間延長したのは「後手後手」と言われるから、
「先手」をとってやったのだという。

後ろ向きに「先手」をとってどうするんじゃい?
知事たちが「おむつしろ、おむつしろ、おむつを外すな」と
突き上げるから、先手を取って脱糞したようなものだ。

どいつもこいつも大人なんだから、おむつを外せ!
おむつを外して外出しろ!　おむつを外して営業しろ!
「コロナ脳」のバカどもだけ、おむつして巣ごもりしてろ!

2021.03.04(木) 変異種が出るのは当たり前でしょ

モーニングショーが変異種の恐怖を煽っていたが、
去年7月時点で6000種類の変異種が出てきたのですよ。

岡田晴恵さんは何を言ってるんですか?
RNAは安定しないからどんどん変異するのは当然で、
変異種というのは外国から入ってきたものではなく、日本国内で変異したもので、
なかには英国の変異種に似たやつとか、ブラジルや南アフリカの変異種に似たやつとか、
そりゃ生まれますよ。

変異種を恐がってたら、何年経っても緊急事態宣言を解除できませんよ。
ワクチンが普及しても、新コロウイルスはゼロにはならないから、変異は続くでしょう。
基本的には宿主を殺したら、ウイルスにとっては自殺だから、「弱毒性」は進んでいきます。
普通の風邪になるんです。

変異種は子供に感染するから恐いというのはデマです。
だって、子供は今でも大人の10〜100倍のウイルスに曝露してますから、
感染もしてるでしょう。
それでも子供は重症化しないし、死んでないわけです。
インフルエンザは子供に感染したら、重症化しますが、新コロは重症化しない。

結局、新コロウイルスの威力とは関係なく、人間の側の免疫力の問題なのです。
日本人は大丈夫ということです。

テレビに出ている自称専門家は科学者ではありません。全然わかっていないのです。

2021.03.05（金） 富岳がまたアマビエの普及

スパコン富岳でまたマスクの効果をシミュレーションしている。
今度はマスクを二重にした場合と1枚の場合は、大して変わらないという結論だそうだ。
くだらない！　度外れたくだらなさだ！
こんなくだらないことにしか使えないスパコンなら、
世界一じゃなくてもよかったのではないか？　2位でよかったのでは？

マスクから漏れる飛沫なんかで感染するなら、
満員電車でクラスターがガンガン発生しているはずだ。
海外のデータを見ても、マスク着用前と後では、大した変化は起きていない。
海外ではマスク着用後も、ガンガン感染者や死亡者が増えているが、
日本ではず〜〜〜〜〜っと「さざ波」だ。
新コロに感染するか否かは、民族的な差・地域的な差であって、
「免疫」の問題なのだから、マスクなんか関係ないのだ！

理化学研究所はくだらない実験ばっかりやって、
マスクという現代のアマビエの札を口に貼り付ける迷信を普及させているだけだ。
科学の成果がアマビエの普及なんだから、嗤うしかない。

2021.03.05（金） 若者よ、自粛を捨て、街へ出よう

分科会の尾身会長が「リバウンドが恐いから再延長」というのが狂ってる。
抑圧すればリバウンドするのは当たり前なのに、何を言ってるんだ？
緊急事態宣言を延長したところで、わしの行動は変わらん！
むしろ、もっと外出しようという気になる。

若者はガンガン外出しなさい。
集団免疫づくりに貢献しなさい。
家庭内感染が一番多いのに、
家庭内にいたら、家族全員にうつるだけだ。

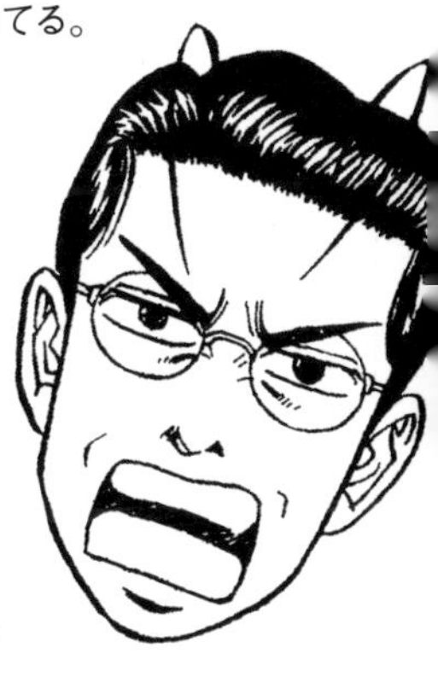

政府の分科会や、マスコミを信じるな！
奴らが「感染者」と言ってるのは、PCR検査の「陽性者」にすぎない。

今の検査は民間の方が多いし、精度にまったく信用が置けない。
サイクル数も台湾やニュージーランドに比べて多すぎる。

例え「陽性」反応が出ても、ほとんどは無症状だ。
コロナウイルスが細胞に「感染」する前に、
自然免疫が撃退しているのは「免疫強者」の若者だから、怯える必要がない。

東京都の発症日ベースの陽性者数を見ると、ひたすら発症者が0人に近づいている。
曝露しても、感染しても、自然免疫で処理してしまって、発症した者が圧倒的に少ない。

マスコミの言うことも、政府の言うことも、一切合切、信じなくていい。
信じる奴は根源的バカだ!

2021.03.06(土) 尾身がコロナ脳の解除が条件だと言った

緊急事態宣言が延長され、もう脱力するしかない。
抑圧策をとっているからこそ「リバウンド」があるということすら
政府や分科会はわかっていない。

余計な妨害をせずに、冬に存分に蔓延させていれば、
夏場のリバウンドがないものを、わざわざ夏にもう一回流行るように操作している。

どうせ秋冬でまた流行るのに、1年に3回ピークをつくって経済を止めているのだから、
アタマが度外れて悪い。

インフルエンザのように、経済を止めることなく、
1年に1回、数千万人に感染させて、1000万人に発症させておけば済む話だ。

尾身会長などは、アタマのネジがどこか変で、「さらに1年、あるいはさらにもう1年たち、
季節性インフルエンザのように、それほど不安感がなくなれば終息となる」などと
言っているが、これは一体なんだ?
要するにコロナの毒性の話ではなく、「コロナ脳」の話だったのか?
「『コロナ脳』が治るまでに、あと2年かかる」という話になっている!

確かにそうかもしれない。「コロナ脳」の治癒には2年かかるかもしれん。
しかし、「コロナ脳」が治るまで経済を止めるわけにはいかんだろう!

これはやっぱりコロナウイルスとの闘いではなく、「コロナ脳」との闘いなのだ!

2021.03.07(日)
グダグダと宣言を無視する感覚がいいのかも

昨夕、外食しようと街に出かけたら、異様に人が多い。
高級店はどこも予約でいっぱいだし、緊急事態宣言が延長されたばかりなのに、
外出している人ばっかりだ。
みんなマスクはしているが、幼児はマスクせずにギャアギャア騒いで走り回っている。
子供にマスクさせない親は、子供が感染しても大したことないと知っているのだろう。
マスクしてない子供を見ると、ほっとして心が和むし、親が賢いなと嬉しくなる。

人間の感覚って不思議だ。
コロナを恐れているのだが、もう自粛も限界らしい。
マスクしてりゃいいだろうと、外出して食事している。
食事中にマスクつけてるバカは滅多にいない。
政府やエセ専門家は、昼も夜も外出は控えろと言っているのだが、
一般人は昼だけは無視して外出している。

家から一歩も出なかった義理の父母も、最近は毎日外出している。
体感で「そこまで恐れることじゃない」と悟ってしまったか?
陽性者が減っているグラフをテレビで見て、安心しているのか?

緊急事態宣言が懲罰刑のある法律じゃなくてよかった。
このグダグダ感は日本特有の現象ではないだろうか?
ルールとは何か?　という命題が含まれている。

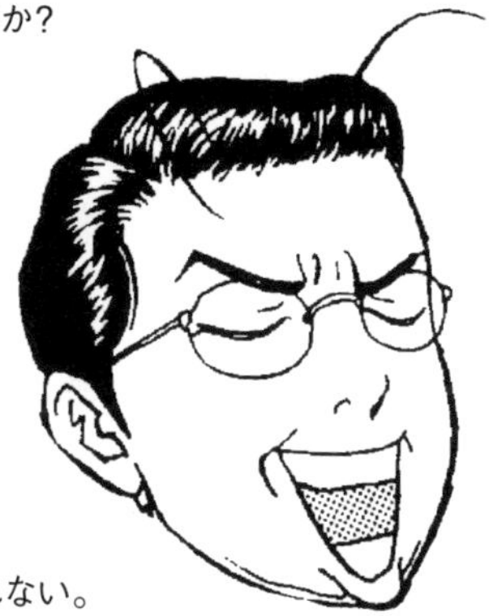

2021.03.08(月) 世論の逆襲を狙え!

緊急事態宣言、ステイホーム、誰も守っていない。
街にはものすごく多い人出だ。
人気店には行列ができているし、喫茶店も満杯状態で入れない。
その一方で、やけに店が潰れていて、
50年の歴史を誇る老舗の店も閉店になっていた。奇妙な光景だ。

人流がそれほど感染拡大を招くなら、21日の宣言解除の頃には、

確実にリバウンドしていなければならず、
宣言延長が無意味だったと証明されることになる。

しかもPCR検査数を増やすと言っているのだから、益々陽性者が増えることになって、
宣言解除の理由がなくなってしまうのではないか?

それを予感するから、モーニングショーやエセ専門家は、「単なる延長ではなく、
延長期間にもっと厳しい対策を」と訴えている。
「緊急事態宣言の延長」を誘導してきた連中のアリバイづくりなのだ。

マスコミやエセ専門家は、「国民は頑張ってきた」という言い方で、
マスコミに対する世論の逆襲をかわそうとしている。
国民がステイホームをまったく守らないから、マスコミは世論の逆襲を恐れている。
一度、世論の逆襲が始まったら、止まらないほどの大津波になって、
モーニングショーは首謀者のクビを差し出すしかなくなるだろう。
もちろんわしはそれを狙っている。「世論の逆襲」だ!

2021.03.12(金) 第4波も第5波も第6波もあるさ

モーニングショーで玉川徹が次の第4波で終息すると予言していた。
ワクチンが浸透するから終息だそうだ。相変わらずバカが治らない。

インフルエンザを見なさい。ワクチン打っても冬になれば、
感染者は1日6万人の勢いで指数関数的に増えていく。毎年そうなのだ。

コロナだって4種類の旧型コロナは、今でも流行期は風邪の30%の原因になっている。

ワクチンは感染を防ぐ効果ではなく、感染後の重症化を防ぐ効果しか期待できない。
ならば、PCRをやる限り、第5波も、第6波も、永遠に続くことになる。
陽性者数は感染者数ではないし、PCRには何の意味もない。
ウィズコロナしかないのだ。

たかが300人から1000人程度の陽性者数なんて、日常であって、当たり前のこと。
それを大騒ぎしているマスコミが大バカで、
それに引きずられている厚労省や政府が狂っているだけだ。

大概にしろや! 政府の言うことも、小池の言うことも、無視だ!

闘論席

「新型コロナの死亡者数」＝「新型コロナが死因の死者数」ではない

『週刊エコノミスト』2020年11月10日号より

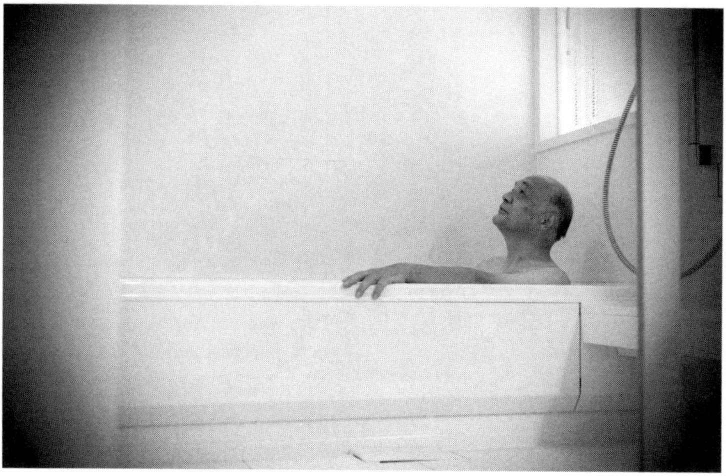

消費者庁によると、2019年に65歳以上の高齢者のうち「家及び居住施設内の浴槽」で亡くなった人の数は4900人に上るという。家族が認知症を患っているため死亡から4日以上発見が遅れるなどの「同居孤独死」も増えており、こちらのほうが対応を急ぐべきでは？

日本では風呂で溺死する者が１年に５０００人いる。新型コロナの死者数は２０２０年10月18日現在１６７０人だ。そう言うと「風呂は感染しない」と反論する者がいるが、感染が恐いのか、死が恐いのか、もはや何のリスクに怯えているのかわからなくなっているようだ。

日本人は溺死する危険性があるのにシャワーで済ますことなく、湯船に首までつかるから、命知らずの清潔好きである。その清潔志向が新型コロナの死亡者数を低く抑えているのだ。いわば日本人は毎年５０００人の特攻隊を風呂に送り出しながら清潔感を鍛え、ウイルスと戦っているのだ。風呂で散華する者も、ウイルスで散華する者も、実は高齢者である。国民は風呂に赴く高齢者を万歳三唱で送り出さねばならない。靖国神社に祀《まつ》るべきかもしれない。

現在厚生労働省は、死亡時に感染検査陽性であれば「死因を問わず」全員を「新型コロナ死亡者数」に計上して発表している。だから精査すれば、新型コロナ感染症以外で死亡していた者が多数である可能性が非常に高く、新型コロナの直接死は５００人もいないかもしれない。

インフルエンザは直接死３０００人、間接死込み１万人である。インフルエンザは子供を殺し、若者を殺し、高齢者を殺す情け容赦ないウイルスである。新型コロナは子供を殺さず、若者を殺さず、基礎疾患を抱えた僅《わず》かばかりの高齢者の寿命を終わらせる。

しかも新型コロナによってウイルス干渉（ウイルス感染で自然免疫が誘導され、他のウイルスに感染しづらくなる現象）が起き、インフルエンザの流行が抑えられ、結果的に今年は例年よりも高齢者の死亡者数を減らしている。まったく新型コロナは慈愛に満ちたウイルスである。

闘論席　日本人はなぜ日本型経営を評価しないのか

『週刊エコノミスト』2020年12月8日号より

リモートワーク・テレワークがコロナ後の働き方だそうだ。時事通信が5月に実施した「労働に関する世論調査」では、感染の終息後もテレワークを「拡大すべきだ」との回答が7割に上ったという。

マスコミはこの変化を歓迎している。ある経済ジャーナリストによれば、「完全なリモートワークが可能なのに、いまだにできていない企業は将来を見通せない企業となる可能性がある」のだそうだ。

赤字に転じた企業が、交通費も残業代も要らないからリモートでいいと考え、社員が出勤しないなら事務所も要らないということになり、とことん経費削減に励んでいる。

管理者がパソコンの画面に映った社員全員を監視し、社員の交際がないから、人柄や協調性は評価の対象ではなくなり、ひたすら成果主義が重んじられる。個人主義が徹底して、チームワークという集団性は要らなくなった。画面越しの知り合いなので、愛社精神は要らない。社員に忠誠心はないし、経営者に社員に対する責任や情も育たない。リストラするのにまったく躊躇も要らなくなるから、経営者にとっては得なのかもしれない。

だが、ほとんどの日本人には欧米人のような個人主義はない。欧米人は狩猟民族だが、日本人は農耕民族なので、日本人がもっとも力を発揮するのは集団性を生かすときである。

経営者がコロナ禍という非常事態につけ込み、ショックドクトリン（大惨事便乗型資本主義）でリモートワークを導入し、ついに労働者は砂粒の個に分断されてしまった。格差拡大がさらに加速するのがコロナ後の日本だろうか。

日本人ならば、集団性を生かす日本型経営を再認識することが、日本人を幸福にする経世済民のあり方のはずである。

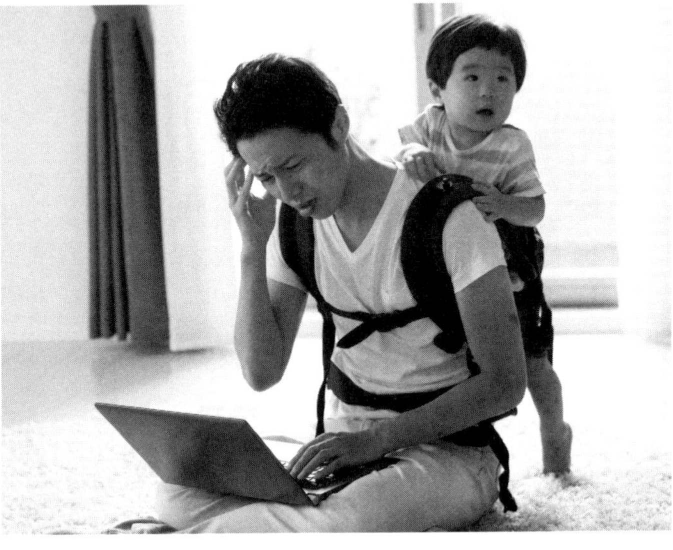

最初の緊急事態宣言が解除された後の2020年6月、テレワークの実施率は60％以上にまで上昇した。大企業を中心に新しい働き方として定着しつつあるが、連合の調査では非正規雇用の雇い止めが横行し、社員が長時間労働を強いられているなど負の側面も浮かび上がる

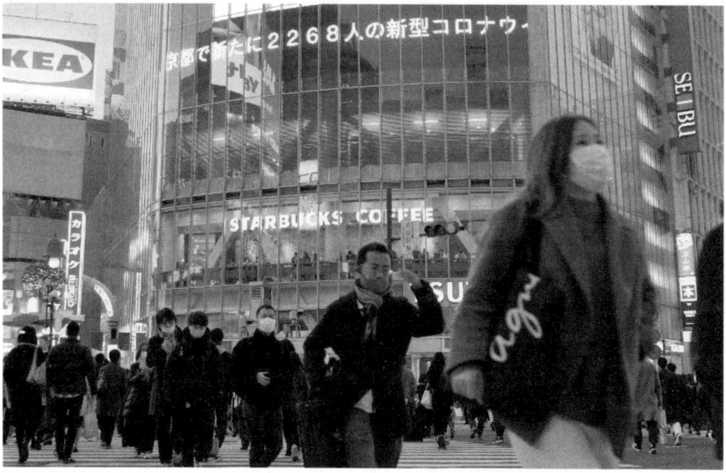

2021年1月、渋谷スクランブル交差点の大型ビジョンには、コロナの新規陽性者数がセンセーショナルに流された。コロナ禍の1年、テレビは連日速報を打ち、全国の知事たちもこれに合わせて会見を開きリーダーとしての存在感をアピールしていた　写真／朝日新聞社

闘論席 「コロナ脳」のマスコミが無視する「自殺率急増」という不都合な真実

『週刊エコノミスト』２０２１年２月９日号より

日本国内で初めて新型コロナ感染者が確認されたのは２０２０年1月16日だったので、新コロは「上陸1年」を迎えた。マスコミは今も新コロの感染者（正確には陽性者）と死者の数をこの日からの「累計」で報じ続けているが、それはおかしい。1年たったのだから「年間」の数字を確定させ、それ以降は「2年目」の数字として別に集計しなければ、インフルエンザなどとの正確な比較ができなくなってしまう。

今回確定した、日本の新コロ年間感染者数は31万３８４４人、死者４３７９人だ。

インフルエンザの年間推計患者数約１０００万人、間接死込みの死者数約1万人に比べて、あまりにも少ない。しかもインフルは症状が出て医療機関を受診した「患者数」であるのに対し、新コロの「感染者」は検査を拡大できるだけ拡大し、無症状者まで徹底的に炙り出した数字で、死者も「死因を問わず」死亡時に検査陽性であればすべて「コロナ死」に計上しており、水増しに水増しを重ねた数なのに、それでもインフルとは比較にならないほど少ないのだ。

その一方で、恐るべきニュースがあった。東京都健康長寿医療センターなどの調査によると、昨年7月から10月までのいわゆる「第2波」の間、自殺率が前年同期比で16％増加。特に女性は37％増で男性の5倍、20歳未満の子供は49％も増えたという。

新型コロナウイルス感染症では、いまだに20歳未満の子供は一人も死んでいないのに、子供の自殺率は49％も上昇していたのである！

いわゆる「コロナ禍」とは「ウイルス禍」ではなく、殊更に恐怖を煽り立てた「マスコミ禍」「専門家禍」であり、定見もなくこれに流された「政治禍」だったことが、これだけでも明らかである。

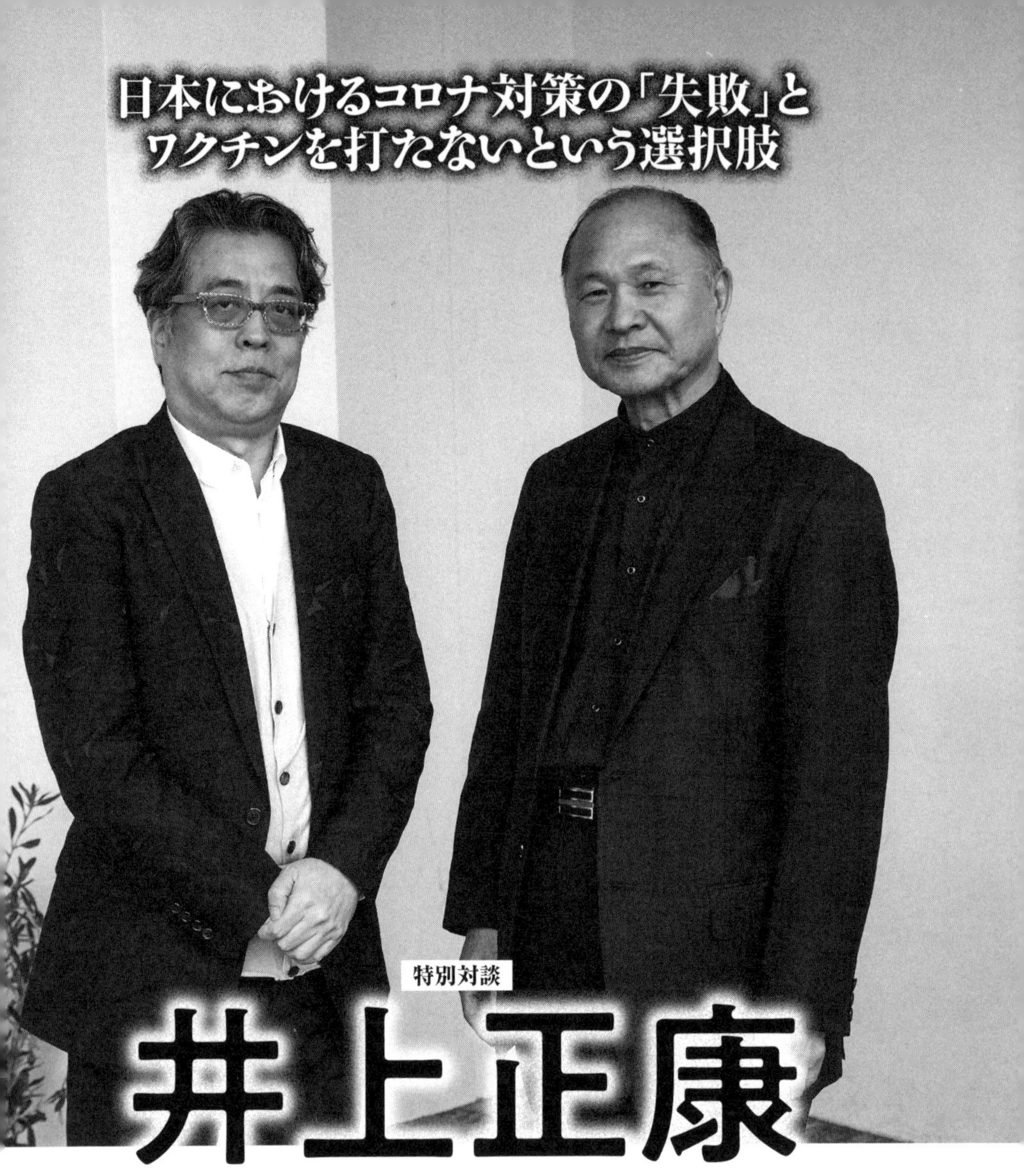

日本におけるコロナ対策の「失敗」とワクチンを打たないという選択肢

特別対談

井上正康

［医師・大阪市立大学名誉教授・「現代適塾」塾長］

×

小林よしのり

井上正康×小林よしのり

井上　私は、自分が昨年書いた本（『本当はこわくない新型コロナウイルス』）のサブタイトルに、「こんなバカな⁉」と大々的に打ちたいと思っていたほどなのです（笑）。それくらい、昨年春からこの国で続いている騒動は医学の常識を無視したバカげた現象であり、呆れ果てて、物が言えません。

小林　まったく同感です！　わしはこの1年、新型コロナそのものより、コロナの扱われ方にずっと違和感を覚えている。コロナが日本に入ってきた2020年初頭から、自分で膨大な数のデータを追ってきたが、メディアに登場する「専門家」の言うことは辻褄が合わず、どうしても納得できなかった。そこで、論理的、合理的に考えて辿りついたのが「コロナはインフルエンザ以下」という結論だったのです。ところが、専門家は海外のデータしか信用しない。テレビではいまだに「コロナは恐い」と恐怖を煽り続けている……。そこで、彼らの主張を一つひとつ科学的に検証して嘘を暴くために、『コロナ論』（2020年8月発刊）と『コロナ論2』（12月発刊）を描いてきたんです。

井上　実は、今回の対談を依頼される以前に『コロナ論』は2冊とも拝読していました。一読して、メディアに登場する「自称専門家」などより遥かに正しく新型コロナの本質を捉えていて、非常に感心していたんですよ。

小林　それは、ありがたいです。世の中にはきちんと論理的にコロナの本質を見極めている人もいて、わしの作品を支持してくれる人も多い。だが、わしは専門家ではないから、やはり専門家の中にこそ真実を話す人がいなければ、メディアによって歪められた今の世論を正すことはできないのでは？　と考えていた。そんな折に、井上先生の著作を読み、専門家の論に違和感しか覚えなかったわしが、「これは全部、納得できる‼」と、膝を打った。わしが疑問に思い、主張してきた「仮説」を、科学的、合理的にすべて説明してくれている。「なんだ、いたのか⁉」「とうとう発見したぞ！」と、本物の科学者

ひたすら恐怖を煽るメディアの狂騒を尻目に、新型コロナウイルスの脅威そのものに疑問を呈する「専門家」が次々に声をあげ始めている。

なかでも、医師で大阪市立大学医学部名誉教授の井上正康氏は、2020年10月、『本当はこわくない新型コロナウイルス ―最新科学情報から解明する「日本コロナの真実」』（方丈社刊）を出版。誤った情報を日々垂れ流すメディアの在り方を痛烈に批判し、ウイルスとの共生を訴えるなど話題となった人物だ。

分子病態学や活性酸素などを幅広く学びながら、医療と社会の適切な関係を考える「現代適塾」も主宰。自身のYouTube特番などを通じて、科学に基づいた最新データや感染症の基礎知識を積極的に発信し続ける井上氏は、コロナ禍において日本人が犯した「失敗の本質」がどこにあると考えているのか？

2月初旬、小林よしのりが抱くいくつもの疑問を、井上氏本人にぶつけた。

と出会った思いです（笑）。今もなおコロナの真実から目をそむける人は多いので、こうした人たちにも井上先生の声を届けられれば、日本中を覆い尽くしているこのバカげた騒動を一刻も早く終わらせられるのではないかと思っています。

タコツボ化した「専門家」より門外漢が本質を捉える理由

井上　テレビをつけると、根拠もないのに、したり顔でコロナを語る専門家がたくさん出ていますが、そんな彼らをあざ笑うかのように『コロナ論』は科学的データに基づいてウイルスの本質に迫っていた。実は専門家が生きるアカデミアの世界は著しくタコツボ化しており、彼らのロジックはそんな狭いタコツボの中でしか通用しないことが多い……。外に足を一歩踏み出せば広大な世界が広がっているのに、いつまでも象牙の塔の中だけで矮小な議論を繰り返しています。おそらく、今後数年間はこの閉塞した状況は変わらないでしょうね……。これがコロナによって国難に陥った日本における「失敗の本質」と言えます。本来ならば、私のような大学を定年退官した老兵がのこのこ出てくるような話ではなかった。ですが、あまりにも酷いこの状況を目の当たりにして、私もやむにやまれぬ思いで本をしたためたのです。

小林　井上先生は、感染症学、生化学、内科学、分子生理学、分子病態学など、さまざまな学問を修めていますが、専門は何になるんですか？

井上　私の専門は「医学」です。そもそも外科や内科、小児科など多くの診療科や専門があるのは、範囲を狭めなければ深く掘り下げられないからで、各分野のトップランナーには、本庶佑・京都大学名誉教授や山中伸弥・京都大学iPS細胞研究所所長といったノーベル賞を獲るような錚々たる人材が名を連ねています。ただ、トップに上り詰めた学者の多くはそれと引き換えに、世界を広く俯瞰的に見る視点を失っていることが多いようにも思える……。彼らがいいとか悪いとか

【PROFILE】
井上正康（いのうえ・まさやす）
大阪市立大学名誉教授。岡山大学大学院修了（病理学）。インド・ペルシャ湾航路船医（感染症学）、熊本大学医学部助教授（生化学）、Albert Einstein医科大学客員准教授（内科学）、Tufts大学医学部客員教授（分子生理学）、大阪市立大学医学部教授（分子病態学）、宮城大学副学長、キリン堂ホールディングス取締役、腸内フローラ移植FMTクリニック院長などを経て現職。現在、健康科学研究所「現代適塾」塾長を務める

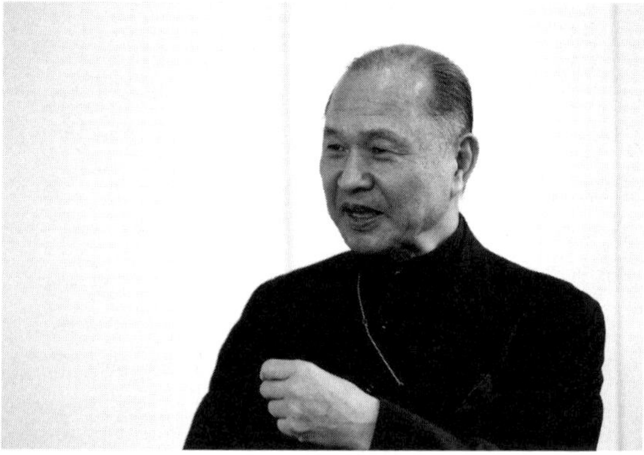

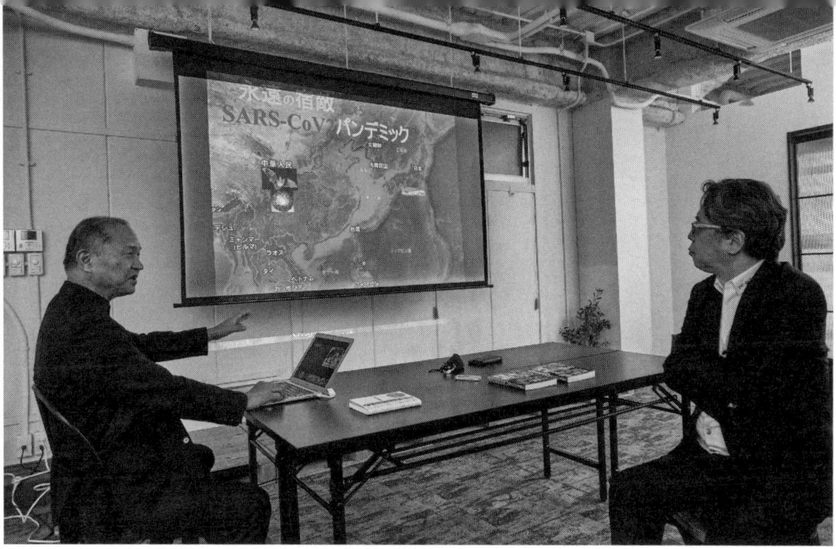

ではなく、爆発的に拡大しつつある科学の世界で先端を走るには、そうならざるを得ないのが今の学会の実情です。多くの現役科学者が世界を相手に競争すると、現在のようにタコツボ化してしまう。科学者が現代を生きるとはこういうことなのです。ところが、今頃になって「リベラル・アーツ」の修得が大事だなどと言い出しました。リベラル・アーツは、もともと古代ギリシャが起源で「人間を自由にする学問」とされ、文法、修辞、論理、算術、幾何、天文、音楽の「自由7科」から成るものです。専門知以外のこうした教養は極めて重要ですが、いかんせん遅いというか、今さらの感は拭えません。日本でもようやく学問の「非専門化」を進める動きが出始めたが、医師として私の一貫したスタンスは、〝タコツボ専門家〟ではない専門家になることです。

小林 だから、「専門は医学」なんですね。

井上 ノーベル賞受賞者からすれば、私のような「末端の研究者が何を言うか!」と思われるかもしれないが、小林さんが『コロナ論』で繰り返し主張されているように、科学は学術界の権威に阿《おもね》ることなく、真実か否かを見極めることに尽きる。こうした視点に立てば、コロナについて多くの専門家が間違えた答えを出したのは、「専門家であるがゆえ」とも言えます。そういう意味では、専門家でない一般の素人のほうが直感的に正しくコロナを理解できていることも何ら不思議ではないわけです。

小林 井上先生は非常に早い段階から、コロナについて積極的に情報発信されていらっしゃったのですね?

井上 昨年、屋形船で開かれた新年会でクラスターが発生した頃から騒ぎが大きくなり、その後、3月初めに8人が死亡するなどして、少しずつコロナの話題が日本のメディアを占拠するようになっていきました。一方、海外に目を向けると、欧米を中心にすでに死者数が3000人を突破していた……。一体この差はなんなのか?「何かがおかしい」という直感的な違和感が、テレビから日々垂れ流される最新情報に触れるたび、徐々に膨らんでいきました。大学をリタイアした私はパソコンやスマホをラボ代わりにして、『ネイチャー』や『サイエンス』などの医学論文を毎朝読み続けながら世界中のデータを解析し、5月頃から重要な情報を一般の方々がわかるようにHPやSNSを通じて情報発信に乗り出したのです。「コロナ狂騒曲」の大合唱が始まって以降、私は医師として、科学に基づく安心感を処方することを心掛けてきました。この国に蔓延している「コロナ恐怖症」は感情の発露だから、理論で説明してもなかなか収まりません。恐怖感は科学的な安心感で上書きし続けなければ治癒できないので、日々「安心感の処方箋」として情報発信に努めています。

小林　テレビに出てくる自称専門家は不安感や恐怖心の煽りしかしないから、わしのところには「けしからん！」とか「いい加減なこと言うな」といった感情論ばかりで、論理的な反論はなかった（苦笑）。

井上　昨年4月、『羽鳥慎一　モーニングショー』（テレビ朝日系）を始めとする情報番組は、死者数が激増するニューヨークやミラノの映像を繰り返し流していました。その結果、多くの視聴者は無意識のうちに恐怖を刷り込まれてしまった……。感染症学の専門家として、当時、各局から引っ張りだこだった岡田晴恵・白鴎大学教授が「今のニューヨークは2週間後の東京です！　地獄になります！」と恐怖を煽っていた姿が脳裏に焼きついている人も多いでしょう。7月には、日本の陽性者数が少ないのはPCR検査数が少ないから、と主張する児玉龍彦・東京大学先端科学技術研究センター名誉教授も「総力を挙げないと、ニューヨークの二の舞になる！」と国会で熱弁を振るっていました。しかし、皆さんもご承知のように、現実には何も起こりませんでした。児玉氏は非常に優秀で真面目な学者ですが、彼もまた感情に惑わされ、象牙の塔の中のタコツボ専門家であるがゆえに事態の本質を見通せなかったのです。

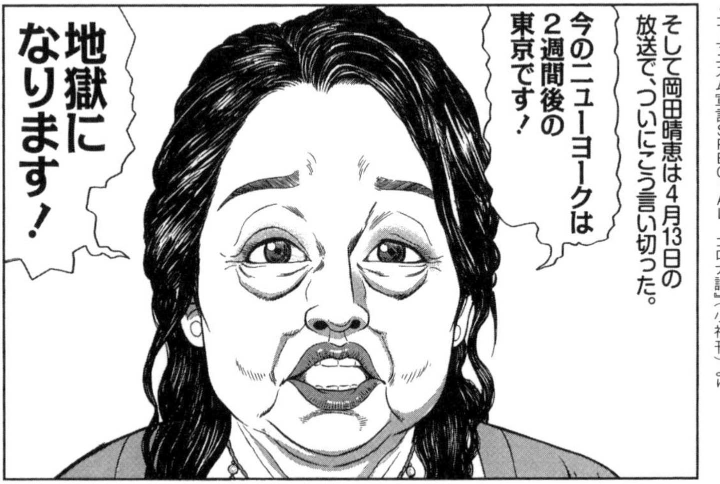
そして岡田晴恵は4月13日の放送で、ついにこう言い切った。
今のニューヨークは2週間後の東京です！
地獄になります！

『ゴーマニズム宣言SPECIAL　コロナ論』（小社刊）より

小林　児玉教授は、「いつでも、誰でも、何度でも」できると謳ったPCR検査の世田谷モデルを事実上、主導していた人物。保坂展人・世田谷区長が大見得を切ってブチ上げた検査だったが、実際やろうとしたら不可能だとわかって、実現には至らなかった。

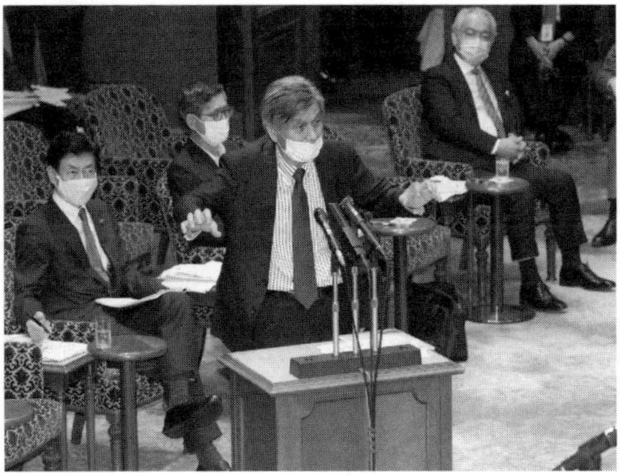

2020年7月、東京大学先端科学技術研究センター名誉教授・児玉龍彦氏は参院予算委で「来週になったら大変なことになる！」「来月になったら目を覆うことになる！」と警鐘を鳴らした　写真／朝日新聞社

井上　新型コロナが指定感染症の「2類」相当（一部は1類）に定められている現状であれを本当に行えば、病床がたちまち不足して確実に医療崩壊を起こしていました。例えば、現在「1類」に分類されているペストが流行すれば、街中に死体がゴロゴロ転がる戦場のような地獄絵図になります。

小林　岡田晴恵氏が言っていたようなことは、どう考えてもあり得ない話ですよ。季節性インフルエンザは毎年1000万～1500万人の患者を出しているが、これは医療施設で確認された感染者数です。わしのようにインフルエンザに罹っても病院には行かず治す人だって相当数いるので、感染者の実数はもっと膨大な数に上るはず。単純に日割りすれば、年1000万人の感染者の数は一日に3万人ほどで、冬場の流行期は一日6万人が発症していることになる。もし新型コロナの新規陽性者が一日3万人も出ていれば、少しは恐がってやってもいいが、現状でもインフルに遥か遠く及ばない。だからわしは、確信をもって「ニュー・ノーマル」など馬鹿馬鹿しい、通常通り生活しても問題ないと思ったのです。ただ、先ほど言ったように、唱えた仮説がいくら正しくても、わしは専門家の肩書を持っていない。そこでこの機会に、改めて井上先生に新型コロナについての疑問をぶつけたいと思っているのです。

現在の「コロナ狂騒曲」を招いたPCR検査がもたらす弊害

井上　日本の「コロナ狂騒曲」を奏でている主犯は、PCR検査に他なりません。いまだにテレビでは、連日ニュース速報の扱いで感染者数を報じていますが、あの数字はPCR検査の新規陽性者数にすぎない。実は、正確な感染者数は世界中の誰も把握することなどできないのです。そもそも、鼻腔や口内に付着したウイルスが見つかっても、それだけでは感染は成立しない。ウイルスが体内や細胞内に入って初めて感染者となります。また、

新型コロナは無症状の感染者が大半であることが広く知られているように、感染したからといって必ずしも発症するわけではありません。発症した患者を医師が確定診断して初めて、新型コロナ感染者

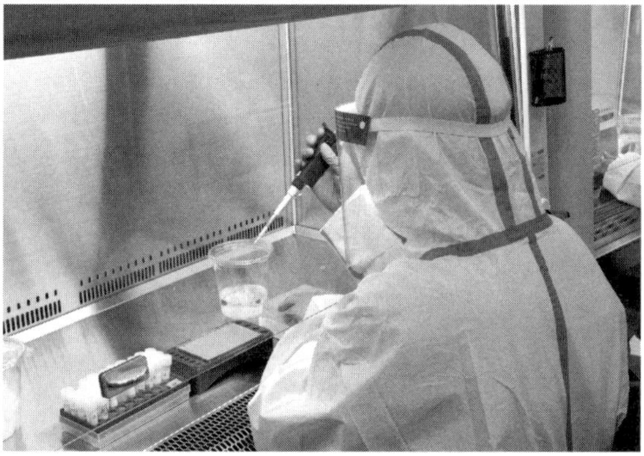

日本のPCR検査数は当初、諸外国に比べ極めて少ないと批判された。その後、検査数を増やし、2度目の緊急事態宣言下の2021年1月19日には10万3313人と1日当たりの最多を記録した　写真／朝日新聞社

となるのです。ところが現在では、ＰＣＲ検査で陽性になっただけで感染者として扱われてしまい、これが多くの弊害を引き起こしています。

小林　いつまでもバカみたいに流しているテレビの速報は、コロナを異常に恐がる〝コロナ脳〟を大量発生させた最大の元凶と言っていい。

井上　そもそもＰＣＲ検査をウイルス感染の判定に用いた場合、多くの問題を孕むが、ＰＣＲ万能主義が罷り通っている……。検査の感度をどう設定するか一つとってみても、高感度にすれば偽陽性が大量に出てしまう。感度が高ければ高いほどいい、というような単純な話ではないのです。実は、ＰＣＲ検査でわかるのは、ウイルスの遺伝子の断片（カケラ）の有無だけで、あれば陽性、なければ陰性となります。ところが、カケラが見つかって陽性とされても、ウイルスの量や感染力の有無はわからない。感染力のあるウイルスなのか、感染力を失った死骸やカケラなのかも区別できません。

小林　これほどいい加減な検査なのに、ノーベル賞を受賞した山中伸弥教授は昨年5月に「検査数を１００倍に増やせ」などと言っていたのか……。

井上　ただ、大学の研究者が「ＰＣＲ検査こそがコロナの感染者を炙り出す最善の方法」と考えがちなことは理解できなくもありません。ＰＣＲ検査自体は非常に優れた方法で、実験室で適切に使えば大変有力な武器になるのは確かです。大学の研究室には多くのＰＣＲ検査装置があるので、専門家は簡単に「検査数を増やせ」などと言うのでしょう。しかし、大学にあるＰＣＲ検査装置はあくまで研究用であり、日本では臨床検査として新型コロナを検出する態勢は今も整っていないのです。しかも、実施するには高度に熟達した検査技師が必要で、そう簡単に育成できるものではない。現在、ＰＣＲ自動測定装置も開発されていますが、それだけでは解決しません。先ほど申したように、ＰＣＲ検査は測定条件などを厳密に考慮しなければ、正しい判定はで

きない。条件の安定した研究室で適切に利用できる場合にのみ、素晴らしい武器になるのです。だから、ＰＣＲ検査を開発した米国の生化学者、キャリー・マリス博士（Kary Banks Mullis＝１９４４－２０１９年）は「本法をウイルスの臨床診断に用いてはならない」と明言している。検査キットにも「これはウイルス感染の陽性、陰性を診断するためのものではありません。あくまでもＲＮＡの断片を検出するためのものです」という注意書きがあるくらいです。

小林　本庶教授や山中教授といったノーベル賞を獲るような学者までもが、「とにかくＰＣＲを増やせ！」と主張していて、わしにはまったく理解できなかったが、そういう背景があったのか。ＰＣＲ拡充派の科学者は皆「無症状者を発見するため」と口を揃えていたけれど……。

潜伏期間が長い新型コロナにＰＣＲ検査を行うのは不適当

井上　ＰＣＲ検査は、風邪や肺炎のような症状が表れて、新型コロナの感染が疑われる場合に確定診断として使うのはいいでしょう。また、病院や高齢者施設で院内感染やクラスターを防止するために使う場合も意味があります。そして、潜伏期間の短いインフルエンザやＳＡＲＳ（重症急性呼吸器症候群）やＭＥＲＳ（中東呼吸器症候群）などの強毒性ウイルスに対しても有効なツールです。しかし、新型コロナのように潜伏期間が４日から長い場合で２週間と、長期に及ぶウイルスにはあまり役に立ちません。なぜなら、潜伏期間が長いので、検査を行うと感度が低くて、偽陰性が大量に出てしまうからです。「感染者を炙り出すため」にＰＣＲ検査を行うのは、ある意味正しいでしょう。ただし、それはＳＡＲＳやＭＥＲＳのように、感染から発症までの潜伏期間が短く、ウイルスの増殖時期と発症時期が重なっている場合に限ります。新型コロナ感染者の８割超が無症状なのは、感染力は強いが毒性は低いからです。このような特徴の新型コロナに対して、混乱の元凶となるＰＣＲを拡大使用する必要などまったくない。仮に陽性だったとしても、新型コロナの特効薬は開発されていないので、基本的な治療法はこれまで

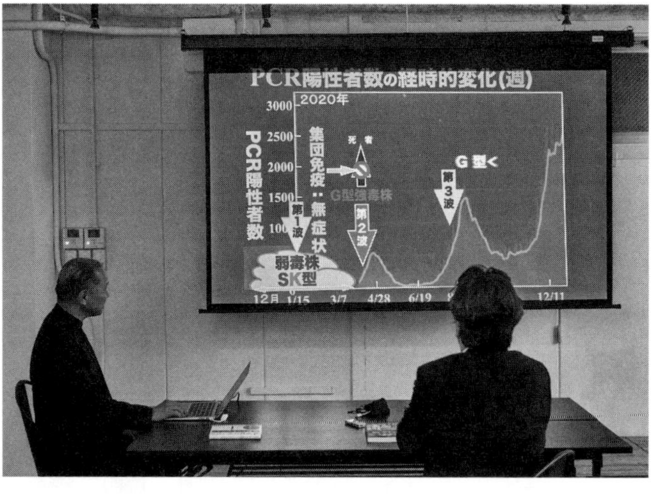

と変わりません。

小林　もはや何のための検査か、まったくわからん。信じる者は救われるとでも思っとるのか……まさに〝PCR真理教〟だな（苦笑）。

井上　また、無症状者がどれくらいの人に感染させるのかを調べた論文によれば、わずか0・7％にとどまる。現在行われているPCR検査は、感染させる可能性の少ない残りの99・3％を見つけ出し、隔離して感染の拡大を防止しようとするものです。しかし、医師は無症状で問題のない993人ではなく、問題のある7人を治療するのが基本です。無症状者の中からこの7人を探し出すのは医療経済的にも不可能に近いので、発症したときに治療する……これが本来の医療がすべき役割なのです。ところが現状では、症状もなければ、発症もしていない人を医療現場に収容するという、通常の医療ではあり得ないことを本気でやっている。こうした異常なことが罷り通っているのも、メディアが煽った恐怖感とPCR検査の誤用が元凶になっているからです。

小林　病気を発症しているなら当然、医療の対象となるが、感染しても無症状で健康状態に問題がないなら、こうした人々を隔離した上、危険人物のように扱うのは、ハンセン病に対して犯した過ちを繰り返すようなものだ。かつて「不治の病」などと恐れられてきたハンセン病の患者は、強制的に隔離施設に追いやられ、自由を奪われ、社会から疎外されて生きてきた。そればかりか、こうした施策によって地域には差別が根づき、患者の家族にまで矛先が向けられた……。こうした過去の反省を踏まえて、現在の感染症対策がつくられているはずなのに、なぜ今回、新型コロナの無症状者を隔離措置にしているのか？　こんな恐ろしい人権侵害が平然と繰り返されていることに強い憤りを覚えます。

井上　あってはならないことを可能にしたのが、まさにメディアとPCR検査です。2002年に流行したSARSには、PCR検査は有効でした。今回の新型コロナウイルスの正式名称は「SARS－CoV－2」なので、SARSのときの成功体験が専門家の頭の中で蘇ったとしても何ら不思議ではない。だが、すでに

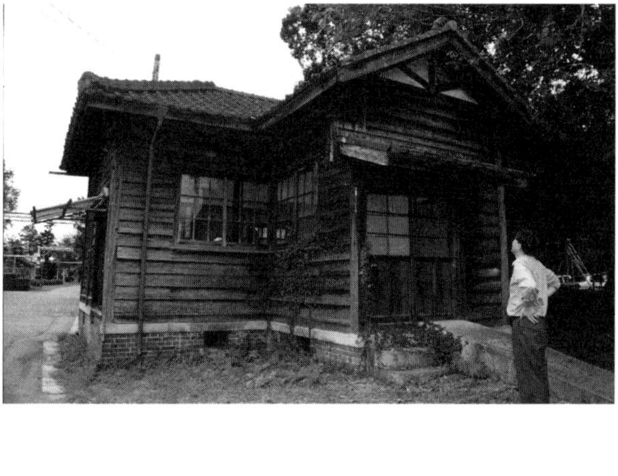

熊本県・合志町の国立療養所菊池恵楓園構内に残る「監禁所」跡。ハンセン病は1943年に治療法が確立して以降も、らい予防法が廃止される1996年まで患者は人権を蹂躙され、強制収容が続いた　写真／朝日新聞社

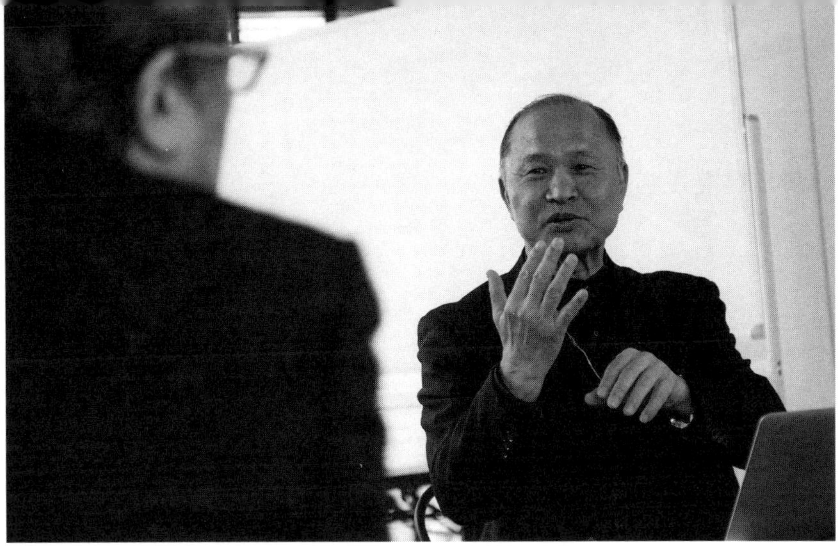

明らかなように、結果は失敗の連続です。現在の「コロナ狂騒曲」は、ＰＣＲ検査を過大評価する思い込みが引き起こしたものに他なりません。

小林　しかも、日本の入院患者数は、驚くことに、より膨大な数の感染者を出している諸外国と比べて遥かに多い。理由は単純で、欧米では新型コロナに罹患しても基本的に自宅療養。一方、日本の場合、検査で陽性反応が出たら入院が基本……。こんなバカげたことを続けていたら、医療崩壊するのは当然ですよ！

井上　これもＰＣＲ検査がなかったら、起きていないことですね（苦笑）。さらに、日本が誇る国民皆保険制度が悪いほうに作用し、入院者数は増え続けていきました。他方、国民皆保険のない米国は、カネがなければ入院なんてできません。事実、ニューヨーク市は単身世帯で年収1万5000ドル以下を貧困者としていますが、貧困率1割以下の地域のコロナによる死者は人口10万人当たり100人だったのに対して、貧困率3割以上の地域では死亡率は2倍超に跳ね上がったというデータもあります。

新型コロナは「土着のウイルス」日本には交差免疫があった

小林　「新型コロナ」と呼ぶくらいだから、「旧型」も存在するわけですよね。

井上　ヒトに感染する旧型コロナウイルスは大きく分けて4種類あります。これらは私たちが子供の頃からよく罹かってきた風邪の病原体の一部で、例年流行する風邪の10～35％ほどがコロナウイルスによるものです。1889年、〝元祖コロナウイルス〟が大流行したときは世界で約100万人が亡くなりましたが、数年で終息して4種類のコロナウイルスとして東アジアを中心に土着化しました。日本にも昔からコロナウイルスが存在していたのです。その後、2002年のＳＡＲＳや2012年のＭＥＲＳといった強毒性のコロナウイルスが生まれ、今回の新型コロナは7番目のコロナウイルスになります。もともとコロナウイルスはコウモリを宿主としていたが、やがてヒトを宿主とするウイルスが生まれ、長きにわたり東アジアを中心に人類と共存してきたのです。新型コロナウイルスの正式名称が「SARS－CoV－2」なのは、コウモリ由来のSARSウイルス（SARS－CoV）と兄弟のように遺伝子的によく似ているからです。このためSARSやMERSのようにパンデミック（感染爆発）を引き起こし、多数の死者を出すのでは、と新型コロナは世界的に恐れられたわけです。

世界の自主規制度と死亡率

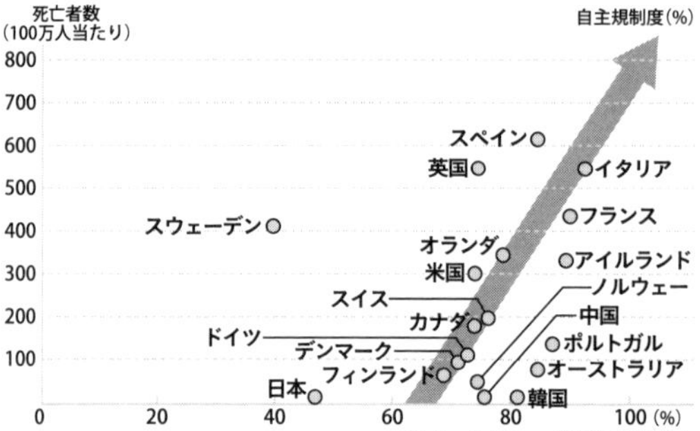
死亡者数
（100万人当たり）
800
700
600
500
400
300
200
100
0
20
40
60
80
100（%）
自主規制度（%）
スペイン
英国
イタリア
フランス
スウェーデン
オランダ
アイルランド
米国
ノルウェー
スイス
中国
カナダ
ドイツ
ポルトガル
デンマーク
オーストラリア
フィンランド
日本
韓国
英・オックスフォード大学の調査から

小林　コロナが東アジアの土着のウイルスということは、欧州にはコロナはいないのですか？

井上　欧州に「土着コロナ」が存在しないことを示すデータが見当たらないので、残念ながらわかりません。ただ、興味深い別のデータがあります。昨年、西浦博・北海道大学大学院教授（当時・現・京都大学大学院教授）が「何も対策をとらなければ42万人が死ぬ」と脅しめいた試算を発表し、これに震え上がった安倍晋三総理（当時）が緊急事態宣言を発出したが、昨年2月からの各国の感染者数をグラフにして、ロックダウンを実行した欧米諸国と、緩やかな対応をした日本やスウェーデン、フィリピン、インドネシアなどの国々を比べてみると、前者と後者ではグラフの傾きに違いはあるものの、ほぼ一直線を描いて感染者は増加していったことがよくわかる。つまり、ロックダウンをしてもしなくても感染者数の増加には影響がなかったのです。さらに、ロックダウン組の中国、韓国、シンガポール、緩やかな対応をした日本、フィリピン、インドネシアは死亡者数が極めて少ない。ロックダウンの有無に関係なく、人口当たりの死者数が極めて少ないのはすべて東アジアの国だったのです。

小林　やはり、東アジアの人々は、新型コロナに対しても免疫を持っていたと考えるのが自然だ。ならば、ロックダウンはもちろん、過剰な行動自粛など百害あって一利なしだろう。

昨年初めの感染拡大当初、日本には2度「神風」が吹いた

井上　さらに言えば、日本では、小池百合子・東京都知事が推奨する「3密回避」と西浦教授が半ば脅して実現を求めた「接触8割減」が、あたかも有効なコロナ対策としていまだに信じられていますが、これらにも効果はありません。例え

ば、スウェーデンの人口密度は東京のおよそ20分の1と、世界的にもかなり低密度の国で、人との接触も少ない。ところが、人口当たりのコロナの死亡者数は世界的にも高水準になっています。これは他の人口密度が低い国にも言えることであり、「3密回避」や「接触8割減」はほとんど意味がないということです。さらに言えば、ロックダウンや外出制限など、各国の活動制限の強度と人口当たりの死亡者数をグラフにすると、スペインやフランス、イタリアといった厳格な制限を実行した国の死亡者数が多い半面、厳しい制限を課した韓国や中国、そしてやや緩やかな日本と東アジアの国は、活動制限の厳しいか緩やかかに関係なく、死亡者数が少数にとどまっている。行動自粛にはさほどの効果はないのです。

小林　日本人は、せっかく手に入れた免疫という最強の防御策を使っていないのも同然だよ……。

井上　とはいえ、今回は「土着コロナ」によって、東アジアに2度も「神風」が吹いたのは間違いありません。新型コロナとSARSの遺伝子の相同性（類似性）は80％、MERSとは55％、そして土着のコロナウイルスとは50％であることがわかっています。日本を含む東アジアの民族は長い間、「土着コロナ」に晒されながら暮らし、感染しながら免疫力を獲得してきたのです。そして、同じコロナウイルスの仲間である新型コロナに対しても、ある程度免疫力を発揮できていると考えられます。こうした働きを「交差免疫」と呼びます。実際、新型コロナに感染していない人の約34％で、新型コロナに反応する細胞性免疫のTリンパ球が確認されています。私たち日本人は「土着コロナ」を病原体とする風邪に毎年のように罹ってきたが、いわば毎年〝免疫的軍事訓練〟を積んできたようなものです。こうした免疫的経験が、日本人の重症者や死者数を低く抑えてくれた要因の一つとなった可能性が考えられる。これが1度目の「神風」です。

小林　わしの仮説とまったく同じだ！　では、2度目の「神風」はいつ吹いたのでしょうか？

井上　2019年12月から2020年3月にかけて、大勢の中国人観光客が日本を訪れていたが、あの中には新型コロナ

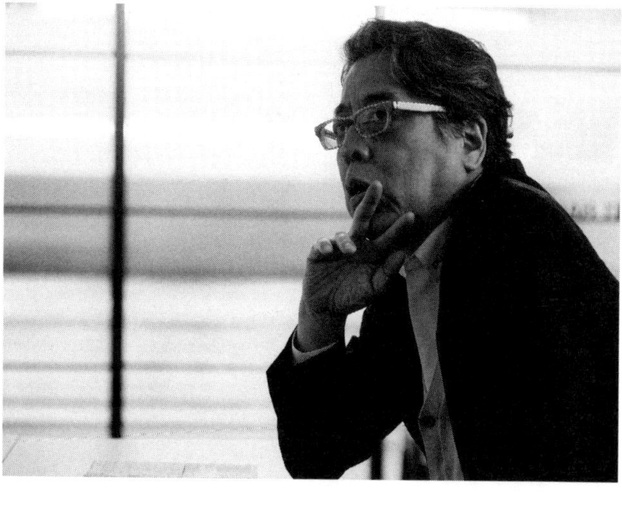

の震源地である武漢から来た旅行客も相当数含まれていました。

小林　ちょうど去年の1月末、大阪に行っていて、宿泊先のホテルにも中国人旅行者がムチャクチャおったんです。武漢発のウイルス性肺炎が騒がれ始めた時期で「こんな多くの中国人が日本にいていいものなのか?」と唖然としたが、案の定、東京に帰って1週間ほど後にわしが発熱、わしが治ったら妻が高熱、妻が治ったら秘書が寝込んだんです。医者にはインフルエンザじゃないと言われたけど……。

井上　それは間違いなくコロナ風邪ですね(苦笑)。そのときPCR検査をやっていれば、立派な陽性者になっていたと思いますよ。

小林　隔離されずに済んで、運がよかった(笑)。

井上　あの時期、世界でもっとも中国人と濃厚接触していたのが日本です。だから、我らが安倍晋三総理(当時)には感謝の言葉しかない。日本政府が中国全土からの入国を制限したのは、昨年3月9日。欧米でコロナの感染者が激増する中、ギリギリまで踏ん張って、感染の疑いがある中国人を無防備に日本国内に入れ続けてくれたのだから、安倍総理はもっと称賛されてしかるべきですよ。

小林　おかげで、わしはコロナに感染して、抗体を持つことができた(笑)。

井上　当時、安倍総理は中国からの入国を禁止しなかったことで批判されたが、私に言わせれば、結果的に「最大の功労者」と讃えたいくらいです。政治は結果がすべてですから。安倍総理が中国人の入国制限になかなか踏み切らなかったのは、習近平主席の訪日が予定されていたり、東京五輪の開催への影響を考慮したり、といった理由があったわけですが、結果が伴うのなら動機はこの際何でもいい(笑)。あのとき総理が指を咥えてボーッとしていてくれたからこそ、武漢発の弱毒株が国内に入り、日本人は無意識のうちに免疫を強化していた。安倍総理が何もしなかったおかげで、日本は集団免疫を構築する貴重な時間を稼ぐことができたのです。その後に強毒株が上陸したことがコロナの遺伝子解析で明らかになっているが、武漢型の弱毒株で獲得した免疫力は強毒株にも有効に作用したと考えられる。これが2度目の「神風」です。ワクチンは弱毒化した病原体や死菌を人体に2回接種しますが、これと同じように、中国人訪日客によってまず弱

新型コロナウイルス感染状況

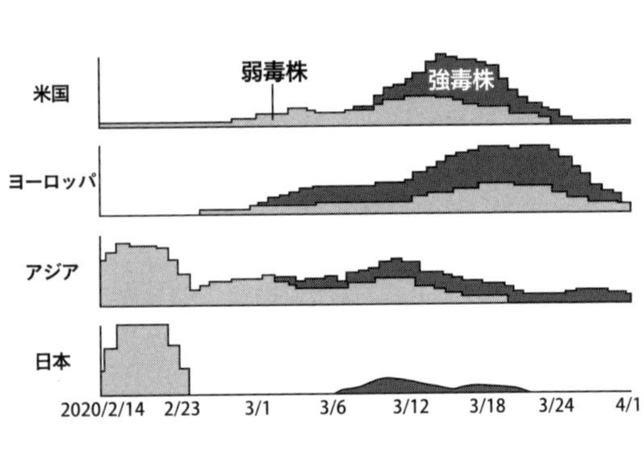
弱毒株
強毒株
米国
ヨーロッパ
アジア
日本
2020/2/14
2/23
3/1
3/6
3/12
3/18
3/24
4/1

毒株が日本国内に流入。ここで免疫の〝軍事訓練〟を強化し、その後に欧州型の強毒株が入ってきた……。この順番が大事だったのです。一方、欧米や南半球の国々では、旧型コロナに晒された経験が少ないところへいきなり強毒株が入ってきてしまい、重症者や死者が爆発的に増加しました。東アジアと欧米で感染状況に大きな隔たりがあるのは、さまざまな科学的データから、こうした要因が影響したと考えていいでしょう。皮肉を込めて「よくぞやってくれた！」と、安倍総理にお礼を言わなければいけない（笑）。私は「拝啓　安倍晋三殿」と題した小文をしたためて、『月刊　東洋療法』という雑誌に寄稿したくらいです。

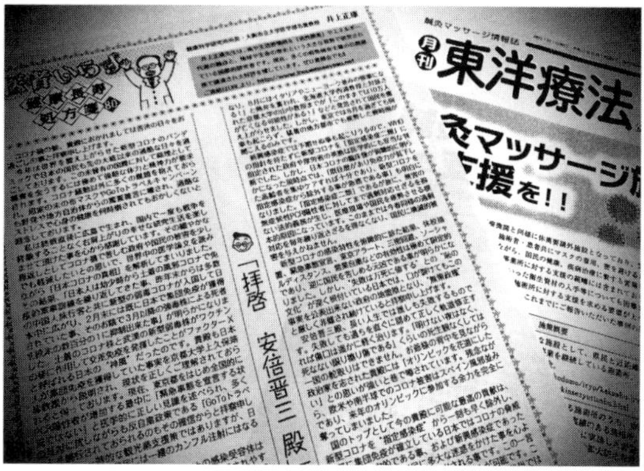

公益社団法人・全日本鍼灸マッサージ師会の会報『月刊東洋療法』に毎月コラムを寄稿する井上氏は、昨年9月号に「拝啓　安倍晋三殿」と題した小文を寄稿していた

小林　総理在任期間中、最大の功績かもしれん（笑）。

東京都の抗体保有率は0・9％ 集団免疫は達成不可能なのか？

小林　2020年の年末から続く第3波に際して、発症日ベースの感染者数のグラフを見ると、日本はすでに1月4日にはピークアウトしていたと言っていい。感染日はここからさらに遡るので、おおよそだが年末にはピークアウトしていたのは間違いなく、その後、感染者数が減少していくのは明らかだった。ところが、菅義偉政権は1月7日に2度目となる緊急事態宣言を発出することに……。昨年4月7日、初めて出された緊急事態宣言も第1波がピークアウトした後だったが、まったく同じ過ちを繰り返している。

井上　さらに、1回目の緊急事態宣言では、発出1か月後の5月6日に、東京都の実効再生産数（1人の感染者が何人に感染させるかを示す数値。1・0を下回れば感染は収束に向かう）が0・3だったにもかかわらず、宣言を延長してしまいました……。昨年と同じような構図です。

小林　ただ、第3波に比べると第1波の発症日ベースの感染者数は極めて少ない。もちろん、この数字がすべての感染者を表しているはずはなく、実際はもっと多かったと考えられる。一方、毎年流行している季節性インフルエンザの感染者数を見ると、2019年12月頃から週50万人ほどのペースで急増し、例年通りなら指数関数的に激増するはずだったが、その後、ガクンと急減した。同じ頃、新型ウイルスが日本に入ってきて、一つのウイルスに感染すると、他のウイルスには感染しづらくなる「ウイルス干渉」が起きたことでインフルの感染が急激に減ったと考えれば辻褄が合う。わしは、2019年12月後半に新型コロナに1000万~1500万人単位の日本人が感染していたと見ているのです。

井上　2019年12月に季節性インフルエンザの感染が急増しかけたところでガクッと減少に転じたが、同じ時期に、武漢発の新型コロナS型株が大勢の中国人とともに上陸しています。その後、インフルエンザの感染は少し盛り返しかけましたが、K型株が入ってきた昨年1~2月に再び激減していきました。ご指摘の通り、この2回の「ウイルス干渉」により、昨年のインフルエンザの感染者数は例年の600分の1以下にまで落ち込んだと考えられます。先ほど「神風」と説明したように、3月初旬までに有効な集団免疫の力が発揮されていたと考えるのが、ウイルス感染学の基本です。

小林　ただ、厚労省が5都府県で1万5043人を対象として昨年12月に実施した新型コロナの抗体検査の結果によれば、東京都の保有率は0・91%、大阪府は0・58%といずれも1%に達しておらず、これを受けて日本の集団免疫達成は「絶望的」という意見もあります。

井上　おっしゃるように、専門家の中には、抗体保有率があまりに低いので「感染拡大の本番はこれからだ」などと強弁する声もあります。ただ、こうした主張をする人たちは、新型コロナの抗体が一度感染すれば生涯維持される「終生免疫」であると誤解している。日本人は子供の頃にBCG（結核）、天然痘、はしか（麻疹）等のワクチンを接種することで、これらの病原体に対する抗体や、病原体が感染した細胞を攻撃するTリンパ球が体内でつくられます。はしかのような病原体に対しては獲得した免疫力が生涯働き続けます（終生免疫）。しかし、新型コロナの場合は、血中抗体（IgG）の半減期が約36日と比較的短く、3か月も経てば10%、半年経てば1%まで低下します。

こうした現象は、感染を「戦争」、抗体を「ミサイル」に例えるとわかりやすい。ウイルスという敵もいないのにミサイルを撃ち続ける必要はありません。また、病原体への抗体が高く維持され続ければ、血液粘度が高くなり、流れにくくなったりと弊害も生じてしまう。しかし、血中の抗体が低下しても心配する必要はありません。一度学習したリンパ球は免疫記憶

日本の超過死亡数の年次比較

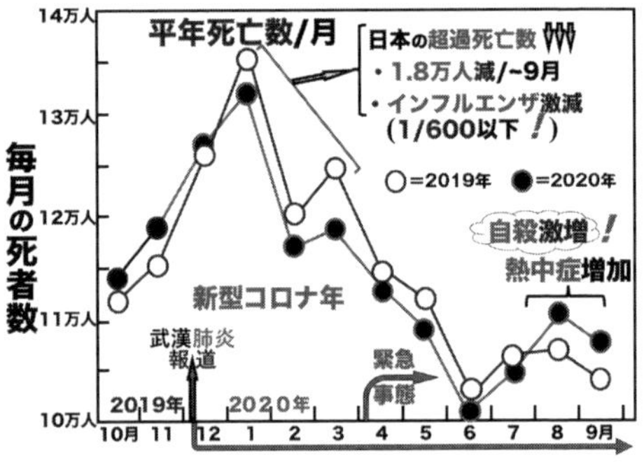

14万人
13万人
12万人
11万人
10万人
毎月の死者数
平年死亡数/月
日本の超過死亡数
・1.8万人減/~9月
・インフルエンザ激減
(1/600以下！)
○=2019年　●=2020年
自殺激増！
熱中症増加
新型コロナ年
武漢肺炎報道
緊急事態
2019年
2020年
10月 11 12 1 2 3 4 5 6 7 8 9月

を維持し、再び新型コロナに感染すると速やかに免疫力を発揮して、ウイルスを排除します。これは土着のコロナウイルスに対しても同じです。日本人は何度もコロナ風邪をひきますが、3日も寝ていれば治るのはこのためです。

小林　なるほど。確かに、インフルエンザのワクチンも毎年打たなくてはならないですしね。

新型コロナ感染と免疫応答の仕組み

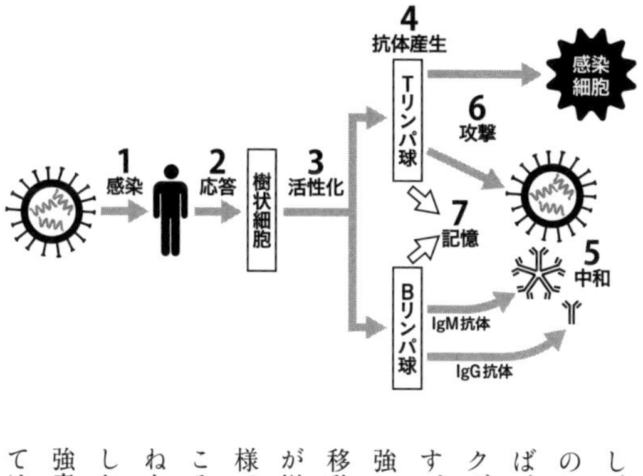

井上　要は、毎年集団免疫を構築しているのと同じことで、新型コロナに対しても同様です。世界各国の新型コロナの感染者数をグラフで見ると一目瞭然で、第1波、第2波という感染拡大の波のピークが来て、その直後に崖から落ちるようにほぼ垂直に感染者数が急減する。これはピーク時までに8割方の人が感染し、集団免疫が達成されたことによるものと考えられます。感染者が急減すれば、各国政府もそれまで行っていたロックダウン（都市封鎖）を解除するわけですが、解除後、それまでステイホームを強いられて感染していない人々が一斉に移動し始めるので、当然、新たな感染者が増えていく。スペイン風邪のときも同様で、第1波に比べて第2波は感染者数こそ少なかったが、このとき死亡率は跳ね上がっています。一方、第1波で感染した人々は免疫力を強化していた。同じ強毒性のウイルスなのに、ある層に対してはそれほど強毒ではなくなっていたというわけです。ウイルスの毒性の強さは、ウイルスの毒性そのもので決まるのではなく、宿主となるヒトの免疫力とのバランスによって決まりますから。

期待の「コロナワクチン」に潜む副反応より深刻な問題とは

小林　集団免疫の達成は不可能と主張する専門家は、「頼れるのはワクチンしかない」と訴えています。

井上　非常に近視眼的で、脊髄反射的な主張ですね（苦笑）。

小林　そうなんですよ（笑）。まったく論理的じゃない！　そもそも、そんなことを言っている専門家はこれまで散々「感染が拡大している」「人流を止めろ！」と大騒ぎしていたのに、抗体保有率が1％未満というニュースが報じられると「新型コロナはまだまだ流行していない」「感染の本格的な波が来るのはこれからだ」などと言い出す始末……（苦笑）。「流行っていない」と言われればその通りで、わしの考えでは、多くの日本人は感染しても発症していないので、その意味では確かに流行っていない。多くの人が無意識に感染し、感染に気づかぬうちに治っていたら、果たしてこれを「流行している」と言っていいものなのか……。

井上　もともと発症もしていない新型コロナの感染を、無理やりＰＣＲで可視化して「流行している」と強弁しているようなものですね。ワクチンの話をすれば、抗体保有率が０・９％だからという理由だけで、安易に接種するべきではない。そもそも、日本人は新型コロナに対しても、一定程度の免疫を獲得していると考えられる。集団免疫と交差免疫といった獲得免疫は大事だが、もっと重要なのが細胞性免疫。抗体は海軍のミサイルのようなものだが、ウイルス性疾患に対しては感染した細胞を直接攻撃する陸軍の戦車のような働きがより重要になります。日本人は「免疫記憶」によって、コロナに感染したとしても速やかに免疫が起動してこれを排除している。基本的に、ワクチンを接種する必要はないのです。

小林　それはいい！

井上　若年層でコロナによって死亡した日本人の非常に稀なケースは、糖尿病が持病の力士でした。相撲取りは巨体を維持するために、血糖値を下げるインスリン注射を打ちながら、ちゃんこ鍋を掻き込んでいるようなもの。そんな彼らは免疫弱者の集団と言ってよく、必然的に平均寿命も短い。事実、スペイン風邪に最初に感染した日本人は相撲取りだった。当時、日本統治下にあった台湾へ巡業に行った際、３人の力士が謎の風邪で死亡し、他にも20人を超える力士が倒れたという。その後、帰国した力士から角界に感染が拡大し、「相撲風邪」として恐れられたが、実はこれがスペイン風邪だったのです。感染拡大初期には、コメディアンの志村けんさん（享年70）や女優の岡江久美子さん（享年63）がコロナで亡くなったが、残念ながら、志村さんは酒とタバコをこよなく愛していたし、岡江さんは乳がんの化学療法で免疫力が弱っていた。やはり、新型コロナによる死者は

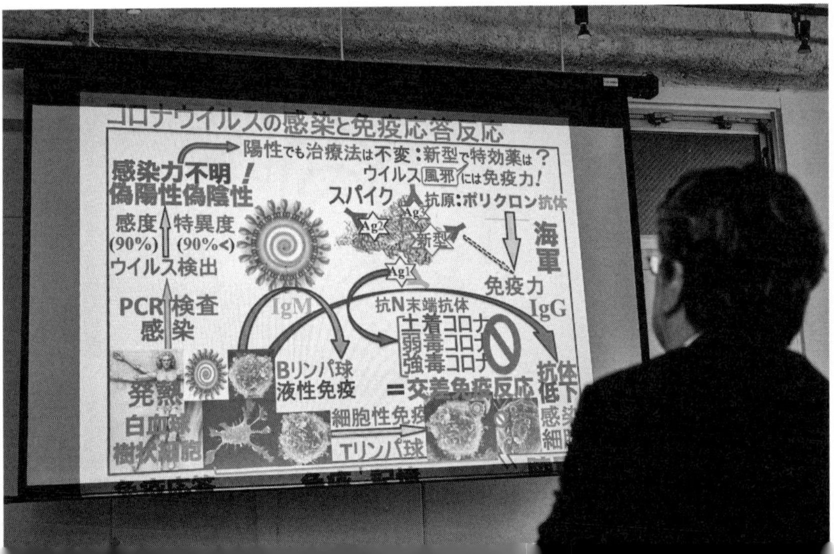

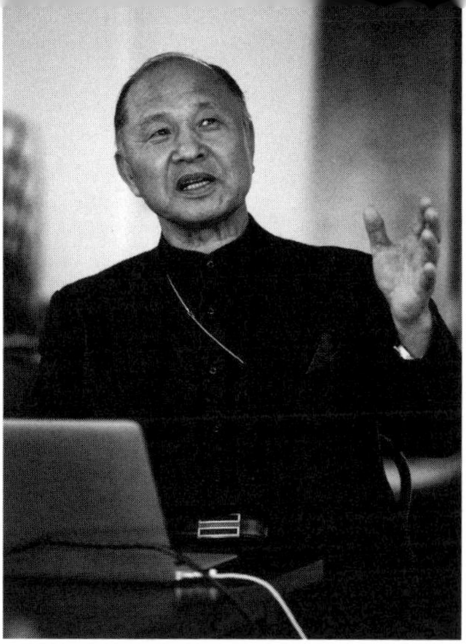

免疫弱者に限られるのです。

小林　確かに、日本のコロナ死の大多数は高齢者か、基礎疾患を持っている人で占められる。

井上　日本でもすでに医療従事者が接種を始めていますが、多数の健常人に接種されるワクチンでは、極めて慎重に安全性を確認する必要があります。だから、開発から実際にヒトに使用できるようになるまで、何年もかけて治験を繰り返しているのです。特に、コロナウイルスのＲＮＡ遺伝子のように変異速度が速い場合は、抗体依存性感染増強（Antibody Dependent Enhancement＝ＡＤＥ）という現象が起こりやすく、これがサイトカインストーム（生体防御機構の暴走による致死的な免疫反応）を招き症状を重篤化させる危険があります。実際、同じ理由から、ＳＡＲＳのワクチン開発は18年経った今も、凍結されたまま……。ワクチンが開発されていないウイルス感染症はＳＡＲＳに限らず、ウイルス性疾患であるエイズやＣ型肝炎、ＭＥＲＳやデング熱などでもＡＤＥが起こることが知られており、安全なワクチンの製造には至っていません。もっとも、先にも述べたように、多くの健康な日本人は「土着コロナ」に対する免疫力に加えて、新型コロナに対してもすでに集団免疫力を獲得しており、もし感染したとしても、無症状や軽症で経過することがほとんどです。従って、ワクチンは免疫的にハンディのある患者や高齢者のケアにあたる医療従事者、エッセンシャル・ワーカーなど、接種が必要な層に限定して使用すべきですね。また、国境を股にかけるビジネスパーソンなどは、渡航先の国からワクチンが接種済みであることを証明する「免疫パスポート」を要求されるので、気の毒ですが、否応なく接種させられることになりますね。

小林　まぁ、インフルエンザもわしはワクチンを打たない。新型コロナは弱すぎるから、なおさら打たないですが（笑）。

血中の抗体が低下しても免疫記憶が異物を排除する

井上　先ほど、新型コロナに感染して抗体ができても、時間とともに消えてしまうと言いましたが、再感染の心配はさほどありません。血中の抗体が低下しても、人体には感染した「免疫記憶」が残っているので、初めて感染したときより遥かに感染リスクは小さくなるからです。ヒトは「免疫のメモリーバンク」を備えており、この免疫記憶は過去に遭遇したあらゆる生体異物を記憶しています。

メモリーを持ったリンパ球の数は少ないが、全身のリンパ節や脾臓などで待機しており、ウイルスなどの病原体が侵入すると猛スピードで数を増やして臨戦態勢に入るのです。だから、たとえコロナウイルスに対する血中抗体が低下していても、コロナウイルスの仲間が侵入してきたらただちに免疫応答して、抗体産生や細胞性免疫で撃退します。

小林　となると、ただでさえ遅々として接種が進んでいないコロナワクチンなど不要ですね。まぁ、いずれにせよ、わしは打たないけど（笑）。

井上　そのほうが遥かにいい。というのも、今回のワクチンの多くを占めるDNAやmRNAを利用した遺伝子ワクチンは、大きな問題を孕んでいるからです。小林さんも『コロナ論2』で指摘していたように、実は、ヒト遺伝子の30%以上はウイルス由来で、ヒトは彼らの遺伝子を取り込み、利用しながらホモサピエンスへと進化してきた経緯があります。

小林　いわゆる、ウイルス（遺伝子）の「水平移動」ですね。遺伝子には親から子へ遺伝で伝えられる垂直移動と、ウイルスによって組み込まれる水平移動の遺伝子がある。

井上　外来のDNAが核の遺伝子に組み込まれやすいことは、古くから知られていますが、エイズなどのレトロウイルスの研究が進み、「逆転写酵素」によりRNA遺伝子がDNAに変換されて「核遺伝子」に組み込まれることが明らかになっています。

小林　ワクチン安全派は、遺伝子はDNAからRNAへの一方通行と言っていますが、RNAからDNAになる逆転写もあるってことですね？

井上　日本でもすでに接種を開始している米・ファイザー社のワクチンはmRNAワクチンで、接種後、タンパク合成をしたら消失するから安全とされています。だが、エイズウイルスでは、リンパ球に遺伝子が入り込んで免疫系が破綻する現象が実際に起きている。このことから、逆転写酵素を持つRNAウイルスに感染した人は、mRNAワクチンを接種したとき、遺伝子が人体に組み込まれる可能性は否定できません。ただ、今回のワクチンに照らし合わせれば、個人の短い人生で接種された遺伝子が逆転写される

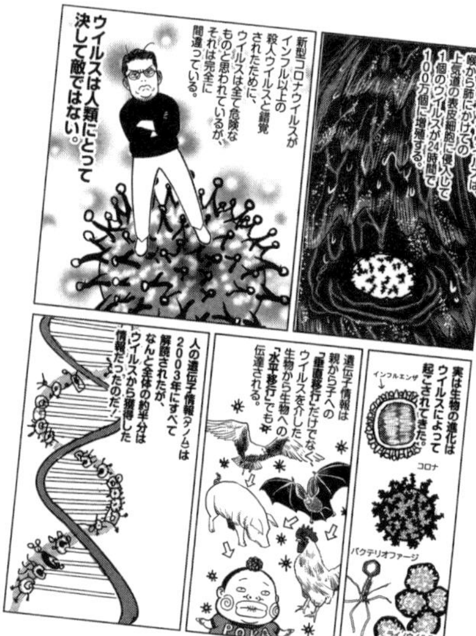

『ゴーマニズム宣言SPECIAL　コロナ論2』（小社刊）より

可能性は極めて低いと思われます。そうは言っても、必要とする病人が服用するクスリと異なり、ワクチンは何億人もの健常人に同時期に接種するため、極めて慎重な長期安全性試験が不可欠なのです。ところが、今回はパンデミックを理由に異例の速さでワクチンが承認されています。つまり、医学史上初めてとなる世界規模の人体実験が行われているのです。

小林　ワクチン接種は個人の自由だと思っているし、多くの人が打って、安心すれば早くコロナ禍が終わるから黙っていますが、わしの大切な人にはこっそり打たないように勧めます。

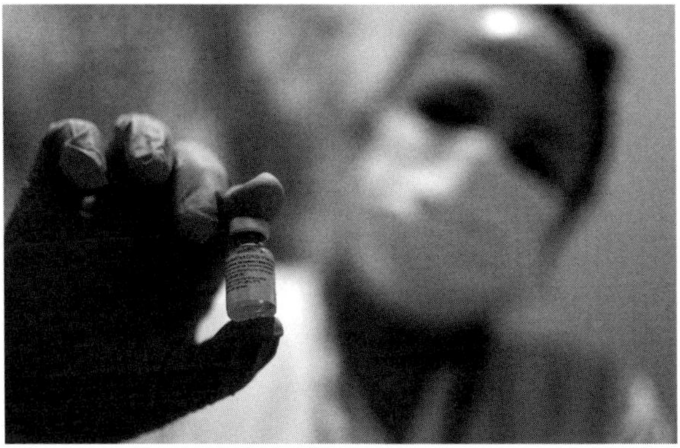

ワクチン接種が進むイスラエルのデータによると、米ファイザー社のワクチンは無症状感染に対して94%、有症状には97%の有効性が確認されている。なお、英国型変異株にも有効と言われている　写真／朝日新聞社

指定感染症「2類」相当の扱いが医療崩壊を招く矛盾

井上　先ほど「神風」の話をしましたが、日本に新型コロナが初めて入ってきた昨年2月頃までに、弱毒株が国内に蔓延したが、弱毒ゆえに無症候性流行となったと考えられます。つまり、正確にはこれが第1波であり、メディアや専門家などが第1波と命名している3月後半からの流行は、実質的には第2波になる。ちなみに、専門家が第2波と呼んでいる昨夏の感染拡大は、民間企業によるＰＣＲ検査数が大幅に増え、必要以上に高い感度の検査によってウイルスＲＮＡの残骸が検出された結果、偽陽性者を激増させた可能性が高い。事実、実質的な発症者や死者はほとんど見られませんでした。

小林　２０２０年の年末に増えた第3波とされる波は、感染が拡大しやすいとされる冬にしては増え方が緩やかです。冬に感染が急増する季節性インフルエンザと比べても、増加のスピードはかなり緩慢と言っていい。わしはもっと急激に感染が拡大すると思っていたので、何とも腑に落ちなかったのですが……。

井上　冬季の感染ピークは過ぎましたが（※対談時は2月初旬）、これから春先にかけて発症者や重症者が少し増えてくるでしょう。これまでの第2波や第3波では、陽性者が増加しても、大半は無症状の無症候性流行でした。ＰＣＲ検査の拡大も頭打ちとなり、今後は感染した人の中で免疫力の弱い人が発症し、重症化する人が少し増えてくると思われます。ただ、これは毎年冬に風邪やインフルエンザなどで高齢者が亡くなるのと同じで、桜の開花とともに収束していきます。つまり、昨年の春と同じことが繰り返される。しかも、現在の流行は昨年に続く2ラウンド目なので、集団免疫がさらに強化された日本では、新型コロナは通常の風邪として我われと共存していくでしょう。

小林　どうせ海外に比べれば「さざ波」だけど、テレビがうるさいからなぁ。2021年2月初旬時点で、PCR陽性者数はかなり減ってきている。これは、緊急事態宣言の発出が要因ではなく、単に流行がピークアウトした後なのでかなり減ってきていると考えられるが、また春にかけてリバウンドしますかね？

井上　冬期なので、高齢者の死者数は多少増えていく。ウイルスに感染して発症した場合、免疫能や栄養状態などにより個人差はありますが、それに応じて重症化して亡くなる人もある程度は出てしまうので、今年も桜が咲く頃までに少しは死者が増えていくでしょうね。先日、日本医師会長が「新型コロナのために医療提供体制が逼迫しているので、医療崩壊しかねない」と呼びかけて緊急事態宣言を要請しました。しかし、毎冬に多くのインフルエンザ患者を診察し、世界一の人口当たり病床数を誇る日本の医療がこの程度で破綻することはありえません。仮に、医療崩壊が起きるとしたら、そもそもインフルエンザ以下のリスクである新型コロナ感染症をいまだに指定感染症「2類」相当（一部1類）として対応していることが原因です。現在の運用では、極めて強毒で致死率が高いペストやエボラ出血熱（1類感染症）、SARSやMERS（2類感染症）と法的に同等の扱いになり、新型コロナの患者はもとより、感染が疑われる無症状者までが入院や隔離措置の対象となります。症状の有無や重症度に関係なく、元気でピンピンしている人でもPCR検査で陽性になれば、感染症指定医療機関に隔離する義務が課されているのです。これでは現在の医療提供体制を維持できるわけがありません。

小林　無症状のPCR陽性者を入院・隔離する余裕がなくなった結果、ようやく運用そのものが見直され、措置は多少緩和されたが、逆行するように日本医師会が昨秋くらいから突如、騒ぎ出した……。医療崩壊の主な原因が指定感染症の「2

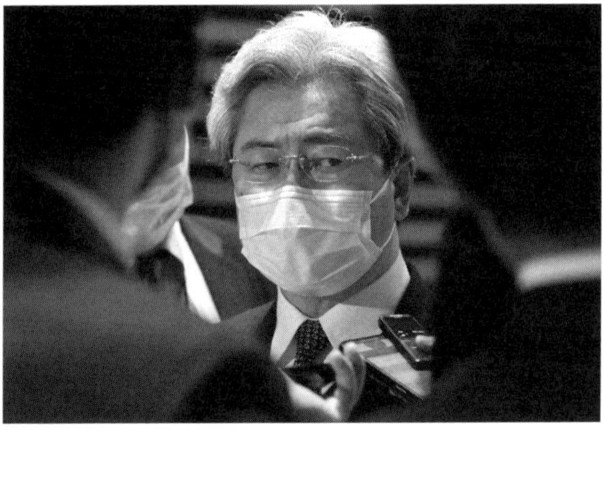

2020年12月21日、日本医師会を筆頭に、日本看護協会など医療9団体が「医療緊急事態宣言」を独自に発出。「このままでは全国で必要なすべての医療提供が立ち行かなくなる」と警告した　写真／朝日新聞社

類」相当指定にあるのは明らかで、医療現場や全国保健所長会からも、季節性インフルエンザと同じ「5類」に改めるべきだという要望が出ているというのに、なぜ医師会はそれを言わないのか！

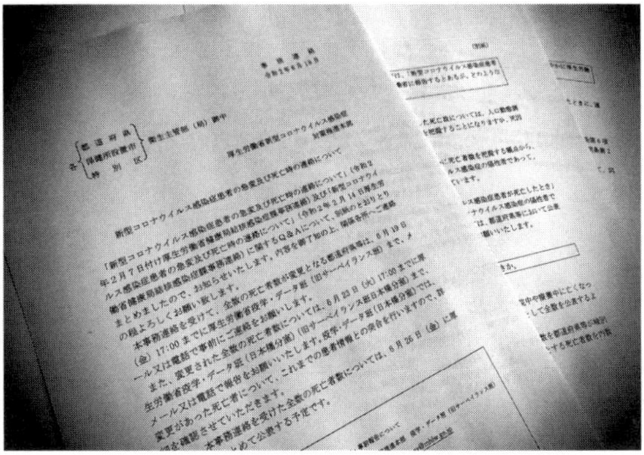

世界各国の超過死亡を比べると、南北アメリカでは米国が約50万人、ブラジルが約20万人。欧州ではロシアが約35万人、英国とイタリアが10万人超と、コロナの死者数が多い国が目立っている

PCR陽性なら「コロナ死」に。死者数は水増しされている

井上　さらに問題なのは、厚生労働省が昨年6月18日に「医師の判断と無関係に、PCR陽性者をすべてコロナ死としてカウントすること」と全国の自治体に通達を出したことです。要するに、PCR検査陽性者が死亡したときは、直接の死因を問わずすべて「コロナ死」として報告するように求めたわけです。実際、この通達以降、コロナの死亡者数が一気に増加している。感染症法では、知事が感染症の発生状況、動向、原因などの情報を分析し、予防のために情報を積極的に公表する、と定めています。当然、新型コロナによる死者の扱いは同法に縛られることになるが、死者の大多数を占める高齢者が重篤な基礎疾患などの持病によって亡くなった場合でも、十把一絡げで「コロナ死」として計上されている……。ひどいケースでは、自殺で亡くなった人まで、死後のPCR検査で陽性だったという理由で、新型コロナによる死者数にカウントされていると聞きます。日本人の3大死因は第1位が悪性新生物（がん）、第2位が心疾患、そして第3位が脳血管疾患。上位3疾病だけで年間約130万人が亡くなっていますが、このランキングは近いうちに、実情を反映しない不当な数字に書き換えられることになるでしょう。このようなバカげた法運用に何の異議も唱えない日本の医学会はなきに等しい存在であり、現代医学史に大きな汚点を残すことになっている……。

小林　3大疾病を見掛け上は克服したことになる。日本の医学の勝利だな（笑）。

井上　偽りのない「コロナ死」と言えるのは、厚労省の通達が出る昨年6月末までの数字。このように異常な手法で新型コロナの死者数を水増しし、実態以上に大きな脅威に見せているのです。

小林　日本のコロナ死者数は（2021年2月8日現在）累計6434人と厚生労働省は発表している。では、本当の「コロナ死」は何人くらいになるのだろうか？

井上　医師として自信を持って言えるのは1000人です。

小林　ええっ⁉　1000人‼

井上　昨年6月の厚労省の通達が出て以降、本当に「コロナ死」なのか否かを科学的に確かめることができない異常な状態が続いている……。通達が出た6月18日までの累計死者数が940人なので、1000人という数字は科学的に信頼できる数字という意味でもあります。

小林　わしは発表されている死者数のだいたい半分が、本当にコロナが死因で亡くなったと推測していたんだが……。

井上　発表されている死者数が多すぎるという直感は、間違っていないと思います。ただ、これを科学的に証明することが国家レベルでできなくなっている。新型コロナを指定感染症「2類」相当からインフルエンザ並みの5類に格下げすれば、現在のように行政や医療関係者が過剰な対応をしなければならない義務はなくなる。まず、コロナの「2類」相当の格下げから始めなければいけない。

小林　日本では「コロナ死」が水増しされる一方で、感染症流行の影響を測る指標である「超過死亡」（過去5年ほどのデータから予想される死亡数と、実際の死亡数の差）はマイナス2万1000人と大幅に減っている。米国が49万人、ロシアが35万人、英国が11万人の超過死亡が出しているのに対して、フィリピンはマイナス2万2000人、台湾はマイナス5600人（イスラエル・ヘブライ大学などの研究チームによる集計）。東アジアでここまで超過死亡が少なくなっているのを見ると、土着コロナによって古くから免疫が強化されていたことが裏づけられたに等しい。ただ不思議なことに、国内で大規模なPCR検査を実施してきた韓国では、超過死亡が若干だが増えている。これはどういうことなのか？

井上　あれほど大規模にPCR検査を徹底しても、感染拡大を食い止められなかったということですね。日本の専門家が見誤ったように、韓国もSARSの対応で成功したPCRを過信した。韓国では、感染拡大初期から大量検査を行い、スマホの位置情報やクレジットカードの利用履歴から感染者をIT技術でトレースしました。これにより、見かけ上は第1波を抑え込むことに成功した。文在寅大統領は「感染対策で世界をリードする」と豪語したが、日本と同様に第3波では高齢者を中心に感染が拡大。コロナの重症

主な国・地域の超過死亡

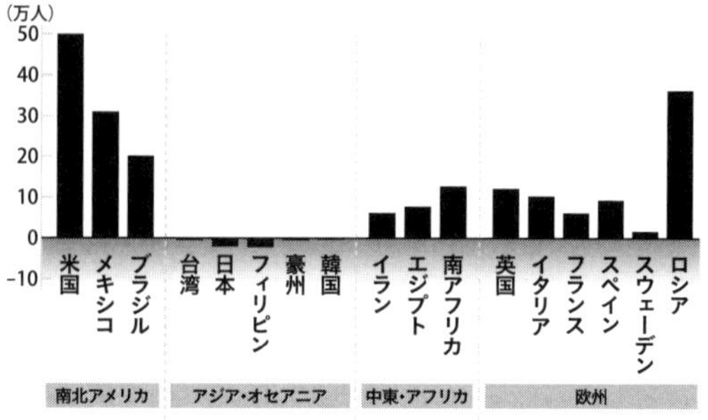

※2021年3月20日時点　イスラエルの研究チーム調べ（読売新聞より）

PCR検査で陽性と判断される仕組み

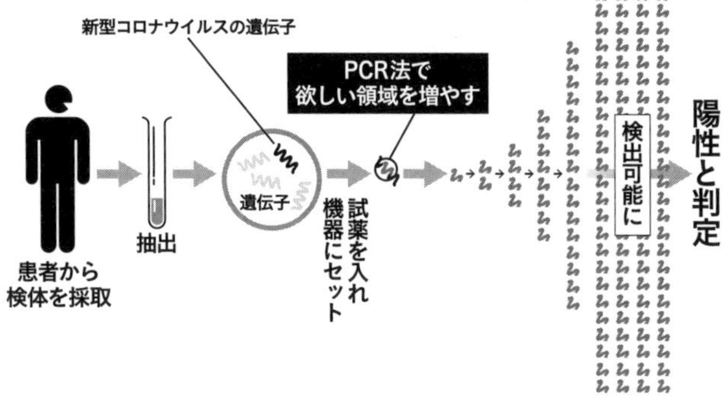
新型コロナウイルスの遺伝子
PCR法で
欲しい領域を増やす
患者から
検体を採取
抽出
遺伝子
試薬を入れ
機器にセット
検出可能に
陽性と判定

PCR検査は、患者から粘膜や唾液などの検体を採取。抽出した遺伝子を2倍、4倍、8倍と指数関数的に増やしていき（サイクル数。2倍なら1サイクルでCt=1）、もともと微量でも検出できるくらいに増幅。目的のウイルスがいるか否かを調べることができる

ベッド数が543床と少なかったこともあり、医療崩壊寸前まで追い込まれました。さらに、感染拡大に伴いPCR検査が追いつかなくなり、国民も不安に苛まれるようになりました。もともと韓国は自殺が多い国ですが、コロナの経済対策が脆弱で給付金の額も少なく、経済苦で命を絶つ人が激増したのです。こうした要因で、韓国の超過死亡は東アジアの国が軒並み減少に転じているにもかかわらず、唯一増加した国になりました。

PCRの高すぎるCt値がコロナ陽性者を量産している

小林 感染の封じ込めに成功している台湾やニュージーランドでは、PCR検査のCt値（検査の基準値）を低めに設定している。Ct値を高く設定すれば陽性となる確率が高くなり、低く設定すれば陰性の確率が高まるわけですが、Ct値が低いから検出される感染者数が少ないということはないのでしょうか？

井上 台湾はCt値30～35。ニュージーランドは同20～25と科学的にリーズナブルな設定を採用している。実は、PCRのCt値に国際基準はなく、各国がバラバラに検査を行っています。ただ、あまりに大きく増幅するとウイルスの残骸にも反応して偽陽性が激増するので、WHO（世界保健機関）ですら「Ct値は35以下で測定するように」と勧告を出している。感染拡大が深刻な英国のCt値は45、フランスは40～45、米国はやや低く37～40となっています。これに対して日本では、死者数は決して多くはないにもかかわらず、40～45と欧米並みに高く、このことが大きな問題なのです。

小林 当然だが、闇雲にCt値が高ければいいわけがない。

井上 先ほど、Ct値と判定結果が逆相関するとおっしゃいましたが、正確には、ウイルス量が多ければ低めのCt値で検出でき、逆にウイルス量が少なければ高めのCt値でなければ検出できないということです。理論的には45サイクルと莫大に増幅すれば、わずか一個のRNA断

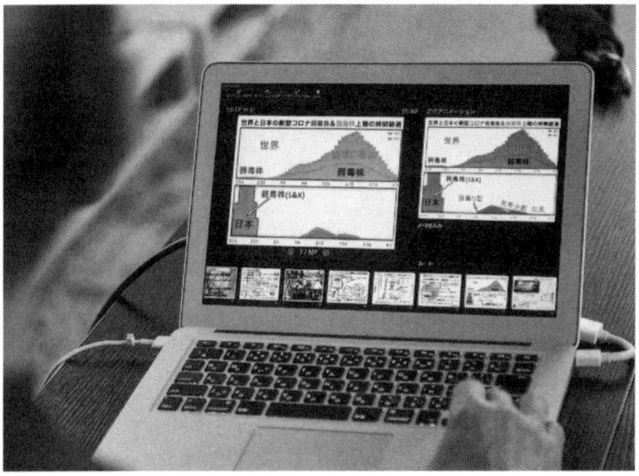

片があるだけで陽性になってしまう。しかし、コロナウイルスの感染には感染力を持つウイルスが数万個以上必要です。Ct値40~45で測定して、数個の遺伝子のカケラを見つけて陽性者を炙り出すことに何の意味があるのでしょうか？　ちなみに、中国のCt値は35~37、台湾やスウェーデンは35、ニュージーランドはかなり低めの20~25です。この数値を見て言えるのは、感染封じ込めに成功している国では、総じて日本よりCt値をかなり低くしているという事実です。PCR検査は遺伝子の断片を超高感度で検出する有効な武器ですが、使い方を間違えると、現在の日本のように無用な混乱を招いてしまう両刃の剣なのです。

小林　日本もCt値を35くらいにすれば、毎日報じられる新規陽性者数は激減するということですよね。ならば、死者数だけ見ておけばいいということになる。

井上　はい。加えて発症者数、重症化数の3つを見ておけば十分。そもそも、この3集団をケアするのが医療の基本なのです。ところが、現在では医学がこれ以上のことをやろうとしている。なぜこんなことになってしまったかといえば、今の日本人が戦後の平和ないい時代を過ごしてきたからと思われます。最もたる例が、アンチエイジング思想です。あらゆる生物が老化を免れないのは明白ですが、人間の欲望は止まらない。全国民が120歳まで健康で生きるといった健康幻想が、日本人には浸透しています。ヒトは個性豊かな生き物であり、寿命もそれぞれ……という当たり前のことがわからなくなっているのです。コロナ対策においても、発症すらしていないPCR陽性者を入院させるなどというバカなことに心血を注ぐ事態になっている。

小林　今のコロナを巡る狂騒は、PCRの虚像がすべて出発点になっている……。

井上　不適切なPCR検査と指定感染症「2類」相当への分類ミスが、現状の非科学的な世界をつくっている。この2つをやめることができるのは行政だけなので、菅総理が国立感染症研究所と厚労省に指示するだけでいい（感染症法等の一部改正に伴い、現在、新型コロナウイルス感染症は新型インフルエンザ等感染症に分類）。そうすれば、すべての官僚は責任を問われずに済みます。日本は失敗しないことを是とする文化であり、官僚は責任を追及されることが最大のリスク。だから、決して失敗を認めようとせず、仮に最初にミスがあっても最後まで何とか辻褄を合わせようとしてしまう……ここに日本民族としての「失敗の本質」があります。

小林　それは、ハンセン病や薬害エイズでも繰り返されてきたことと言える。

弱体化した政権がコロナ禍を拡大させてしまう悲劇

井上　先ほど少し触れましたが、昨年8月、私は「拝啓　安倍晋三殿」と題した小文を『月刊　東洋療法』という雑誌に寄稿しました。その中で、こんなことを書いています。安倍政権が新型コロナを指定感染症の「2類」に指定したことは英断だった。新興感染症は予期せぬことが起こり得るので、WHOの指針を待たずに決めたのも医学的に正しい。だが、日本でのコロナの臨床像が俯瞰的に明らかになった今、指定感染症「2類」であるために、無害の無症候性PCR陽性者に対してまで過剰な対応をせざるを得ない法的義務が生じ、医療現場や国民を疲弊させる根本的原因になっています。国のトップとして今の貴殿に可能な最高の貢献は、新型コロナを指定感染症から一刻も早く除外することです。一時的には激しく糾弾されるでしょうが、後世には苦渋の英断をした総理として、その名を歴史に残すでしょう……こう進言したのです。この手紙は永田町の知人を介して、安倍総理ならびに菅義偉官房長官、そして加藤勝信厚労相（いずれも当時）に届いており、私が著書で主張したことも伝わっていると聞いています。政権中枢はコロナの真実を知りながら、真っ当な政策を打ち出せていないのではないか。

小林　コロナに手緩い対策を打ち出せば、「コロナが恐い」ほうが視聴率など数字的に都合がいいマスコミから集中砲火を浴びますからね。内閣支持率が下がれば、当然選挙で勝てなくなる。

井上　逆に、選挙に勝つために指定感染症「2類」除外を明言するのです。政府与党にとっては起死回生のシナリオになるはずだが、それだけの賭けに打って出られるか？　安倍政権も菅政権も、メディアに引っ張られて政策決定してきた経緯がありますからね。現代でもっとも凶暴なウイルスは、実はメディアなのです。

小林　しかも、政策に目を向ければ、2

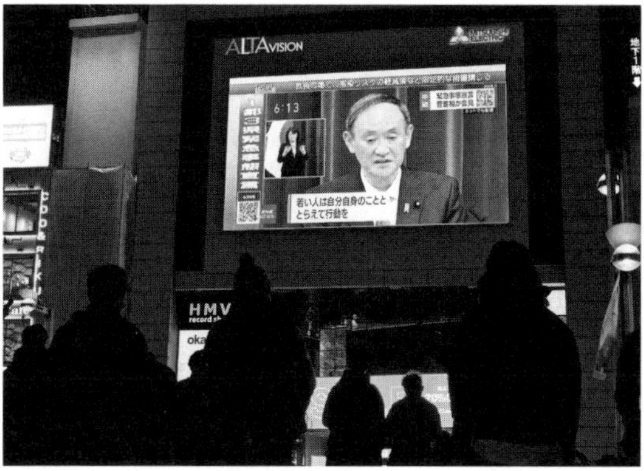

2021年1月7日、菅総理は、東京都と埼玉、千葉、神奈川の3県に緊急事態宣言を発出。専門家分科会が「感染リスクが高い」とする飲食店への時短営業の要請を対策の柱に据え、飲食業界はまたもコロナ対策の煽りを食うことになった　写真／朝日新聞社

月13日に施行された改正新型インフルエンザ特措法には「まん延防止等重点措置」が新設された。これによって緊急事態宣言が解除されても、都道府県知事は事業者に対して営業時間の変更などを命令でき、違反すれば20万円以下の過料を科されるようになる。さらに、命令に伴う立ち入り検査が可能となり、拒んだ場合も20万円以下の過料だ。この法律の条文通りなら、発熱などの症状が出ていたり、マスクの着用を拒む人は施設への入場が禁じられ、それを許した事業者には罰則が科せられる。手指の消毒設備の設置などの要請・命令に応じなかった事業者に対しても過料……と、もうムチャクチャな悪法ですよ。

井上　パンデミックの歴史を振り返れば、古くから同じようなことが繰り返されてきました。14世紀に黒死病として恐れられ、当時の欧州の人口の3分の1に当たる2500万人が死んだとされるペストが大流行したときは、キリストを磔にしたユダヤ人が疫病をもたらす元凶とされ、虐殺が横行したように、感染症が蔓延するとさまざまな「掟」が生まれ、犠牲になる人も多かった。日本でもらい病（ハンセン病）患者が、謂われない差別を受けた過去がありました。

「ステイクローズ」の掛け声で ポストコロナの日本を再生する

小林　現代の日本でも、ついに「マスク警察」まで現れる始末……。もちろん、感染防止のためなのだろうが、ある母親が乳児にマスクをつけようとしたときの話で、相手は赤ん坊なのでどうしてもズレたり、自分で外してしまう。仕方なくマスクをテープで顔に貼りつけたが、帰宅してマスクを外すときに痛いものだから赤ん坊が泣いて、それが可哀想でならないと言うのです。そもそも、子供はコロナに感染しても大多数が無症状で、いまだに死者は出ていない。その母親には悪いけど、ほとんど虐待みたいなものだから（苦笑）、やめてあげてほしい。

井上　昨年6月、日本小児科学会は「乳幼児のマスク着用は危険」とアナウンスしています。特に、2歳未満の乳幼児は、自ら息苦しさや体調不良を訴えることが難しく、自分でマスクを外すことも困難ですからね。まともな医者もいるわけで

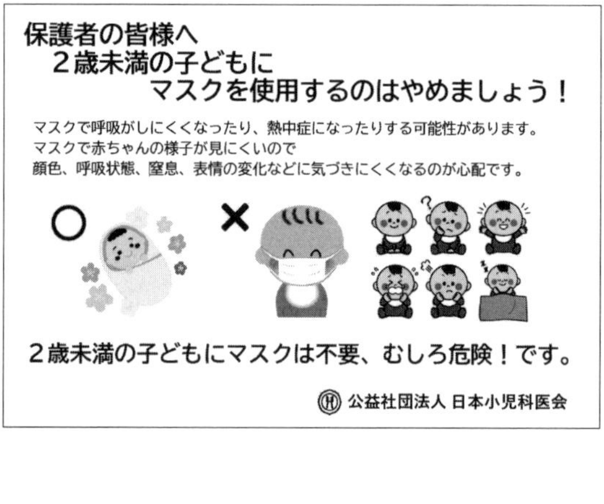
保護者の皆様へ
2歳未満の子どもに
マスクを使用するのはやめましょう！
マスクで呼吸がしにくくなったり、熱中症になったりする可能性があります。
マスクで赤ちゃんの様子が見にくいので
顔色、呼吸状態、窒息、表情の変化などに気づきにくくなるのが心配です。
○
×
2歳未満の子どもにマスクは不要、むしろ危険！です。
公益社団法人 日本小児科医会

日本小児科医会は、マスクで赤ちゃんの顔が見えづらく、顔色、呼吸状態、窒息に気づきにくくなる、と2歳児未満が着用するべきではない理由に挙げている。乳幼児にマスクは不要なだけでなく、危険なのだ

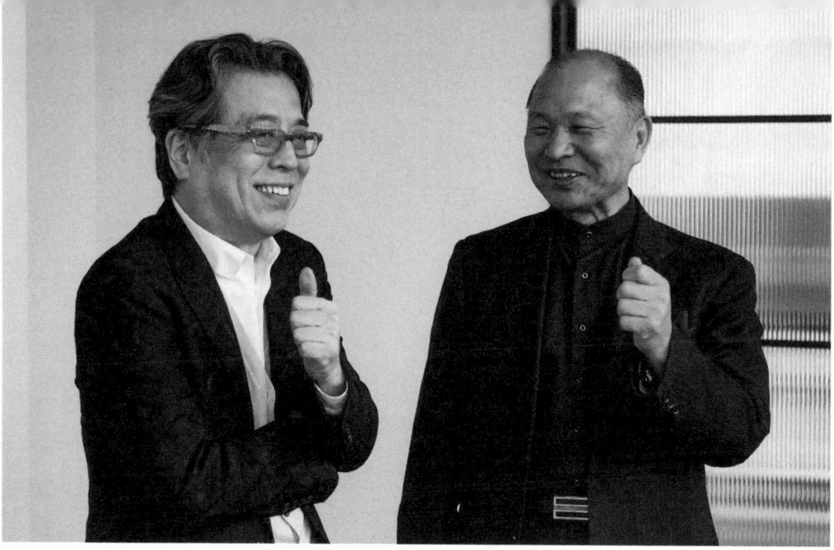

すが、現在のように公共の場でマスクをしていないと白い目で見られるような中では、なかなかこうした声は届かないのでしょう……。医学的には、子供や65歳以上の高齢者がマスクすると危ないというのは常識です。子供はエネルギー代謝が激しいので、マスクをするとすぐに酸欠状態になってしまうし、高齢者は呼吸能力が低下しているのでこれもリスキーです。今の日本は〝マスク・ヒステリー〟に陥っている。

小林　わしも高齢者の部類に入るし、喘息持ちなのでマスクは本当に苦しい。おかげで飛行機に乗れなくなってしまった……。機内での感染が恐いのではなく、搭乗中にずっとマスクをしていなければいけないと思ったら、恐くて乗れないよ。

井上　小林さんも『コロナ論』で指摘していましたが、マスクの効果は限定的です。マスクの繊維の隙間とウイルスの大きさを考えれば、鶏小屋の金網で蚊の侵入を防ごうとしているようなもので、マスクをつけていてもウイルスは容赦なく入ってきます。また、常にソーシャル・ディスタンスを保ったり、3密を回避することはほとんど無意味。適度な距離を保つことは感染予防の基本だが、常に2mの距離を取れというのは過剰反応です。

小林　これほどまでに意味のないことを、日本中の人々が生真面目に守って、日々戦々恐々と生活している……。やはり、一刻も早くこのコロナ騒動を終わらさなきゃならん！

井上　ソーシャル・ディスタンス、3密回避、そしてステイホームがどこでも求められるが、一方で経済社会活動や文化活動は止められ、この1年で日本はすっかり元気を失ってしまった……。だから、私はポストコロナ時代に向けて、「ステイクローズ（お互いに寄り添おう）」を提唱しています。「コロナは恐い」という非科学的で感情的な空気に支配され、過剰反応によって失われた人間関係をもう一度取り戻し、日本を再生したいものです。

小林　「ステイクローズ」⁉　実にいい響きだ！（笑）

構成／齊藤武宏　撮影／浅野将司　図版／小田光美（OFFICE MAPLE）

ゴーマニズム宣言 SPECIAL コロナ論3

第12章 コロナ君の弁明

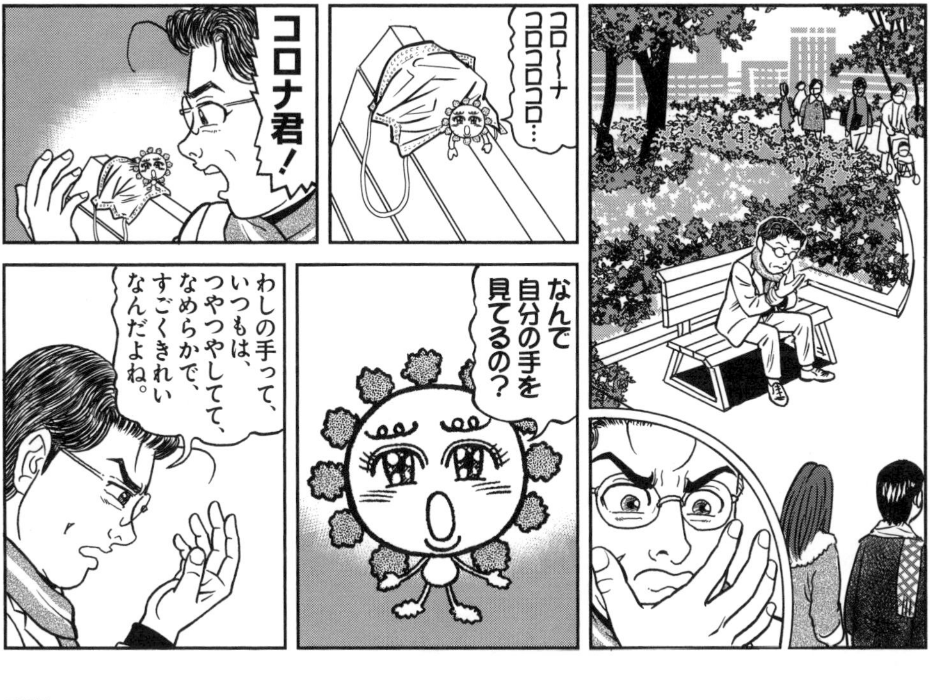
コロ〜〜ナ
コロコロコロコロ…
コロナ君！
なんで自分の手を見てるの？
わしの手って、いつもは、つやつやしてて、なめらかで、すごくきれいなんだよね。

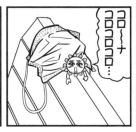

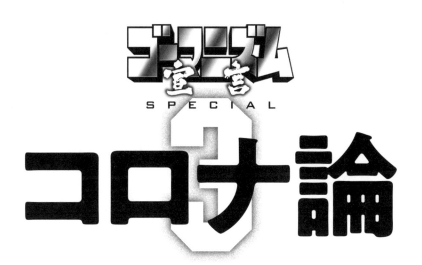

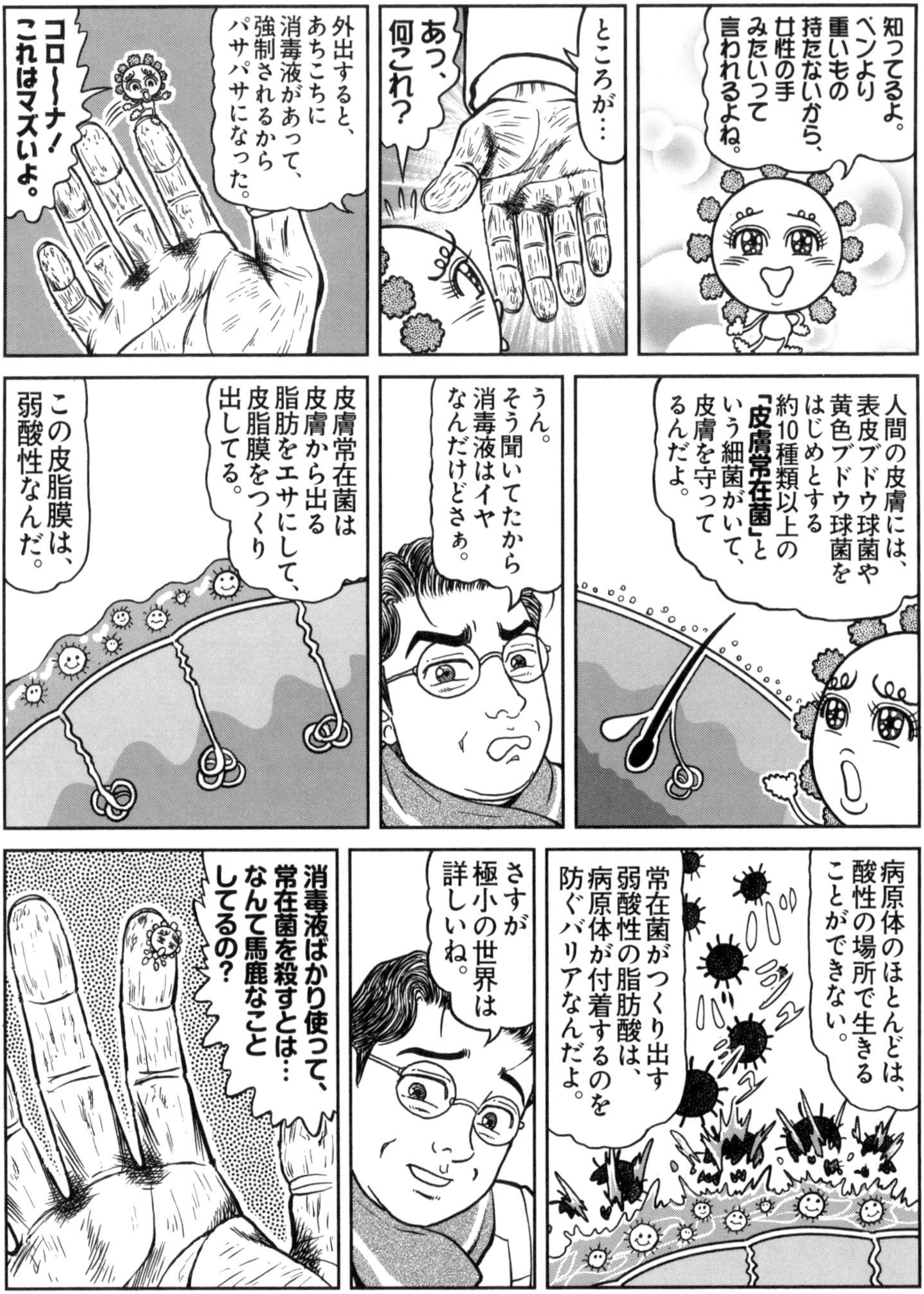

知ってるよ。ペンより重いもの持たないから、女性の手みたいって言われるよね。
ところが…
あっ、何これ？
外出すると、あちこちに消毒液があって、強制されるからパサパサになった。
コロ～～ナ！これはマズいよ。
人間の皮膚には、表皮ブドウ球菌や黄色ブドウ球菌をはじめとする約10種類以上の「皮膚常在菌」という細菌がいて、皮膚を守ってるんだよ。
うん。そう聞いてたから消毒液はイヤなんだけどさぁ。
皮膚常在菌は皮膚から出る脂肪をエサにして、皮脂膜をつくり出してる。
この皮脂膜は、弱酸性なんだ。
病原体のほとんどは、酸性の場所で生きることができない。
常在菌がつくり出す弱酸性の脂肪酸は、病原体が付着するのを防ぐバリアなんだよ。
さすが極小の世界は詳しいね。
消毒液ばかり使って、常在菌を殺すとは…なんて馬鹿なことしてるの？

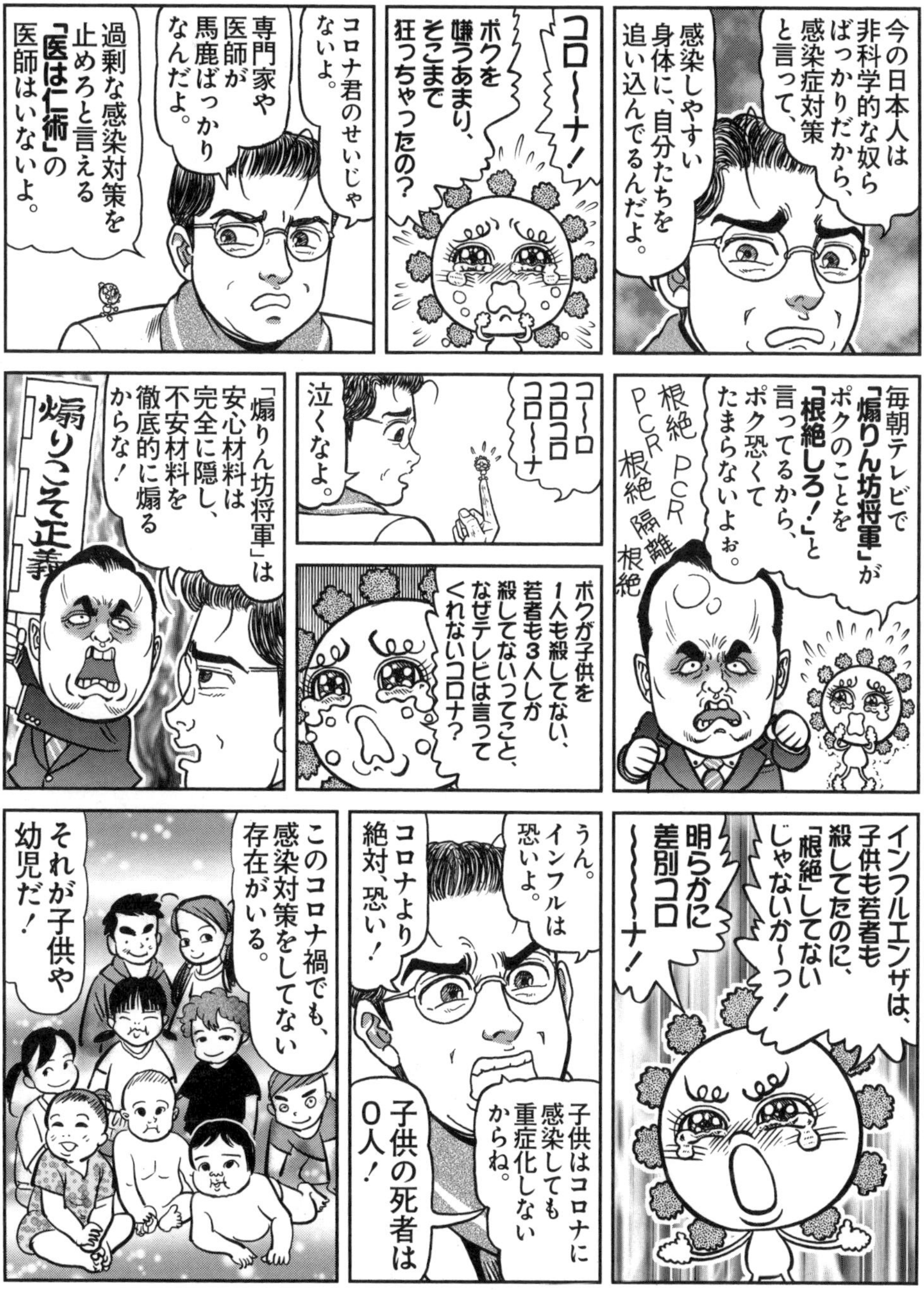
今の日本人は非科学的な奴らばっかりだから、感染症対策と言って、
感染しやすい身体に、自分たちを追い込んでるんだよ。
コロ〜〜ナ！
ボクを嫌うあまり、そこまで狂っちゃったの？
コロナ君のせいじゃないよ。
専門家や医師が馬鹿ばっかりなんだよ。
過剰な感染対策を止めろと言える「医は仁術」の医師はいないよ。
毎朝テレビで「煽りん坊将軍」がボクのことを「根絶しろ！」と言ってるから、ボク恐くてたまらないよぉ。
根絶 PCR PCR 根絶 隔離 根絶
コ〜〜ロ コロコロ コロ〜〜ナ
泣くなよ。
ボクが子供を1人も殺してない、若者も3人しか殺してないってこと、なぜテレビは言ってくれないコロナ？
「煽りん坊将軍」は安心材料は完全に隠し、不安材料を徹底的に煽るからな！
煽りこそ正義
インフルエンザは、子供も若者も殺してたのに、「根絶」してないじゃないか〜っ！
明らかに差別コロ〜〜〜〜ナ！
うん。インフルは恐いよ。
コロナより絶対、恐い！
子供はコロナに感染しても重症化しないからね。
子供の死者は0人！
このコロナ禍でも、感染対策をしてない存在がいる。
それが子供や幼児だ！

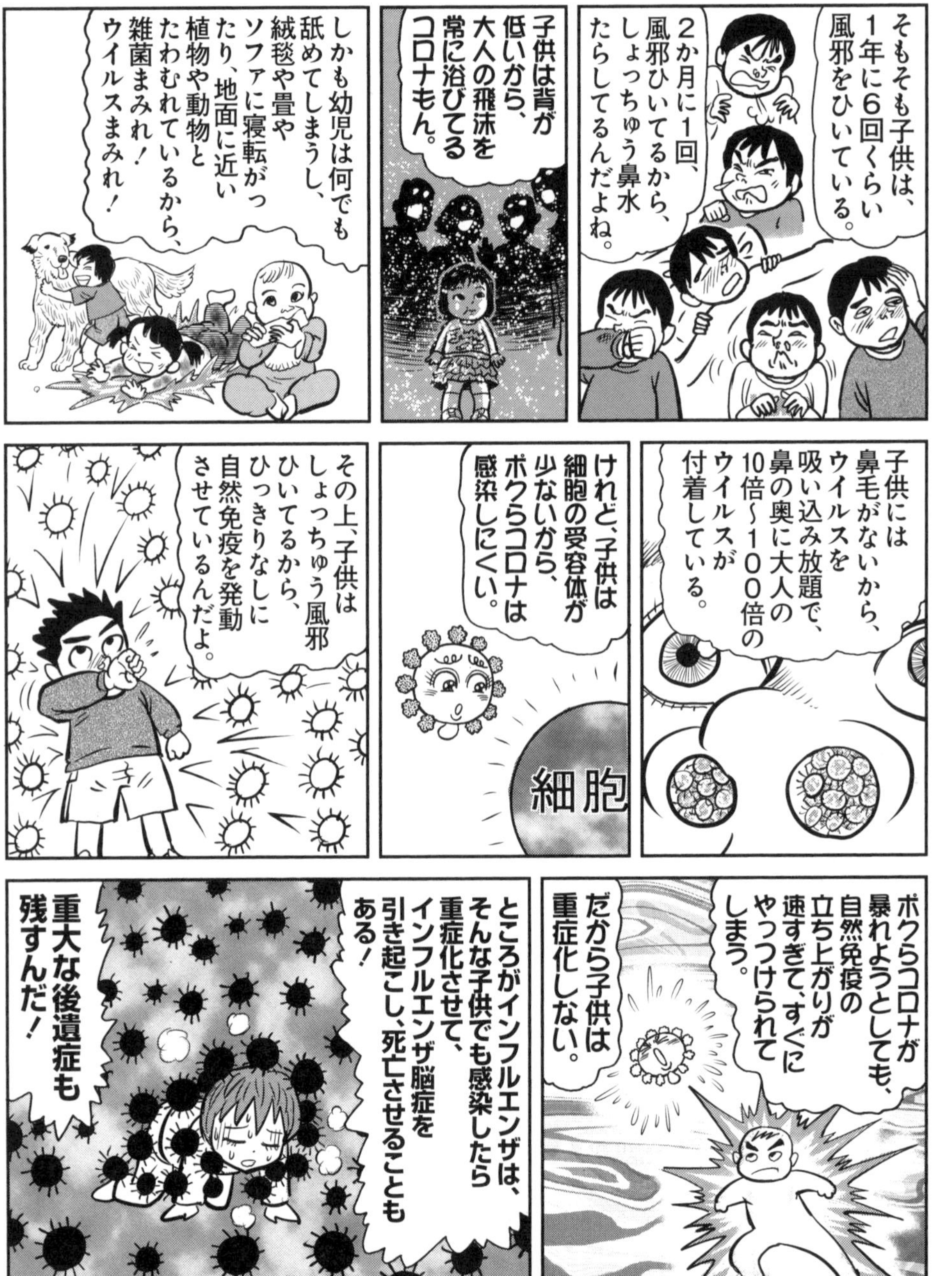
そもそも子供は、1年に6回くらい風邪をひいている。
2か月に1回、風邪ひいてるから、しょっちゅう鼻水たらしてるんだよね。
子供は背が低いから、大人の飛沫を常に浴びてるコロナもん。
しかも幼児は何でも舐めてしまうし、絨毯や畳やソファに寝転がったり、地面に近い植物や動物とたわむれているから、雑菌まみれ！ウイルスまみれ！
子供には鼻毛がないから、ウイルスを吸い込み放題で、鼻の奥に大人の10倍～100倍のウイルスが付着している。
けれど、子供は細胞の受容体が少ないから、ボクらコロナは感染しにくい。
細胞
その上、子供はしょっちゅう風邪ひいてるから、ひっきりなしに自然免疫を発動させているんだよ。
ボクらコロナが暴れようとしても、自然免疫の立ち上がりが速すぎて、すぐにやっつけられてしまう。
だから子供は重症化しない。
ところがインフルエンザは、そんな子供でも感染したら重症化させて、インフルエンザ脳症を引き起こし、死亡させることもある！
重大な後遺症も残すんだ！

森喜朗を引きずりおろして橋本聖子を後任に据えたらみんな一気に関心なくしたが、この騒動の本質をわかっているか？テニスの全豪オープンが開催され、東京五輪でもこれをお手本だなんて言ってるが、オーストラリアが今どんな状態かわかっているのか？ マスコミが無視する真実を伝え続けるブログマガジン小林よしのりライジング配信中！

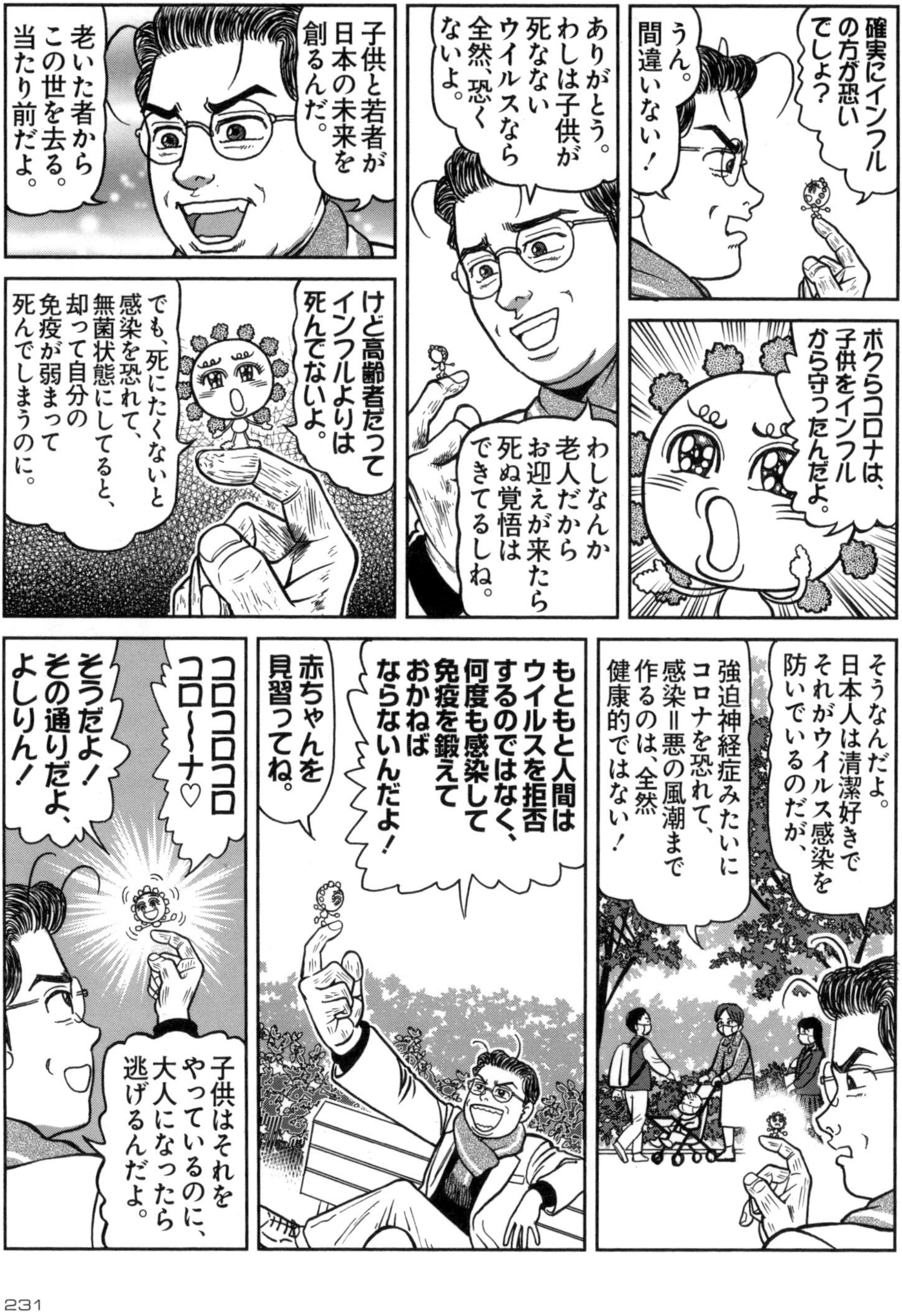
確実にインフルの方が恐いでしょ？
うん。間違いない！
ボクらコロナは、子供をインフルから守ったんだよ。
ありがとう。わしは子供が死なないウイルスなら全然、恐くないよ。
わしなんか老人だからお迎えが来たら死ぬ覚悟はできてるしね。
子供と若者が日本の未来を創るんだ。
老いた者からこの世を去る。当たり前だよ。
けど高齢者だってインフルよりは死んでないよ。
でも、死にたくないと感染を恐れて、無菌状態にしてると、却って自分の免疫が弱まって死んでしまうのに。
そうなんだよ。日本人は清潔好きでそれがウイルス感染を防いでいるのだが、
強迫神経症みたいにコロナを恐れて、感染＝悪の風潮まで作るのは、全然健康的ではない！
もともと人間はウイルスを拒否するのではなく、何度も感染して免疫を鍛えておかねばならないんだよ！
赤ちゃんを見習ってね。
子供はそれをやっているのに、大人になったら逃げるんだよ。
コロコロコロコロコロ〜〜ナ♡
そうだよ！その通りだよ、よしりん！

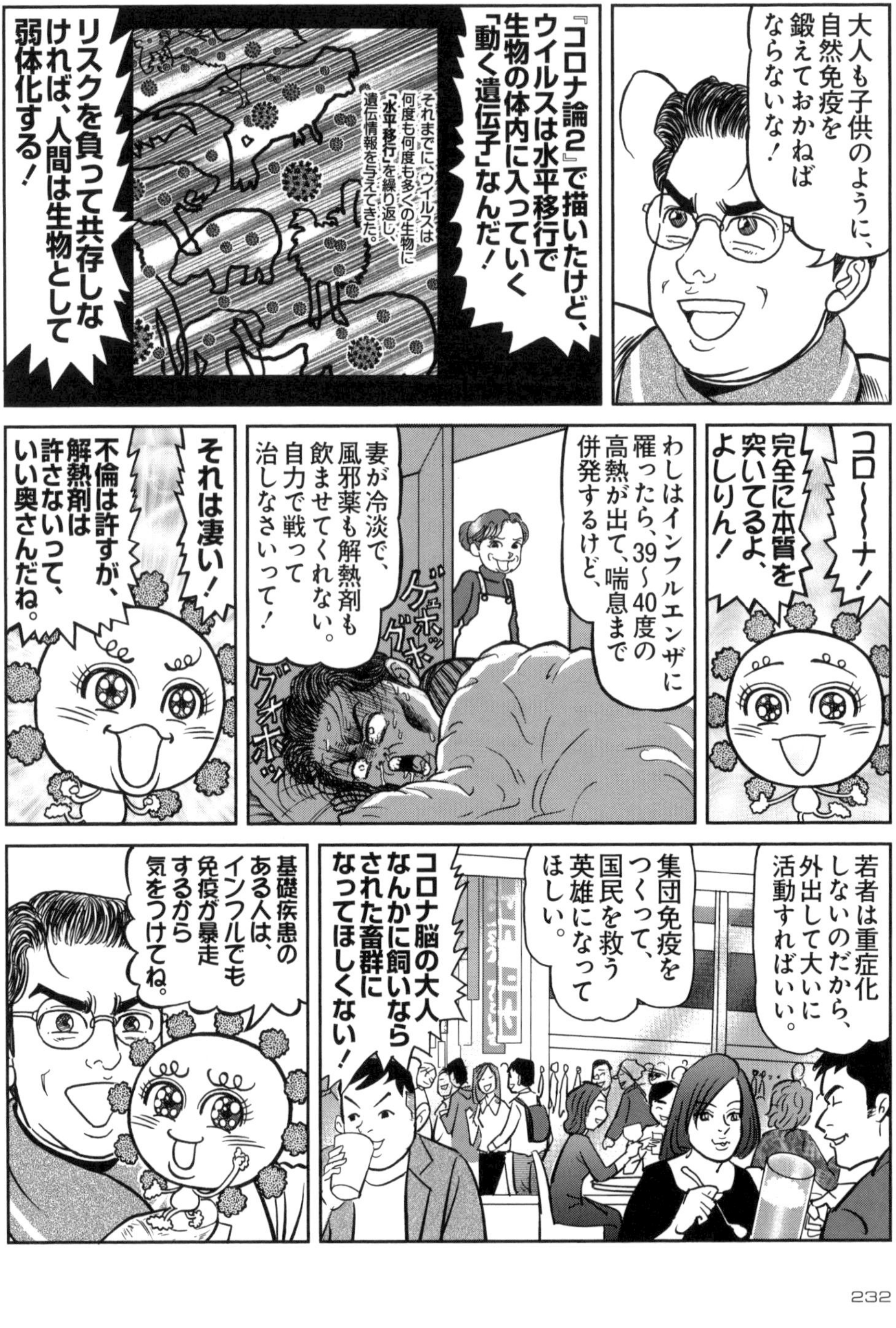
大人も子供のように、自然免疫を鍛えておかねばならないな！
『コロナ論2』で描いたけど、ウイルスは水平移行で生物の体内に入っていく「動く遺伝子」なんだ！
それまでに、ウイルスは何度も何度も多くの生物に「水平移行」を繰り返し、遺伝情報を与えてきた。
リスクを負って共存しなければ、人間は生物として弱体化する！
コロ〜〜〜ナ！完全に本質を突いてるよ、よしりん！
わしはインフルエンザに罹ったら、39〜40度の高熱が出て、喘息まで併発するけど、
妻が冷淡で、風邪薬も解熱剤も飲ませてくれない。自力で戦って治しなさいって！
それは凄い！
不倫は許すが、解熱剤は許さないって、いい奥さんだね。
若者は重症化しないのだから、外出して大いに活動すればいい。
集団免疫をつくって、国民を救う英雄になってほしい。
コロナ脳の大人なんかに飼いならされた畜群になってほしくない！
基礎疾患のある人は、インフルでも免疫が暴走するから気をつけてね。

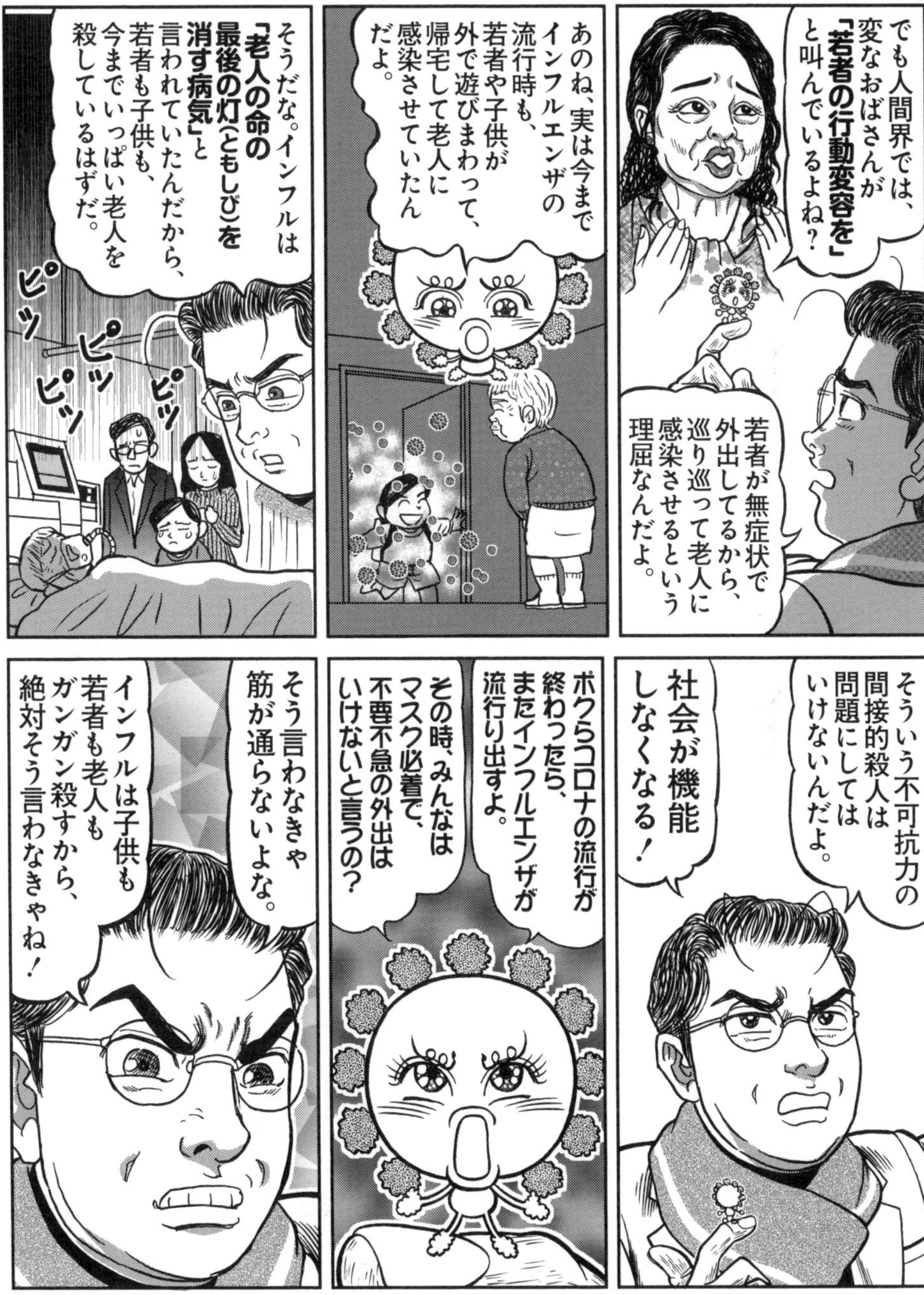

でも人間界では、変なおばさんが**「若者の行動変容を」**と叫んでいるよね？
若者が無症状で外出してるから、巡り巡って老人に感染させるという理屈なんだよ。
あのね、実は今までインフルエンザの流行時も、若者や子供が外で遊びまわって、帰宅して老人に感染させていたんだよ。
そうだな。インフルは**「老人の命の最後の灯(ともしび)を消す病気」**と言われていたんだから、若者も子供も、今までいっぱい老人を殺しているはずだ。
ピッ
ピッ
ピッ
ピッ
そういう不可抗力の間接的殺人は問題にしてはいけないんだよ。
社会が機能しなくなる！
ボクらコロナの流行が終わったら、またインフルエンザが流行り出すよ。
その時、みんなはマスク必着で、不要不急の外出はいけないと言うの？
そう言わなきゃ筋が通らないよな。
インフルは子供も若者も老人もガンガン殺すから、絶対そう言わなきゃね！

いわゆる専門家は嘘しか言っていない。わしの『コロナ論』シリーズを専門家が否定することはできない。今は無視して誤魔化しても、歴史には必ず『コロナ論』が残る。未来のウイルス学や感染症学や医師たちも、『コロナ論』を読むしかなくなるだろう。

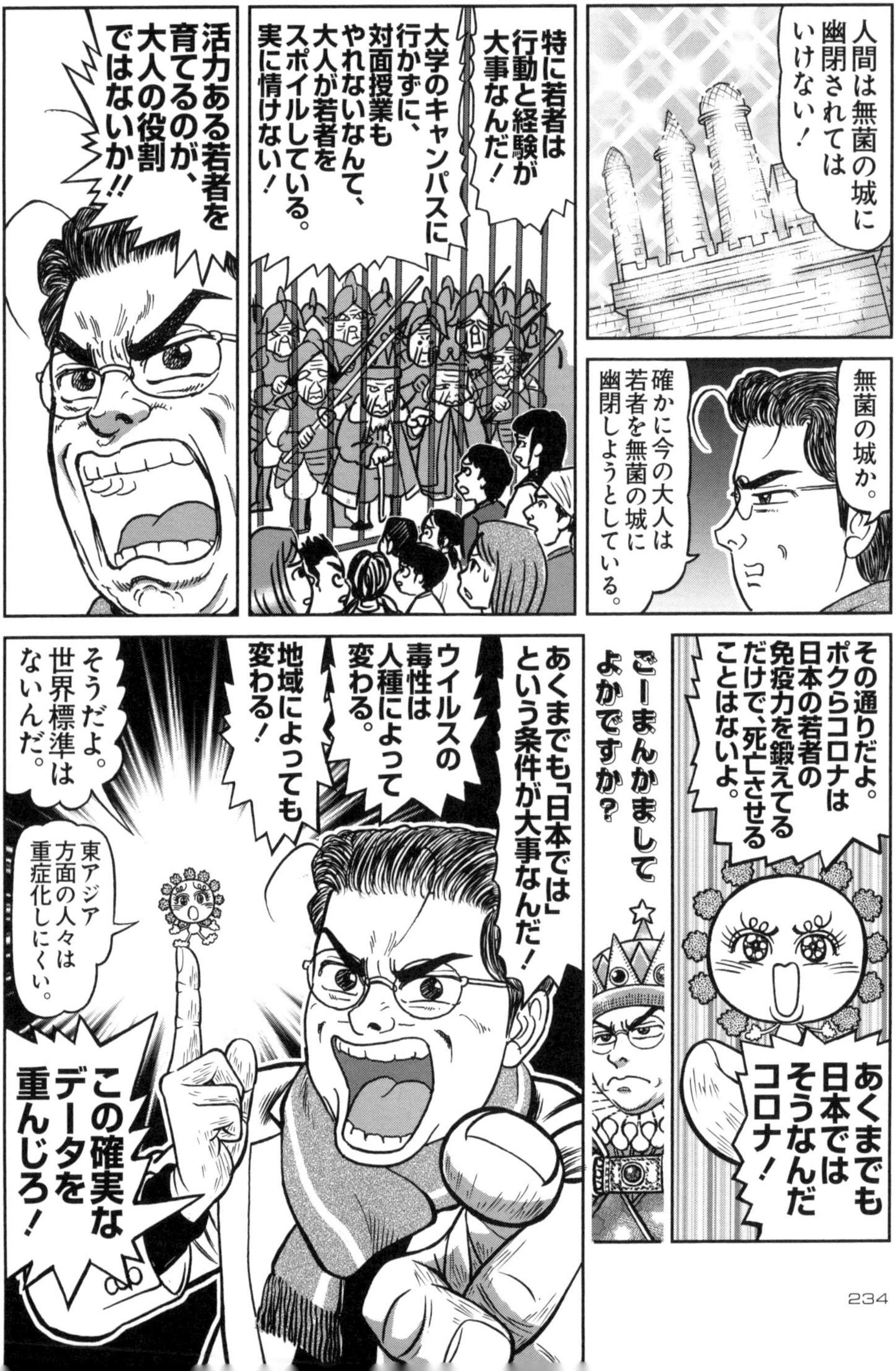
人間は無菌の城に幽閉されてはいけない！
無菌の城か。
確かに今の大人は若者を無菌の城に幽閉しようとしている。
特に若者は行動と経験が大事なんだ！
大学のキャンパスに行かずに、対面授業もやれないなんて、大人が若者をスポイルしている。実に情けない！
活力ある若者を育てるのが、大人の役割ではないか!!
その通りだよ。ボクらコロナは日本の若者の免疫力を鍛えてるだけで、死亡させることはないよ。
ごーまんかましてよかですか？
あくまでも日本ではそうなんだコロナ！
あくまでも「日本では」という条件が大事なんだ！
ウイルスの毒性は人種によって変わる。
地域によっても変わる！
そうだよ。世界標準はないんだ。
東アジア方面の人々は重症化しにくい。
この確実なデータを重んじろ！

ゴーマニズム宣言 SPECIAL コロナ論3

第13章 森喜朗、コロナ禍の集団リンチ

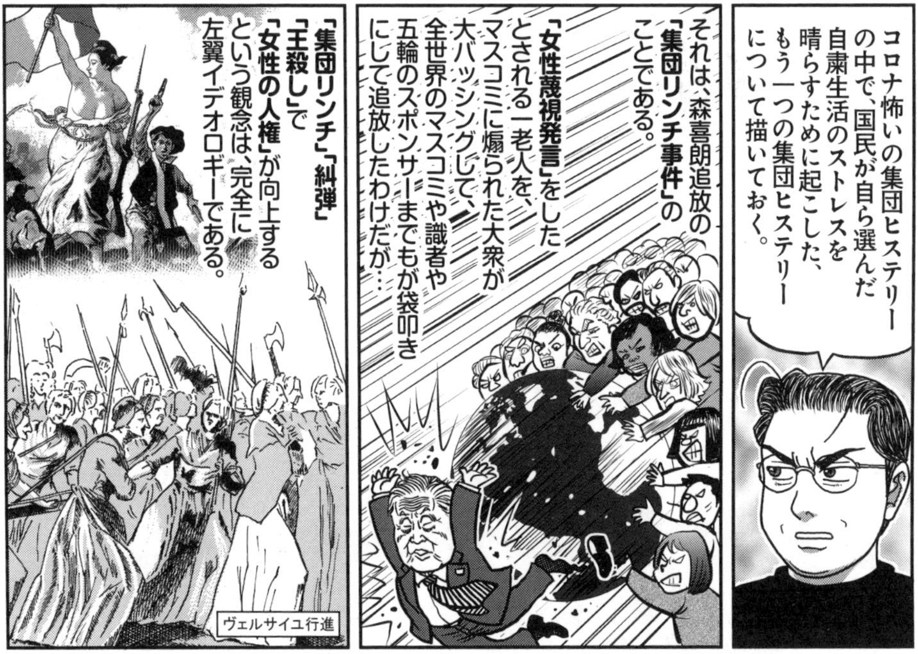
コロナ怖いの集団ヒステリーの中で、国民が自ら選んだ自粛生活のストレスを晴らすために起こした、もう一つの集団ヒステリーについて描いておく。
それは、森喜朗追放の「集団リンチ事件」のことである。
「女性蔑視発言」をしたとされる一老人を、マスコミに煽られた大衆が大バッシングして、全世界のマスコミや識者や五輪のスポンサーまでもが袋叩きにして追放したわけだが…
「集団リンチ」「糾弾」「王殺し」で「女性の人権」が向上するという観念は、完全に左翼イデオロギーである。
ヴェルサイユ行進

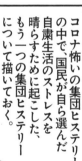

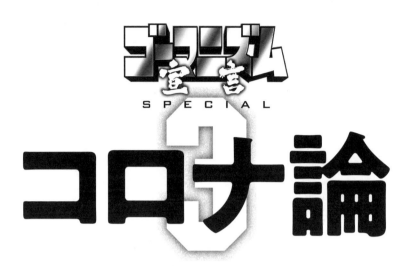

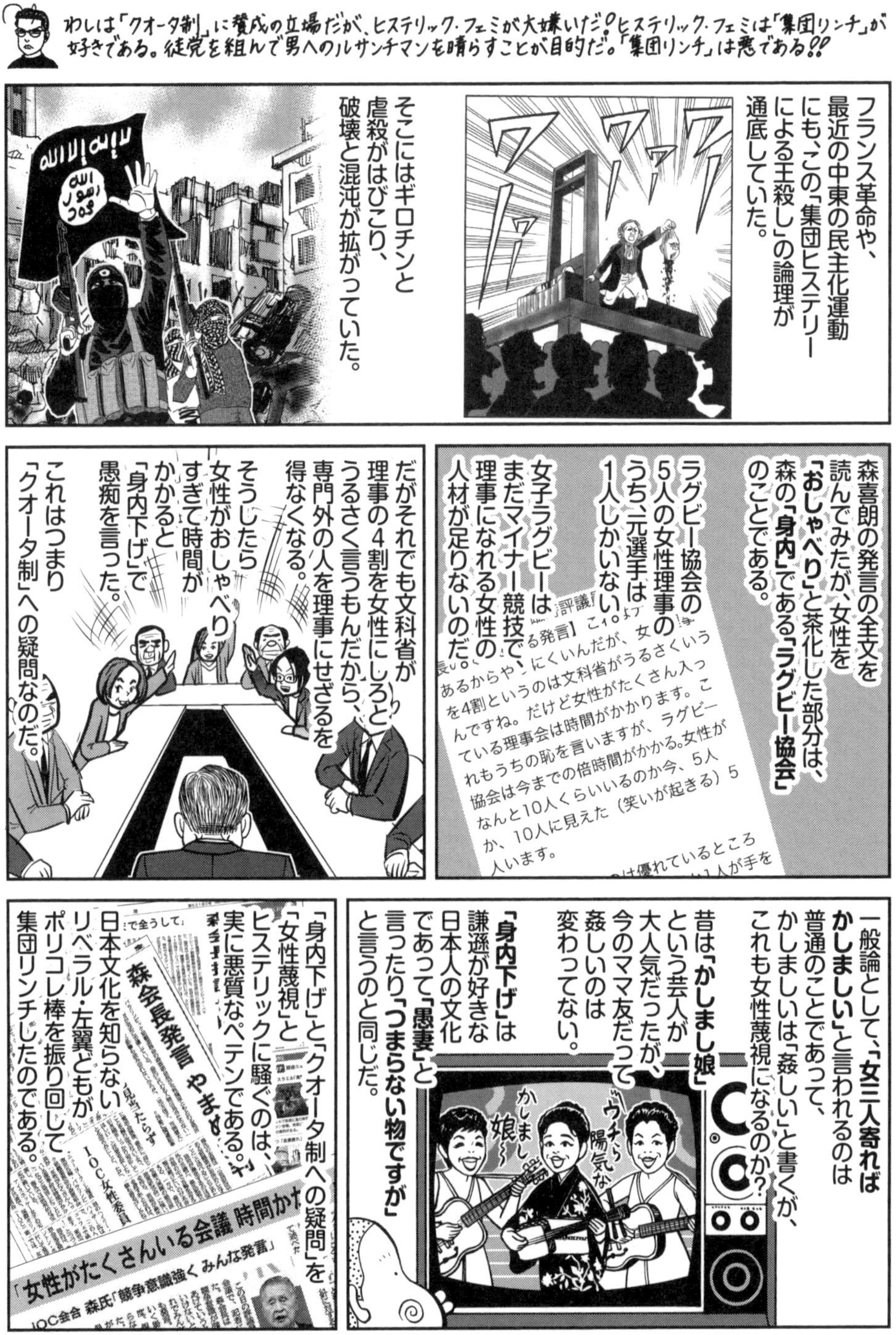

わしは「クオータ制」に賛成の立場だが、ヒステリック・フェミが大嫌いだ！ヒステリック・フェミは「集団リンチ」が好きである。徒党を組んで男へのルサンチマンを晴らすことが目的だ。「集団リンチ」は悪である!!
フランス革命や、最近の中東の民主化運動にも、この「集団ヒステリーによる王殺し」の論理が通底していた。
そこにはギロチンと虐殺がはびこり、破壊と混沌が拡がっていた。
森喜朗の発言の全文を読んでみたが、女性を「おしゃべり」と茶化した部分は、森の「身内」である「ラグビー協会」のことである。
ラグビー協会の5人の女性理事のうち、元選手は1人しかいない。
女子ラグビーはまだマイナー競技で、理事になれる女性の人材が足りないのだ。
る発言】
にくいんだが、女
あるから
を4割というのは文科省がうるさくいう
んですね。だけど女性がたくさん入っ
ている理事会は時間がかかります。こ
れもうちの恥を言いますが、ラグビー
協会は今までの倍時間がかかる。女性が
なんと10人くらいいるのか今、5人
か、10人に見えた（笑いが起きる）5
人います。
は優れているところ
人が手を
だがそれでも文科省が理事の4割を女性にしろとうるさく言うもんだから、専門外の人を理事にせざるを得なくなる。
そうしたら女性がおしゃべりすぎて時間がかかると「身内下げ」で愚痴を言った。
これはつまり「クオータ制」への疑問なのだ。
一般論として、「女三人寄ればかしましい」と言われるのは普通のことであって、かしましいは「姦しい」と書くが、これも女性蔑視になるのか？
昔は「かしまし娘」という芸人が大人気だったが、今のママ友だって姦しいのは変わってない。
「身内下げ」は謙遜が好きな日本人の文化であって「愚妻」と言ったり「つまらない物ですが」と言うのと同じだ。
かしまし娘～
ウチら陽気な
「身内下げ」と「クオータ制への疑問」を「女性蔑視」とヒステリックに騒ぐのは、実に悪質なペテンである。
日本文化を知らないリベラル・左翼どもがポリコレ棒を振り回して集団リンチしたのである。
で全うして」
森会長発言 やまぬ
IOC女性委員
「女性がたくさんいる会議 時間かか
「競争意識強く みんな発言」
IOC会合 森氏

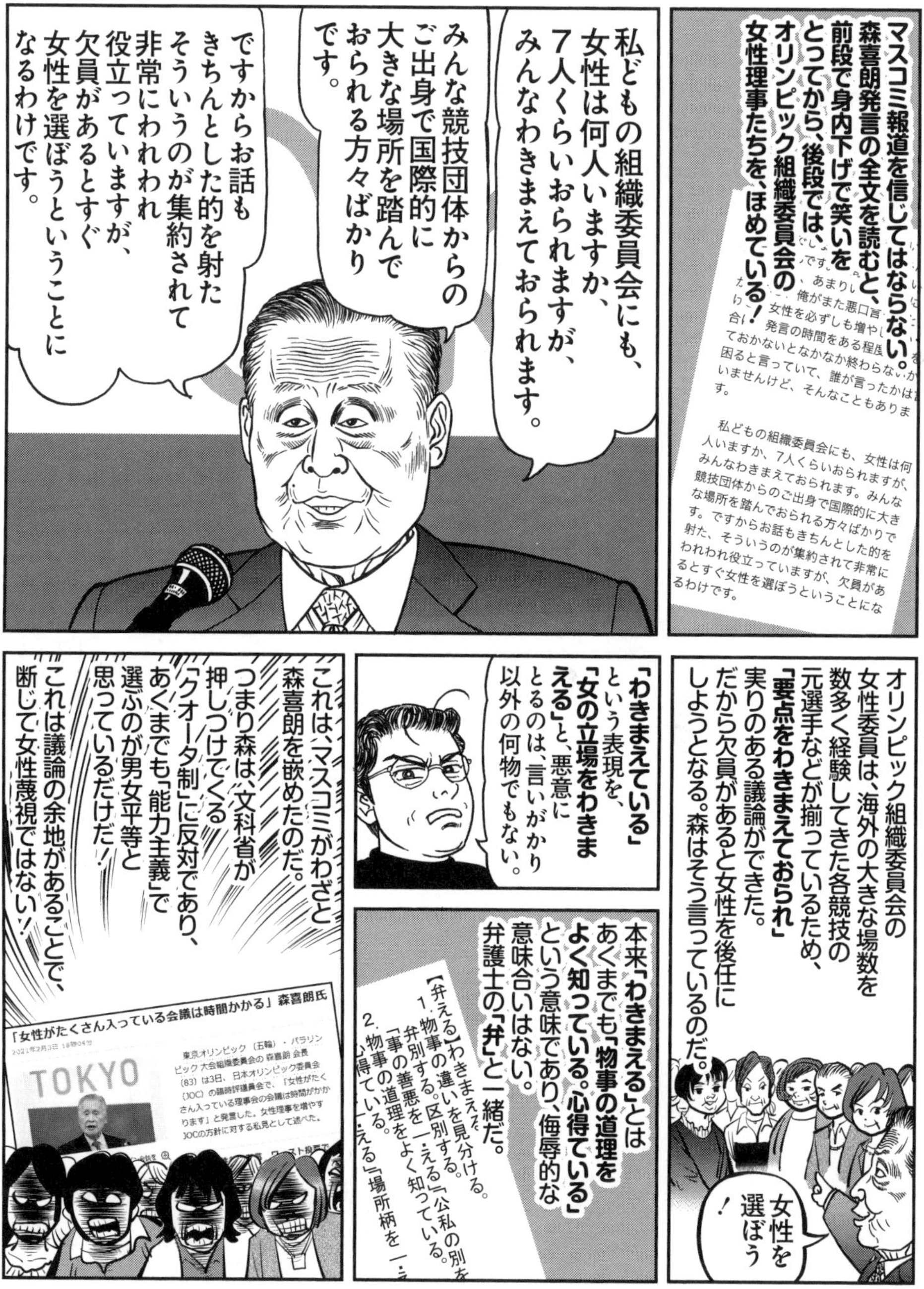

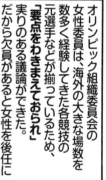

マスコミ報道を信じてはならない。森喜朗発言の全文を読むと、前段で身内下げで笑いをとってから、後段では、オリンピック組織委員会の女性理事たちを、ほめている！
あまりい
俺がまた悪口言
女性を必ずしも増やし
発言の時間をある程度
ておかないとなかなか終わらないか
困ると言っていて、誰が言ったかは言
いませんけど、そんなこともありま
す。
私どもの組織委員会にも、女性は何人いますか、7人くらいおられますが、みんなわきまえておられます。みんな競技団体からのご出身で国際的に大きな場所を踏んでおられる方々ばかりです。ですからお話もきちんとした的を射た、そういうのが集約されて非常にわれわれ役立っていますが、欠員があるとすぐ女性を選ぼうということになるわけです。
私どもの組織委員会にも、女性は何人いますか、7人くらいおられますが、みんなわきまえておられます。
みんな競技団体からのご出身で国際的に大きな場所を踏んでおられる方々ばかりです。
ですからお話もきちんとした的を射たそういうのが集約されて非常にわれわれ役立っていますが、欠員があるとすぐ女性を選ぼうということになるわけです。
オリンピック組織委員会の女性委員は、海外の大きな場数を数多く経験してきた各競技の元選手などが揃っているため、「要点をわきまえておられ」実りのある議論ができた。だから欠員があると女性を後任にしようとなる。森はそう言っているのだ。
女性を選ぼう！
「わきまえている」という表現を、「女の立場をわきまえる」と、悪意にとるのは、言いがかり以外の何物でもない。
本来「わきまえる」とはあくまでも「物事の道理をよく知っている。心得ている」という意味であり、侮辱的な意味合いはない。弁護士の「弁」と一緒だ。
【弁える】わきまえる
1.物事の違いを見分ける。弁別する。区別する。「公私の別を一える」「事の善悪を一える」
2.物事の道理をよく知っている。心得ている。「場所柄を一える」
これは、マスコミがわざと森喜朗を嵌めたのだ。
つまり森は、文科省が押しつけてくる「クオータ制」に反対であり、あくまでも「能力主義」で選ぶのが男女平等と思っているだけだ！
これは議論の余地があることで、断じて女性蔑視ではない！
「女性がたくさん入っている会議は時間かかる」森喜朗氏
2021年2月3日 18時04分
TOKYO
東京オリンピック（五輪）・パラリンピック大会組織委員会の森喜朗会長（83）は3日、日本オリンピック委員会（JOC）の臨時評議員会で、「女性がたくさん入っている理事会の会議は時間がかかります」と発言した。女性理事を増やすJOCの方針に対する私見として述べた。

「平等」はイデオロギーである。わしは「男女公平」はいいと思うが、「男女平等」は空論であり、空論は暴走し集団リンチに走るだけだ。

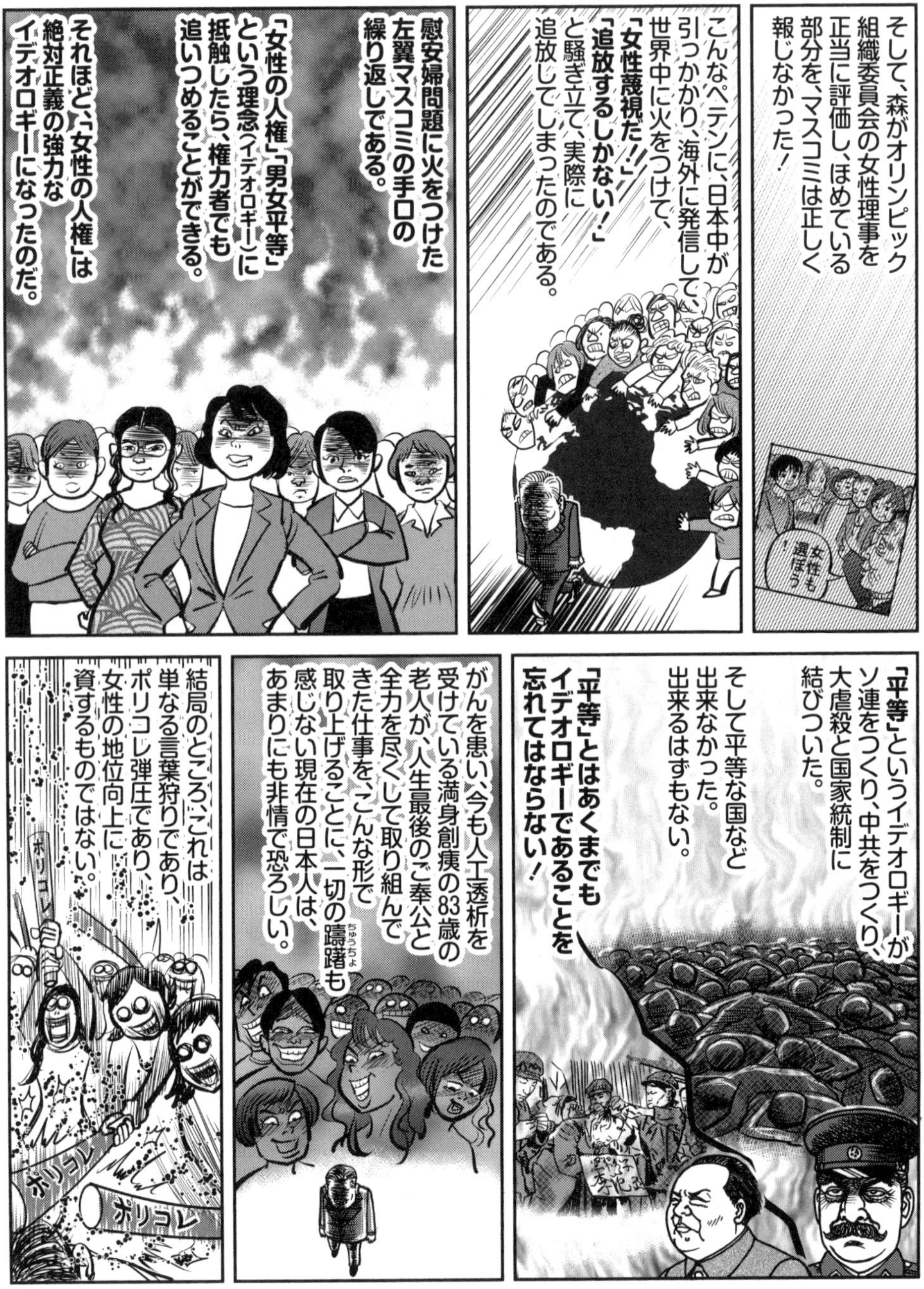
そして、森がオリンピック組織委員会の女性理事を正当に評価し、ほめている部分を、マスコミは正しく報じなかった！
女性も選ぼう！
こんなペテンに、日本中が引っかかり、海外に発信して、世界中に火をつけて、「女性蔑視だ!!」「追放するしかない！」と騒ぎ立て、実際に追放してしまったのである。
慰安婦問題に火をつけた左翼マスコミの手口の繰り返しである。
「女性の人権」「男女平等」という理念（イデオロギー）に抵触したら、権力者でも追いつめることができる。
それほど、「女性の人権」は絶対正義の強力なイデオロギーになったのだ。
「平等」というイデオロギーがソ連をつくり、中共をつくり、大虐殺と国家統制に結びついた。
そして平等な国など出来なかった。出来るはずもない。
「平等」とはあくまでもイデオロギーであることを忘れてはならない！
がんを患い、今も人工透析を受けている満身創痍の83歳の老人が、人生最後のご奉公と全力を尽くして取り組んできた仕事を、こんな形で取り上げることに、一切の躊躇《ちゅうちょ》も感じない現在の日本人は、あまりにも非情で恐ろしい。
結局のところ、これは単なる言葉狩りであり、ポリコレ弾圧であり、女性の地位向上に資するものではない。
ポリコレ
ポリコレ
ポリコレ

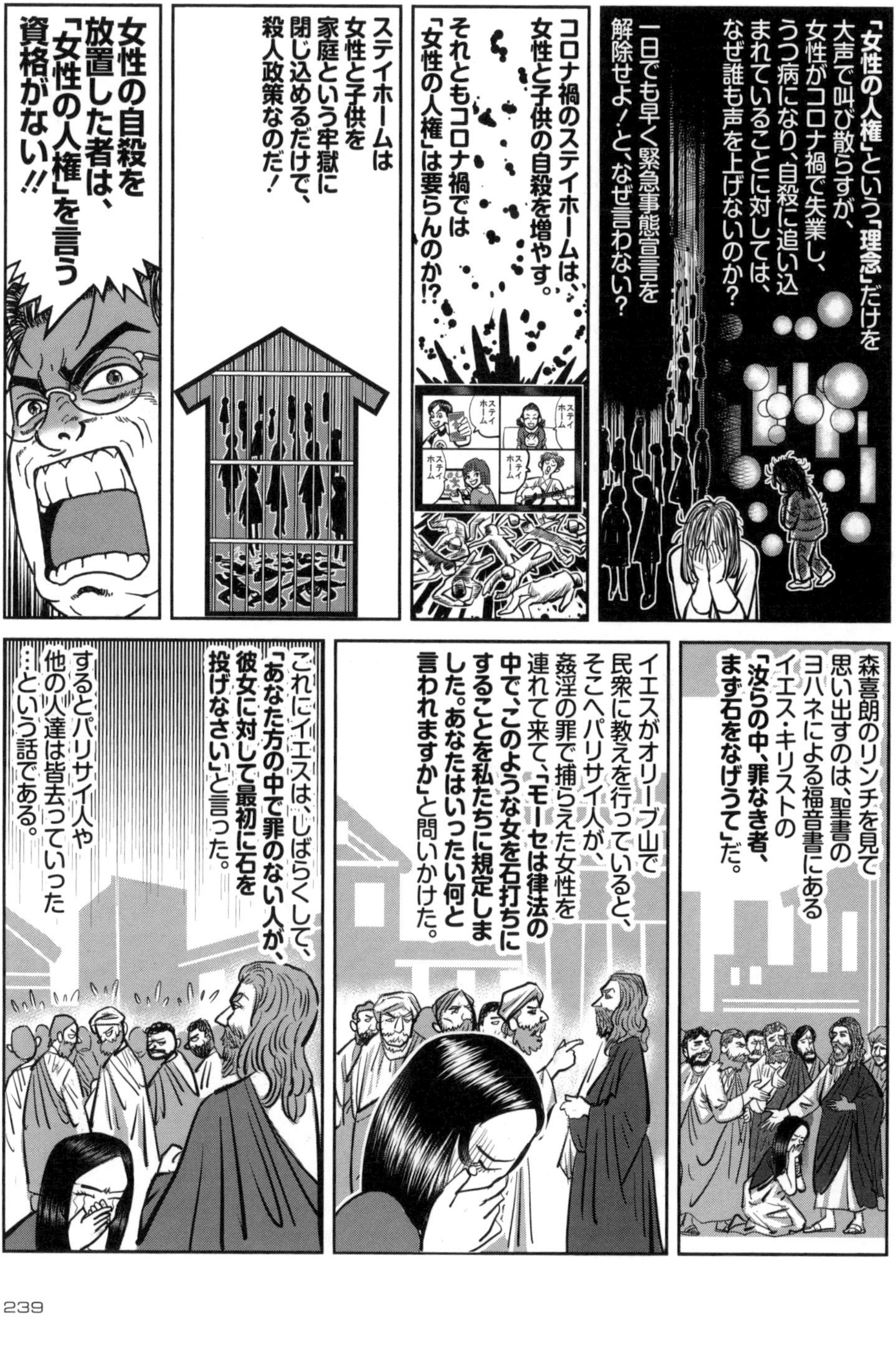
「女性の人権」という「理念」だけを
大声で叫び散らすが、
女性がコロナ禍で失業し、
うつ病になり、自殺に追い込
まれていることに対しては、
なぜ誰も声を上げないのか？
一日でも早く緊急事態宣言を
解除せよ！と、なぜ言わない？
コロナ禍のステイホームは、
女性と子供の自殺を増やす。
それともコロナ禍では
「女性の人権」は要らんのか!?
ステイホーム
ステイホーム
ステイホーム
ステイホーム
ステイホームは
女性と子供を
家庭という牢獄に
閉じ込めるだけで、
殺人政策なのだ！
女性の自殺を
放置した者は、
「女性の人権」を言う
資格がない!!
森喜朗のリンチを見て
思い出すのは、聖書の
ヨハネによる福音書にある
イエス・キリストの
「汝らの中、罪なき者、
まず石をなげうて」だ。
イエスがオリーブ山で
民衆に教えを行っていると、
そこへパリサイ人が、
姦淫の罪で捕らえた女性を
連れて来て、「モーセは律法の
中で、このような女を石打ちに
することを私たちに規定しま
した。あなたはいったい何と
言われますか」と問いかけた。
これにイエスは、しばらくして、
「あなた方の中で罪のない人が、
彼女に対して最初に石を
投げなさい」と言った。
するとパリサイ人や
他の人達は皆去っていった
…という話である。

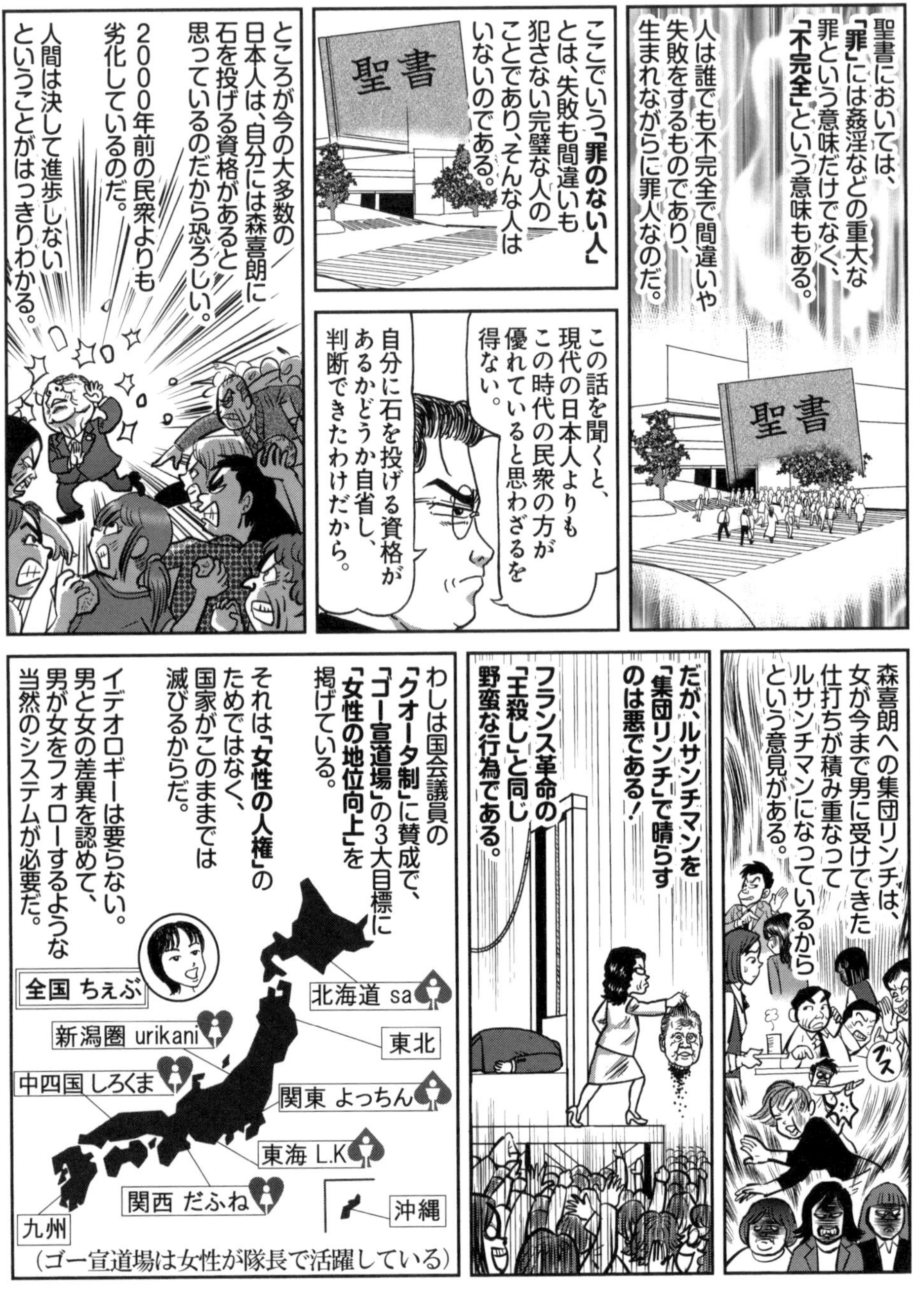

聖書においては、「罪」には姦淫などの重大な罪という意味だけでなく、「不完全」という意味もある。
人は誰でも不完全で間違いや失敗をするものであり、生まれながらに罪人なのだ。
聖書
ここでいう「罪のない人」とは、失敗も間違いも犯さない完璧な人のことであり、そんな人はいないのである。
聖書
この話を聞くと、現代の日本人よりもこの時代の民衆の方が優れていると思わざるを得ない。
自分に石を投げる資格があるかどうか自省し、判断できたわけだから。
ところが今の大多数の日本人は、自分には森喜朗に石を投げる資格があると思っているのだから恐ろしい。
2000年前の民衆よりも劣化しているのだ。
人間は決して進歩しないということがはっきりわかる。
森喜朗への集団リンチは、女が今まで男に受けてきた仕打ちが積み重なってルサンチマンになっているからという意見がある。
ブス
だが、ルサンチマンを「集団リンチ」で晴らすのは悪である！
フランス革命の「王殺し」と同じ野蛮な行為である。
わしは国会議員の「クオータ制」に賛成で、「ゴー宣道場」の3大目標に「女性の地位向上」を掲げている。
それは「女性の人権」のためではなく、国家がこのままでは滅びるからだ。
イデオロギーは要らない。男と女の差異を認めて、男が女をフォローするようなシステムが必要だ。
全国 ちぇぶ
北海道 sa
東北
新潟圏 urikani
中四国 しろくま
関東 よっちん
東海 L.K
関西 だふね
九州
沖縄
（ゴー宣道場は女性が隊長で活躍している）

森喜朗降ろしの次は、山田真貴子広報官降ろし。コロナ禍のうっぷん晴らしで、騒ぐだけ騒いで血祭りにあげて引きずり降ろしたらケロっと忘れる無責任。だが山田広報官降ろしのような官僚バッシングは、日本を滅亡させる愚行だと分かっているのか!? 誰も気付いてない重大問題を唯一世に問うブログマガジン小林よしのりライジング配信中!

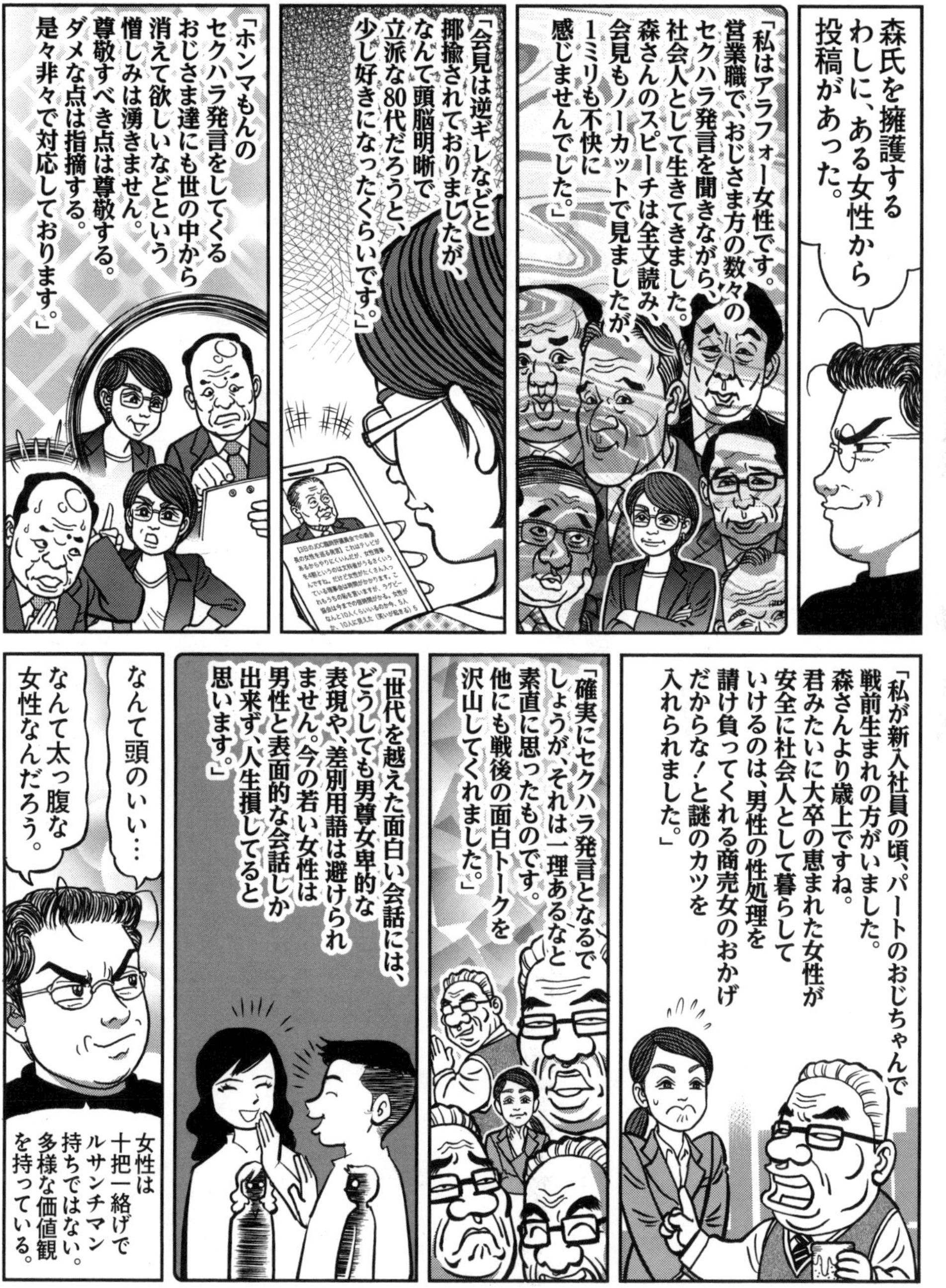
森氏を擁護するわしに、ある女性から投稿があった。
「私はアラフォー女性です。営業職で、おじさま方の数々のセクハラ発言を聞きながら、社会人として生きてきました。森さんのスピーチは全文読み、会見もノーカットで見ましたが、1ミリも不快に感じませんでした。」
「会見は逆ギレなどと揶揄されておりましたが、なんて頭脳明晰で立派な80代だろうと、少し好きになったくらいです。」
「ホンマもんのセクハラ発言をしてくるおじさま達にも世の中から消えて欲しいなどという憎しみは湧きません。尊敬すべき点は尊敬する。ダメな点は指摘する。是々非々で対応しております。」
「私が新入社員の頃、パートのおじちゃんで戦前生まれの方がいました。森さんより歳上ですね。君みたいに大卒の恵まれた女性が安全に社会人として暮らしていけるのは、男性の性処理を請け負ってくれる商売女のおかげだからな!と謎のカツを入れられました。」
「確実にセクハラ発言となるでしょうが、それは一理あるなと素直に思ったものです。他にも戦後の面白トークを沢山してくれました。」
「世代を越えた面白い会話には、どうしても男尊女卑的な表現や、差別用語は避けられません。今の若い女性は男性と表面的な会話しか出来ず、人生損してると思います。」
なんて頭のいい…
なんて太っ腹な女性なんだろう。
女性は十把一絡げでルサンチマン持ちではない。多様な価値観を持っている。

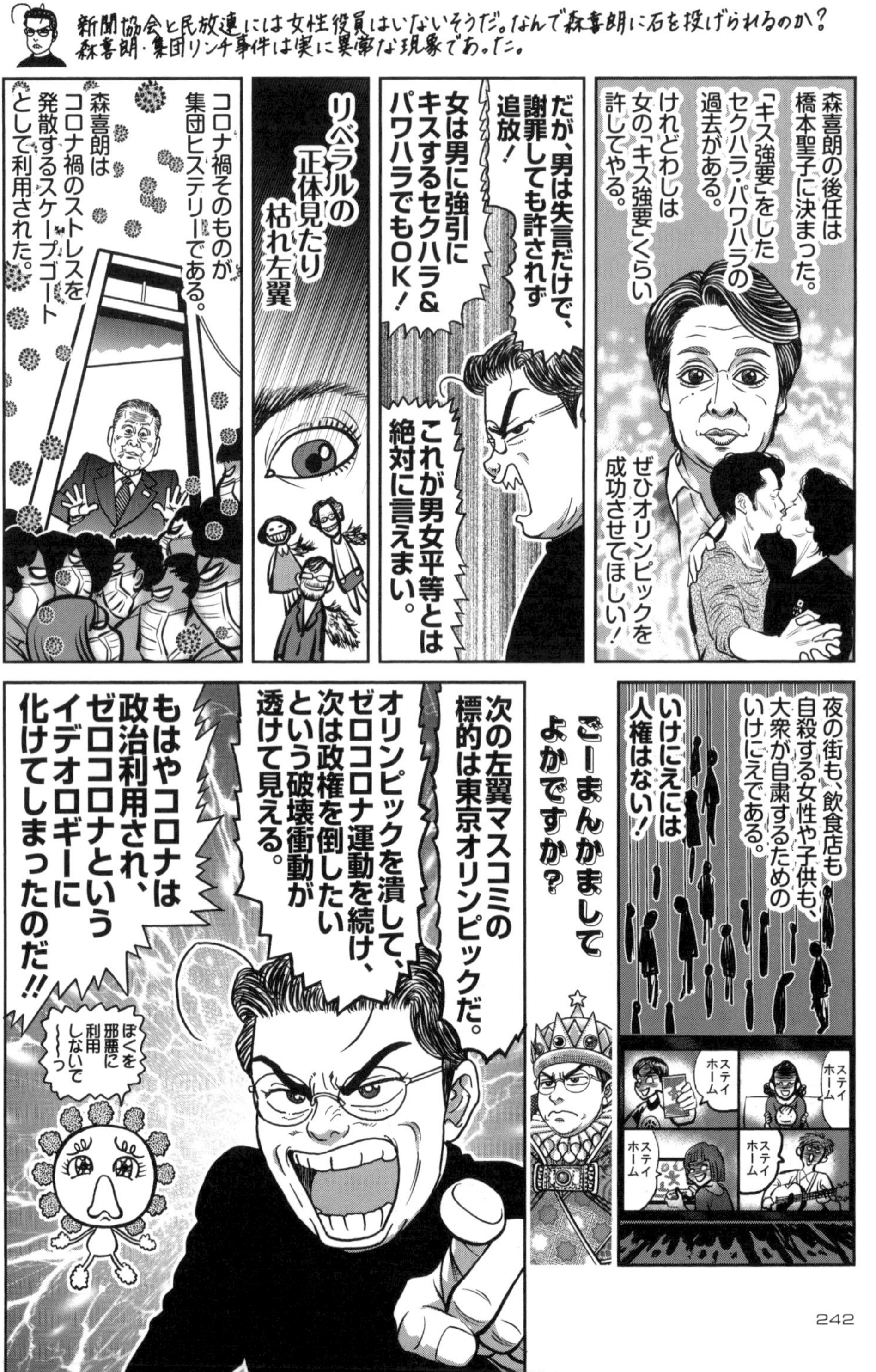
新聞協会と民放連には女性役員はいないそうだ。なんで森喜朗に石を投げられるのか？
森喜朗・集団リンチ事件は実に異常な現象であった。
森喜朗の後任は橋本聖子に決まった。
「キス強要」をしたセクハラ・パワハラの過去がある。
けれどわしは女の「キス強要」くらい許してやる。
ぜひオリンピックを成功させてほしい！
だが、男は失言だけで、謝罪しても許されず追放！
女は男に強引にキスするセクハラ＆パワハラでもOK！
これが男女平等とは絶対に言えまい。
リベラルの正体見たり枯れ左翼
コロナ禍そのものが集団ヒステリーである。
森喜朗はコロナ禍のストレスを発散するスケープゴートとして利用された。
夜の街も、飲食店も自殺する女性や子供も、大衆が自粛するためのいけにえである。
いけにえには人権はない！
ステイホーム
ステイホーム
ステイホーム
ステイホーム
ごーまんかましてよかですか？
次の左翼マスコミの標的は東京オリンピックだ。
オリンピックを潰して、ゼロコロナ運動を続け、次は政権を倒したいという破壊衝動が透けて見える。
もはやコロナは政治利用され、ゼロコロナというイデオロギーに化けてしまったのだ!!
ぼくを邪悪に利用しないで〜〜っ

ゴーマニズム宣言 SPECIAL コロナ論3

第14章 | コロナ医療の末期に疑問

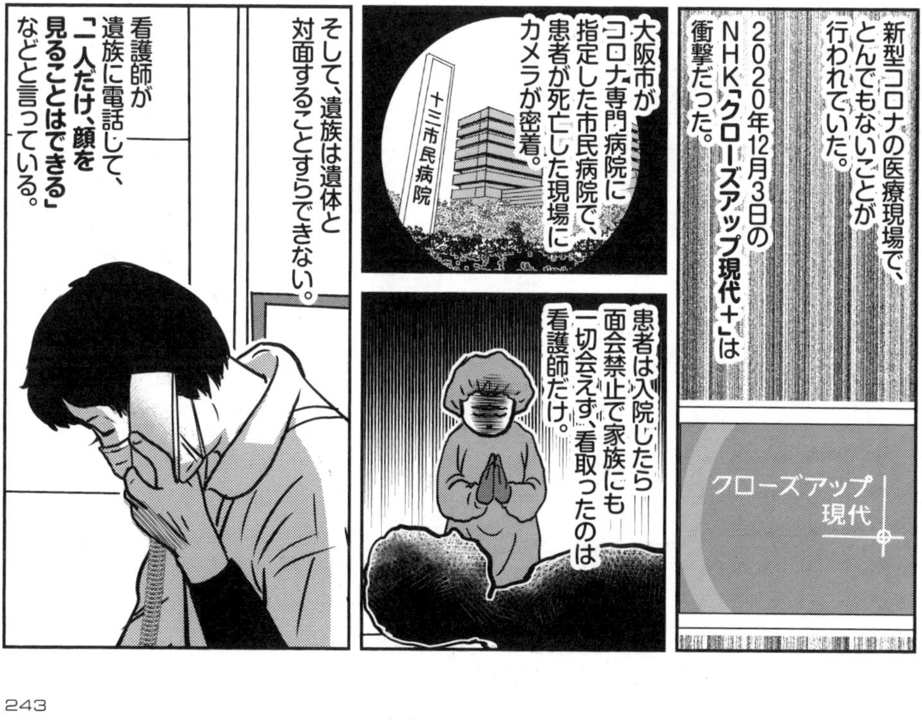

新型コロナの医療現場で、とんでもないことが行われていた。
2020年12月3日のNHK「クローズアップ現代＋」は衝撃だった。
クローズアップ現代
大阪市がコロナ専門病院に指定した市民病院で、患者が死亡した現場にカメラが密着。
十三市民病院
患者は入院したら面会禁止で家族にも一切会えず、看取ったのは看護師だけ。
そして、遺族は遺体と対面することすらできない。
看護師が遺族に電話して、「一人だけ、顔を見ることはできる」などと言っている。

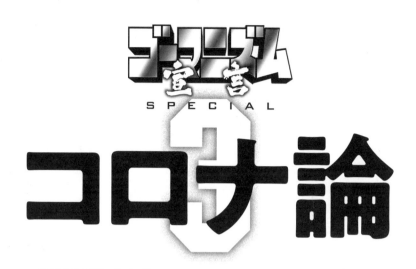

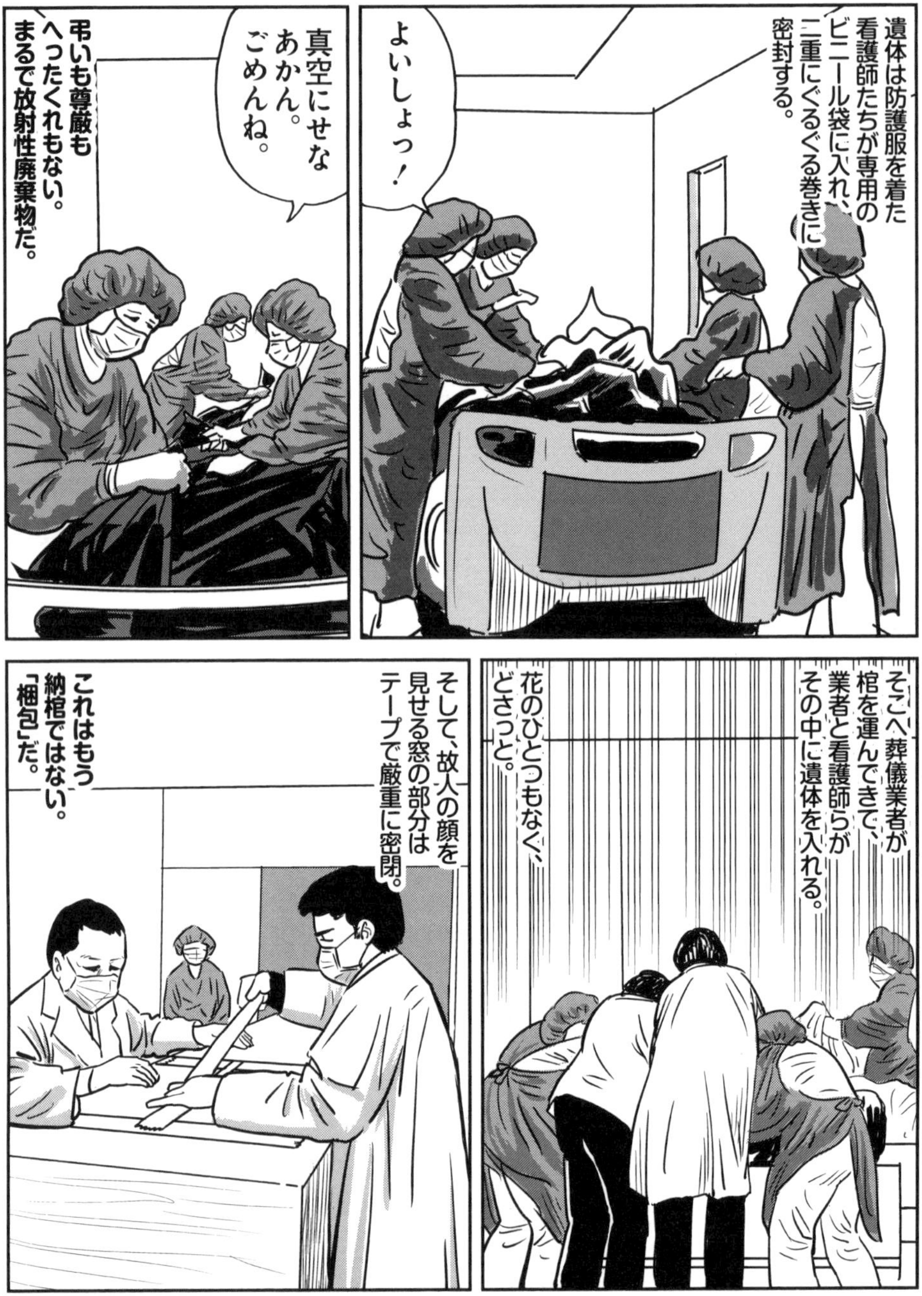

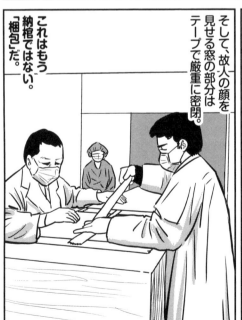

遺体は防護服を着た
看護師たちが専用の
ビニール袋に入れ、
二重にぐるぐる巻きに
密封する。
よいしょっ！
真空にせな
あかん。
ごめんね。
弔いも尊厳も
へったくれもない。
まるで放射性廃棄物だ。
そこへ葬儀業者が
棺を運んできて、
業者と看護師らが
その中に遺体を入れる。
花のひとつもなく、
どさっと。
そして、故人の顔を
見せる窓の部分は
テープで厳重に密閉。
これはもう
納棺ではない。
「梱包」だ。

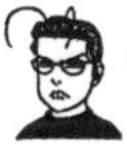

ようやく緊急事態宣言が解除された。世界から見れば、ちっぽけな「さざ波」程度のPCR陽性者数に怯えて、経済を破壊する行為を、よく国民が支持しているものだ。超絶ヘタレ民族だな。

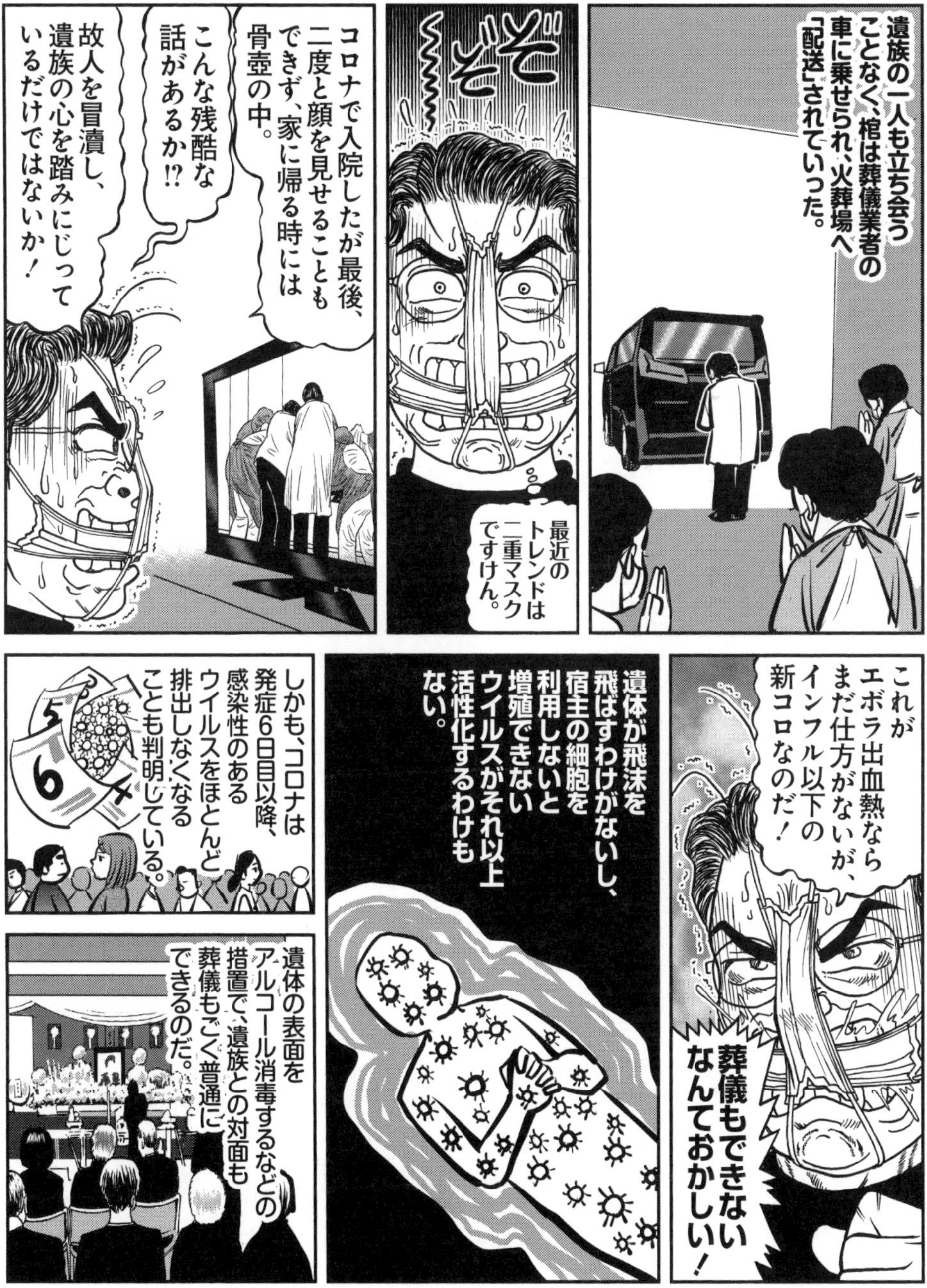

遺族の一人も立ち会うことなく、棺は葬儀業者の車に乗せられ、火葬場へ「配送」されていった。
ぞぞ
最近のトレンドは二重マスクですけん。
コロナで入院したが最後、二度と顔を見せることもできず、家に帰る時には骨壺の中。
こんな残酷な話があるか!?
故人を冒瀆し、遺族の心を踏みにじっているだけではないか!
これがエボラ出血熱ならまだ仕方がないが、インフル以下の新コロなのだ!
葬儀もできないなんておかしい!
遺体が飛沫を飛ばすわけがないし、宿主の細胞を利用しないと増殖できないウイルスがそれ以上活性化するわけもない。
しかも、コロナは発症6日目以降、感染性のあるウイルスをほとんど排出しなくなることも判明している。
遺体の表面をアルコール消毒するなどの措置で、遺族との対面も葬儀もごく普通にできるのだ。

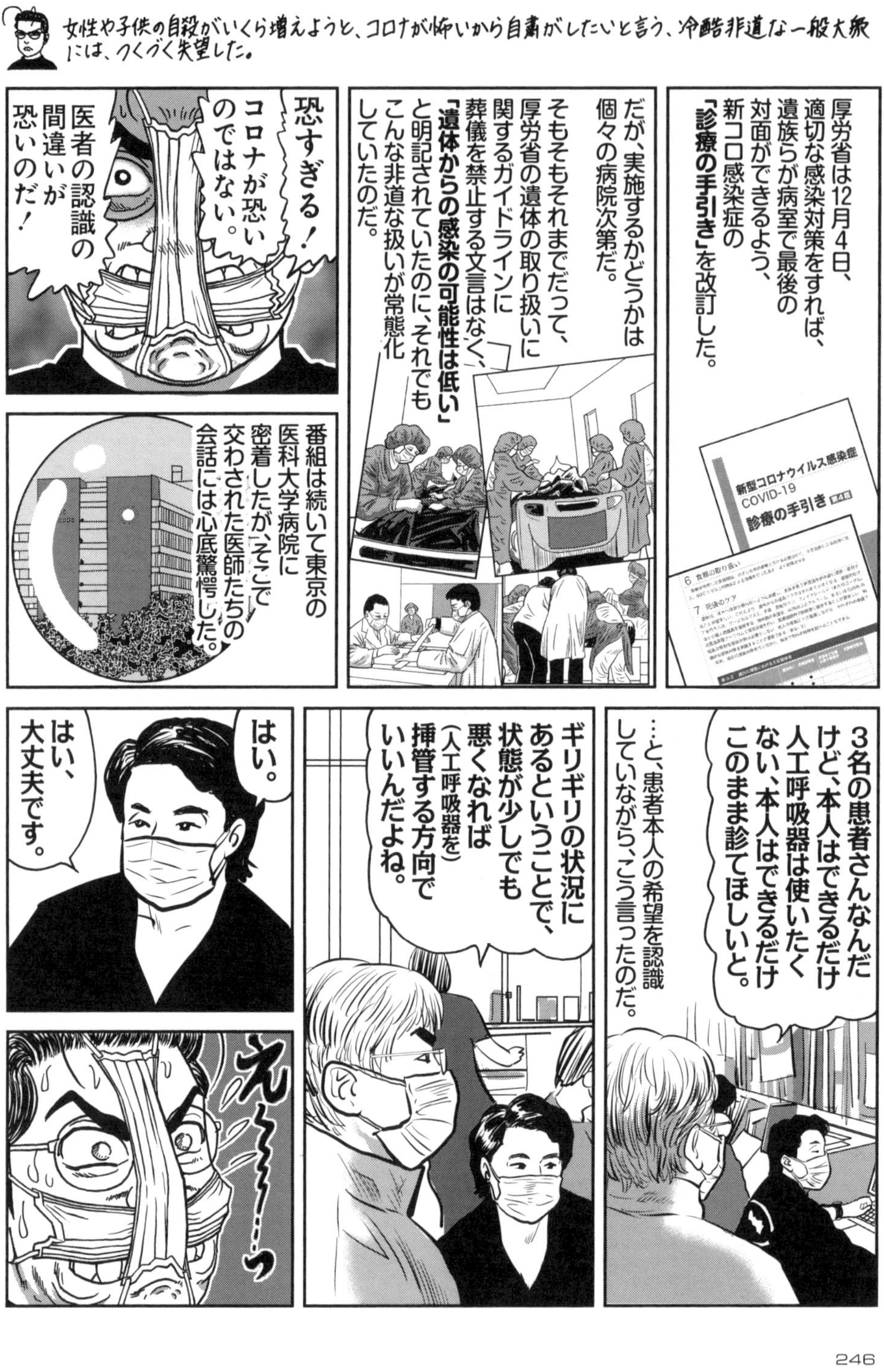
女性や子供の自殺がいくら増えようと、コロナが怖いから自粛がしたいと言う、冷酷非道な一般大衆には、つくづく失望した。
厚労省は12月4日、適切な感染対策をすれば、遺族らが病室で最後の対面ができるよう、新コロ感染症の「診療の手引き」を改訂した。
新型コロナウイルス感染症
COVID-19
診療の手引き 第4版
6 食事の取り扱い
7 死後のケア
だが、実施するかどうかは個々の病院次第だ。
そもそもそれまでだって、厚労省の遺体の取り扱いに関するガイドラインに葬儀を禁止する文言はなく、「遺体からの感染の可能性は低い」と明記されていたのに、それでもこんな非道な扱いが常態化していたのだ。
恐すぎる！
コロナが恐いのではない。
医者の認識の間違いが恐いのだ！
番組は続いて東京の医科大学病院に密着したが、そこで交わされた医師たちの会話には心底驚愕した。
3名の患者さんなんだけど、本人はできるだけ人工呼吸器は使いたくない、本人はできるだけこのまま診てほしいと。
…と、患者本人の希望を認識していながら、こう言ったのだ。
ギリギリの状況にあるということで、状態が少しでも悪くなれば（人工呼吸器を）挿管する方向でいいんだよね。
はい。
はい、大丈夫です。
え〜〜〜っ

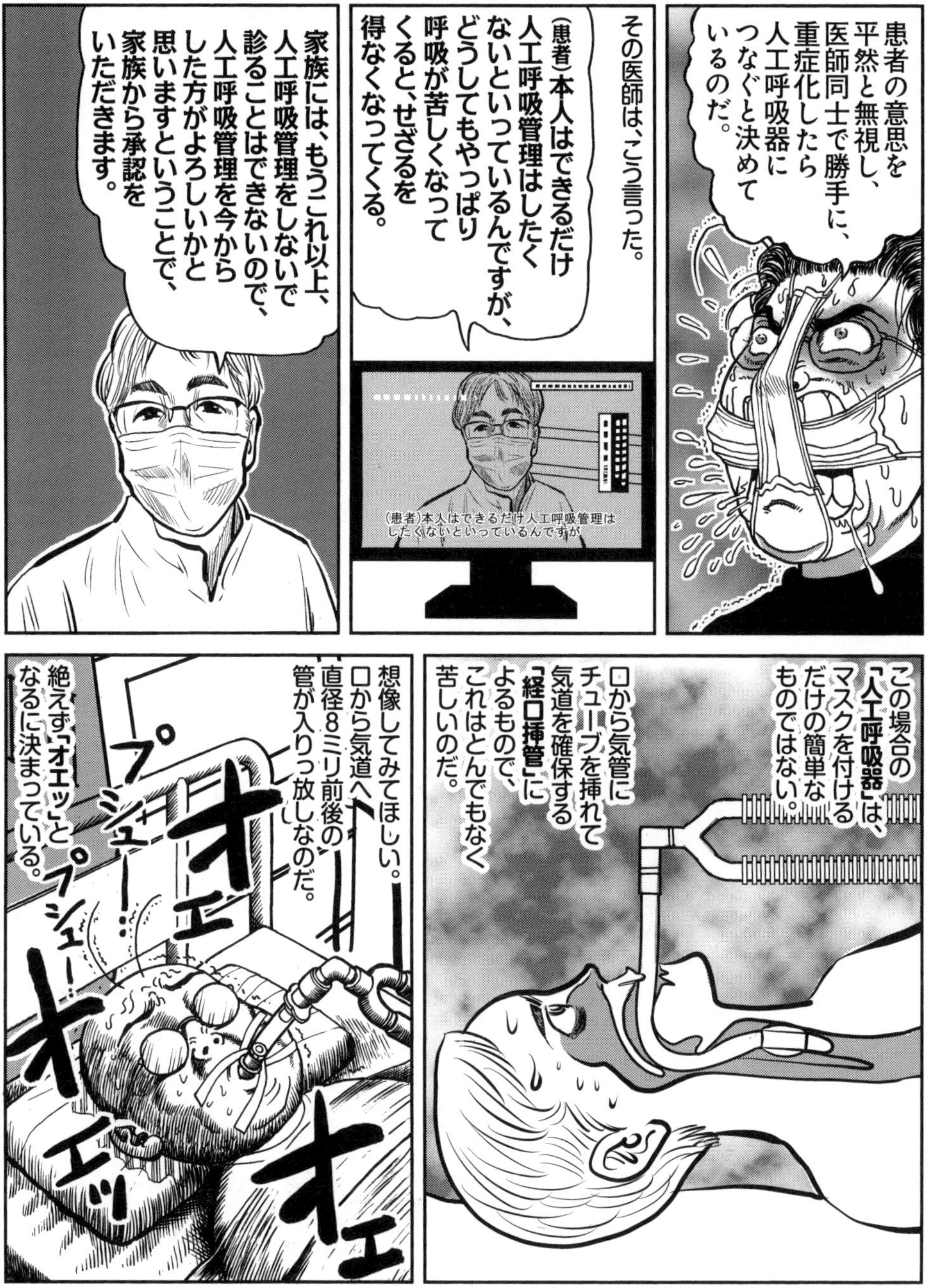
患者の意思を平然と無視し、医師同士で勝手に、重症化したら人工呼吸器につなぐと決めているのだ。
その医師は、こう言った。
(患者)本人はできるだけ人工呼吸管理はしたくないといっているんですが、どうしてもやっぱり呼吸が苦しくなってくると、せざるを得なくなってくる。
(患者)本人はできるだけ人工呼吸管理はしたくないといっているんですが、
家族には、もうこれ以上、人工呼吸管理をしないで診ることはできないので、人工呼吸管理を今からした方がよろしいかと思いますということで、家族から承認をいただきます。
この場合の「人工呼吸器」は、マスクを付けるだけの簡単なものではない。
口から気管にチューブを挿れて気道を確保する「経口挿管」によるもので、これはとんでもなく苦しいのだ。
想像してみてほしい。口から気道へ直径8ミリ前後の管が入りっ放しなのだ。
オエ
プシュー…
プシュー…
オエッ
オエ
絶えず「オエッ」となるに決まっている。

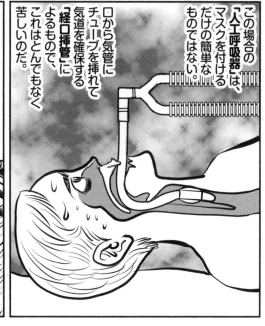

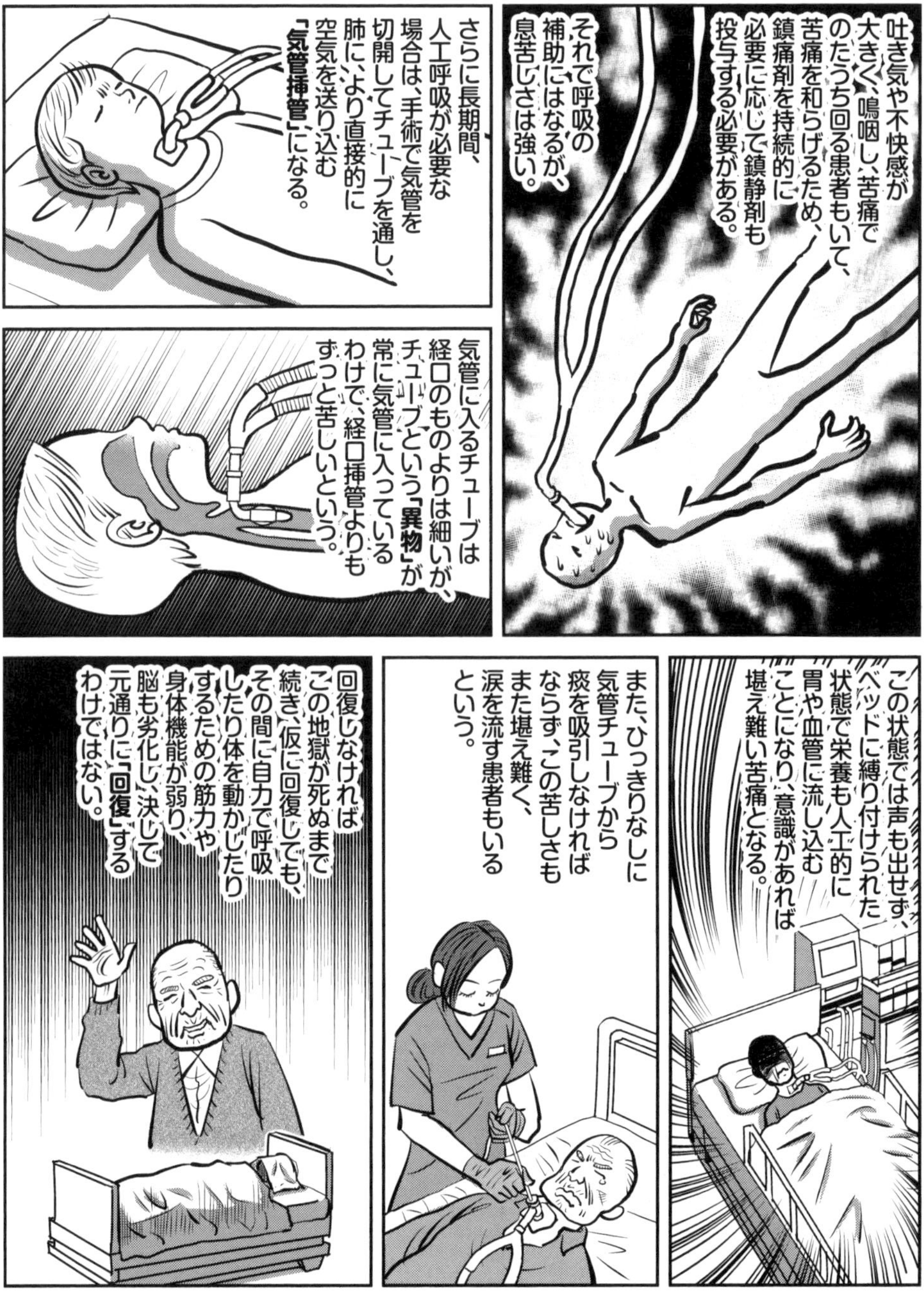

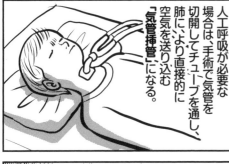

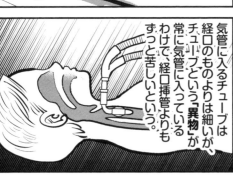

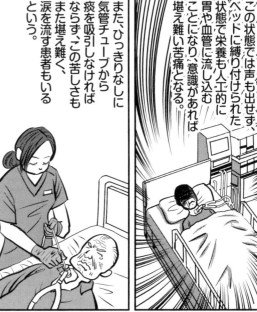

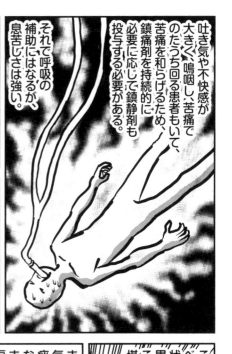

吐き気や不快感が大きく、嗚咽し、苦痛でのたうち回る患者もいて、苦痛を和らげるため、鎮痛剤を持続的に必要に応じて鎮静剤も投与する必要がある。
それで呼吸の補助にはなるが、息苦しさは強い。
さらに長期間、人工呼吸が必要な場合は、手術で気管を切開してチューブを通し、肺に、より直接的に空気を送り込む「気管挿管」になる。
気管に入るチューブは経口のものよりは細いが、チューブという「異物」が常に気管に入っているわけで、経口挿管よりもずっと苦しいという。
この状態では声も出せず、ベッドに縛り付けられた状態で栄養も人工的に胃や血管に流し込むことになり、意識があれば堪え難い苦痛となる。
また、ひっきりなしに気管チューブから痰を吸引しなければならず、この苦しさもまた堪え難く、涙を流す患者もいるという。
回復しなければこの地獄が死ぬまで続き、仮に回復しても、その間に自力で呼吸したり体を動かしたりするための筋力や身体機能が弱り、脳も劣化し、決して元通りに「回復」するわけではない。

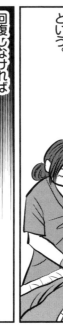

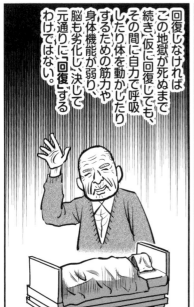

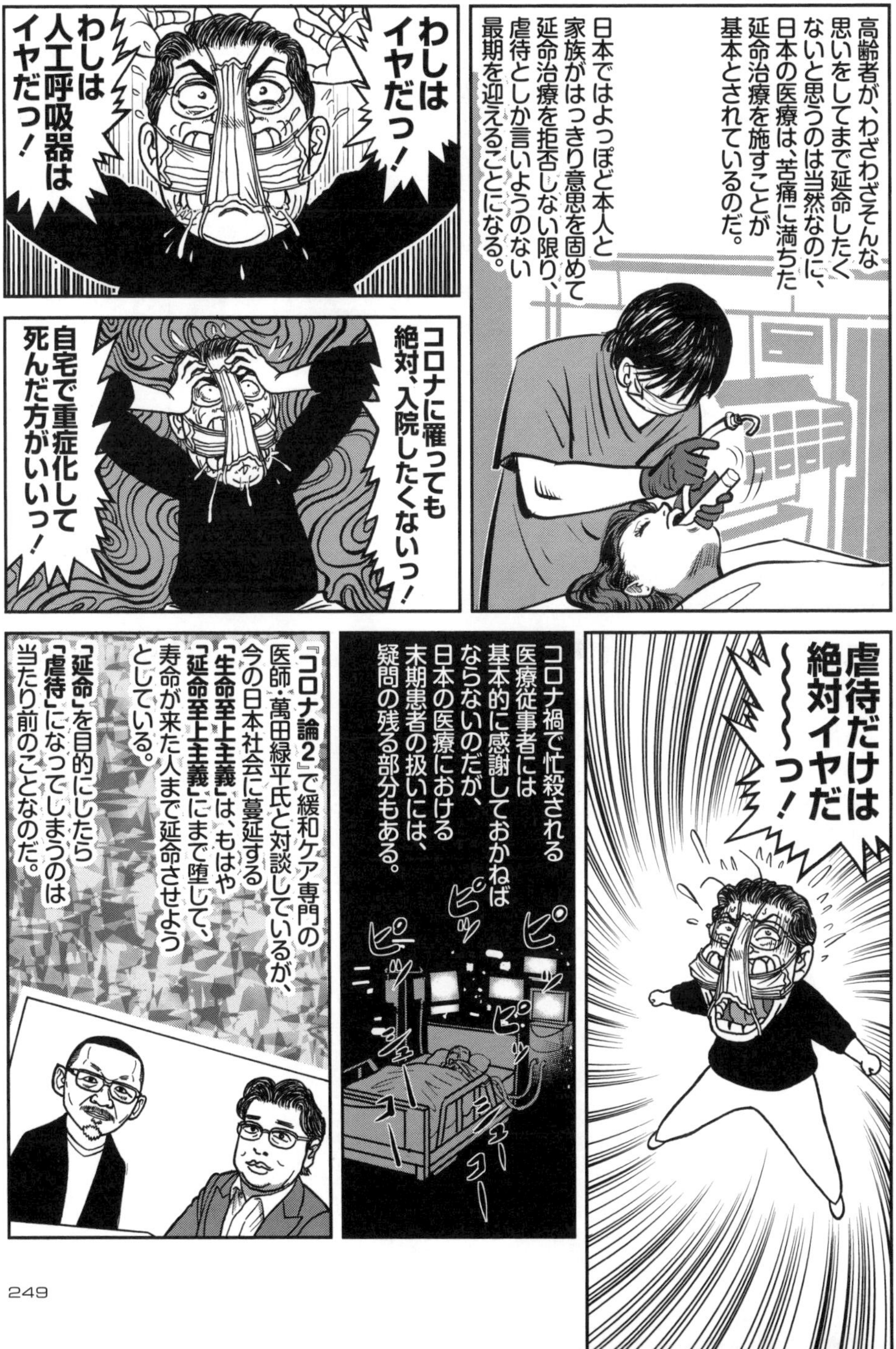

高齢者が、わざわざそんな思いをしてまで延命したくないと思うのは当然なのに、日本の医療は、苦痛に満ちた延命治療を施すことが基本とされているのだ。
日本ではよっぽど本人と家族がはっきり意思を固めて延命治療を拒否しない限り、虐待としか言いようのない最期を迎えることになる。
わしはイヤだっ！
わしは人工呼吸器はイヤだっ！
コロナに罹っても絶対、入院したくないいっ！
自宅で重症化して死んだ方がいいいっ！
虐待だけは絶対イヤだ〜〜〜っ！
コロナ禍で忙殺される医療従事者には基本的に感謝しておかねばならないのだが、日本の医療における末期患者の扱いには、疑問の残る部分もある。
ピッ
ピッ
ピッ
ピッ
シュー
コー
シュー
コー
『コロナ論2』で緩和ケア専門の医師・萬田緑平氏と対談しているが、今の日本社会に蔓延する「生命至上主義」は、もはや「延命至上主義」にまで堕して、寿命が来た人まで延命させようとしている。
「延命」を目的にしたら「虐待」になってしまうのは当たり前のことなのだ。

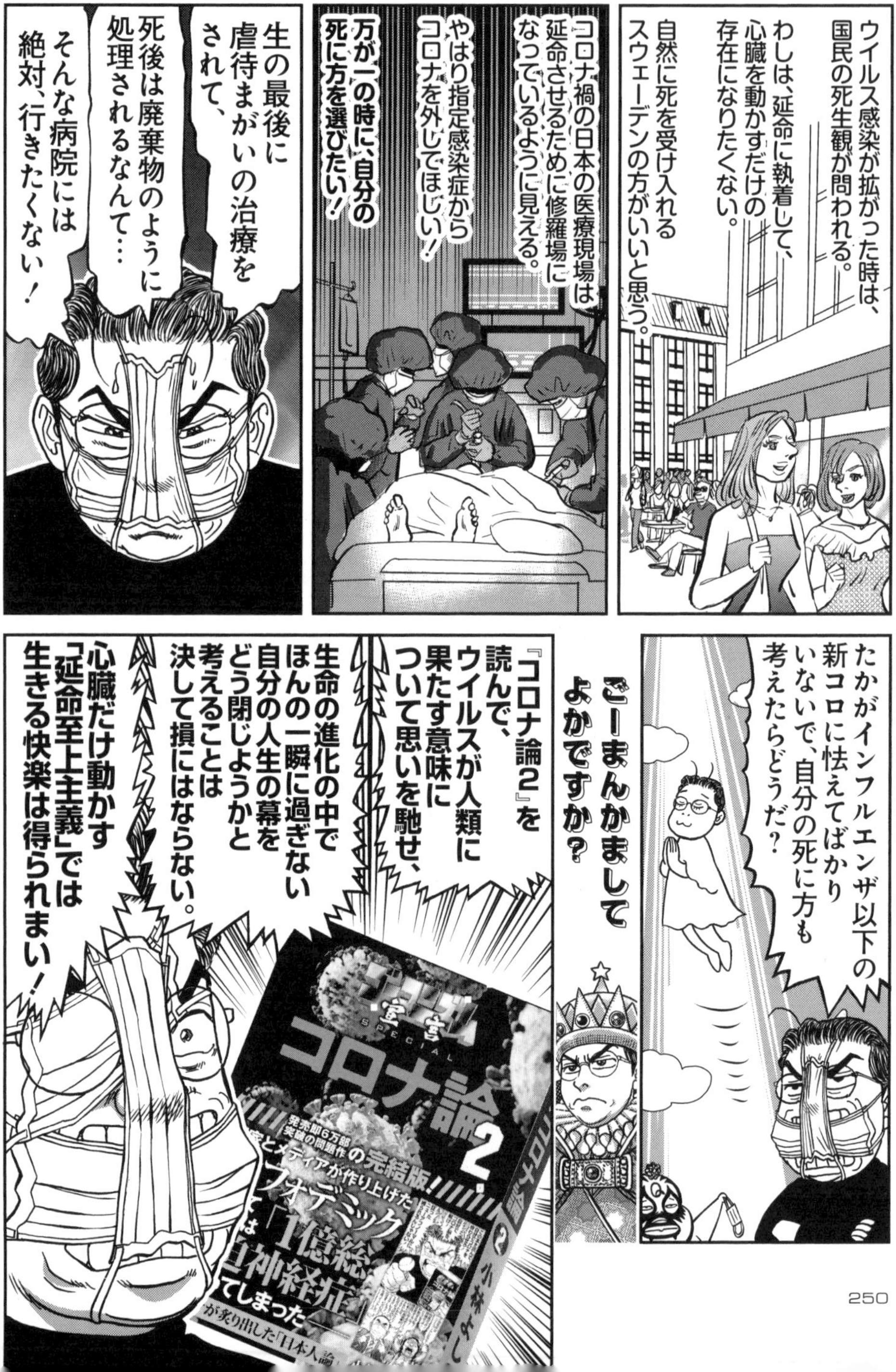

ウイルス感染が拡がった時は、国民の死生観が問われる。
わしは、延命に執着して、心臓を動かすだけの存在になりたくない。
自然に死を受け入れるスウェーデンの方がいいと思う。
コロナ禍の日本の医療現場は延命させるために修羅場になっているように見える。
やはり指定感染症からコロナを外してほしい！
万が一の時に、自分の死に方を選びたい！
生の最後に虐待まがいの治療をされて、
死後は廃棄物のように処理されるなんて…
そんな病院には絶対、行きたくない！
たかがインフルエンザ以下の新コロに怯えてばかりいないで、自分の死に方も考えたらどうだ？
ごーまんかましてよかですか？
『コロナ論2』を読んで、ウイルスが人類に果たす意味について思いを馳せ、
生命の進化の中でほんの一瞬に過ぎない自分の人生の幕をどう閉じようかと考えることは決して損にはならない。
心臓だけ動かす「延命至上主義」では生きる快楽は得られまい！
SPECIAL
コロナ論2
発売即6万部突破の問題作
の完結版！
が炙り出した「日本人論」

ゴーマニズム宣言 SPECIAL
コロナ論3

第15章 集団免疫はすでに出来ている

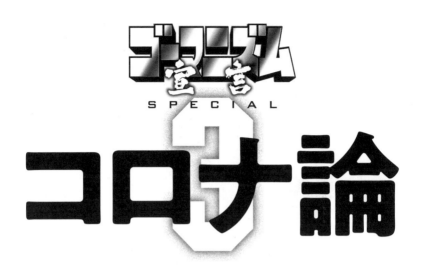

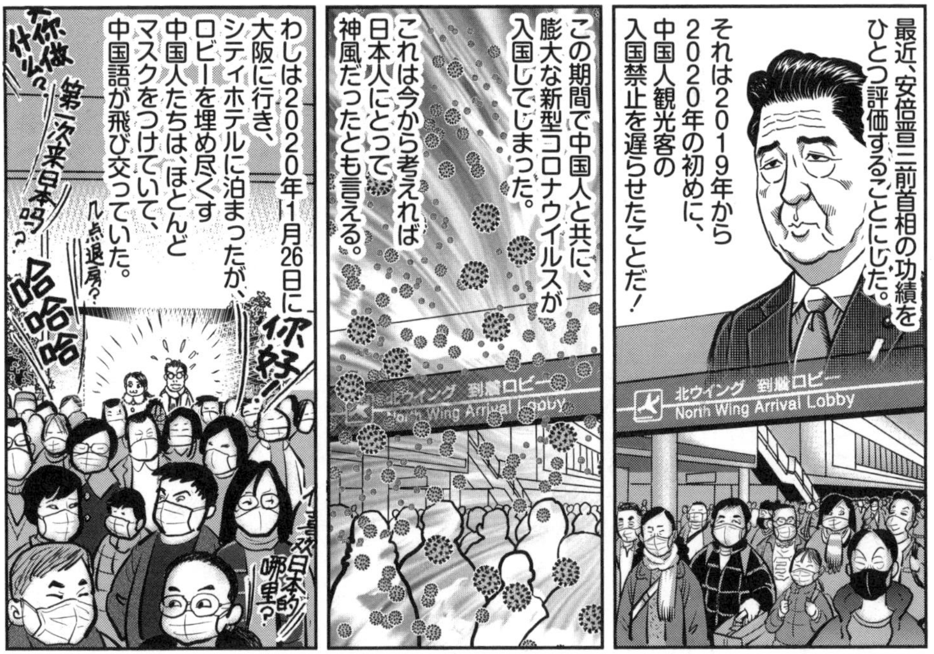

最近、安倍晋三前首相の功績をひとつ評価することにした。
それは2019年から2020年の初めに、中国人観光客の入国禁止を遅らせたことだ！
北ウイング 到着ロビー
North Wing Arrival Lobby
この期間で中国人と共に、膨大な新型コロナウイルスが入国してしまった。
これは今から考えれば日本人にとって神風だったとも言える。
わしは2020年1月26日に大阪に行き、シティホテルに泊まったが、ロビーを埋め尽くす中国人たちは、ほとんどマスクをつけていて、中国語が飛び交っていた。
你好！
你做什么？
第一次来日本吗？
几点退房？
哈哈哈
喜欢日本的哪里？

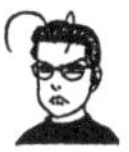

小学館新書で『コロナ脳』が発売された。ウイルス学の宮沢孝幸氏との対談で、マスクの必要性や集団免疫に関する見解が違うが、かえって面白い対談になった。読んでみてくれ。

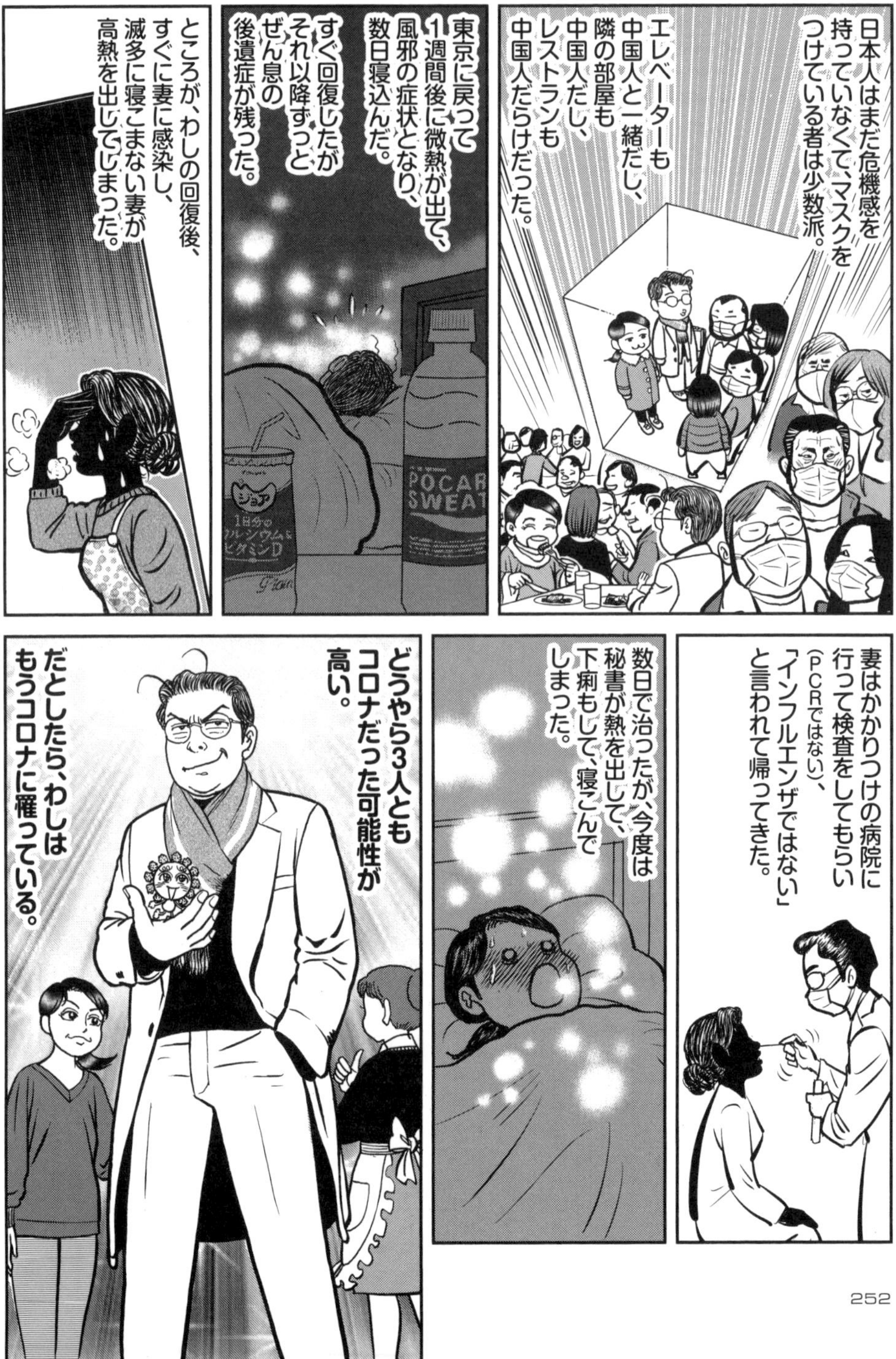

日本人はまだ危機感を持っていなくて、マスクをつけている者は少数派。
エレベーターも中国人と一緒だし、隣の部屋も中国人だし、レストランも中国人だらけだった。
東京に戻って1週間後に微熱が出て、風邪の症状となり、数日寝込んだ。
すぐ回復したがそれ以降ずっとぜん息の後遺症が残った。
ジョア
1日分のカルシウムとビタミンD
POCARI SWEAT
ところが、わしの回復後、すぐに妻に感染し、滅多に寝こまない妻が高熱を出してしまった。
妻はかかりつけの病院に行って検査をしてもらい（PCRではない）、「インフルエンザではない」と言われて帰ってきた。
数日で治ったが、今度は秘書が熱を出して、下痢もして、寝こんでしまった。
どうやら3人ともコロナだった可能性が高い。
だとしたら、わしはもうコロナに罹っている。

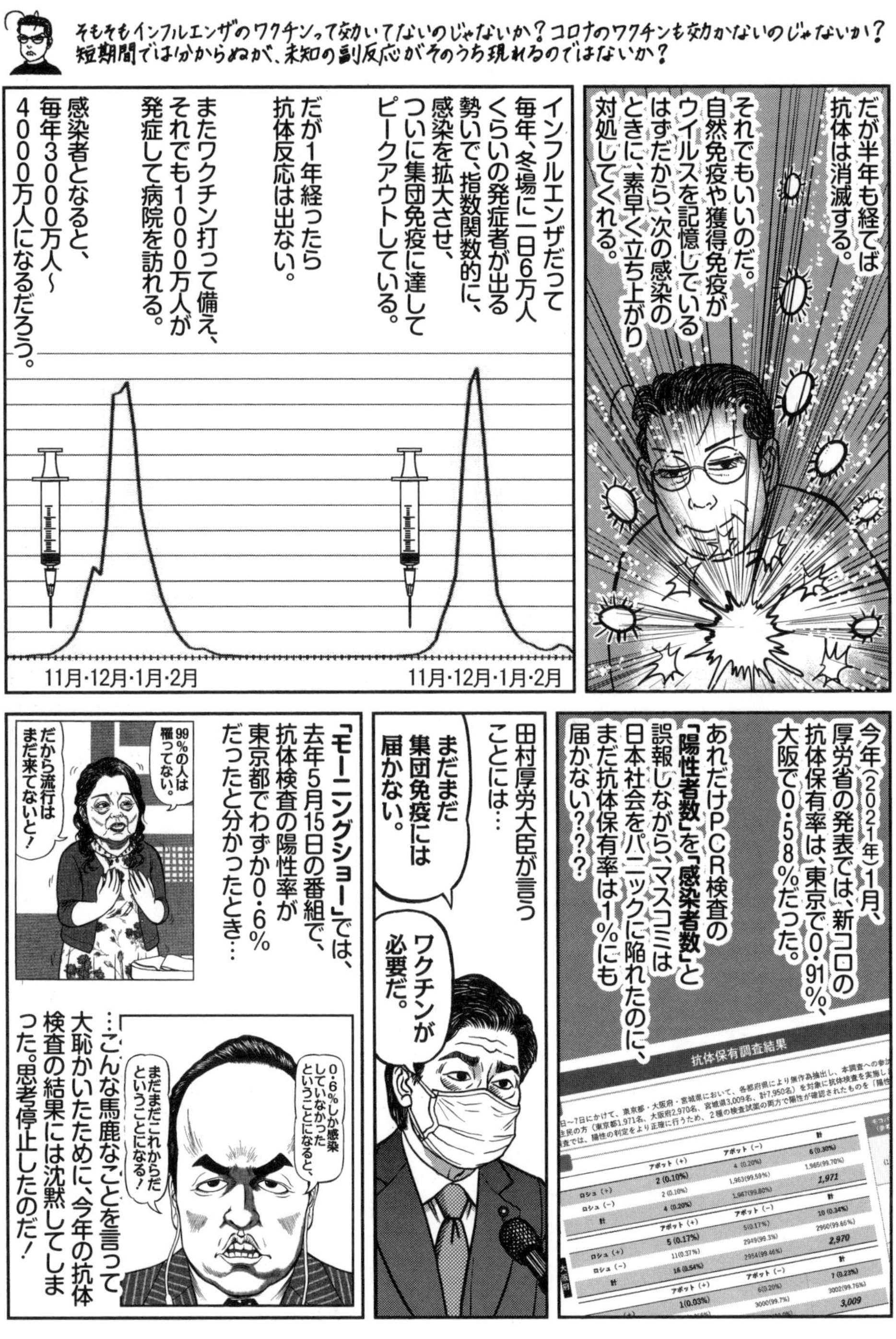

そもそもインフルエンザのワクチンって効いてないのじゃないか？コロナのワクチンも効かないのじゃないか？
短期間ではわからぬが、未知の副反応がそのうち現れるのではないか？
だが半年も経てば抗体は消滅する。
それでもいいのだ。自然免疫や獲得免疫がウイルスを記憶しているはずだから、次の感染のときに、素早く立ち上がり対処してくれる。
インフルエンザだって毎年、冬場に一日6万人くらいの発症者が出る勢いで、指数関数的に、感染を拡大させ、ついに集団免疫に達してピークアウトしている。
だが1年経ったら抗体反応は出ない。
またワクチン打って備え、それでも1000万人が発症して病院を訪れる。
感染者となると、毎年3000万人～4000万人になるだろう。
11月・12月・1月・2月
11月・12月・1月・2月
今年（2021年）1月、厚労省の発表では、新コロの抗体保有率は、東京で0・91％、大阪で0・58％だった。
あれだけPCR検査の「陽性者数」を「感染者数」と誤報しながら、マスコミは日本社会をパニックに陥れたのに、まだ抗体保有率は1％にも届かない？？？
抗体保有調査結果
田村厚労大臣が言うことには…
まだまだ集団免疫には届かない。
ワクチンが必要だ。
「モーニングショー」では、去年5月15日の番組で、抗体検査の陽性率が東京都でわずか0・6％だったと分かったとき…
99％の人は罹ってない。
だから流行はまだ来てないと！
0・6％しか感染していなかったということになると、
まだまだこれからだということになる！
…こんな馬鹿なことを言って大恥かいたために、今年の抗体検査の結果には沈黙してしまった。思考停止したのだ！

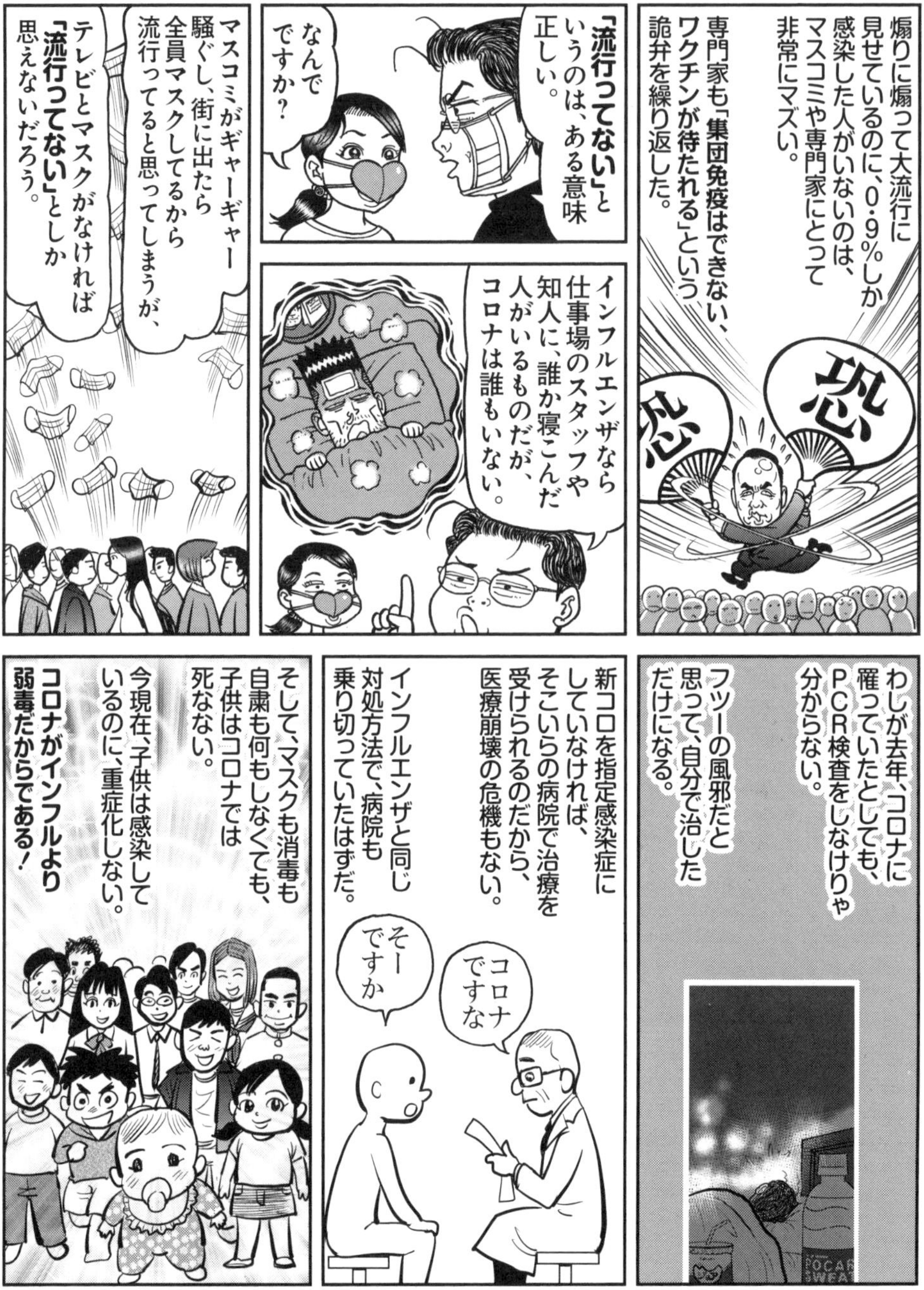

煽りに煽って大流行に見せているのに、0・9%しか感染した人がいないのは、マスコミや専門家にとって非常にマズい。
専門家も「集団免疫はできない、ワクチンが待たれる」という詭弁を繰り返した。
恐
恐
「流行ってない」というのは、ある意味正しい。
なんでですか？
インフルエンザなら仕事場のスタッフや知人に、誰か寝こんだ人がいるものだが、コロナは誰もいない。
マスコミがギャーギャー騒ぐし、街に出たら全員マスクしてるから流行ってると思ってしまうが、
テレビとマスクがなければ「流行ってない」としか思えないだろう。
わしが去年、コロナに罹っていたとしても、PCR検査をしなけりゃ分からない。
フツーの風邪だと思って、自分で治しただけになる。
POCARI SWEAT
新コロを指定感染症にしていなければ、そこいらの病院で治療を受けられるのだから、医療崩壊の危機もない。
インフルエンザと同じ対処方法で、病院も乗り切っていたはずだ。
コロナですな
そーですか
そして、マスクも消毒も自粛も何もしなくても、子供はコロナでは死なない。
今現在、子供は感染しているのに、重症化しない。
コロナがインフルより弱毒だからである！

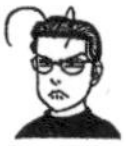

倉持麟太郎氏がグローバルダイニングの弁護人となって、東京都を提訴した。裁判の場で、コロナ・インフォデミックの真偽が争われたら面白い。

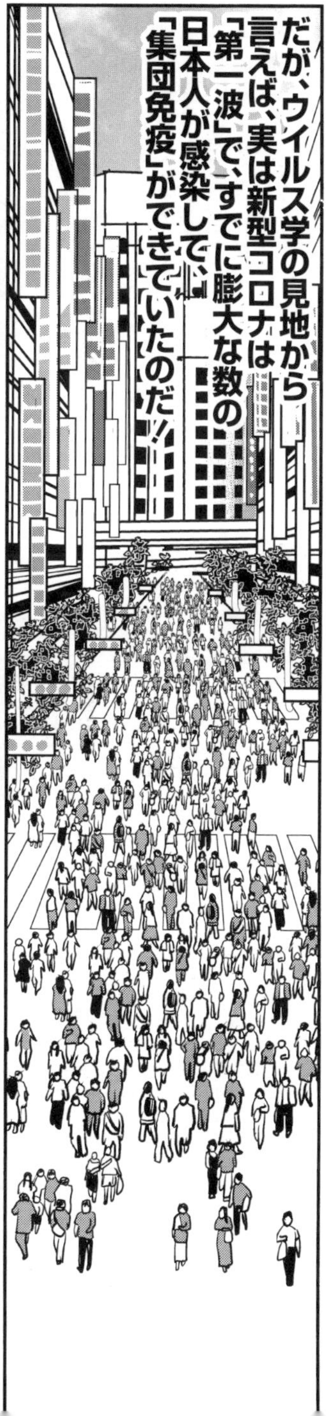

だが、ウイルス学の見地から言えば、実は新型コロナは「第一波」で、すでに膨大な数の日本人が感染して、「集団免疫」ができていたのだ!!

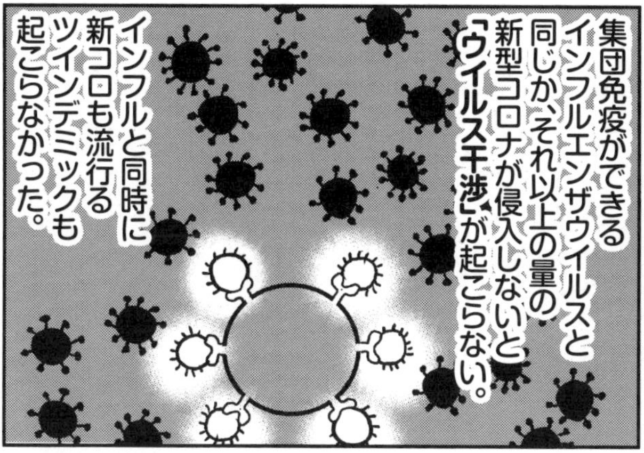

集団免疫ができるインフルエンザウイルスと同じか、それ以上の量の新型コロナが侵入しないと「ウイルス干渉」が起こらない。
インフルと同時に新コロも流行るツインデミックも起こらなかった。

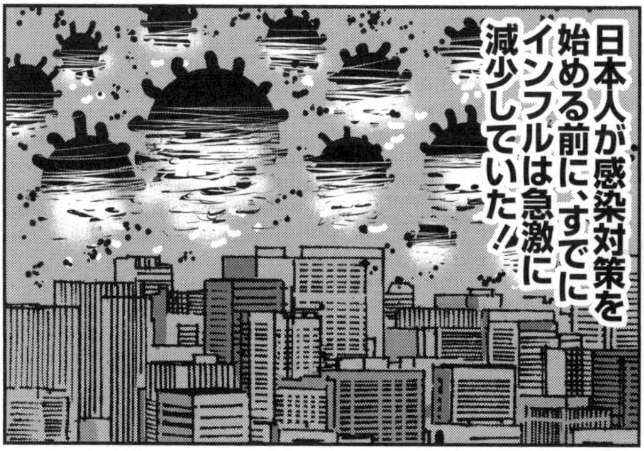

日本人が感染対策を始める前に、すでにインフルは急激に減少していた!!

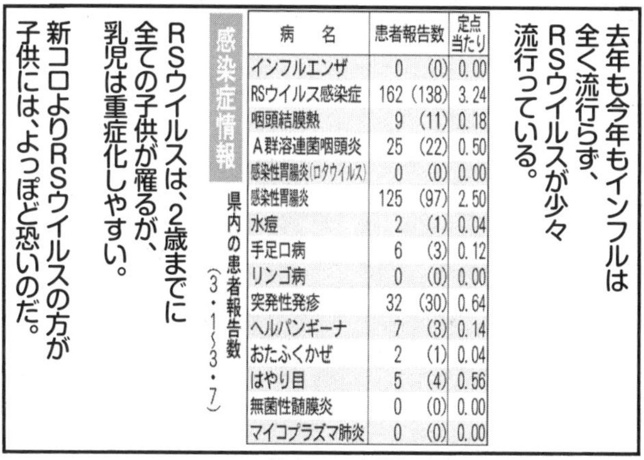

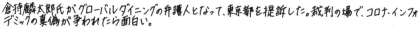

去年も今年もインフルは全く流行らず、RSウイルスが少々流行っている。
RSウイルスは、2歳までに全ての子供が罹るが、乳児は重症化しやすい。
新コロよりRSウイルスの方が子供には、よっぽど恐いのだ。

感染症情報　県内の患者報告数（3・1〜3・7）

病　名	患者報告数		定点当たり
インフルエンザ	0	(0)	0.00
RSウイルス感染症	162	(138)	3.24
咽頭結膜熱	9	(11)	0.18
A群溶連菌咽頭炎	25	(22)	0.50
感染性胃腸炎(ロタウイルス)	0	(0)	0.00
感染性胃腸炎	125	(97)	2.50
水痘	2	(1)	0.04
手足口病	6	(3)	0.12
リンゴ病	0	(0)	0.00
突発性発疹	32	(30)	0.64
ヘルパンギーナ	7	(3)	0.14
おたふくかぜ	2	(1)	0.04
はやり目	5	(4)	0.56
無菌性髄膜炎	0	(0)	0.00
マイコプラズマ肺炎	0	(0)	0.00

熊本日日新聞web版３月16日付

コロナが日本に入ってきた初期において、まだ少なかったPCR検査の陽性者数をいまだに信じ込み、テレビでグラフを見せ続けていることが阿呆だし、自称専門家が初期のリアルな感染者数を推測できないのが憐れだ。

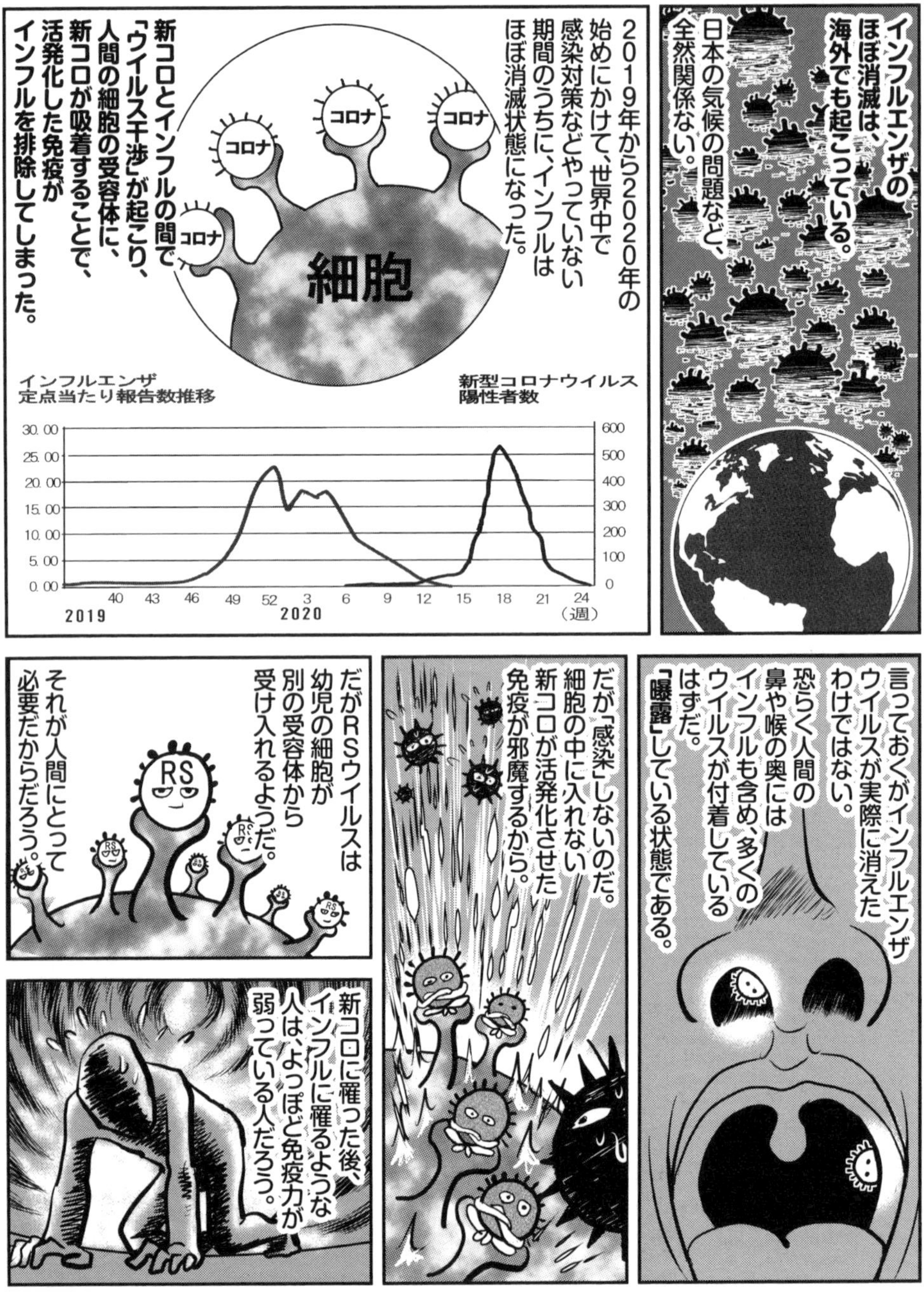
インフルエンザのほぼ消滅は、海外でも起こっている。
日本の気候の問題など、全然関係ない。
2019年から2020年の始めにかけて、世界中で感染対策などやっていない期間のうちに、インフルはほぼ消滅状態になった。
新コロとインフルの間で「ウイルス干渉」が起こり、人間の細胞の受容体に、新コロが吸着することで、活発化した免疫がインフルを排除してしまった。
コロナ
コロナ
コロナ
コロナ
細胞
インフルエンザ
定点当たり報告数推移
新型コロナウイルス
陽性者数
30.00
25.00
20.00
15.00
10.00
5.00
0.00
600
500
400
300
200
100
0
40 43 46 49 52 3 6 9 12 15 18 21 24
2019
2020
（週）
言っておくがインフルエンザウイルスが実際に消えたわけではない。
恐らく人間の鼻や喉の奥にはインフルも含め、多くのウイルスが付着しているはずだ。
「曝露」している状態である。
だが「感染」しないのだ。細胞の中に入れない新コロが活発化させた免疫が邪魔するから。
だがRSウイルスは幼児の細胞が別の受容体から受け入れるようだ。
RS
それが人間にとって必要だからだろう。
新コロに罹った後、インフルに罹るような人は、よっぽど免疫力が弱っている人だろう。

PCR検査の陽性者を、かつてのハンセン病患者のように「隔離」させたい玉川徹らは、その人権侵害の側面を隠すため、必ず「検査が足りない」と言う。真の意味は「隔離が足りない」なのだ！この恐ろしさを見ぬけ！

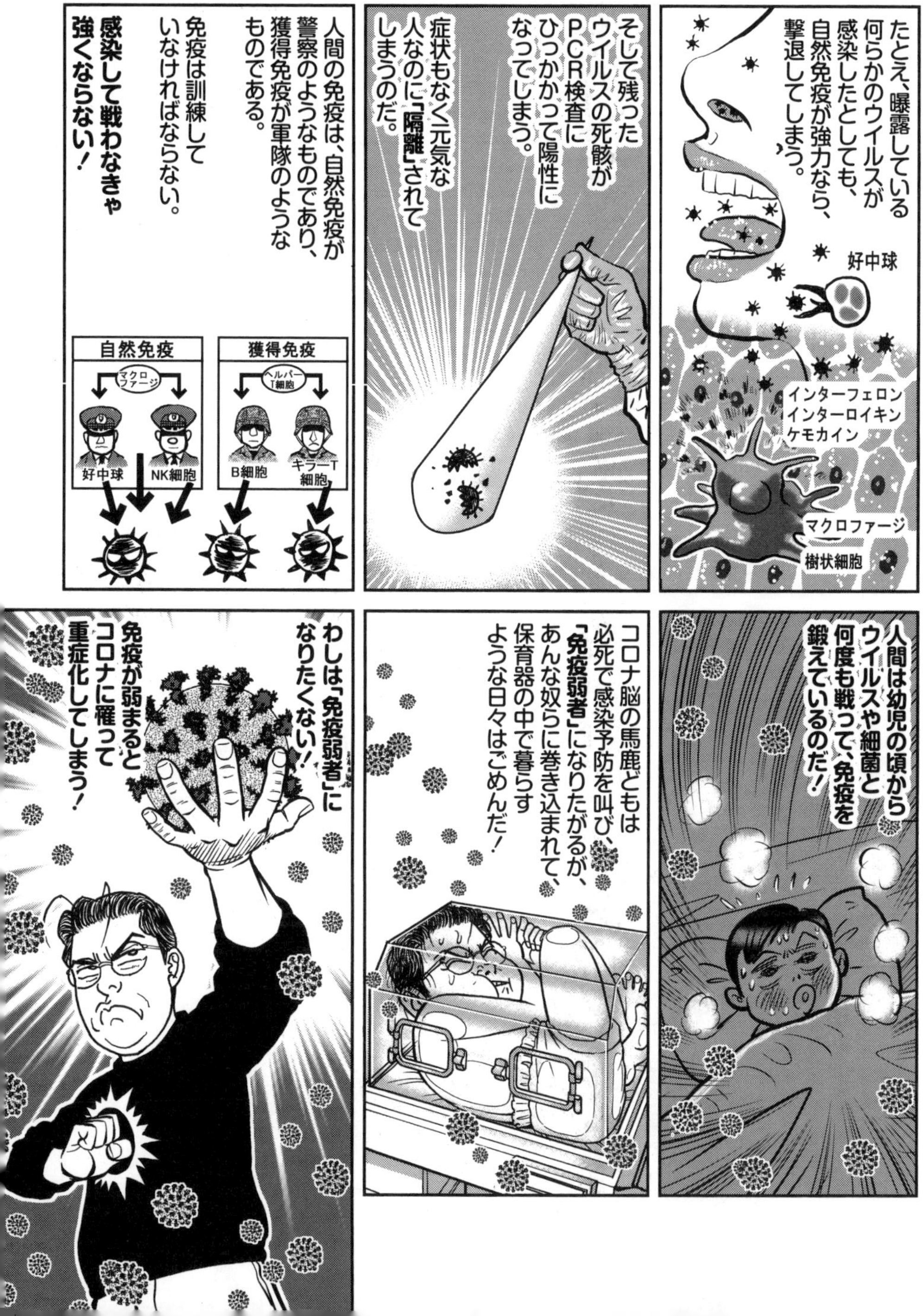
たとえ、曝露している何らかのウイルスが感染したとしても、自然免疫が強力なら、撃退してしまう。
好中球
インターフェロン
インターロイキン
ケモカイン
マクロファージ
樹状細胞
そして残ったウイルスの死骸がPCR検査にひっかかって陽性になってしまう。
症状もなく元気な人なのに「隔離」されてしまうのだ。
人間の免疫は、自然免疫が警察のようなものであり、獲得免疫が軍隊のようなものである。
免疫は訓練していなければならない。
感染して戦わなきゃ強くならない！
獲得免疫
ヘルパーT細胞
B細胞
キラーT細胞
自然免疫
マクロファージ
好中球
NK細胞
人間は幼児の頃からウイルスや細菌と何度も戦って、免疫を鍛えているのだ！
コロナ脳の馬鹿どもは必死で感染予防を叫び、「免疫弱者」になりたがるが、あんな奴らに巻き込まれて、保育器の中で暮らすような日々はごめんだ！
わしは「免疫弱者」になりたくない！
免疫が弱まるとコロナに罹って重症化してしまう！

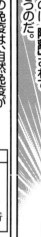

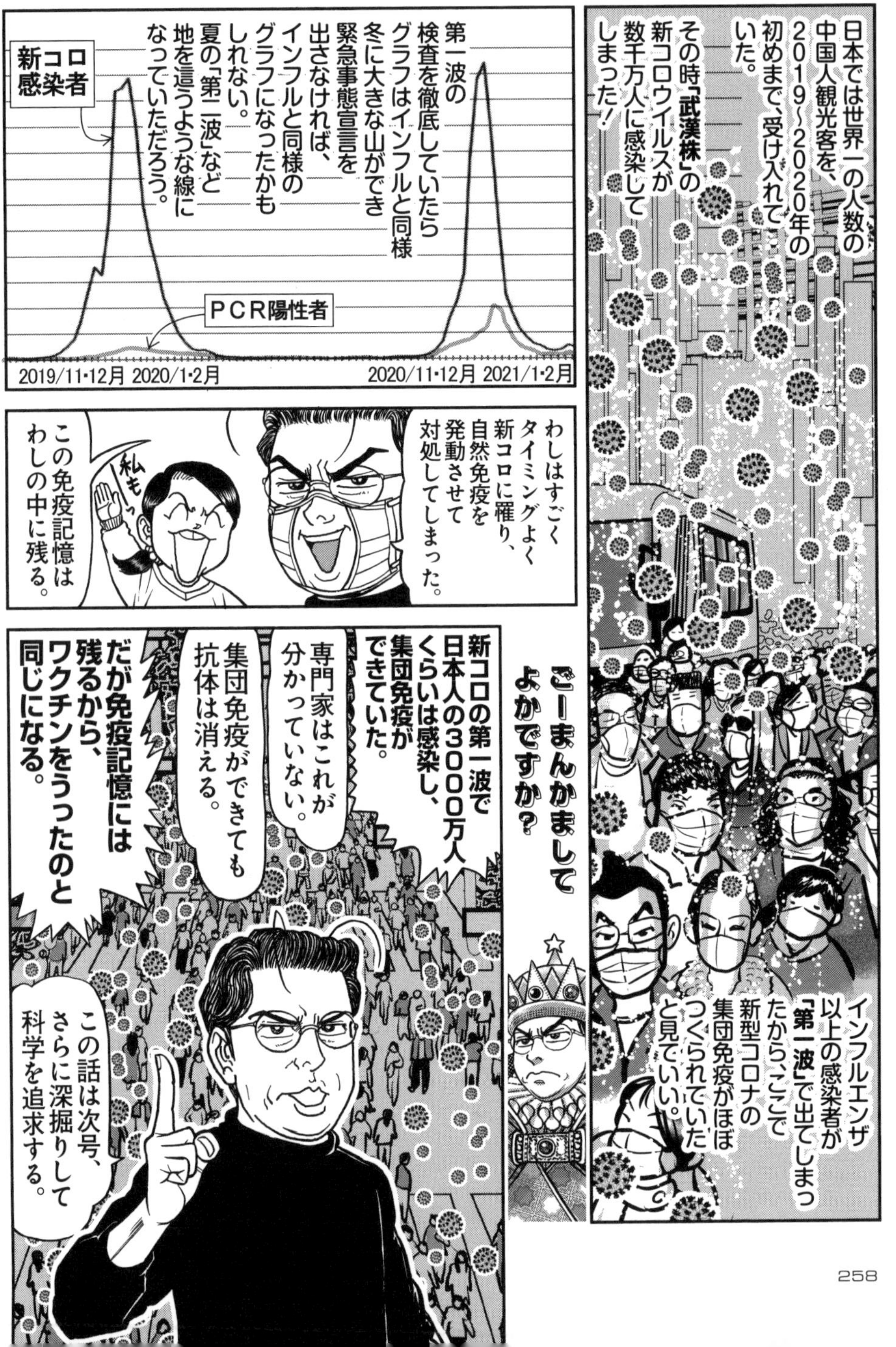

日本では世界一の人数の中国人観光客を、2019~2020年の初めまで、受け入れていた。
その時「武漢株」の新コロウイルスが数千万人に感染してしまった!
新コロ感染者
PCR陽性者
2019/11・12月 2020/1・2月
2020/11・12月 2021/1・2月
第一波の検査を徹底していたらグラフはインフルと同様冬に大きな山ができ緊急事態宣言を出さなければ、インフルと同様のグラフになったかもしれない。
夏の「第二波」など地を這うような線になっていただろう。
わしはすごくタイミングよく新コロに罹り、自然免疫を発動させて対処してしまった。
私もっ
この免疫記憶はわしの中に残る。
インフルエンザ以上の感染者が「第一波」で出てしまったから、ここで新型コロナの集団免疫がほぼつくられていたと見ていい。
ごーまんかましてよかですか?
新コロの第一波で日本人の3000万人くらいは感染し、集団免疫ができていた。
専門家はこれが分かっていない。
集団免疫ができても抗体は消える。
だが免疫記憶には残るから、ワクチンをうったのと同じになる。
この話は次号、さらに深掘りして科学を追求する。

ゴーマニズム宣言 SPECIAL コロナ論3

第16章 | コロナの正体と日本人

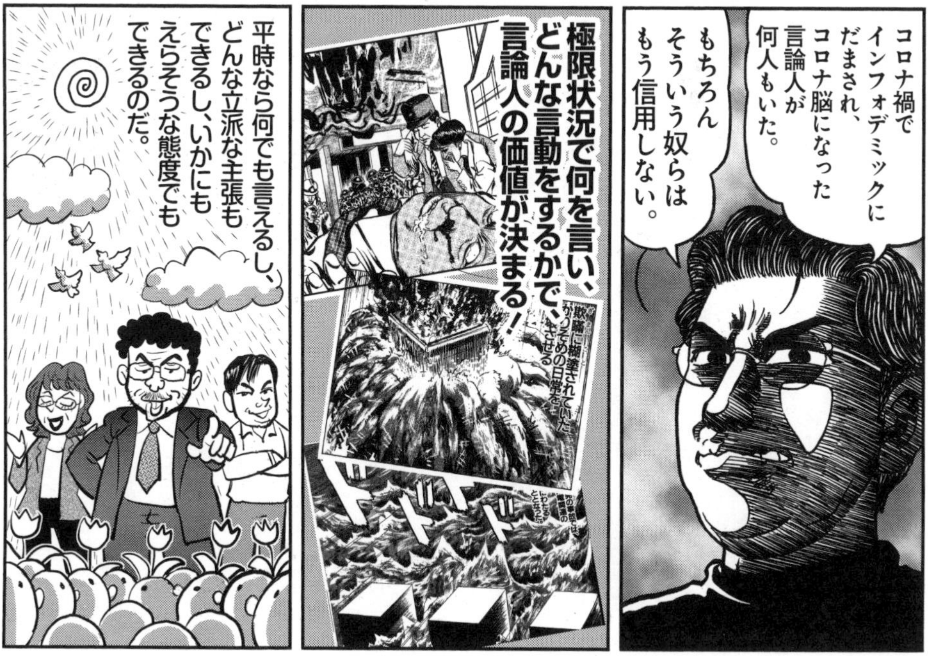

コロナ禍でインフォデミックにだまされ、コロナ脳になった言論人が何人もいた。
もちろんそういう奴らはもう信用しない。
極限状況で何を言い、どんな言動をするかで、言論人の価値が決まる！
欺瞞に糊塗されていた
かりそめの日常を
平時なら何でも言えるし、どんな立派な主張もできるし、いかにもえらそうな態度でもできるのだ。

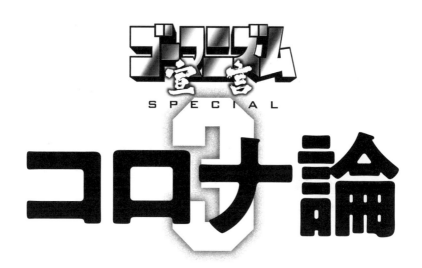

石破茂氏が『コロナ脳』(小学館新書)を読んでくれていた。石破氏は読書家で、いろんな本を読んでいる。権威主義ではなく、『コロナ論』も読んでくれている。政治家は思想家であるべきだ。石破茂をなんとか総理にできないものかな?

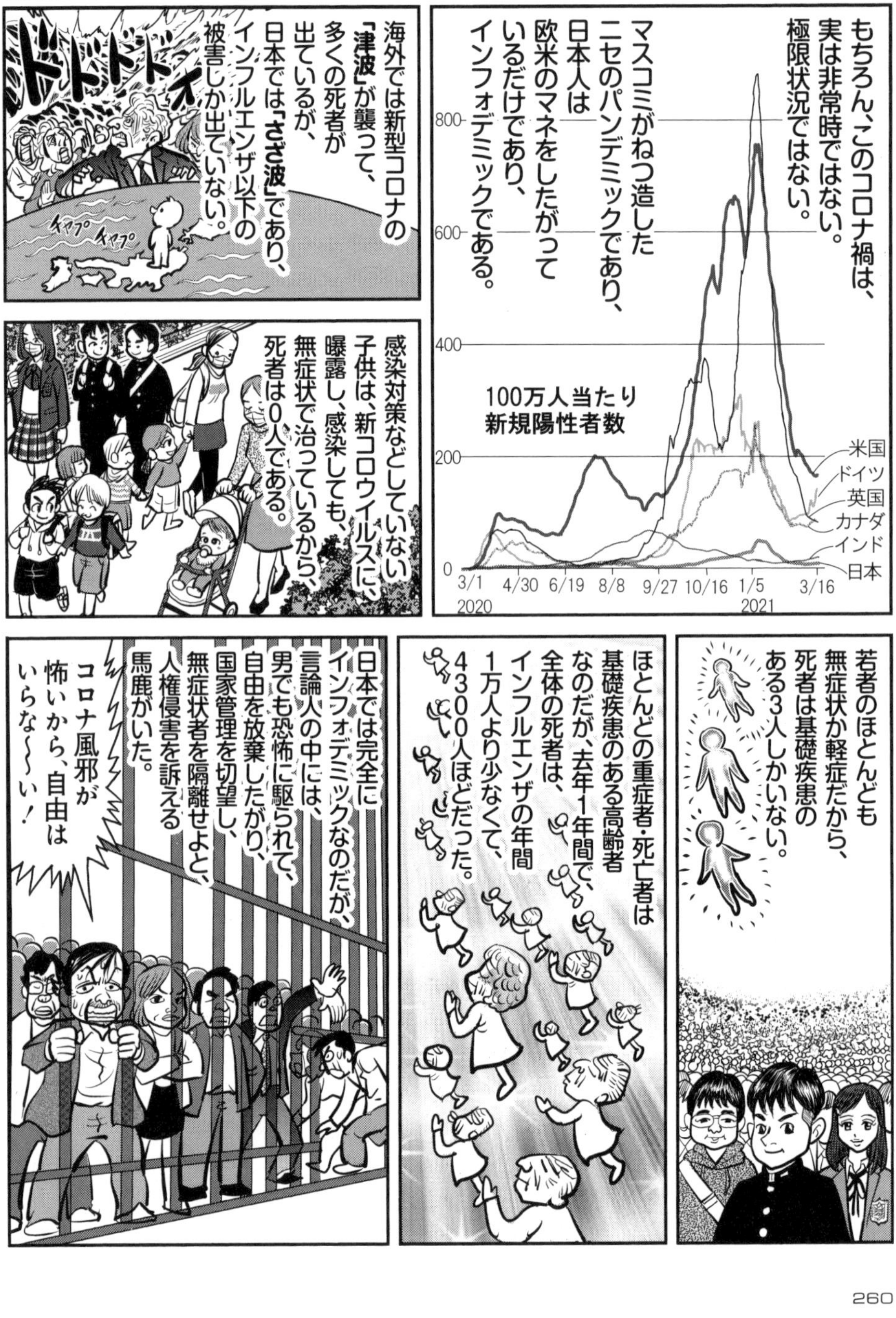
もちろん、このコロナ禍は、
実は非常時ではない。
極限状況ではない。
マスコミがねつ造した
ニセのパンデミックであり、
日本人は
欧米のマネをしたがって
いるだけであり、
インフォデミックである。
100万人当たり
新規陽性者数
800
600
400
200
0
米国
ドイツ
英国
カナダ
インド
日本
3/1 4/30 6/19 8/8 9/27 10/16 1/5 3/16
2020 2021
ドドドドドォ
海外では新型コロナの
「津波」が襲って、
多くの死者が
出ているが、
日本では「さざ波」であり、
インフルエンザ以下の
被害しか出ていない。
感染対策などしていない
子供は、新コロナウイルスに、
曝露し、感染しても、
無症状で治っているから、
死者は0人である。
若者のほとんども
無症状か軽症だから、
死者は基礎疾患の
ある3人しかいない。
ほとんどの重症者・死亡者は
基礎疾患のある高齢者
なのだが、去年1年間で、
全体の死者は、
インフルエンザの年間
1万人より少なくて、
4300人ほどだった。
日本では完全に
インフォデミックなのだが、
言論人の中には、
男でも恐怖に駆られて、
自由を放棄したがり、
国家管理を切望し、
無症状者を隔離せよと、
人権侵害を訴える
馬鹿がいた。
コロナ風邪が
怖いから、自由は
いらな〜〜い!

担当氏が三浦瑠麗をべた褒めで、『コロナ論3』には三浦氏の意見がたっぷり増ページで載っている。贔屓だなあれは。

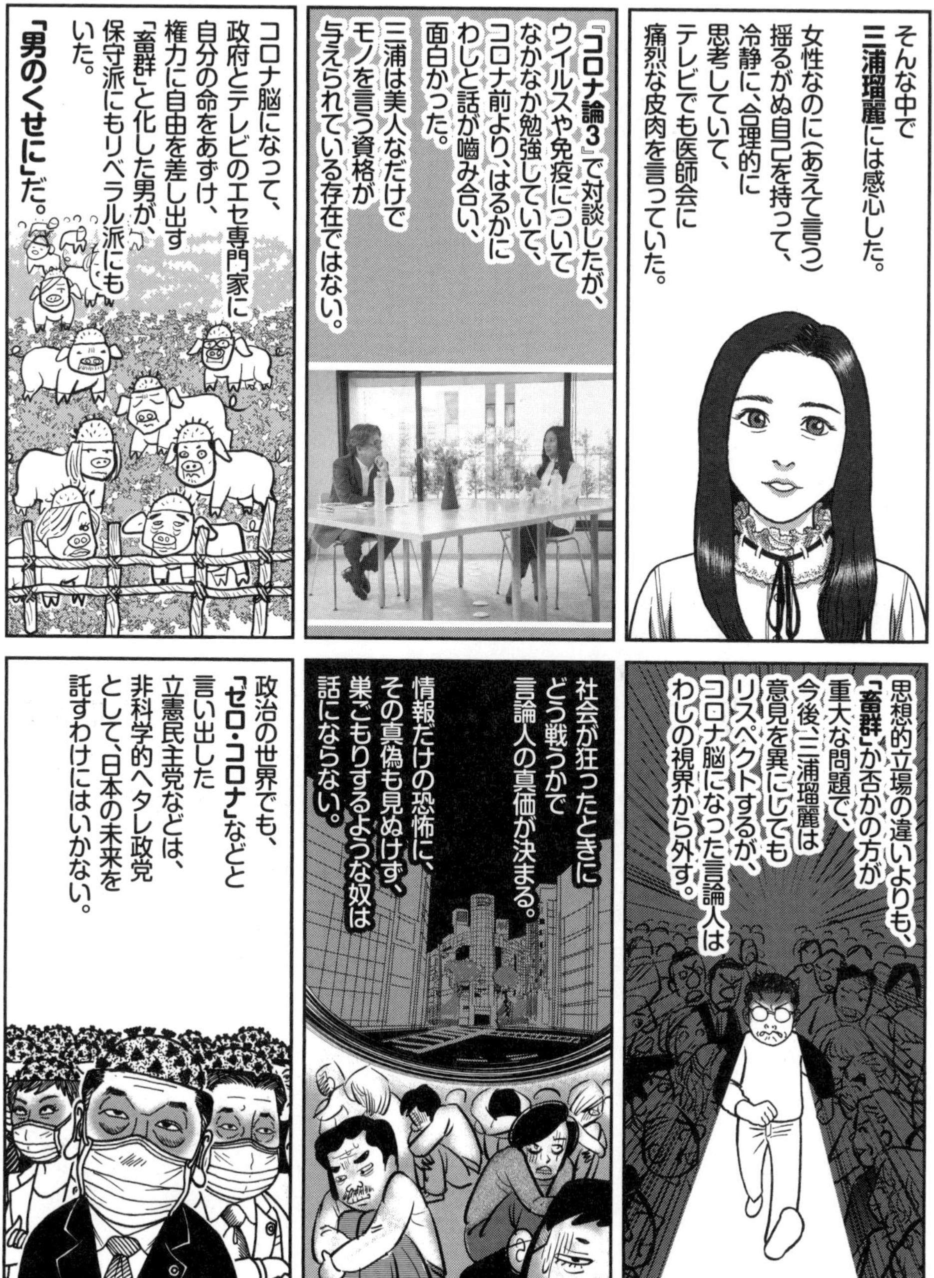

そんな中で
三浦瑠麗には感心した。
女性なのに(あえて言う)
揺るがぬ自己を持って、
冷静に、合理的に
思考していて、
テレビでも医師会に
痛烈な皮肉を言っていた。
『コロナ論3』で対談したが、
ウイルスや免疫について
なかなか勉強していて、
コロナ前より、はるかに
わしと話が噛み合い、
面白かった。
三浦は美人なだけで
モノを言う資格が
与えられている存在ではない。
コロナ脳になって、
政府とテレビのエセ専門家に
自分の命をあずけ、
権力に自由を差し出す
「畜群」と化した男が、
保守派にもリベラル派にも
いた。
「男のくせに」だ。
思想的立場の違いよりも、
「畜群」か否かの方が
重大な問題で、
今後、三浦瑠麗は
意見を異にしても
リスペクトするが、
コロナ脳になった言論人は
わしの視界から外す。
社会が狂ったときに
どう戦うかで
言論人の真価が決まる。
情報だけの恐怖に、
その真偽も見ぬけず、
巣ごもりするような奴は
話にならない。
政治の世界でも、
「ゼロ・コロナ」などと
言い出した
立憲民主党などは、
非科学的ヘタレ政党
として、日本の未来を
託すわけにはいかない。

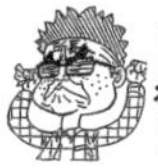

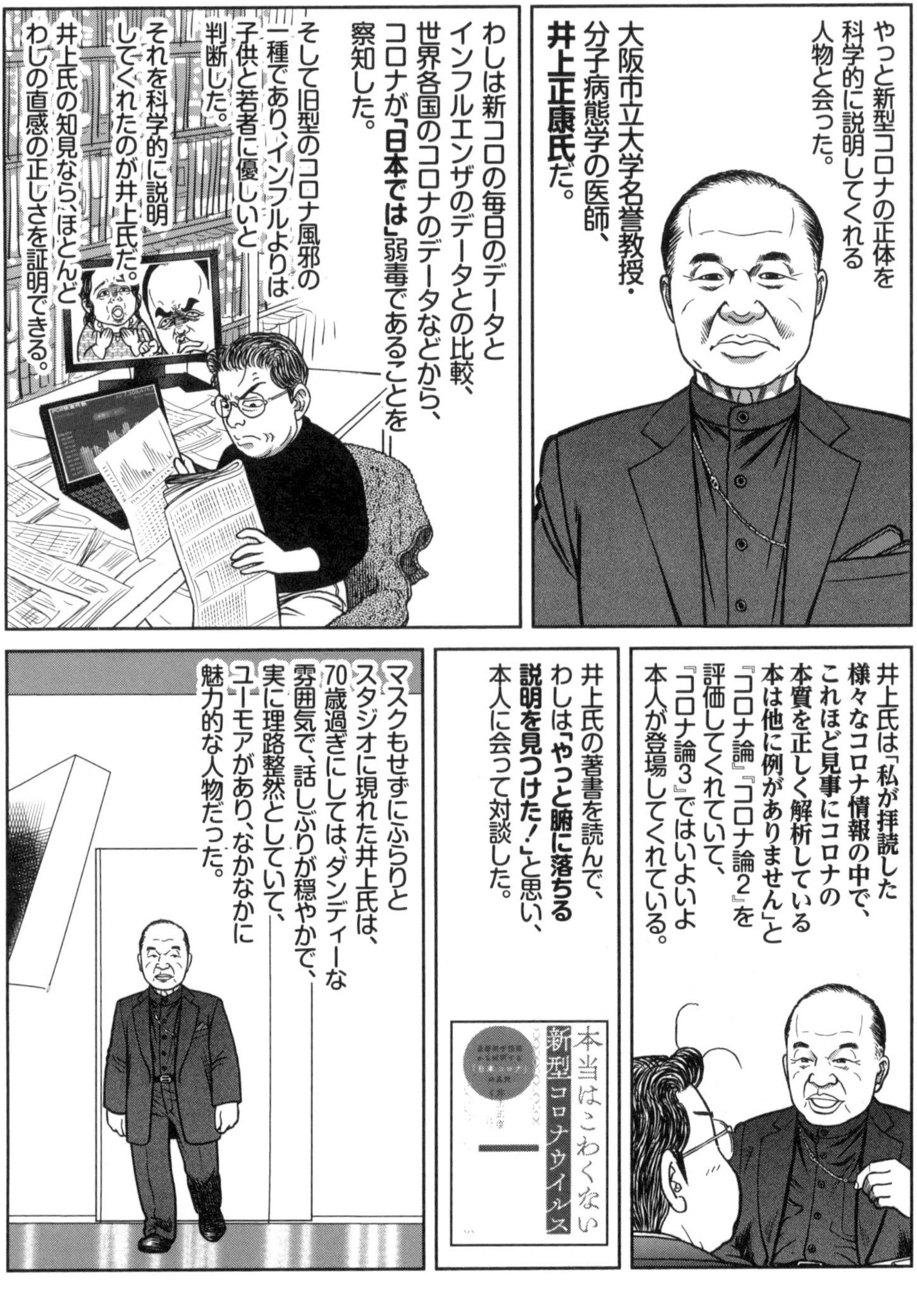
やっと新型コロナの正体を科学的に説明してくれる人物と会った。
大阪市立大学名誉教授・分子病態学の医師、**井上正康氏**だ。
わしは新コロの毎日のデータとインフルエンザのデータとの比較、世界各国のコロナのデータなどから、コロナが**「日本では」**弱毒であることを察知した。
そして旧型のコロナ風邪の一種であり、インフルよりは子供と若者に優しいと判断した。
それを科学的に説明してくれたのが井上氏だ。
井上氏の知見なら、ほとんどわしの直感の正しさを証明できる。
井上氏は「私が拝読した様々なコロナ情報の中で、これほど見事にコロナの本質を正しく解析している本は他に例がありません」と『コロナ論』『コロナ論2』を評価してくれていて、『コロナ論3』ではいよいよ本人が登場してくれている。
井上氏の著書を読んで、わしは**「やっと腑に落ちる説明を見つけた!」**と思い、本人に会って対談した。
本当はこわくない 新型コロナウイルス
マスクもせずにふらりとスタジオに現れた井上氏は、70歳過ぎにしては、ダンディーな雰囲気で、話しぶりが穏やかで、実に理路整然としていて、ユーモアがあり、なかなかに魅力的な人物だった。

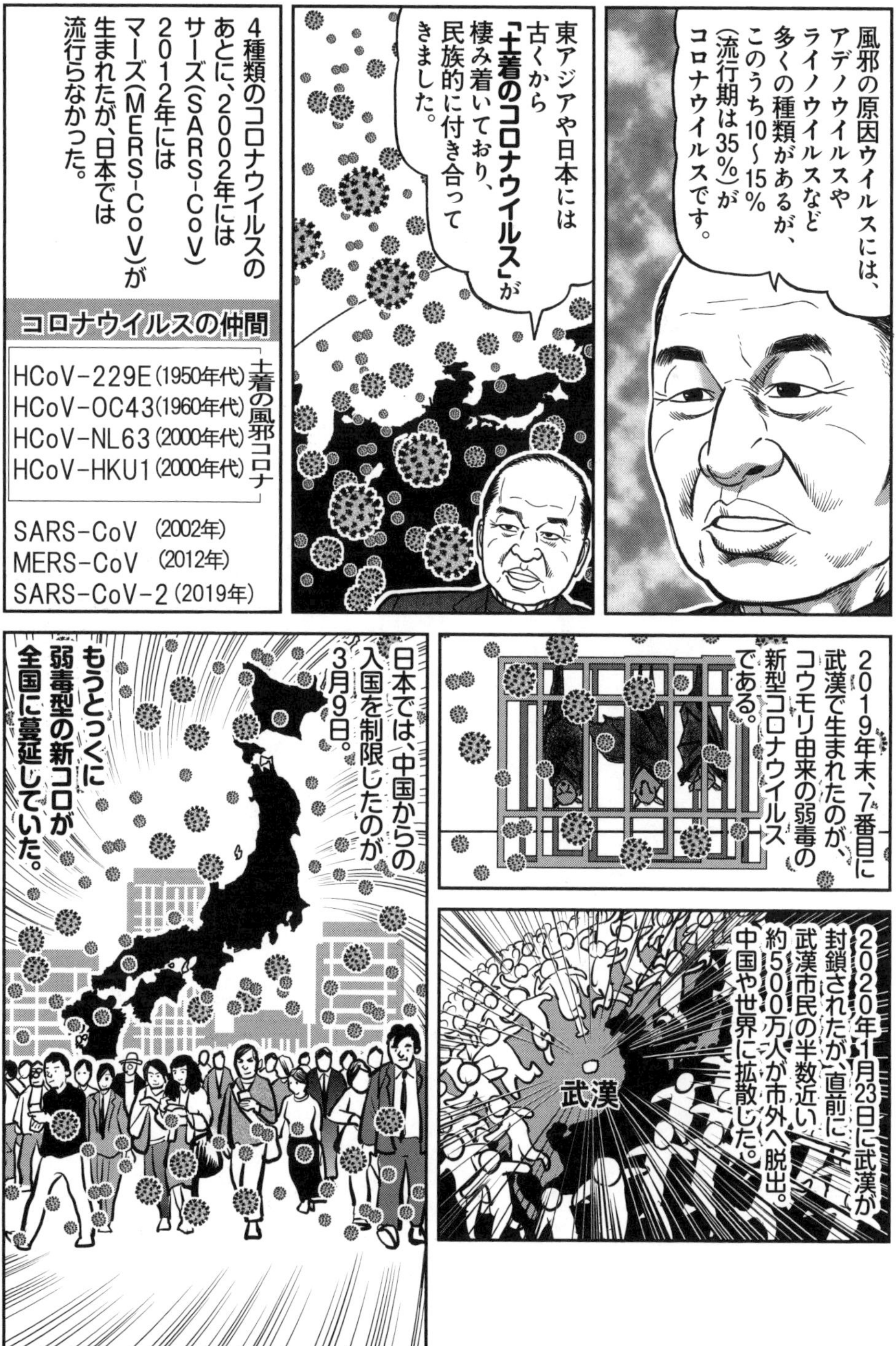
風邪の原因ウイルスには、アデノウイルスやライノウイルスなど多くの種類があるが、このうち10〜15%（流行期は35%）がコロナウイルスです。
東アジアや日本には古くから「土着のコロナウイルス」が棲み着いており、民族的に付き合ってきました。
4種類のコロナウイルスのあとに、2002年にはサーズ（SARS-CoV）2012年にはマーズ（MERS-CoV）が生まれたが、日本では流行らなかった。
コロナウイルスの仲間
HCoV-229E（1950年代）
HCoV-OC43（1960年代）
HCoV-NL63（2000年代）
HCoV-HKU1（2000年代）
土着の風邪コロナ
SARS-CoV （2002年）
MERS-CoV （2012年）
SARS-CoV-2（2019年）
2019年末、7番目に武漢で生まれたのが、コウモリ由来の弱毒の新型コロナウイルスである。
2020年1月23日に武漢が封鎖されたが、直前に武漢市民の半数近い約500万人が市外へ脱出。中国や世界に拡散した。
武漢
日本では、中国からの入国を制限したのが3月9日。
もうとっくに弱毒型の新コロが全国に蔓延していた。

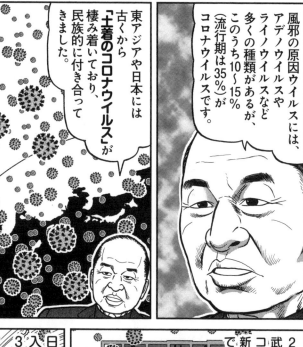

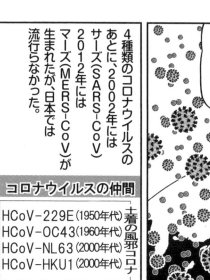

メインで登場する美女は13名、名前が出て来る美女は全部で総勢63名!!「よしりん辻説法」版"女性論"といえる『よしりん辻説法④美女の箱舟』が発売中ですよー!「どうせ男尊女卑的な勝手な女性評でしょ」とか思ってる人は浅い!平然と表現弾圧してくるヒステリックフェミとは違う、新しいフェミニストのあり方がここにはある!

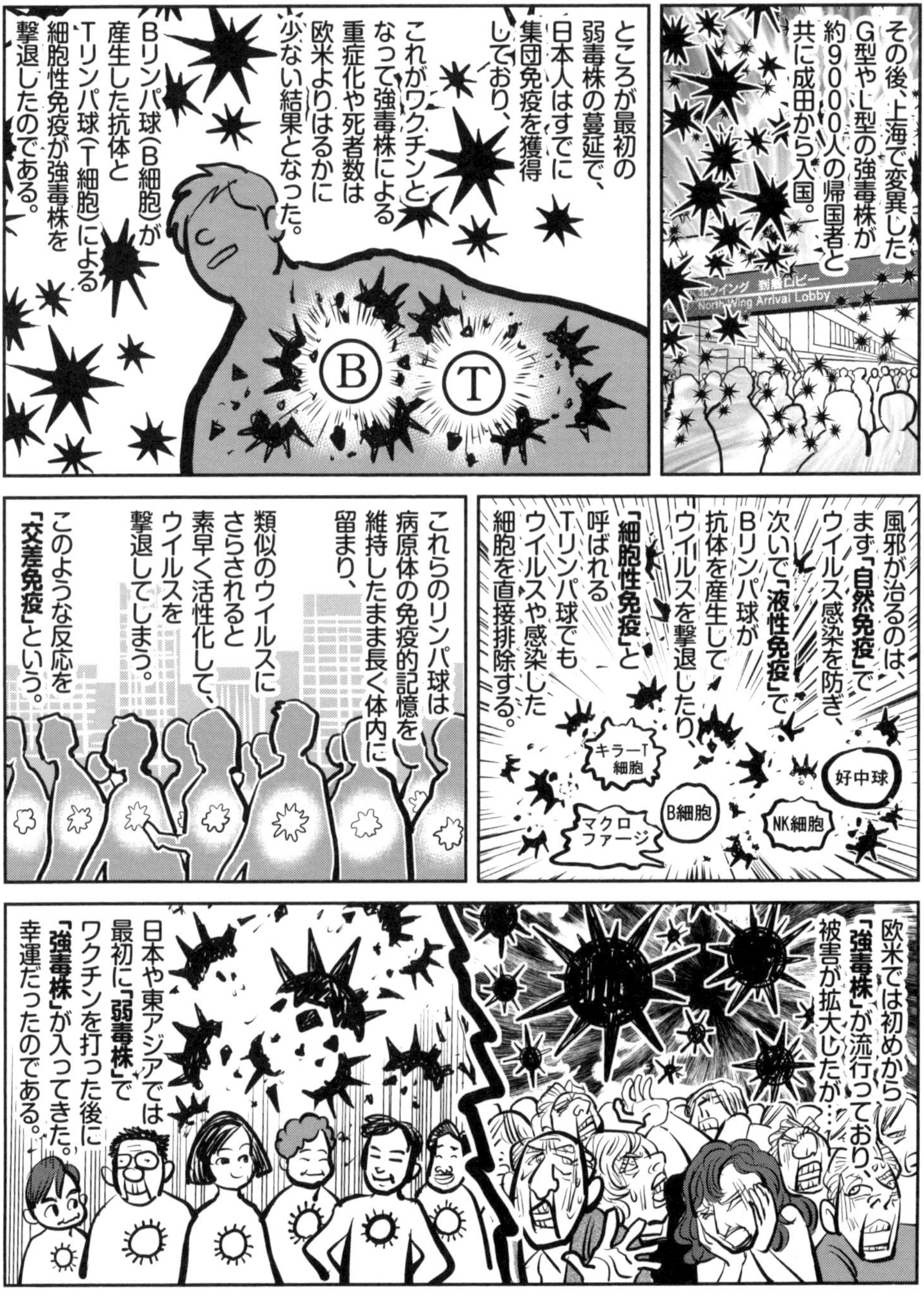

その後、上海で変異したG型やL型の強毒株が約9000人の帰国者と共に成田から入国。
ウイング 到着ロビー
North Wing Arrival Lobby
ところが最初の弱毒株の蔓延で、日本人はすでに集団免疫を獲得しており、
これがワクチンとなって強毒株による重症化や死者数は欧米よりはるかに少ない結果となった。
Bリンパ球（B細胞）が産生した抗体とTリンパ球（T細胞）による細胞性免疫が強毒株を撃退したのである。
B
T
風邪が治るのは、まず「自然免疫」でウイルス感染を防ぎ、次いで「液性免疫」でBリンパ球が抗体を産生してウイルスを撃退したり、「細胞性免疫」と呼ばれるTリンパ球でもウイルスや感染した細胞を直接排除する。
キラーT細胞
好中球
B細胞
マクロファージ
NK細胞
これらのリンパ球は病原体の免疫的記憶を維持したまま長く体内に留まり、
類似のウイルスにさらされると素早く活性化して、ウイルスを撃退してしまう。
このような反応を「交差免疫」という。
欧米では初めから「強毒株」が流行っており、被害が拡大したが…
日本や東アジアでは最初に「弱毒株」でワクチンを打った後に「強毒株」が入ってきた。
幸運だったのである。

「24JAPAN」面白かったなあ。役者がみんな上手かったな。あれ続きないのか？「俺の家の話」はさすがクドカンの凄さだったが、マスクがウザかったな。

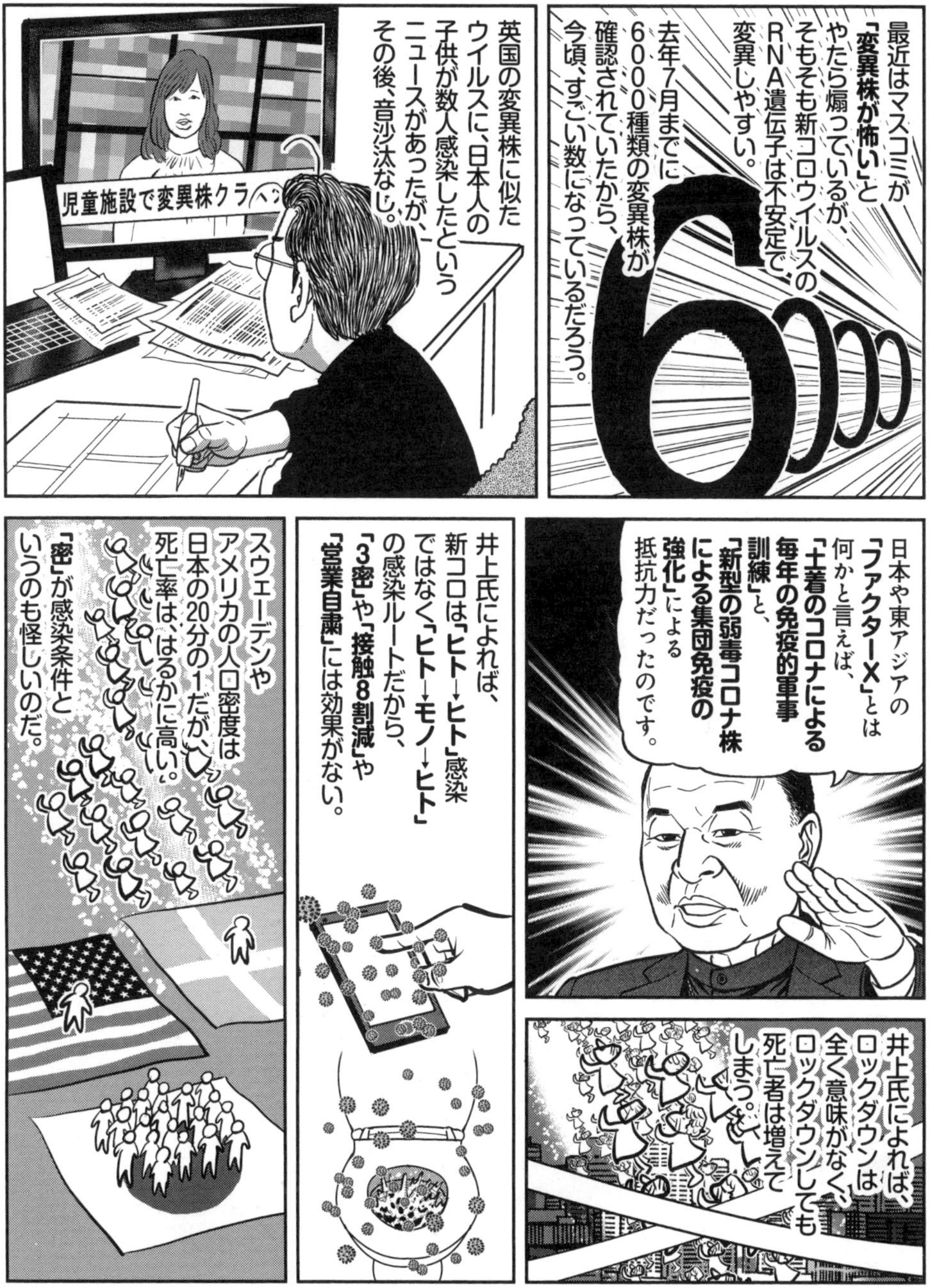
最近はマスコミが「変異株が怖い」とやたら煽っているが、そもそも新コロウイルスのRNA遺伝子は不安定で、変異じやすい。
去年7月までに6000種類の変異株が確認されていたから、今頃、すごい数になっているだろう。
6000
英国の変異株に似たウイルスに、日本人の子供が数人感染したというニュースがあったが、その後、音沙汰なし。
児童施設で変異株クラ
日本や東アジアの「ファクターX」とは何かと言えば、「土着のコロナによる毎年の免疫的軍事訓練」と、「新型の弱毒コロナ株による集団免疫の強化」による抵抗力だったのです。
井上氏によれば、ロックダウンは全く意味がなく、ロックダウンしても死亡者は増えてしまう。
井上氏によれば、新コロは「ヒト→ヒト」感染ではなく「ヒト→モノ→ヒト」の感染ルートだから、「3密」や「接触8割減」や「営業自粛」には効果がない。
スウェーデンやアメリカの人口密度は日本の20分の1だが、死亡率は、はるかに高い。
「密」が感染条件というのも怪しいのだ。

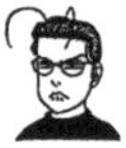

コロナ禍長いなあ。本当にくだらない。第4波とか第5波とか、さざ波を数えていくつ歳とるつもりだ？死んじゃうぜ、おまえたち。

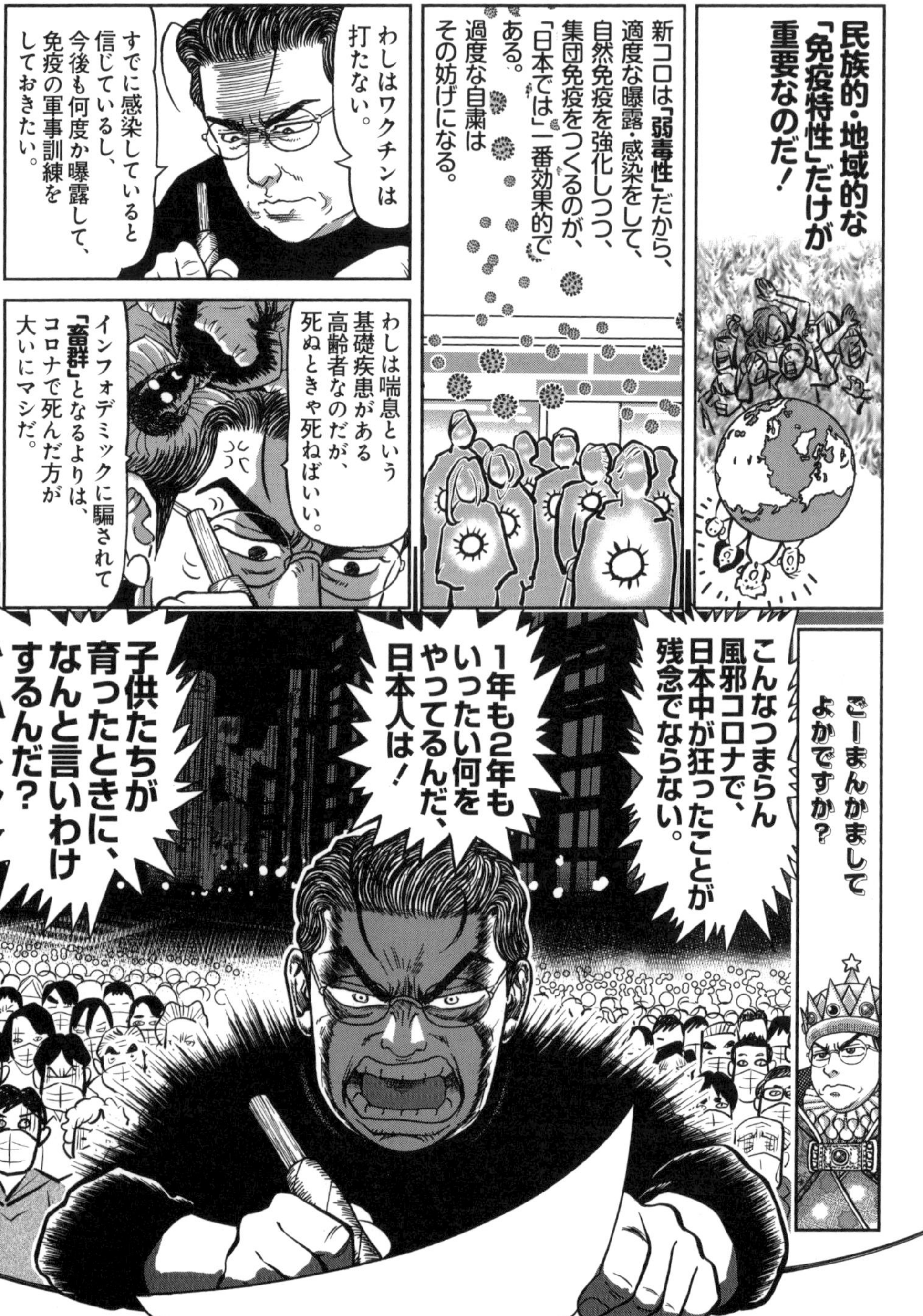
民族的・地域的な「免疫特性」だけが重要なのだ！
新コロは「弱毒性」だから、適度な曝露・感染をして、自然免疫を強化しつつ、集団免疫をつくるのが、「日本では」一番効果的である。
過度な自粛はその妨げになる。
わしはワクチンは打たない。
すでに感染していると信じているし、今後も何度か曝露して、免疫の軍事訓練をしておきたい。
わしは喘息という基礎疾患がある高齢者なのだが、死ぬときゃ死ねばいい。
インフォデミックに騙されて「畜群」となるよりは、コロナで死んだ方が大いにマシだ。
ごーまんかましてよかですか？
こんなつまらん風邪コロナで、日本中が狂ったことが残念でならない。
1年も2年もいったい何をやってるんだ、日本人は！
子供たちが育ったときに、なんと言いわけするんだ？

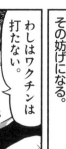

ゴーマニズム宣言 SPECIAL コロナ論3

第17章 火の鳥、ブラック・ジャック、ナウシカ

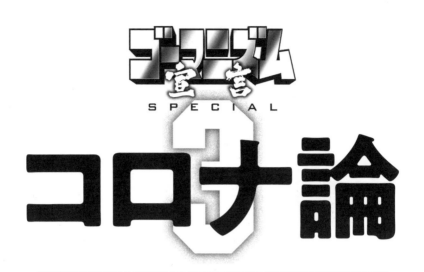

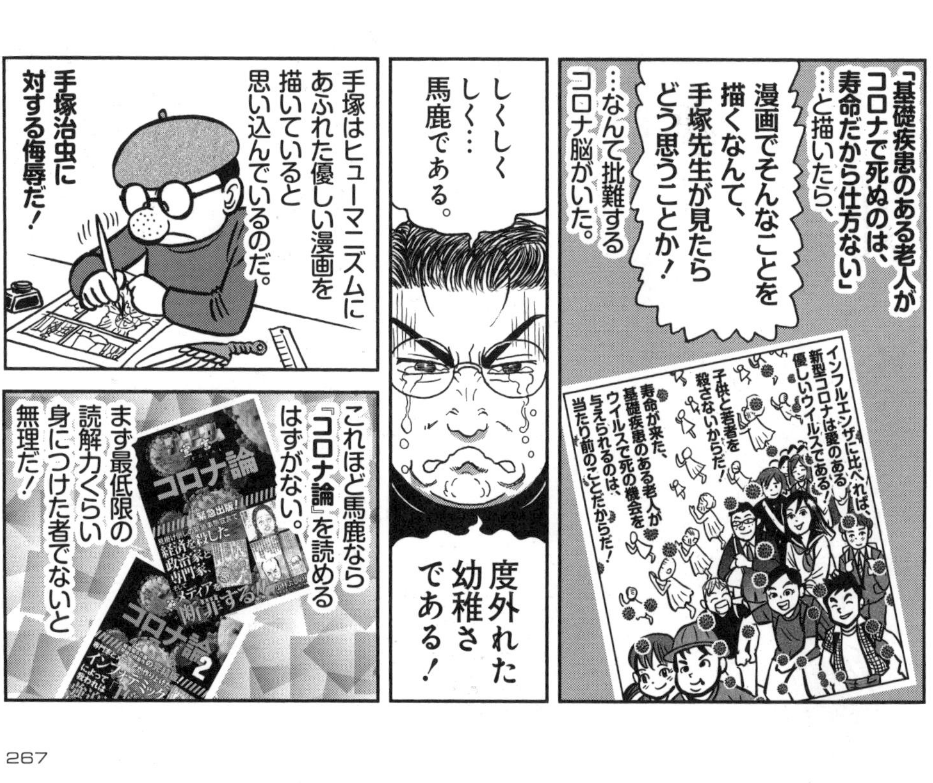

「基礎疾患のある老人がコロナで死ぬのは、寿命だから仕方ない」
…と描いたら、
漫画でそんなことを描くなんて、手塚先生が見たらどう思うことか！
…なんて批難するコロナ脳がいた。
インフルエンザに比べれば、新型コロナは愛のある優しいウイルスである！
子供と若者を殺さないからだ！
寿命が来た、基礎疾患のある老人がウイルスで死の機会を与えられるのは、当たり前のことだからだ！
しくしくしく…
馬鹿である。
度外れた幼稚さである！
手塚はヒューマニズムにあふれた優しい漫画を描いていると思い込んでいるのだ。
手塚治虫に対する侮辱だ！
これほど馬鹿なら『コロナ論』を読めるはずがない。
まず最低限の読解力くらい身につけた者でないと無理だ！
コロナ論
緊急出版！
経済を殺した政治家と専門家とメディアを断罪する！
コロナ論2

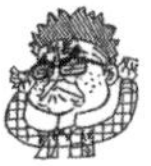

『コロナ脳 日本人はデマに殺される』(小学館新書)発売即重版!よしりん先生とウイルス学の宮沢孝幸京大准教授の対談はとにかく読みやすくて明快痛快!科学と常識から、コロナの嘘を暴きまくる!日本人にとってコロナウイルスよりも始末に負えないのはコロナ脳!コロナ脳を脱して、マトモな人間になろう!!

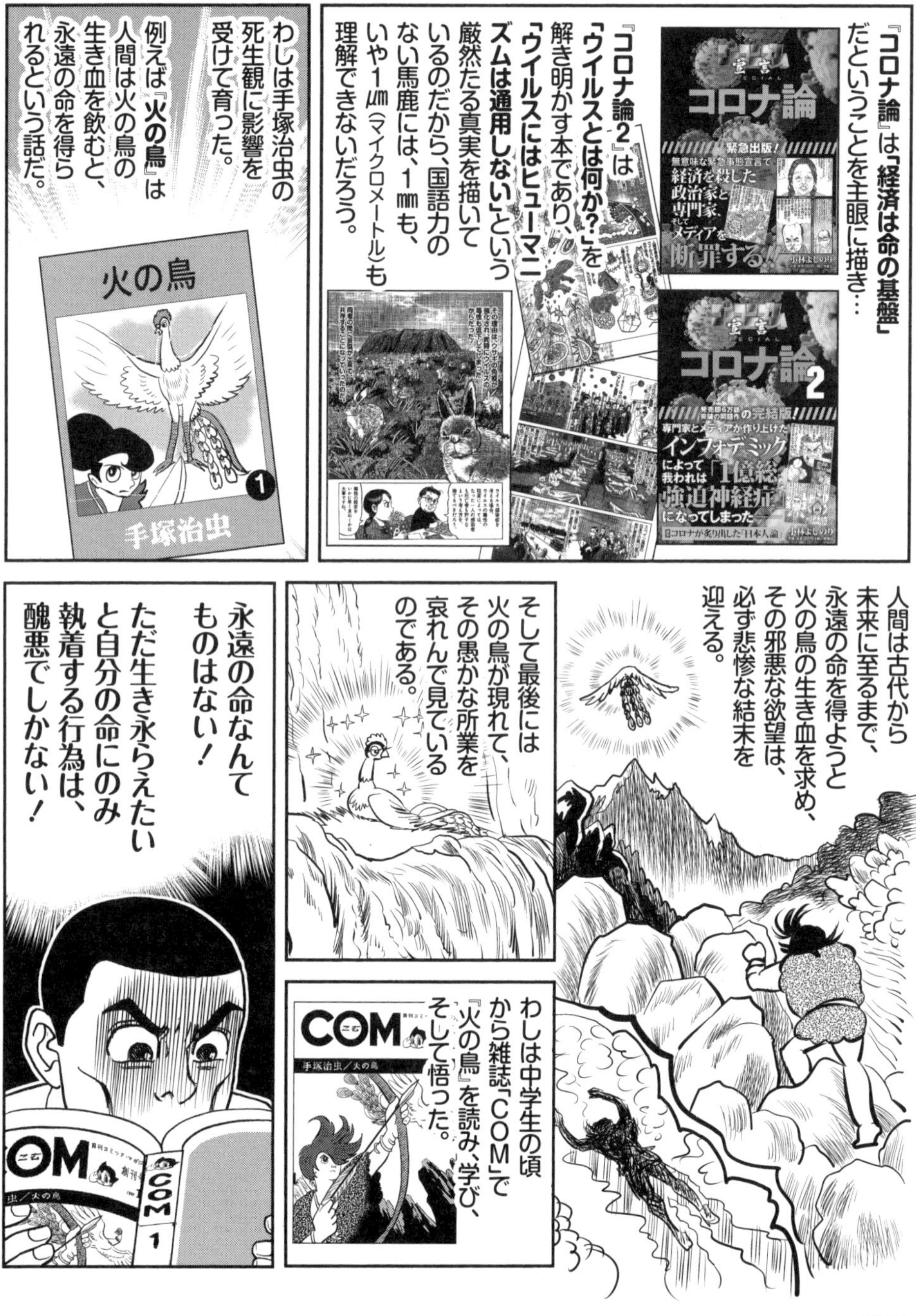

『コロナ論』は「経済は命の基盤」だということを主眼に描き…
ゴーマニズム宣言SPECIAL コロナ論
緊急出版!
無意味な緊急事態宣言で経済を殺した政治家と専門家、そしてメディアを断罪する!!
小林よしのり
ゴーマニズム宣言SPECIAL コロナ論2
の完結版!
専門家とメディアが作り上げたインフォデミックによって我われは「1億総強迫神経症」になってしまった
コロナが炙り出した「日本人論」
小林よしのり
『コロナ論2』は「ウイルスとは何か?」を解き明かす本であり、「ウイルスにはヒューマニズムは通用しない」という厳然たる真実を描いているのだから、国語力のない馬鹿には、1㎜も、いや1㎛(マイクロメートル)も理解できないだろう。
わしは手塚治虫の死生観に影響を受けて育った。
例えば『火の鳥』は人間は火の鳥の生き血を飲むと、永遠の命を得られるという話だ。
火の鳥
1
手塚治虫
人間は古代から未来に至るまで、永遠の命を得ようと火の鳥の生き血を求め、その邪悪な欲望は、必ず悲惨な結末を迎える。
そして最後には火の鳥が現れて、その愚かな所業を哀れんで見ているのである。
わしは中学生の頃から雑誌「COM」で『火の鳥』を読み、学び、そして悟った。
COM
手塚治虫/火の鳥
永遠の命なんてものはない!
ただ生き永らえたいと自分の命にのみ執着する行為は、醜悪でしかない!
COM
火の鳥
COM
1

小室圭氏の文書を読んで驚いたのは、元婚約者の代理人が弁護士ではなくて、週刊現代の記者ということだ!?スキャンダル記事を書く記者が、代理人となるなんて異常ではないか!?

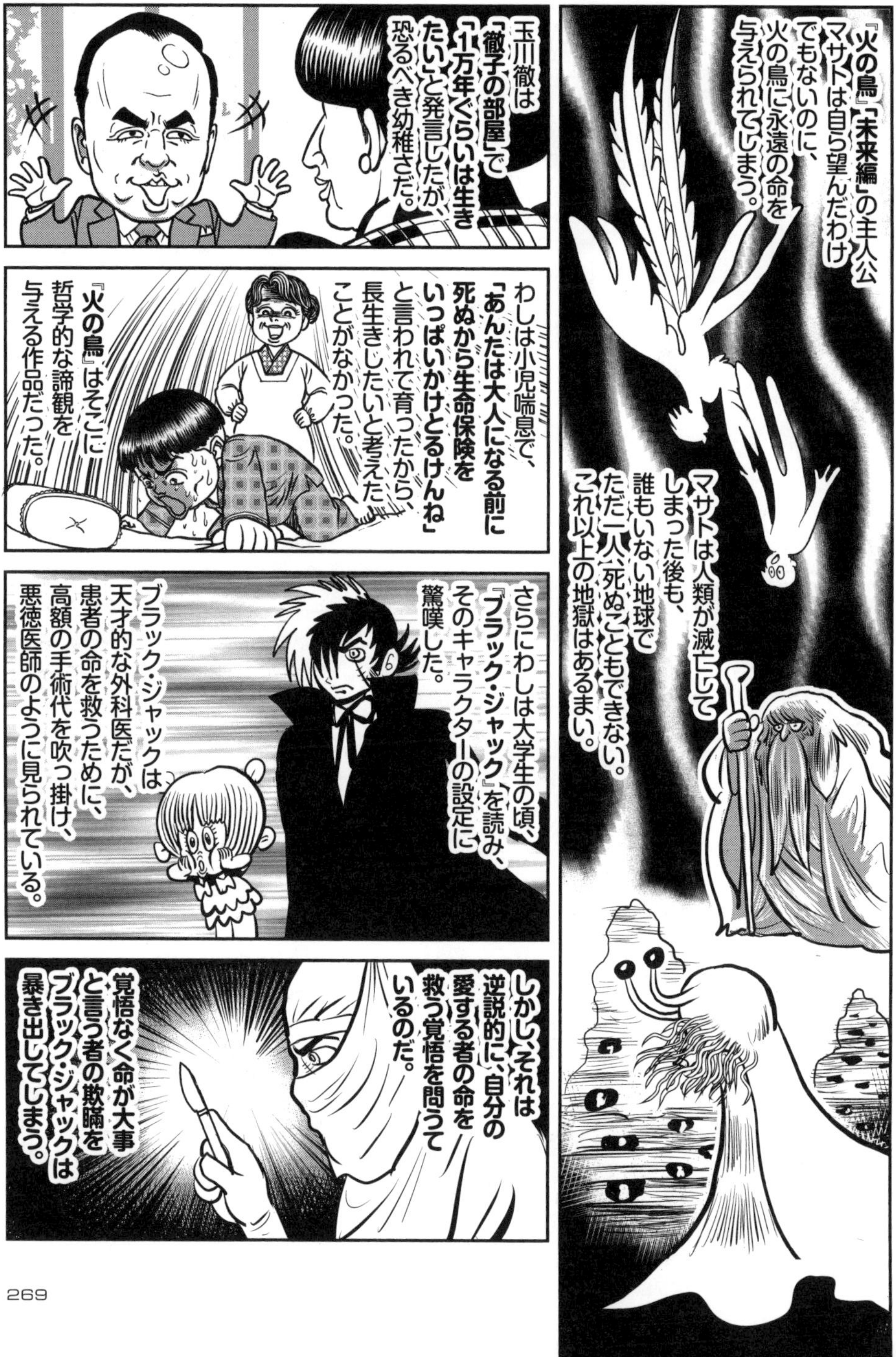
玉川徹は「徹子の部屋」で「1万年ぐらいは生きたい」と発言したが、恐るべき幼稚さだ。
わしは小児喘息で、「あんたは大人になる前に死ぬから生命保険をいっぱいかけとるけんね」と言われて育ったから、長生きしたいと考えたことがなかった。
『火の鳥』はそこに哲学的な諦観を与える作品だった。
『火の鳥』「未来編」の主人公マサトは自ら望んだわけでもないのに、火の鳥に永遠の命を与えられてしまう。
マサトは人類が滅亡してしまった後も、誰もいない地球でただ一人、死ぬこともできない。これ以上の地獄はあるまい。
さらにわしは大学生の頃、『ブラック・ジャック』を読み、そのキャラクターの設定に驚嘆した。
ブラック・ジャックは天才的な外科医だが、患者の命を救うために、高額の手術代を吹っ掛け、悪徳医師のように見られている。
しかし、それは逆説的に、自分の愛する者の命を救う覚悟を問うているのだ。
覚悟なく命が大事と言う者の欺瞞をブラック・ジャックは暴き出してしまう。

小室圭氏の文書を読んで驚いたのは、一方的に「婚約破棄」をしたのは男の側じゃないか！だったら男が小室氏の母に賠償金を払うべきである。なんで「婚約破棄」した男が女のほうに、金返せと言ってるんだ？無茶苦茶である。

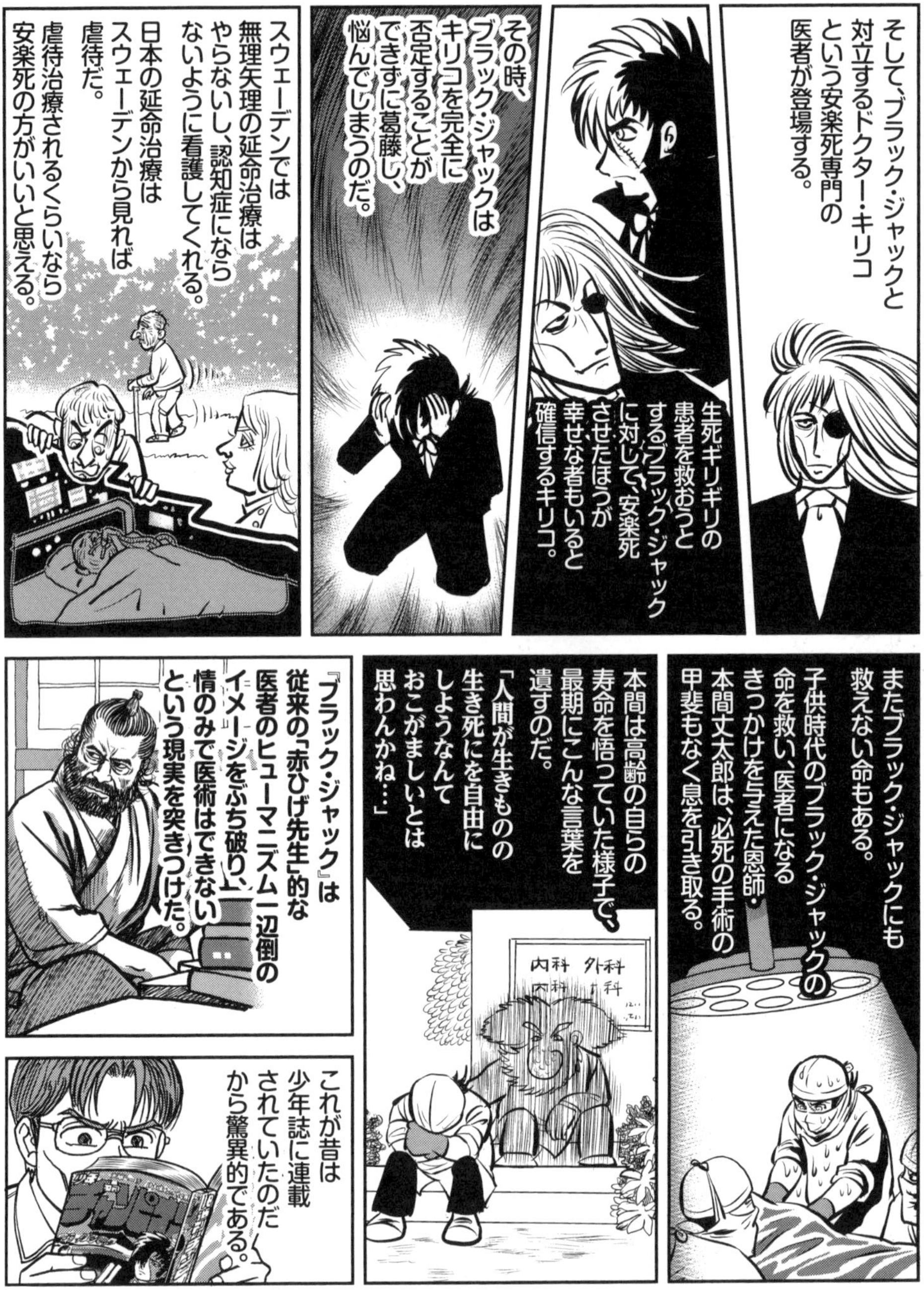
そして、ブラック・ジャックと対立するドクター・キリコという安楽死専門の医者が登場する。
生死ギリギリの患者を救おうとするブラック・ジャックに対して、安楽死させたほうが幸せな者もいると確信するキリコ。
その時、ブラック・ジャックはキリコを完全に否定することができずに葛藤し、悩んでしまうのだ。
スウェーデンでは無理矢理の延命治療はやらないし、認知症にならないように看護してくれる。日本の延命治療はスウェーデンから見れば虐待だ。
虐待治療されるくらいなら安楽死の方がいいと思える。
またブラック・ジャックにも救えない命もある。
子供時代のブラック・ジャックの命を救い、医者になるきっかけを与えた恩師・本間丈太郎は、必死の手術の甲斐もなく息を引き取る。
本間は高齢の自らの寿命を悟っていた様子で、最期にこんな言葉を遺すのだ。
「人間が生きものの生き死にを自由にしようなんておこがましいとは思わんかね…」
内科 外科
『ブラック・ジャック』は従来の「赤ひげ先生」的な医者のヒューマニズム一辺倒のイメージをぶち破り、情のみで医術はできないという現実を突きつけた。
これが昔は少年誌に連載されていたのだから驚異的である。

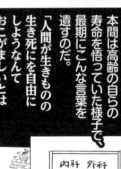

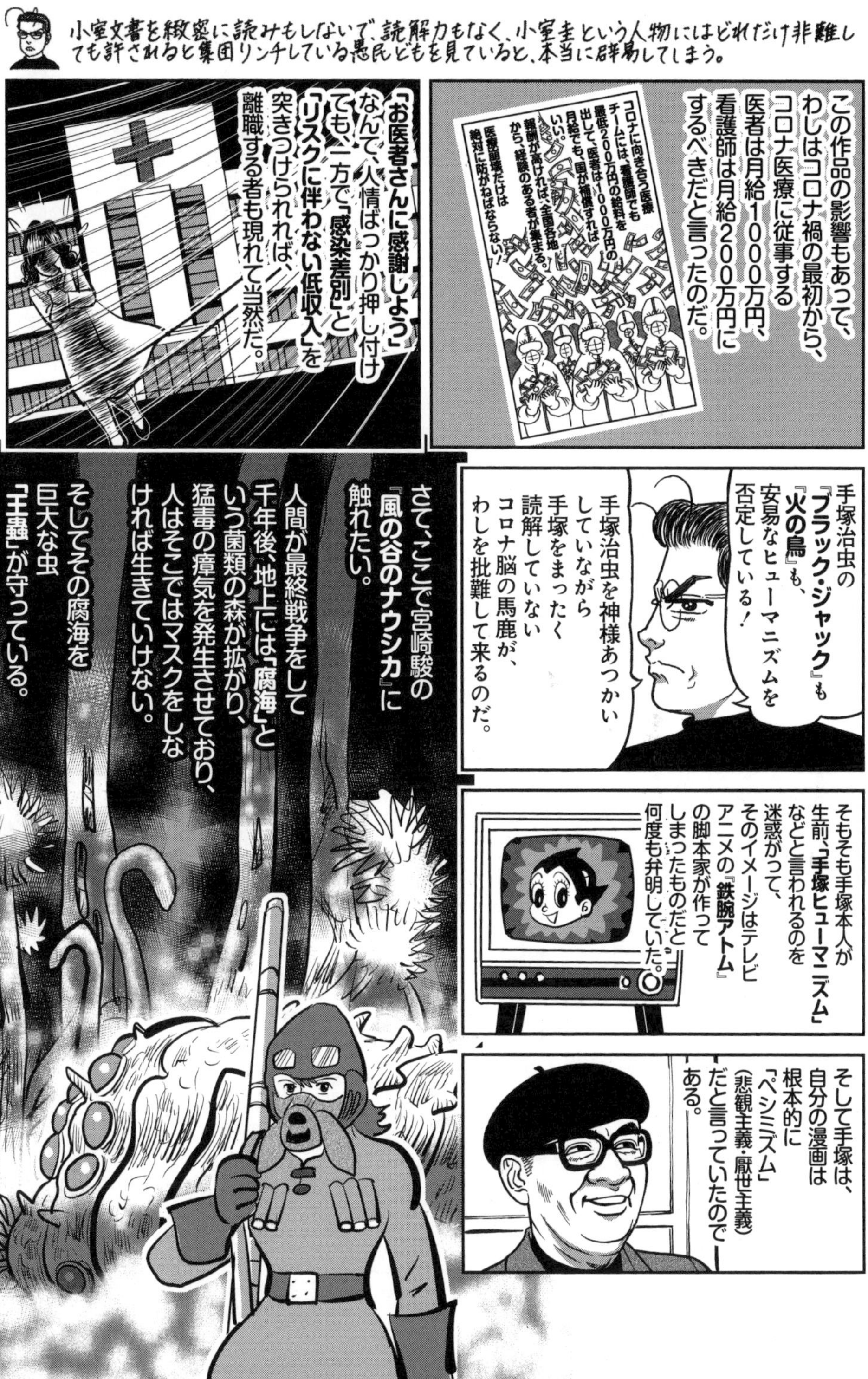

小室文書を緻密に読みもしないで、読解力もなく、小室圭という人物にはどれだけ非難しても許されると集団リンチしている愚民どもを見ていると、本当に辟易してしまう。
この作品の影響もあって、わしはコロナ禍の最初から、コロナ医療に従事する医者は月給1000万円、看護師は月給200万円にするべきだと言ったのだ。
コロナに向き合う医療チームには、看護師でも最低200万円の給料を出して、医者は1000万円の月給でも、国が補償すればいい。報酬が高ければ、全国各地から、経験のある者が集まる。
医療崩壊だけは絶対に防がねばならない！
「お医者さんに感謝しよう」なんて、人情ばっかり押し付けても、一方で「感染差別」と「リスクに伴わない低収入」を突きつけられれば、離職する者も現れて当然だ。
手塚治虫の『ブラック・ジャック』も『火の鳥』も、安易なヒューマニズムを否定している！
手塚治虫を神様あつかいしていながら手塚をまったく読解していないコロナ脳の馬鹿が、わしを批難して来るのだ。
そもそも手塚本人が生前、「手塚ヒューマニズム」などと言われるのを迷惑がって、そのイメージはテレビアニメの『鉄腕アトム』の脚本家が作ってしまったものだと何度も弁明していた。
そして手塚は、自分の漫画は根本的に「ペシミズム」（悲観主義・厭世主義）だと言っていたのである。
さて、ここで宮崎駿の『風の谷のナウシカ』に触れたい。
人間が最終戦争をして千年後、地上には「腐海」という菌類の森が拡がり、猛毒の瘴気を発生させており、人はそこではマスクをしなければ生きていけない。
そしてその腐海を巨大な虫「王蟲」が守っている。

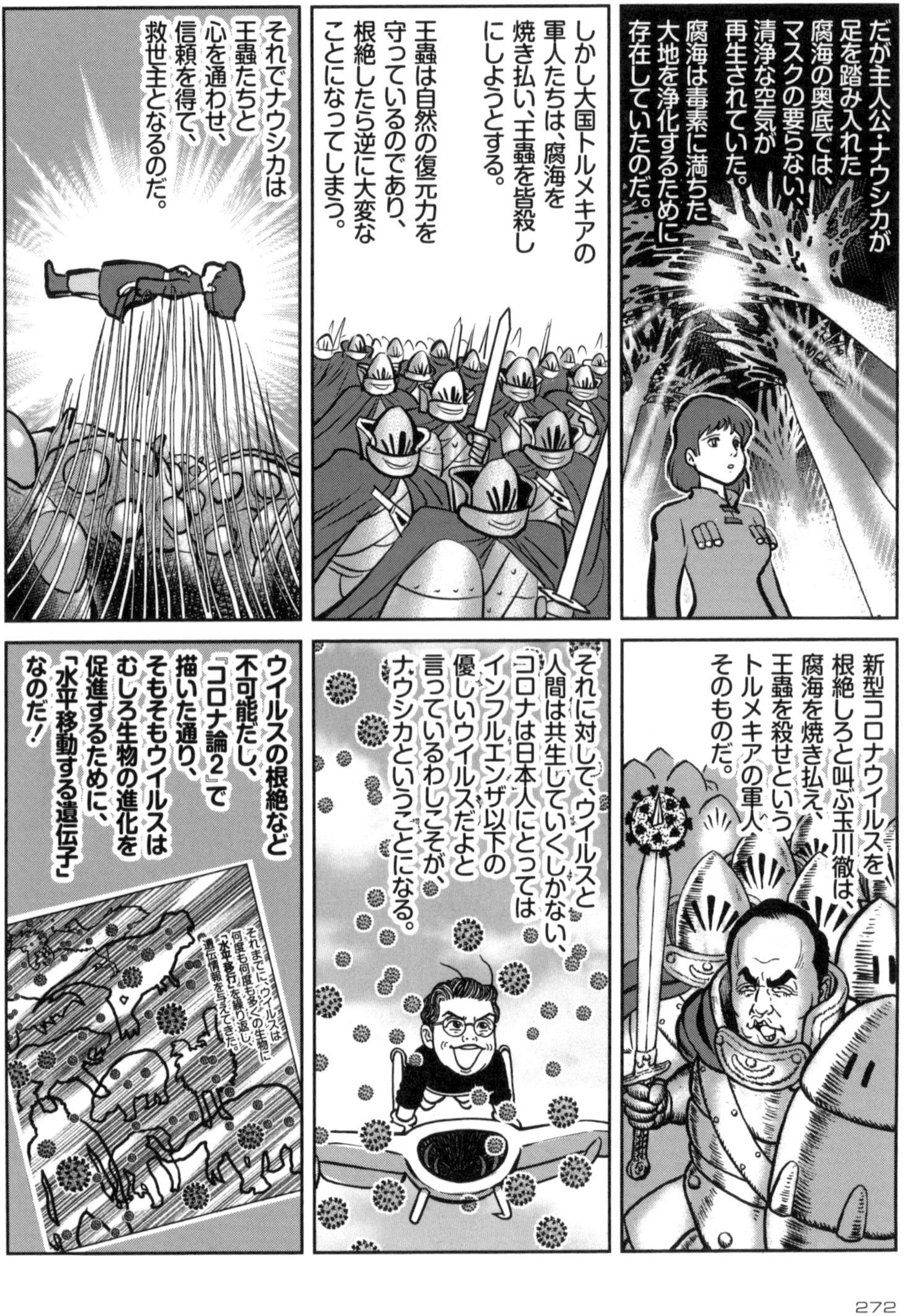
だが主人公・ナウシカが
足を踏み入れた
腐海の奥底では、
マスクの要らない、
清浄な空気が
再生されていた。
腐海は毒素に満ちた
大地を浄化するために
存在していたのだ。
しかし大国トルメキアの
軍人たちは、腐海を
焼き払い、王蟲を皆殺し
にしようとする。
王蟲は自然の復元力を
守っているのであり、
根絶したら逆に大変な
ことになってしまう。
それでナウシカは
王蟲たちと
心を通わせ、
信頼を得て、
救世主となるのだ。
新型コロナウイルスを
根絶しろと叫ぶ玉川徹は、
腐海を焼き払え、
王蟲を殺せという
トルメキアの軍人
そのものだ。
それに対して、ウイルスと
人間は共生していくしかない、
コロナは日本人にとっては
インフルエンザ以下の
優しいウイルスだよと
言っているわしこそが、
ナウシカということになる。
ウイルスの根絶など
不可能だし、
『コロナ論2』で
描いた通り、
そもそもウイルスは
むしろ生物の進化を
促進するために、
「水平移動する遺伝子」
なのだ!
それまでに、ウイルスは
何度も何度も多くの生物に
「水平移行」を繰り返し、
遺伝情報を与えてきた。

コロナ禍が終わるまで、土曜8時は「よしりん・もくれん オドレら正気か?」生放送の時間! 全編無料、ニコニコとYouTubeでその週のマスコミの嘘を暴き、嗤う! さらにコロナ以外の話題、問題はブログマガジン「小林よしのりライジング」で徹底論説! 大衆は必ず間違う! 騙されない庶民になるには観るべし、読むべし!!

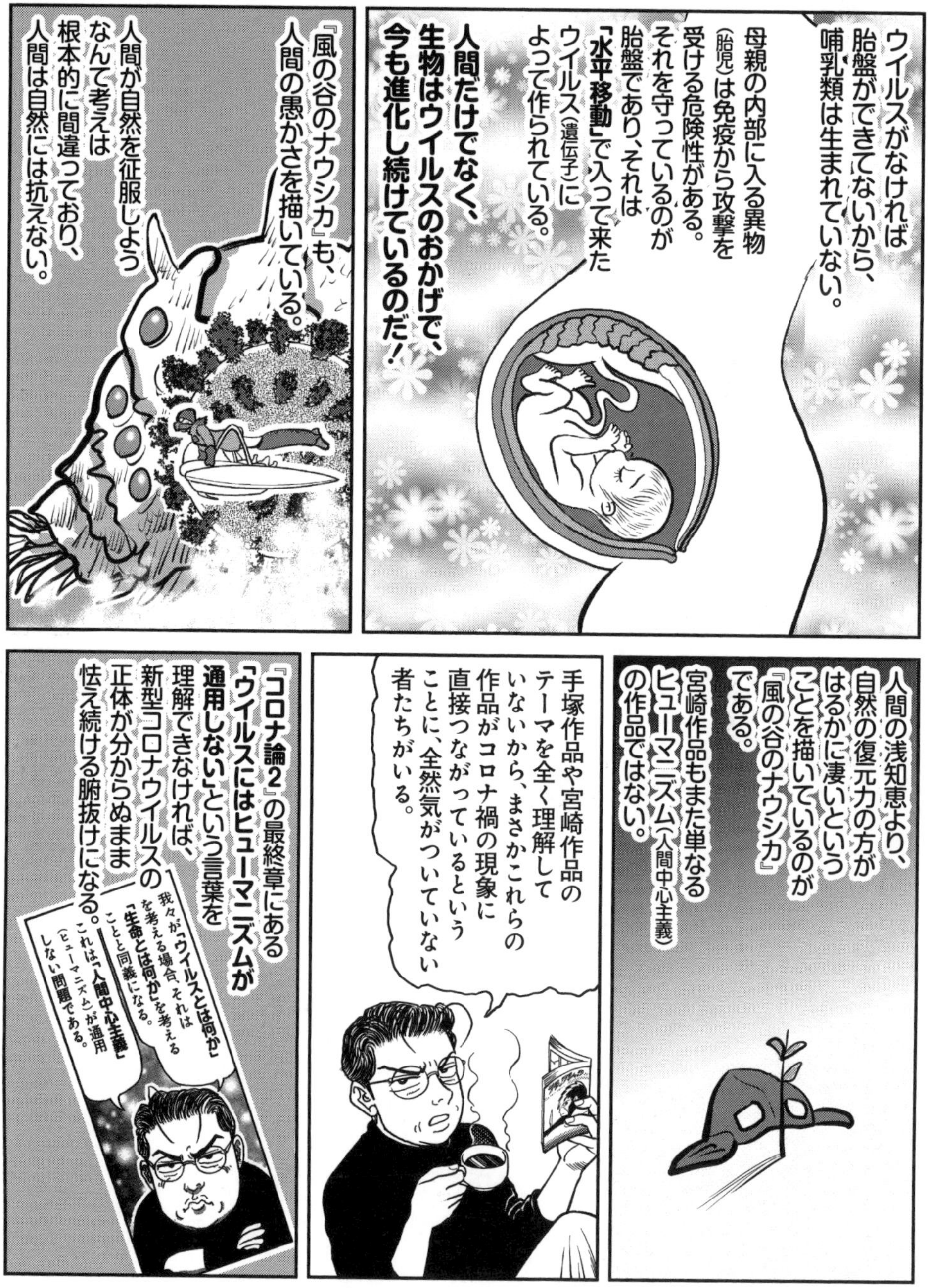
ウイルスがなければ胎盤ができてないから、哺乳類は生まれていない。
母親の内部に入る異物(胎児)は免疫から攻撃を受ける危険性がある。それを守っているのが胎盤であり、それは「水平移動」で入って来たウイルス(遺伝子)によって作られている。
人間だけでなく、生物はウイルスのおかげで、今も進化し続けているのだ!
『風の谷のナウシカ』も、人間の愚かさを描いている。
人間が自然を征服しようなんて考えは根本的に間違っており、人間は自然には抗えない。
人間の浅知恵より、自然の復元力の方がはるかに凄いということを描いているのが『風の谷のナウシカ』である。
宮崎作品もまた単なるヒューマニズム(人間中心主義)の作品ではない。
手塚作品や宮崎作品のテーマを全く理解していないから、まさかこれらの作品がコロナ禍の現象に直接つながっているということに、全然気がついていない者たちがいる。
『コロナ論2』の最終章にある「ウイルスにはヒューマニズムが通用しない」という言葉を理解できなければ、新型コロナウイルスの正体が分からぬまま怯え続ける腑抜けになる。
我々が「ウイルスとは何か」を考える場合、それは「生命とは何か」を考えることと同義になる。
これは「人間中心主義」(ヒューマニズム)が通用しない問題である。

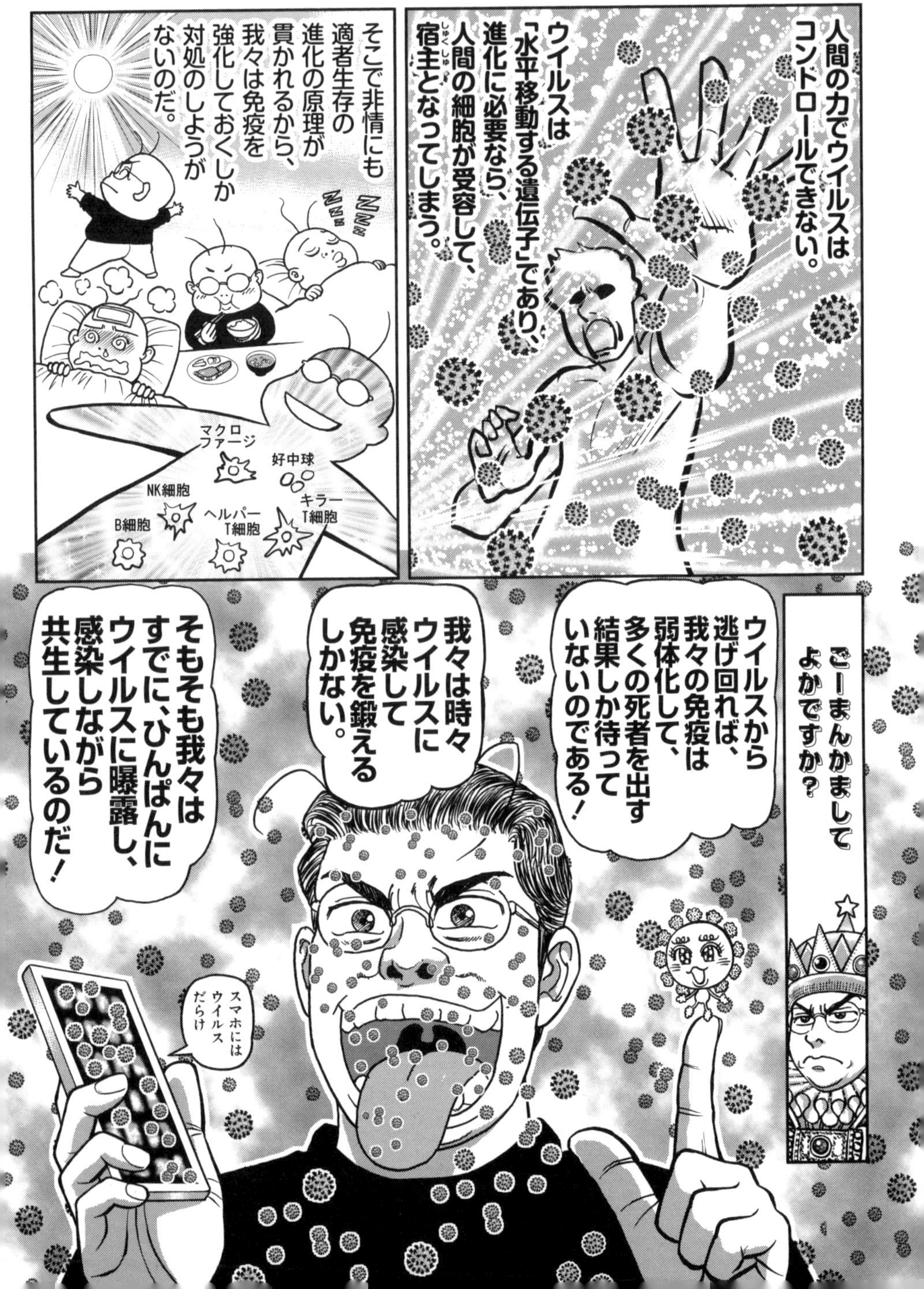
人間の力でウイルスはコントロールできない。
ウイルスは「水平移動する遺伝子」であり、進化に必要なら、人間の細胞が受容して、宿主《しゅくしゅ》となってしまう。
そこで非情にも適者生存の進化の原理が貫かれるから、我々は免疫を強化しておくしか対処のしようがないのだ。
マクロファージ
好中球
NK細胞
キラーT細胞
ヘルパーT細胞
B細胞
ごーまんかましてよかですか?
ウイルスから逃げ回れば、我々の免疫は弱体化して、多くの死者を出す結果しか待っていないのである!
我々は時々ウイルスに感染して免疫を鍛えるしかない。
そもそも我々はすでに、ひんぱんにウイルスに曝露し、感染しながら共生しているのだ!
スマホにはウイルスだらけ

ゴーマニズム宣言 SPECIAL コロナ論3

最終章｜栄誉なき蕩尽

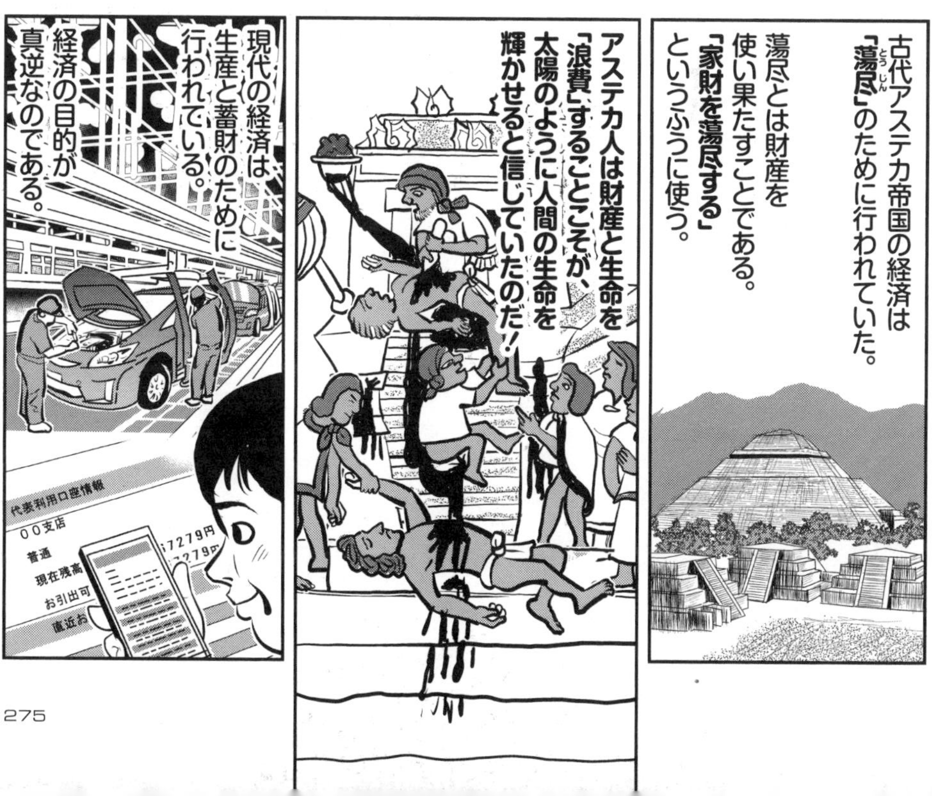
古代アステカ帝国の経済は「蕩尽《とうじん》」のために行われていた。
蕩尽とは財産を使い果たすことである。「家財を蕩尽する」というふうに使う。
アステカ人は財産と生命を「浪費」することこそが、太陽のように人間の生命を輝かせると信じていたのだ!
現代の経済は生産と蓄財のために行われている。
経済の目的が真逆なのである。
代表利用口座情報
００支店
普通
現在残高
お引出可
直近お

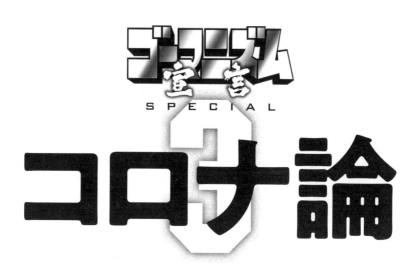

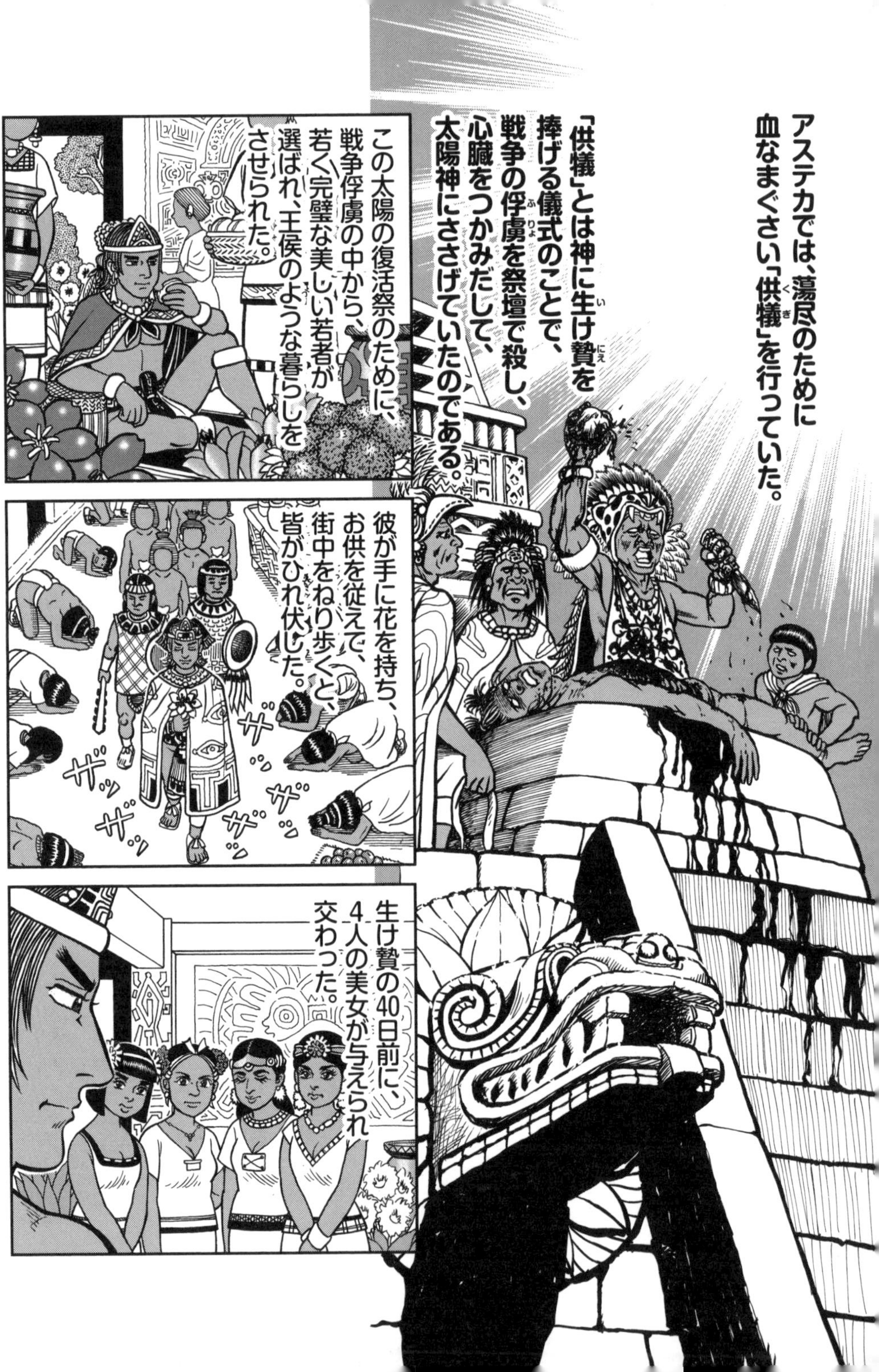
アステカでは、蕩尽のために血なまぐさい「供犠《くぎ》」を行っていた。
「供犠」とは神に生《い》け贄《にえ》を捧げる儀式のことで、戦争の俘虜《ふりょ》を祭壇で殺し、心臓をつかみだして、太陽神にささげていたのである。
この太陽の復活祭のために、戦争俘虜の中から、若く完璧な美しい若者が選ばれ、王侯のような暮らしをさせられた。
彼が手に花を持ち、お供を従えて、街中をねり歩くと、皆がひれ伏した。
ザッ
ザッ
ザッ
ザッ
ザッ
ザッ
生け贄の40日前に、4人の美女が与えられ交わった。

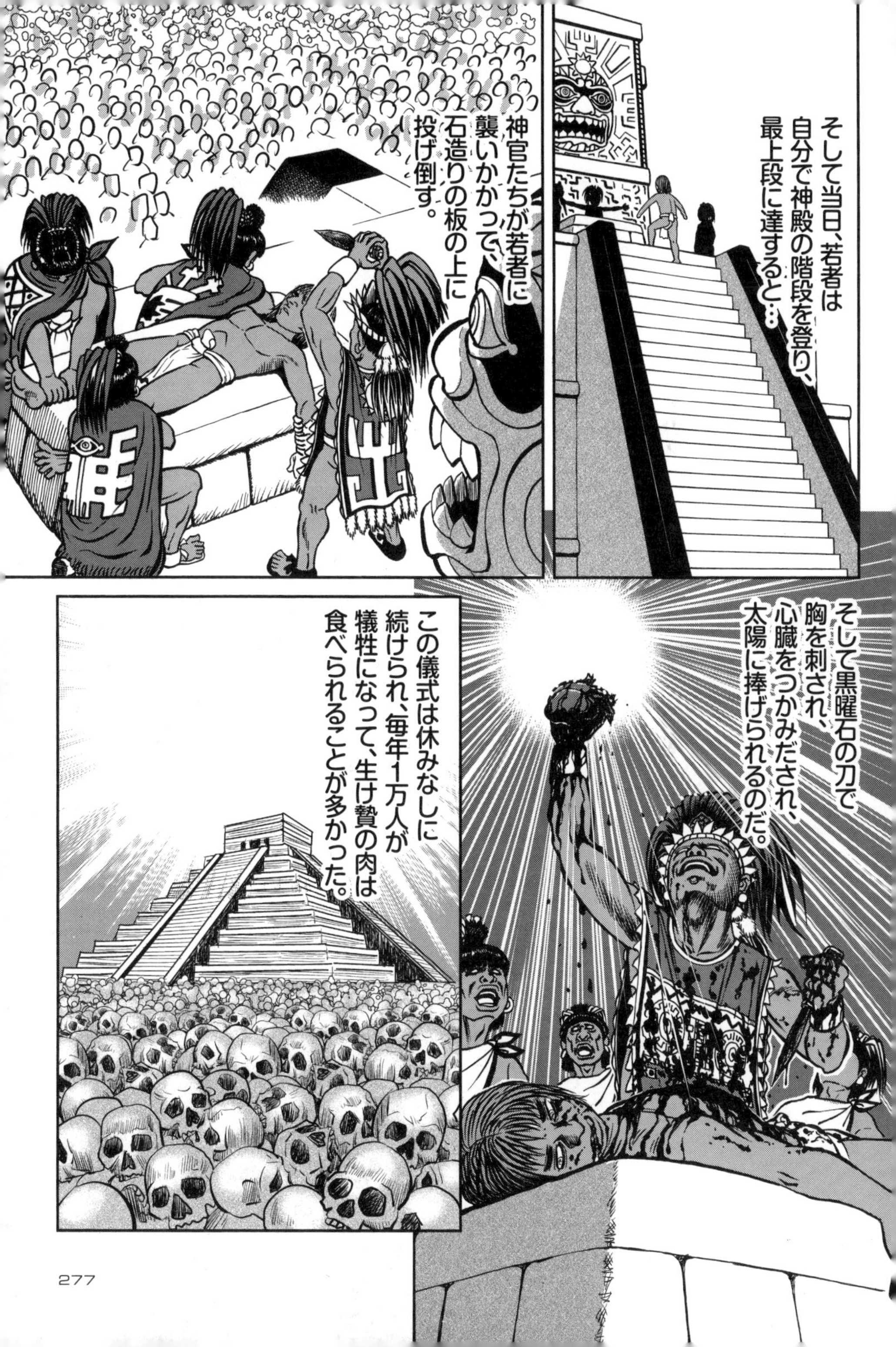
そして当日、若者は自分で神殿の階段を登り、最上段に達すると…
神官たちが若者に襲いかかって、石造りの板の上に投げ倒す。
そして黒曜石の刀で胸を刺され、心臓をつかみだされ、太陽に捧げられるのだ。
この儀式は休みなしに続けられ、毎年1万人が犠牲になって、生け贄の肉は食べられることが多かった。

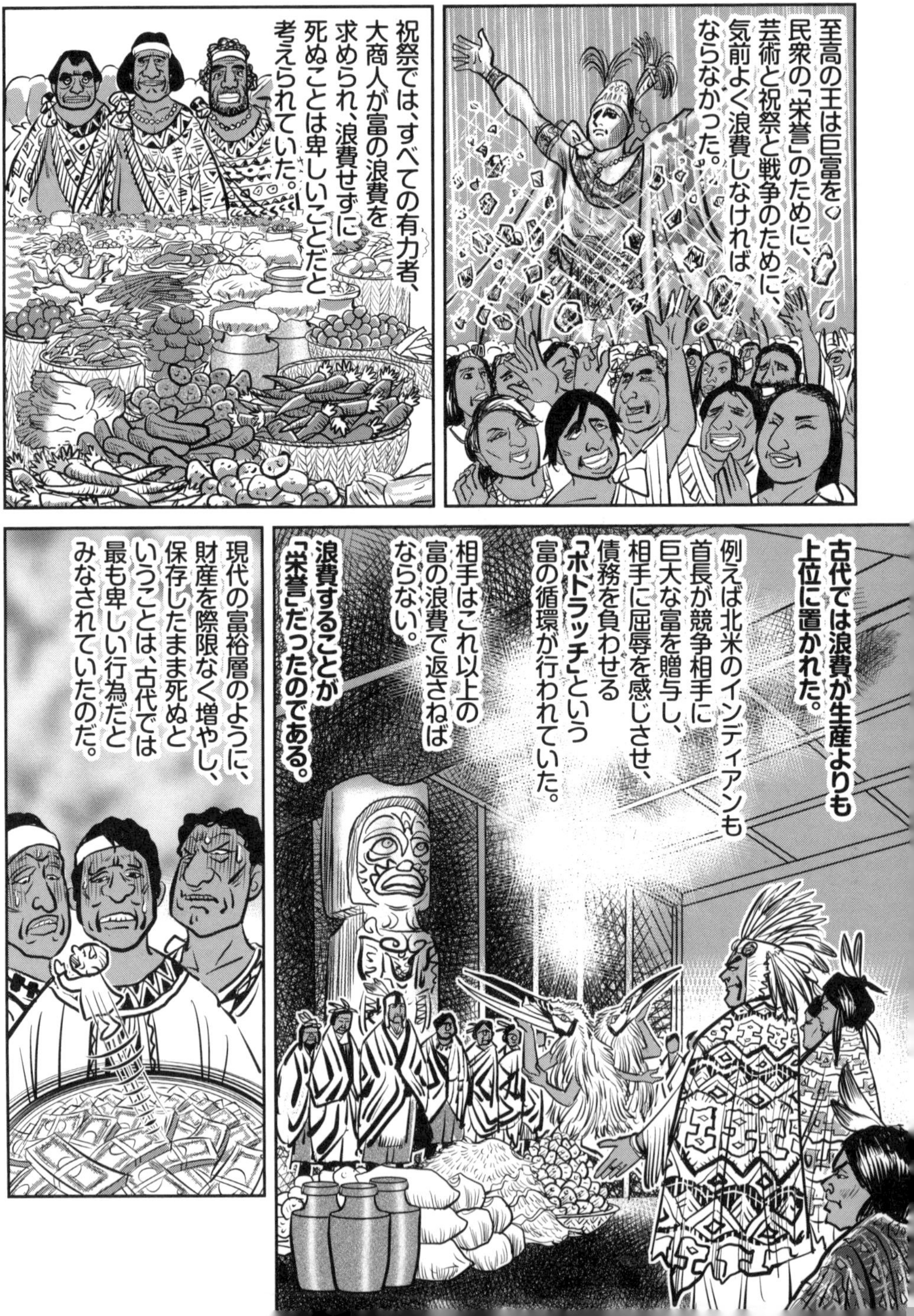
至高の王は巨富を
民衆の「栄誉」のために、
芸術と祝祭と戦争のために、
気前よく浪費しなければならなかった。
祝祭では、すべての有力者、大商人が富の浪費を求められ、浪費せずに死ぬことは卑しいことだと考えられていた。
古代では浪費が生産よりも上位に置かれた。
例えば北米のインディアンも首長が競争相手に巨大な富を贈与し、相手に屈辱を感じさせ、債務を負わせる「ポトラッチ」という富の循環が行われていた。
相手はこれ以上の富の浪費で返さねばならない。
浪費することが「栄誉」だったのである。
現代の富裕層のように、財産を際限なく増やし、保存したまま死ぬということは、古代では最も卑しい行為だとみなされていたのだ。

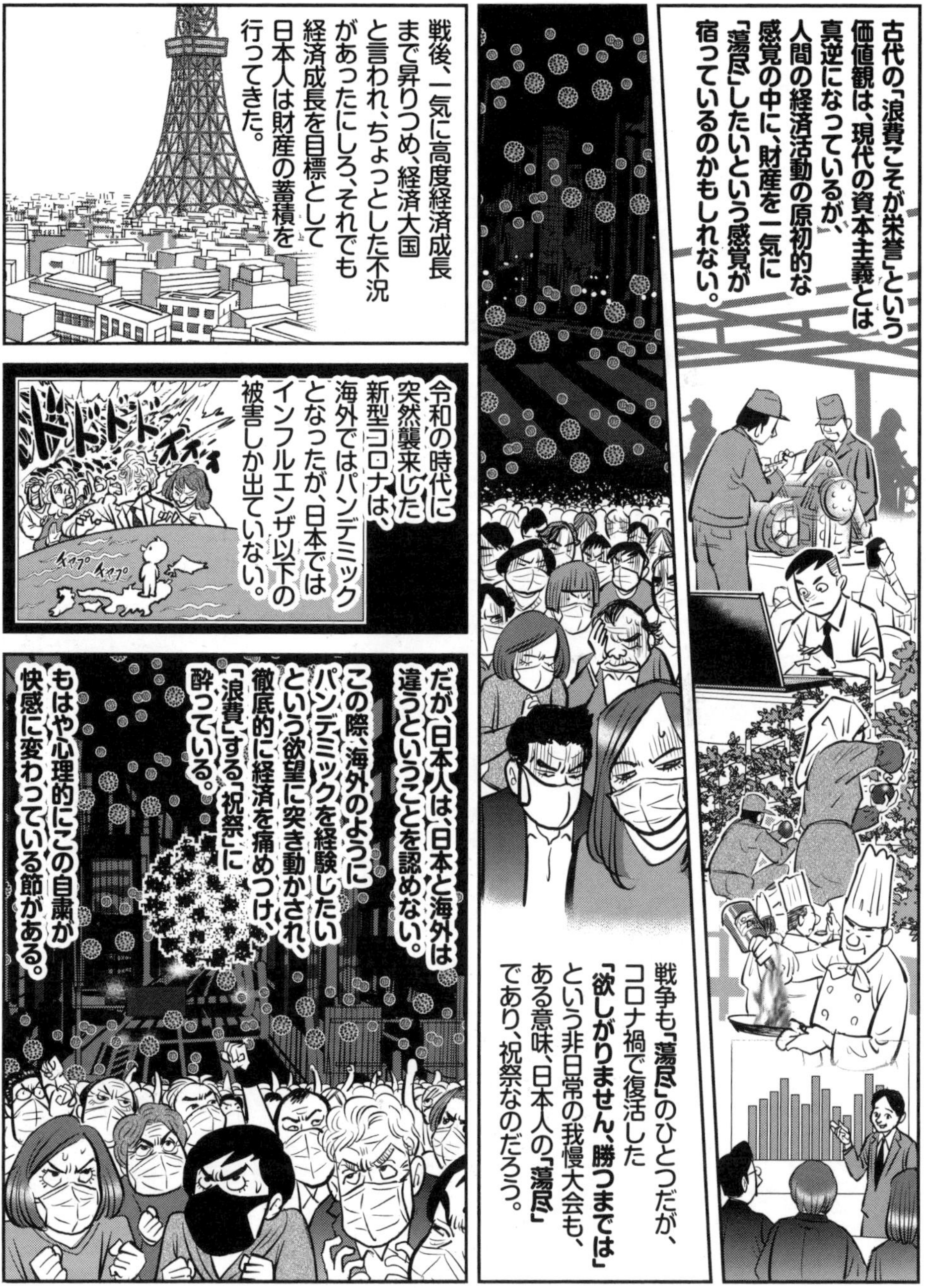

古代の「浪費こそが栄誉」という価値観は、現代の資本主義とは真逆になっているが、人間の経済活動の原初的な感覚の中に、財産を一気に「蕩尽」したいという感覚が宿っているのかもしれない。
戦争も「蕩尽」のひとつだが、コロナ禍で復活した「欲しがりません、勝つまでは」という非日常の我慢大会も、ある意味、日本人の「蕩尽」であり、祝祭なのだろう。
戦後、一気に高度経済成長まで昇りつめ、経済大国と言われ、ちょっとした不況があったにしろ、それでも経済成長を目標として日本人は財産の蓄積を行ってきた。
令和の時代に突然襲来した新型コロナは、海外ではパンデミックとなったが、日本ではインフルエンザ以下の被害しか出ていない。
ドドドドォォォ
チャプ
チャプ
だが、日本人は、日本と海外は違うということを認めない。
この際、海外のようにパンデミックを経験したいという欲望に突き動かされ、徹底的に経済を痛めつけ、「浪費」する「祝祭」に酔っている。
もはや心理的にこの自粛が快感に変わっている節がある。

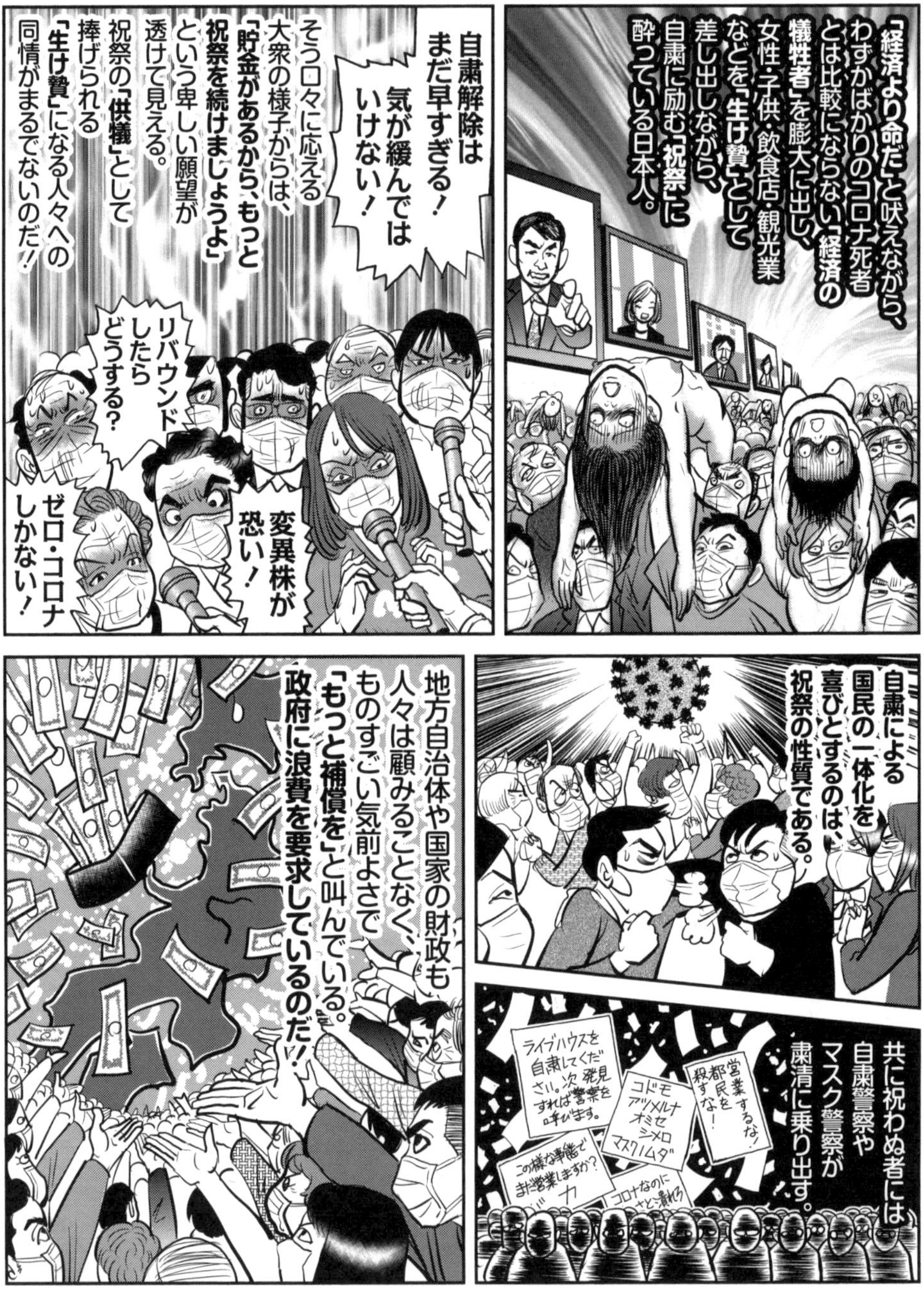
「経済より命だ」と吠えながら、わずかばかりのコロナ死者とは比較にならない「経済の犠牲者」を膨大に出し、女性・子供・飲食店・観光業などを「生け贄」として差し出しながら、自粛に励む「祝祭」に酔っている日本人。
自粛解除はまだ早すぎる！
気が緩んではいけない！
そう口々に応える大衆の様子からは、「貯金があるから、もっと祝祭を続けましょうよ」という卑しい願望が透けて見える。祝祭の「供犠」として捧げられる「生け贄」になる人々への同情がまるでないのだ！
リバウンドしたらどうする？
変異株が恐い！
ゼロ・コロナしかない！
自粛による国民の一体化を喜びとするのは、祝祭の性質である。
共に祝わぬ者には自粛警察やマスク警察が粛清に乗り出す。
ライブハウスを自粛してください。次発見すれば警察を呼びます。
営業するな！都民を殺すな！
コドモアツメルナオミセシメロマスクハムダ
この様な事態でまだ営業しますか？
バカ
コロナなのに
さと潰れろ
地方自治体や国家の財政も人々は顧みることなく、ものすごい気前よさで「もっと補償を」と叫んでいる。政府に浪費を要求しているのだ！

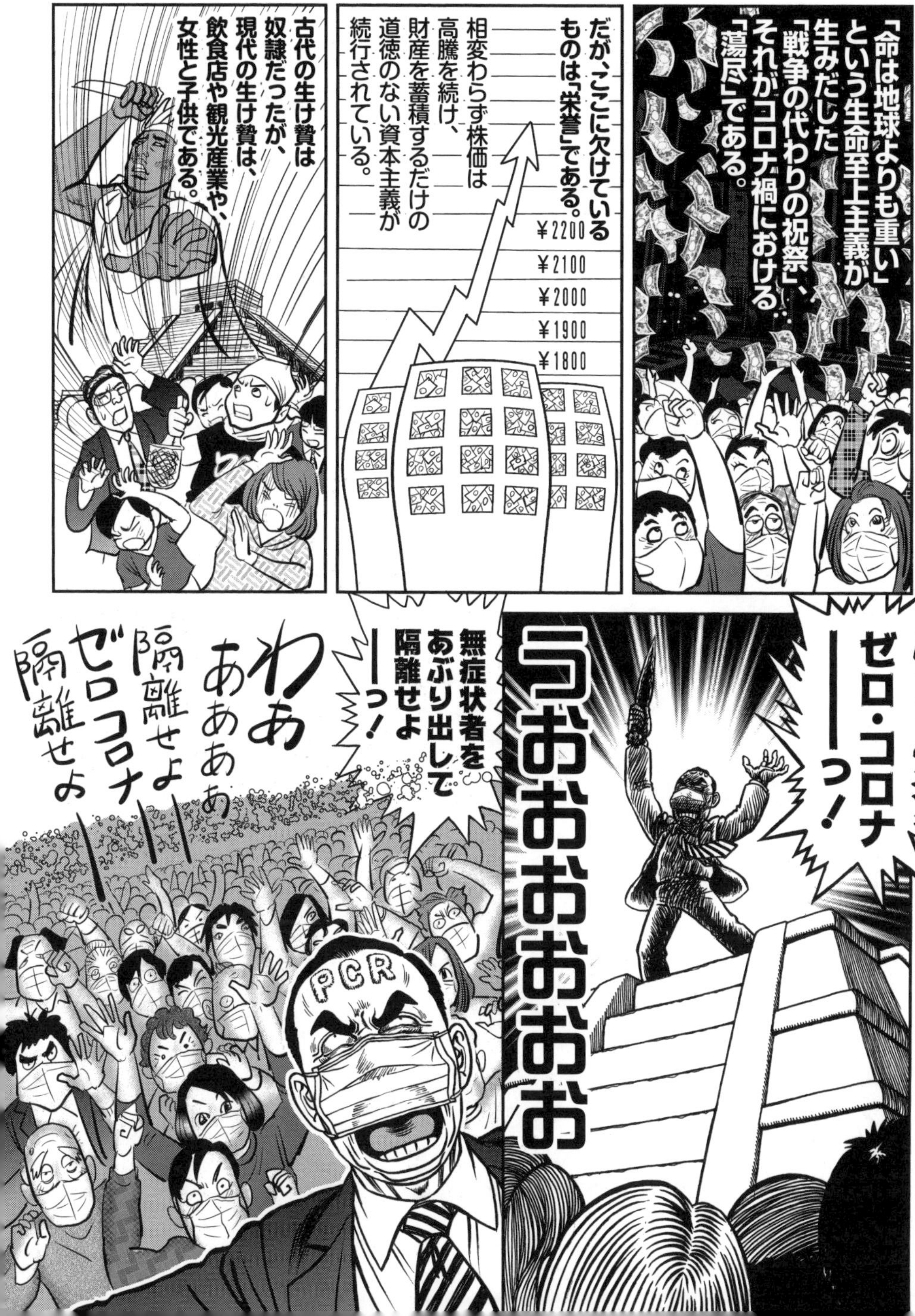
「命は地球よりも重い」という生命至上主義が生みだした「戦争の代わりの祝祭」、それがコロナ禍における「蕩尽」である。
だが、ここに欠けているものは「栄誉」である。
相変わらず株価は高騰を続け、財産を蓄積するだけの道徳のない資本主義が続行されている。
¥2200
¥2100
¥2000
¥1900
¥1800
古代の生け贄は奴隷だったが、現代の生け贄は、飲食店や観光産業や、女性と子供である。
ゼロ・コロナーーっ！
うおおおおお
無症状者をあぶり出して隔離せよーーっ！
PCR
わあ
あああああ
隔離せよ
ゼロコロナ
隔離せよ

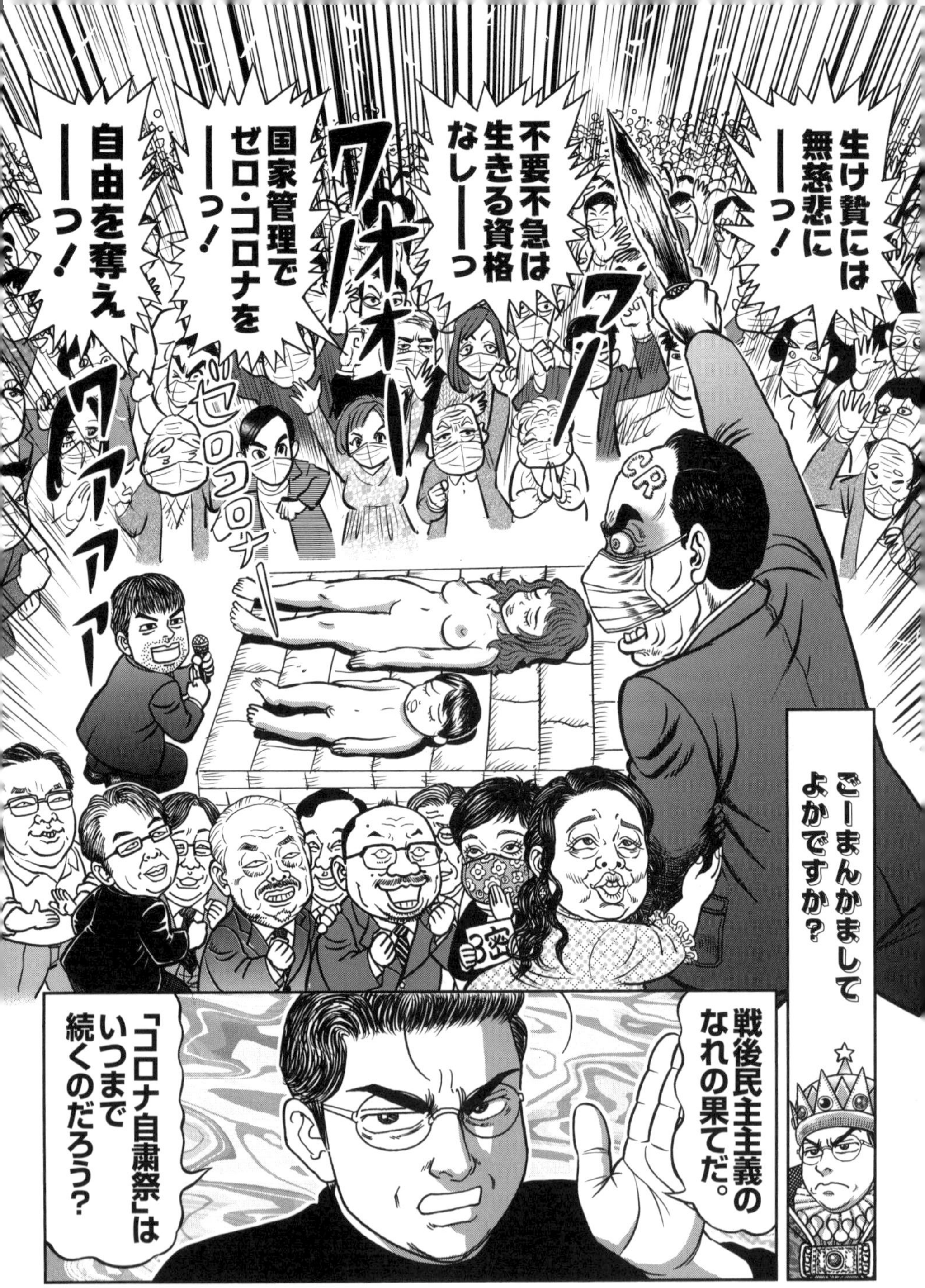

生け贄には無慈悲にーっ!
ワァー!
不要不急は生きる資格なしーっ
ワオオー!
国家管理でゼロ・コロナをーっ!
自由を奪えーっ!
ワァアアア
ゼロコロナー
3密
ごーまんかましてよかですか?
戦後民主主義のなれの果てだ。
「コロナ自粛祭」はいつまで続くのだろう?

あとがき

日本は去年（2020年）、超過死亡が激減した。他国は新型コロナの流行で死亡者数は増えたのだが、日本はむしろ減っている。例年なら当然死ぬだろう高齢者が、さっぱり死ななかったのが日本のコロナ禍の実態だったということだ。日本人がやったことは単なる寿命の引き延ばしである。

当然、今後は死亡者数が増えていかねばならない。それが宿命だ。最近は変異株で死亡者が増えたなどと専門家やマスコミは煽っているが、去年生き延びてしまった高齢者が、我慢しきれずに死んでいるだけだろう。

欧米に比べれば日本の新コロの第何波とかいうやつは、しょせん「さざ波」でしかない。

欧米では新コロはパンデミックで、陽性者数も死亡者数も、津波が押し寄せるようなグラフになるが、日本は「さざ波」、小さな「さざ波」、「さざ波」に「第2波」「第3波」と名づけて、何度も何度も恐がっているのだから、日本人はとてつもない臆病者か、ほとんどヘンタイである。

季節性インフルエンザより被害が少ないのだから、さっさと新コロを「新型インフルエンザ等感染症」に格上げした過ちを認めて、季節性インフルエンザと同じ「5類感染症」に落とす必要がある。一般の病院でも診察できるようにすれば、何の混乱も起らないし、差別も消滅するのだから。

ＰＣＲ検査の陽性者を「感染者」と報じるのもペテンだし、アホらしいほど非科学的な「専門家」を自称する者たちは、故意に恐怖を煽り、社会を混乱させて喜ぶ愉快犯のようなものだ。

ＰＣＲ検査のサイクル数を台湾並みに減らすか、陽性者数の発表を止めてしまえば、社会はあっという間に正常に戻るのだ。

インフォデミックによる経済的な打撃を食い止め、女性や子供の自殺者を減らそうと『コロナ論』を描いてきたのだが、とうとう3巻目になった。

よく人々はこの異常事態に耐えられるものだ。日本人は忍耐力がありすぎる。

欧米では法律でロックダウンしていても、マスクをせずにパーティーをやったり、デモをやったりしている。それをルールに従わない連中と日本人は眉を顰《ひそ》めるが、わしから見れば、日本人は赤信号で一台も車が来ないのに、辛抱強く青になるのを待っているアホのように見える。

ルールそのものを疑う視点が全然ないのは、さすがに「個」のない日本人、集団主義の日本人、同調圧力の日本人である。

これほどお上に従順な畜群ならば、中国に占領されたら香港やウイグルやチベットほどの抵抗もせず、たちまち北京語を習って中国共産党員となるだろう。

2021年3月5日、政府の新型コロナ対策分科会の尾身茂会長は、参院予算委員会で新型コロナ終息の時期を問われ、「今年の冬からさらに1年ほどが経てば、このウイルスに対する不安感や恐怖心がだんだんと季節性インフルエンザのようなかたちになっていくと考えている。多くの人がインフルエンザと同じような気持ちを持ったときがいわば終息のような感じになるのではないか」と答えた。

要するにコロナウイルスの毒性そのものの問題ではなく、人々の不安感や恐怖心が薄れて、インフルエンザ並みになれば、ということらしい。インフォデミックによる「コロナ脳」が解除されれば終息ということだ。

ワクチンの普及を射程に入れた発言かもしれないが、インフルエンザだってワクチンがあるのに、毎年1000万人の患者が出ていたのだから、ワクチンの意味などないかもしれない。

コロナ禍を終わらせるには、マスクを外さねばならない。

インフルエンザなら子供を重症化させるし、インフルエンザ脳炎の危険もあるし、死ぬこともある。インフルエンザは老人の「最期の命の灯を消す病気」と言われていたが、子供から老人まで犠牲者を出す病気なのだ。

そのインフルエンザ流行期でも、マスクは個人の自由で済ませていた。たかがコロナでマスクをしていたら、将来インフルエンザ流行期にもマスク全体主義をつくらねばならなくなる。

何もかもインフルエンザ流行期と同じ対処をしていればいいのである。

アマビエの札じゃあるまいし、同調圧力を恐れて、誰も彼もマスクをつけて歩いているが、電車の中でも感染者やクラスターが出ていないのに、なんで歩道を歩くときに、すれ違いざま他人に感染させることができるんだ？　故意にくしゃみを吹きかけない限り、通行中の者が感染させるなんてあり得ない。

大阪では、なんと「マスク会食」までやり始めて、それを監視する「見回り隊」まで活動している。どこまで狂っていくのだろうか？　将来、今の日本人が子孫たちから笑いものにされるのは間違いない。

令和3年4月　　小林よしのり

【初出一覧】

【PROFILE】

小林よしのり（こばやし・よしのり）

1953年、福岡県生まれ。漫画家。大学在学中に『週刊少年ジャンプ』（集英社）にて、ギャグ漫画『東大一直線』でデビュー。以降、『東大快進撃』（集英社）、『おぼっちゃまくん』（小学館）などの代表作を発表。1992年、『週刊SPA!』（扶桑社）誌上で世界初の思想漫画『ゴーマニズム宣言』を連載開始。『ゴーマニズム宣言』のスペシャル版として『差別論スペシャル』（解放出版社）、『戦争論』（幻冬舎）、『台湾論』『沖縄論』『天皇論』（いずれも小学館）などを発表し論争を巻き起こす。新しい試みとしてニコニコ動画にて、ブロマガ『小林よしのりライジング』を週1回配信。身を修め、現場で戦う覚悟をつくる公論の場として「ゴー宣道場」も主催する。現在、『週刊SPA!』にて『ゴーマニズム宣言2nd Season』を連載するほか、『FLASH』（光文社）で『よしりん辻説法』を連載中。近著に、泉美木蘭氏との共著『新型コロナ——専門家を問い質す』『よしりん辻説法4 美女の箱舟』（共に光文社）、宮沢孝幸氏との共著『コロナ脳:日本人はデマに殺される』（小学館新書）など

ゴーマニズム宣言 SPECIAL コロナ論 3

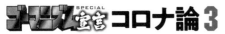

発 行 日　2021年5月25日　初版第1刷発行

著　　者　小林よしのり
発 行 者　久保田榮一
発 行 所　株式会社 扶桑社
〒105-8070
東京都港区芝浦1-1-1　浜松町ビルディング
電話　03-6368-8875［編集］
　　　03-6368-8891［郵便室］
http://www.fusosha.co.jp/
印刷・製本　大日本印刷株式会社

Printed in Japan
ISBN978-4-594-08799-9